BASES DA TERAPIA NUTRICIONAL ENTERAL E PARENTERAL

BASES DA TERAPIA NUTRICIONAL ENTERAL E PARENTERAL

Organizadora
Priscilla Alves Barreto

manole
editora

BRASPEN
SBNPE

Projeto gráfico: Departamento de Arte da Editora Manole
Diagramação: Formato Editoração
Ilustrações: Ribak Images, Formato Editoração
Capa: Ricardo Yoshiaki Nitta Rodrigues
Imagem da capa: iStock

CIP-BRASIL. CATALOGAÇÃO NA PUBLICAÇÃO
SINDICATO NACIONAL DOS EDITORES DE LIVROS, RJ

B316

Bases da terapia nutricional enteral e parenteral / editor Priscilla Alves Barreto. - 1. ed. - Santana de Parnaíba [SP] : Manole, 2024.
23 cm.

Inclui bibliografia e índice
ISBN 978-85-204-6475-5

1. Nutrição. 2. Nutrição parenteral. 3. Nutrição enteral. I. Barreto, Priscilla Alves.

23-86146 CDD: 615.855
CDU: 615.874.2

Gabriela Faray Ferreira Lopes - Bibliotecária - CRB-7/6643

1ª edição – 2024

Editora Manole Ltda.
Al. América, 876 – Tamboré
06543-315 – Santana de Parnaíba – SP – Brasil
Tel. (11) 4196-6000
www.manole.com.br | https://atendimento.manole.com.br/

Impresso no Brasil
Printed in Brazil

Organizadora

Priscilla Alves Barreto
Graduação em Nutrição pela Universidade do Estado do Rio de Janeiro (UERJ). Especialização em Terapia Nutricional pela UERJ. Título de Especialista em Nutrição Parenteral e Enteral pela Sociedade Brasileira de Nutrição Parenteral e Enteral/BRASPEN. Especialista em Nutrição Clínica pela ASBRAN. Nutricionista do Hospital Naval Marcílio Dias. Vice-presidente do Comitê de Nutrição da Sociedade Brasileira de Nutrição Parenteral e Enteral (BRASPEN - biênio 2022-2023). Coordenadora do Departamento de Nutrição da Sociedade de Terapia Intensiva do Rio de Janeiro (SOTIERJ - biênio 2020-2021).

Autores

Adriana Píscopo
Cirurgia Geral (CNRM/MEC). Radiologia e Diagnóstico por Imagem (CRM/AMB). Nutrologia (ABRAN/AMB). Terapia Nutricional Parenteral e Enteral (BRASPEN/AMB). Nutróloga do Serviço de Nutrologia do Hospital de Clínicas de Porto Alegre/RS.

Ana Paula Noronha Barrère
Mestre em Ciências da Saúde pela Faculdade Israelita de Ciências da Saúde Albert Einstein. Aprimoramento em Nutrição Clínica pelo Instituto Central do Hospital das Clínicas da Faculdade de Medicina da Universidade de São Paulo (ICHC-FMUSP). Pós-graduação em Nutrição Clínica Funcional pela Universidade Cruzeiro do Sul (UniCSul). Especialista em Nutrição Parenteral e Enteral pela Sociedade Brasileira de Nutrição Parenteral e Enteral (SBNPE/BRASPEN).

Antonio Carlos Ligocki Campos
Professor Titular e Coordenador do Programa de Pós-graduação em Clínica Cirúrgica da Universidade Federal do Paraná. Mestre e Doutor em Clínica Cirúrgica pela Universidade Federal do Paraná. Ex-*Fellow* do Departamento de Cirurgia da State University of New York, EUA, e do Departamento de Cirurgia da Universidade de Montpellier, França. Presidente Eleito do Colégio Brasileiro de Cirurgia Digestiva (2023-2024).

Bianca Depieri Balmant
Nutricionista pela Universidade do Oeste Paulista de Presidente Prudente (UNOESTE). Doutoranda em Ciências em Gastroenterologia pela Faculdade de Medicina da Universidade de São Paulo (FMUSP). Mestre em Fisiopatologia e Ciência Animal, na área de agressão tecidual e celular, imunidade e nutrição pela UNOESTE. Especialização Multiprofissional em Oncologia pelo Instituto Israelita Albert Einstein. Especialização

em Avaliação do Ensino e do Aprendizado e Tutoria EAD pela UNOESTE. Docente da Universidade do Oeste Paulista no curso de Nutrição. Pesquisadora do Laboratório de Nutrição e Cirurgia Metabólica do Aparelho Digestivo (LIM 35 - Metanutri) da Faculdade de Medicina da Universidade de São Paulo (FMUSP).

Cristiane A. D'Almeida

Doutora em Ciências Nutricionais pela Universidade Federal do Rio de Janeiro (UFRJ). Mestre em Nutrição Humana pela UFRJ. Pós-graduada em Nutrição Oncológica pelo INCA/MS. Pós-graduada em Terapia Nutricional Enteral e Parenteral pela SCMRJ.

Dan Linetzky Waitzberg

Médico Cirurgião. Professor Associado do Departamento de Gastroenterologia da Faculdade de Medicina da Universidade de São Paulo (FMUSP). Coordenador do Laboratório de Metabologia e Nutrição em Cirurgia Digestiva – Metanutri da FMUSP. Coordenador da Comissão de Nutrologia do Complexo Hospitalar Hospital das Clínicas da FMUSP. Livre-Docente, Doutor e Mestre em Cirurgia pela FMUSP. Coordenador Clínico das EMTNs do Instituto Central do Hospital das Clínicas de São Paulo, Instituto do Câncer do Estado de São Paulo (ICESP), Hospital Santa Catarina. Diretor-Presidente do GANEP Nutrição Humana. Diretor científico da Bioma4me.

Daniela Dal-Bó

Especialista em Terapia Intensiva pelo Programa de Residência Multiprofissional Integrada em Atenção na Terapia Intensiva. Pós-graduada em Nutrição Oncológica pela PUC/Rio. Preceptora da Residência Multiprofissional e do Estágio Clínico em Nutrição Hospitalar. Nutricionista Clínica e membro da EMTN no Hospital e Maternidade São José.

Diana Borges Dock-Nascimento

Professora Doutora Associada da Universidade Federal de Mato Grosso. Doutora pela Universidade de São Paulo. Mestre pela Universidade Federal de Mato Grosso (UFMT). Especialista em Nutrição Parenteral e Enteral pela BRASPEN/SBNPE. Nutricionista do Projeto ACERTO.

Diego Silva Leite Nunes

Especialista em Clínica Médica e em Medicina Intensiva pela AMIB. Título de especialista na área de atuação de Nutrição Parenteral e Enteral pela BRASPEN. Mestrado e Doutorado em Ciências Médicas pela Universidade Federal do Rio Grande do Sul (UFRGS). Médico intensivista do Hospital de Clínicas de Porto Alegre. Coordenador Clínico da EMTN do Hospital Santa Ana - AESC.

Diogo Oliveira Toledo

Doutorado em Ciência da Saúde pela Universidade de São Paulo. Mestrado em Ciências da Saúde pelo IAMSPE. Gestor do Departamento de Terapia Nutricional do Hospital Israelita Albert Einstein. Coordenador da Pós-graduação em Nutrologia do Hospital Israelita Albert Einstein. Diretor Científico do IBRANUTRO.

Eduardo Eiras Moreira da Rocha

Coordenador Médico da Equipe Multiprofissional de Terapia Nutricional dos Hospitais Copa D'Or e Copa Star – Rede D'Or São Luiz, RJ. Especialista em Terapia Nutricional pela Sociedade Brasileira de Nutrição Parenteral Enteral – Proficiência (SBNPE – BRASPEN). Ex-Presidente da Regional do Rio de Janeiro da SBNPE – Biênio 1996/1997. Especialista em Terapia Intensiva pela Associação de Medicina Intensiva Brasileira (AMIB) – Proficiência. Curso Acadêmico e Graduação em Medicina pela Faculdade de Medicina da UFRJ. Pós-graduação/Especialização em Gastroenterologia pela 1ª Clínica Médica da Faculdade de Medicina da Universidade Federal do Rio de Janeiro. *Fellow* em Pesquisa Clínica e Experimental pelo Serviço de Cirurgia Geral e Torácica da Universidade Duke, Durham, Carolina do Norte, EUA.

Fábio Maia Araújo

RD, MHS. Nutricionista graduado pela Universidade do Estado do Rio de Janeiro (UERJ). Master of Health Studies - Athabasca University, Canada. Critical Care Dietitian, Peter Lougheed Center, Alberta Health Services, Canada.

Guilherme Duprat Ceniccola

Mestre e Doutor em Nutrição Humana pela Universidade de Brasília (UnB). Especialista em Nutrição Parenteral e Enteral pela BRASPEN. Aperfeiçoamento em *Principles and Practice of Clinical Research* – Harvard School of Public Health, HSPH. Nutricionista da UTI do Hospital de Base do Distrito Federal. Coordenador da Residência Multiprofissional em Terapia Intensiva da SES/DF.

Gustavo Gouvêa de Freitas

Especialista em Medicina Intensiva pela AMIB. Especialista em Terapia Nutricional Parenteral e Enteral pela BRASPEN. Coordenador da EMTN do Americas Medical City. Membro da EMTN do Hospital HC1 do Instituto Nacional do Câncer. Médico Rotina do Centro de Tratamento Intensivo do Hospital Copastar.

Haracelli Christina Barbosa Alves Leite da Costa

Doutora em Oncologia pelo A. C. Camargo Cancer Center. Mestre em Ciências da Saúde pela Universidade Federal de Mato Grosso (UFMT). Nutricionista graduada pela UFMT. Diretora do Núcleo de Integração de Ensino, Pesquisa e Saúde do Hospital de Câncer de Mato Grosso. Docente da Faculdade de Medicina do UNIVAG.

Haroldo Falcão Ramos da Cunha

Médico. Especialista em Medicina Intensiva pela Associação de Medicina Intensiva Brasileira (AMIB), área de atuação em Terapia Nutricional Parenteral e Enteral (SBNPE). Especialista em Nutrologia pela ABRAN. Coordenador da EMTN do Hospital Central da Polícia Militar do Estado do Rio de Janeiro. Coordenador da EMTN do Hospital São Vicente – Rede D'Or.

Jackelyne Lopes Silva

Especialista em Terapia Intensiva pelo Programa de Residência Multiprofissional Integrada em Atenção na Terapia Intensiva. Pós-graduada em Nutrição Clínica Hospitalar – GANEP. Preceptora da Residência Multiprofissional e do Estágio Clínico em Nutrição Hospitalar. Supervisora do Serviço de Nutrição e Dietética do Hospital Maternidade São José. Responsável pela EMTN no Hospital e Maternidade São José. Coordenadora de Pesquisa Clínica em Terapia Intensiva no RCW Instituto de Pesquisa.

José Eduardo de Aguilar-Nascimento

Professor Doutor, Titular aposentado da Universidade Federal de Mato Grosso. Diretor do curso de Medicina da UNIVAG – Mato Grosso. Ex-Presidente da BASPEN. Editor da *BRASPEN Journal*. Titular do Colégio Brasileiro de Cirurgiões e do Colégio Brasileiro de Cirurgia Digestiva. Criador do Projeto ACERTO.

Juliana Tepedino Martins Alves

Especialista em Nutrologia pela ABRAN e em Nutrição Parenteral e Enteral pela BRASPEN. Coordenadora da Nutrologia e da EMTN Hospital Sírio-Libanês – Unidade Brasília. Coordenadora clínica da EMTN do Hospital Brasília - Rede DASA. Diretora do Instituto NUTEP – Nutrologia. Clinical Research at Harvard School of Public Health. Doutoranda em Gastroenterologia pela FMUSP.

Katherine Falcone Guerra

Nutricionista formada pela Universidade de São Paulo.

Leticia Fuganti Campos

Doutora em Clínica Cirúrgica pela Universidade Federal do Paraná (UFPR). Mestre pela Faculdade de Medicina da Universidade de São Paulo. Especialista em Nutrição Clínica pelo GANEP. Pós-graduada em Educação em Diabetes pela UNIP. Treinamento no Joslin Diabetes Center – Harvard. Membro do Comitê de Nutrição da Sociedade Brasileira de Diabetes. Presidente do Comitê de Nutrição da BRASPEN. Presidente do Comitê de Nutrição da BRASPEN (biênio 2020-2021).

Liane Brescovici Nunes de Matos
Doutora em Ciências pela Faculdade de Medicina da Universidade de São Paulo. Diretora do Departamento de Nutrologia do A. C. Camargo Cancer Center.

Lilian Mika Horie
Nutricionista. Mestre em Ciências pela Faculdade de Medicina da Universidade de São Paulo (FMUSP). Especialista em Terapia Nutricional Parenteral e Enteral pela BRASPEN. Especialização em Nutrição Hospitalar pelo Hospital das Clínicas da FMUSP.

Mariana Leite da Silva
Nutricionista Clínica. Especialista em Terapia Nutricional Enteral e Parenteral pela BRASPEN. Pós-graduada em Nutrição Clínica Parenteral e Enteral pelo GANEP. Pós-graduanda em Gestão de Alimentação e Nutrição pela FAVENI.

Melina Gouveia Castro
Médica Nutróloga pela Faculdade de Medicina da Universidade de São Paulo (FMUSP). Doutora em Ciências pela FMUSP. Médica da EMTN do Hospital Israelita Albert Einstein. Coordenadora da Pós-graduação de Terapia Nutricional no Paciente Grave do Hospital Israelita Albert Einstein. Presidente da BRASPEN (biênio 2020-2021).

Nathália Pelosini Laganaro
Nutricionista formada pelo Centro Universitário São Camilo.

Paula Pexe Alves Machado
Doutora em Ciências da Saúde pela Universidade Federal de Mato Grosso (UFMT). Mestre em Nutrição e Cirurgia pela UFMT. Especialista em Nutrição Parenteral e Enteral pela BRASPEN. Nutricionista pela UFMT. Professora e Supervisora da Medicina da UNIVAG.

Paulo Cesar Ribeiro
Gerente médico da EMTN do Hospital Sírio-Libanês de São Paulo. Mestre em Cirurgia pela Faculdade de Ciências Médicas da Santa Casa de São Paulo. Especialista em Nutrição Parenteral e Enteral pela BRASPEN. Especialista em Medicina Intensiva pela Associação de Medicina Intensiva Brasileira (AMIB).

Priscilla Alves Barreto
Graduação em Nutrição pela Universidade do Estado do Rio de Janeiro (UERJ). Especialização em Terapia Nutricional pela UERJ. Título de Especialista em Nutrição Parenteral e Enteral pela Sociedade Brasileira de Nutrição Parenteral e Enteral/BRASPEN. Especialista em Nutrição Clínica pela ASBRAN. Nutricionista do Hospital Naval Marcílio Dias.

Vice-presidente do Comitê de Nutrição da Sociedade Brasileira de Nutrição Parenteral e Enteral (BRASPEN - biênio 2022-2023). Coordenadora do Departamento de Nutrição da Sociedade de Terapia Intensiva do Rio de Janeiro (SOTIERJ - biênio 2020-2021).

Ricardo Ferrer

Enfermeiro. Mestrando pela Faculdade de Saúde Pública da Universidade de São Paulo (FSP-USP). Especialista em Nutrição Clínica e Hospitalar pelo GANEP Nutrição Humana e especialista em Terapia Nutricional Parenteral e Enteral pela BRASPEN.

Ricardo Tadeu Prete

Enfermeiro da EMTN do Hospital do Coração (HCor)/SP. Especialista em Terapia Nutricional Enteral e Parenteral pela BRASPEN. Pós-graduado em Terapia Intensiva pelas Faculdades Metropolitanas Unidas. Membro do Conselho Consultivo da BRASPEN. Mestrando em Ciências da Saúde pela Universidade de São Paulo.

Rodrigo Costa Gonçalves

Médico. Título de Especialista em Nefrologia, Terapia Intensiva, Nutrologia e Nutrição Parenteral e Enteral. Pós-graduado em Gestão em Saúde pelo Einstein. Membro do Board da Diretriz Brasileira de Terapia Nutricional no Paciente Grave. Coordenador das EMTNs do Hospital HUGOL e do Hospital Einstein na cidade de Goiânia, GO.

Sergio Henrique Loss

Terapia Nutricional Parenteral e Enteral (BRASPEN/AMB). Nutrogia (ABRAN/AMB). Especialista em Clínica Médica e em Medicina Intensiva pela AMIB. Mestrado em Ciências Médicas pela Universidade Federal do Rio Grande do Sul (UFRGS). Doutorado em Endocrinologia pela UFRGS. Médico intensivista do Hospital de Clínicas de Porto Alegre. Coordenador da UTI do Hospital Independência de Porto Alegre. Coordenador da EMTN do Hospital de Clínicas de Porto Alegre. Coordenador da EMTN do Hospital Moinhos de Vento de Porto Alegre.

Susana da Rocha Dias

Especialista em Oncologia pelo Instituto Israelita de Ensino e Pesquisa Albert Einstein. Nutricionista da EMTN do A. C. Camargo Cancer Center.

Thais Manfrinato Miola

Nutricionista Supervisora de Nutrição Clínica do A. C. Camargo Cancer Center. Doutora em Ciências na Área de Oncologia pela FAP. Mestre em Ciências na área de Oncologia pela FAP. Coordenadora do Programa de Residência em Nutrição Oncológica do A.C. Camargo Cancer Center. Especialista em Nutrição Clínica pela Faculdade CBES. Aprimoramento em Nutrição Oncológica pela FAP. Graduada em Nutrição pela Universidade Metodista de São Paulo. Organizadora do livro *Nutrição em Oncologia* (Editora Manole).

Thaisa de Assis
Nutricionista do Hospital das Clínicas da Universidade de São Paulo de Bauru. Mestranda em Pesquisa Clínica pela Universidade Estadual Paulista (UNESP) de Botucatu. Pós-graduada em Cuidado Intensivos de Adultos – Residência Multiprofissional pela Universidade Federal de São Paulo (UNIFESP). Especialista em Nutrição Parenteral e Enteral pela BRASPEN/SBNPE. Membro do Departamento de Nutrição da Sociedade Paulista de Terapia Intensiva (SOPATI), gestão 2022-2023.

Thiago Huaytalla Silva
Nutricionista pela Universidade Federal do Estado do Rio de Janeiro – UNIRIO. Mestre em Nutrição Humana pela Universidade Federal do Rio de Janeiro (UFRJ). Doutorando em Ciências Nutricionais pela UFRJ.

Thiago José Martins Gonçalves
Médico Nutrólogo. Especialista em Nutrologia e Nutrição Parenteral e Enteral. Doutorado em Ciências Médicas.

Valéria Abrahão Schilling Rosenfeld
Médica. Especialista em Medicina Intensiva pela Associação de Medicina Intensiva Brasileira (AMIB). Especialista em Nutrição Parenteral e Enteral pela BRASPEN. Pós-graduação em Nutrologia pela ABRAN. Médica da ETERNU/EMTN – RJ. Diretora Médica de Nestlé Healthscience.

Vanessa Araújo Dias
Nutricionista. Mestranda pelo CEDESS-UNIFESP. Pós-graduada em Cuidados Intensivos de Adultos pela Universidade Federal de São Paulo (UNIFESP).

Victor de Sá Guimaraes Fleury Machado
Pós-graduação em Nutrologia pelo Hospital Israelita Albert Einstein. Médico do Departamento de Nutrologia do A. C. Camargo Cancer Center.

Victoria Marzagão Ribeiro
Nutricionista. Especialista em Nutrição Clínica e Metabolismo pela Estácio de Sá – RJ. Mestranda pelo Programa de Pós-graduação em Clínica Cirúrgica da Universidade Federal do Paraná (UFPR).

Dedicatória

Dedico este livro aos meus pais e irmãos. Não tenho palavras para agradecer aos meus pais por todo o esforço e dedicação que fizeram e fazem para a minha formação pessoal e profissional. Aprendi a gostar de livros com a minha mãe, foi por meio deles e estudando conosco que tirou a maior parte do seu conhecimento. Minha mãe, que não cumpriu o primário e teve mãe semianalfabeta (minha avó), foi minha primeira e melhor professora. Não deu tempo de lhe entregar uma cópia, mas tenho certeza de que lá de cima está feliz vendo a filha organizadora de um livro. O meu pai é impossível descrever, nada seria possível se não fosse tudo que sempre fez e faz por todos nós.

Obrigada por tudo.

Aproveito para dedicar e agradecer também àqueles que estão ao meu lado, meus amigos e àqueles que são minha segunda família.

Aos autores do livro, obrigada pela confiança em fazer parte desta obra e pelo conhecimento compartilhado.

Sumário

Prefácio

A associação entre estado nutricional comprometido e desfecho clínico negativo do paciente grave é reconhecida há algumas décadas. Existem fortes evidências de que a desnutrição é causa e efeito de doenças graves e que subestimá-la ou ignorá-la pode trazer sérias consequências ao paciente. Um fator primordial no momento da admissão hospitalar do paciente grave se refere a seu diagnóstico nutricional, bem como à identificação se há risco nutricional para a tomada de decisão da estratégia nutricional mais adequada para sua condição clínica em particular. A avaliação do estado nutricional do paciente grave é um desafio até o momento.

Em seu primeiro livro, a nutricionista Priscilla Alves Barreto se inspirou em sua vivência clínica para falar sobre suporte nutricional em pacientes graves. Aqui, ela e seus convidados abordam as principais dúvidas que povoam tanto a cabeça de especialistas quanto da equipe interdisciplinar.

Na primeira parte do livro, dedicada às indicações e às contraindicações do suporte nutricional, são apresentadas as vias de acesso e os métodos de administração, assim como o planejamento dos diferentes tipos de suporte nutricional; na segunda, voltada para situações específicas, traz informações sobre complicações e alguns nutrientes específicos. A terceira parte traz artigos clássicos da terapia nutricional.

Bases da terapia nutricional enteral e parenteral é um guia completo para quem quer entender o suporte nutricional no paciente grave, parte fundamental do cuidado intensivo moderno.

Vicente Cés de Souza Dantas
Médico intensivista (TE-AMIB) com Residência em Clínica Médica (HSE) e Cardiologia (INC). Mestre em Oncologia (INCA) e Doutor em Clínica Médica – Hematologia pela Universidade Federal do Rio de Janeiro (UFRJ). Médico do Centro de Terapia Intensiva (CTI) do Hospital Universitário Clementino Fraga Filho da UFRJ e coordenador do Programa de Medicina Intensiva do Hospital Naval Marcílio Dias (HNMD).

1
História da terapia nutricional

Eduardo Eiras Moreira da Rocha
Gustavo Gouvêa de Freitas

INTRODUÇÃO

A terapia nutricional (TN), *lato sensu*, originou-se com o aparecimento da raça humana na Terra, assim sua história tem relação estreita com o desenvolvimento e a evolução do *Homo sapiens*.

Observando e analisando especificamente cada tipo de TN, tanto a enteral, como a parenteral, torna-se claro que a nutrição enteral (NE) naturalmente surgiu primeiro, pois foi parte integrante do desenvolvimento do ser humano ao longo do tempo. Iniciou-se com os hominídeos, *Ardipithecus ramidus* há aproximadamente 5 e 4 milhões de anos, seguido, há cerca de 3,5 milhões de anos pelo *Australopiteco afarensis* e pelo *africanus*, evoluindo com o aparecimento da espécie *Homo*, como o *Homo habilis*, o *Homo erectus*, o *Homo neanderthalensis*, e culminando, há em torno de 300 mil anos com a progressão ao *Homo sapiens*[1].

Essa assertiva torna-se verdadeira pela necessidade primordial da alimentação natural, como substrato fundamental, energético e proteico, para a construção final e a manutenção do ser humano saudável, caracterizado como o *Homo sapiens*. Primariamente, no período Paleolítico, os humanos ainda viviam da coleta de frutas, raízes e outras espécies vegetais, mas começaram a desenvolver, progressivamente, no período Neolítico, quando surgiu o *Homo sapiens*, o hábito de se alimentar de proteína animal, decorrente da caça, da pesca e da coleta de mariscos, mas também do aproveitamento de carcaças de animais deixadas por outros carnívoros[1].

Por sua vez, *stricto sensu*, a nutrição parenteral (NP) obrigatoriamente foi desenvolvida de modo mais lento e durante muito mais tempo, pois dependia da sabedoria e do descobrimento, básicos e progressivos, da anatomia do corpo humano e, em consequência, da circulação sanguínea, dos processos metabólicos e fisiológicos, das atividades bioquímicas do anabolismo e do catabolismo, dos métodos de mensuração e quantificação desses processos, com precisão mínima, e da integração final de todos esses eventos componentes da homeostase do corpo humano.

Desse modo, o relato da história da TN deve ser feito *pari passu* com as ocasiões em que surgiram os principais fatos, relacionados aos descobrimentos gradativos, que visaram a elaboração da estrutura conclusiva do organismo humano, como visto e estudado na atualidade. Logo, com base nesses conhecimentos, essa história deve ser contada por meio da cronologia evolutiva de cada evento e do processo associado com a alimentação natural, primariamente, e, em seguida, com a artificial, que foi fruto da primeira, fazendo o paralelismo com a ontologia da raça humana.

EVOLUÇÃO NA ANTIGUIDADE – PRINCIPAIS DATAS – TABELAS

Seguindo a lógica e a fisiologia do organismo humano, é natural que todas as tentativas de se alimentar, inicialmente, o homem, partindo-se da Antiguidade, nos tempos antes de Cristo (BCE, *before the Christian era* ou *before the common era* – antes da era de Cristo ou antes da era comum), seria pela utilização da via digestória, pois nem a anatomia humana, nem a circulação sanguínea eram conhecidas naqueles tempos. Desse modo, como parte do processo evolutivo do homem na Terra, fica bem claro que a via digestória seria, obrigatória e primariamente, a única a ser utilizada com a finalidade de perpetrar o processo do "tratamento alimentar" nos primórdios da humanidade.

Em consequência, como será discorrido, no relato do nascedouro da NE, as experiências práticas iniciais surgiram com os egípcios e evolutivamente, mais adiante, com os brilhantes trabalhos de Hipócrates e outros, pela utilização do tubo digestório – sistema gastrointestinal (GI).

Logo, para o desenvolvimento da NP, seria obrigatório o conhecimento da existência da circulação sanguínea até então desconhecida. Esse início se deu com os trabalhos do médico belga, Andrea Vesalius (1514-1564) (Figura 1), considerado o "pai da anatomia moderna", com a publicação *Humanis corpori fabrica* (1543)[2]. Caracterizado pela descrição cuidadosa e precisa do corpo humano *post mortem*, originando as teorias funcionais durante a vida, consistentes com a construção do organismo humano, muito bem ilustrado pelo pintor alemão Jan Steven van Calcar (1499-1560).

Em estudo de "metabolismo" (1614), Santorio Sanctorius (1561-1636), em sua publicação *La medicina statica – perspiratio insensibilis*; utilizando a cadeira balança – trinta anos pesando alimentos: ingeridos (17,6 g) e excretados (6,6 g)

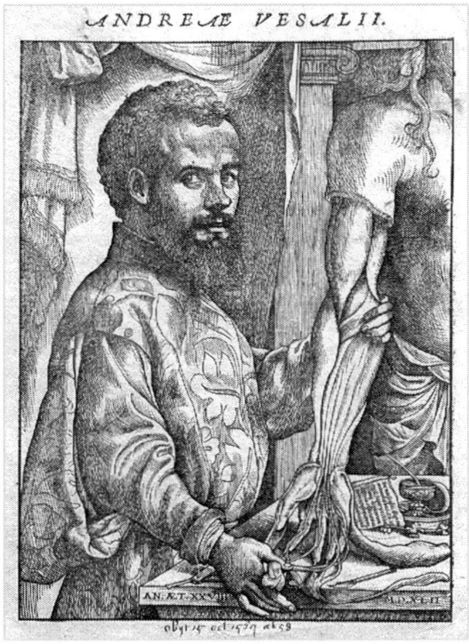

• **FIGURA 1** Retrato de Andreas Vesalius em *De Humani Corporis Fabrica* (1543).

= 11 g assimilados, cunhou o conceito do significado da "medida do peso" em Medicina, sendo considerado o pai da "medicina experimental"[3].

Desse modo, associando esses conceitos até então existentes, em 1628, William Harvey (1578-1657), médico britânico da Universidade de Cambridge, publicou sua obra clássica: *Exercitatio anatomica de motu cordis et sanguinis in animalibus* (Figura 2). Logo, segue a ilustração do pintor Robert Hannah (1812-1909), atualmente no Royal College of Physicians em Londres, em que ele retrata William Harvey demonstrando ao rei Charles I a circulação do sangue usando o coração de um veado[4].

Esse evento marcante fez florescer todo o interesse pelo conhecimento estreito da circulação do sangue, como se processava e como poderia ser utilizada para a administração de substâncias medicamentosas? A essa época, Galileo di Vicenzo Bonaulti de Galilei (1564-1642), astrônomo, físico e engenheiro florentino, refletindo sobre essas novas descobertas, em 1612, lança o importante conceito de: "mede o que é mensurável e torna mensurável o que não o é"[5].

Assim, William Harvey, dando sequência a seu trabalho original, atraiu um grande grupo de pesquisadores ingleses – os famosos fisiologistas de Oxford (1660-1670)[6,7]. Entre esses estava Christopher Wren (1632-1723), estudante e professor na Universidade de Oxford, em Medicina, Matemática, Astronomia, e

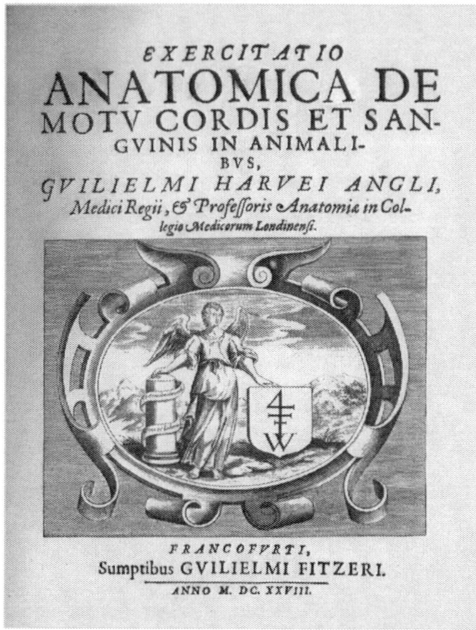
EXERCITATIO
ANATOMICA DE
MOTV CORDIS ET SAN-
GVINIS IN ANIMALI-
BVS,
GVILIELMI HARVEI ANGLI,
Medici Regii, & Professoris Anatomiæ in Col-
legio Medicorum Londinensi.

FRANCOFVRTI,
Sumptibus GVILIELMI FITZERI.
ANNO M. DC. XXVIII.

• **FIGURA 2** Em 1628, William Havey publicou sua obra clássica: *Exercitatio anatomica de motu cordis et sanguinis in animalibus.*

o maior arquiteto da Inglaterra, que procedeu às experiências com vivissecção; desenvolveu as técnicas de injeções e transfusões – cerveja clara amarga, ópio, cerveja regular etc.; e publicou estudos sobre o cérebro e o sistema circulatório[6,7]. Acompanhando essa demonstração, Richard Lower, à época, fez transfusão de sangue de um animal para o outro, mas sem sucesso[7].

Em 1656, Christopher Wren continuou demonstrando sua metodologia para a injeção de drogas no sistema venoso de animais de experimentação (ilustração em pintura de Ernest Board – 1877-1934). Acompanhando o trabalho de Wren, em 1659 o médico Robert Boyle injetou ópio intravenoso (IV) em cão; em 1664 Casper Scotus administrou IV, também em cão, vinho (álcool etílico) e purgantes; em 1678 William Courten (Montpellier) fez a injeção IV de óleo de oliva, açúcar, vinagre, ópio, urina e soluções de sais em animais[7-9]. Como pode ser observado, todas as experiências foram pioneiras, sem qualquer substrato fisiopatológico, seguidas de vários insucessos – pioneirismo empírico – na realidade, pelo mero interesse na constatação de um fato fisiológico concreto e ainda na tentativa de desvendar algum novo processo das funções orgânicas.

Esses trabalhos experimentais exacerbaram e ratificaram todo o interesse dos cientistas na utilização da circulação sanguínea, como via alternativa de possível enriquecimento ou até nutrição para os seres vivos, inclusive o homem.

Entretanto, Joseph Black (1728-1799), entre 1754 e 1756, publicou sua tese sobre o estudo das propriedades dos álcalis (pedra de cal ou giz), pelo aquecimento do giz, pela queima do carvão, pela fermentação da cerveja e pela respiração, perdiam "ar" ou produziam um "gás", que não sabia qual era e deu-lhe o nome de "ar fixo". Logo, tornou-se professor de química em Glasgow, a partir de 1757 e em 1764, utilizando um duto no teto de uma igreja, recolheu o ar respirado por 1.500 pessoas que estavam por dez horas em um serviço religioso. Com a solução de água de cal, gotejando sobre os panos com o gás coletado, produziu grande quantidade de cal ($CaCO_3$, carbonato de cálcio). Com todas essas evidências, descobriu o gás carbônico (CO_2), antes do descobrimento do oxigênio (O_2), embora não soubesse de sua real característica química[10].

Acompanhando os trabalhos de Black, Joseph Priestley (1733-1804) escocês e Carl Wilhem Scheele (1742-1786) sueco, em experiências, entre 1771 e 1777, trabalhando, quase simultaneamente, com galhos de menta deixados por dez dias em uma atmosfera fechada, que refizeram o ar interno e foram capazes de manter uma vela acesa; calcinando o óxido mercúrio no topo de mercúrio puro, em recipiente de vidro vedado, liberou uma quantidade de ar não combustível e outra de ar inflamável. Em 1775, testou as propriedades desse novo gás e verificou que o rato sobreviveu nele saudavelmente. Esse fato sugeriu a Joseph Priestley, após realizar outro teste nele próprio, que esse novo gás poderia ser muito salutar para os pulmões. Desse modo, conjuntamente, descobriram o oxigênio, mas não o nomearam como tal e, sim, como "novo ar" ou "ar deflogisticado"[10].

Então, em consequência, a descoberta do CO_2 antes do oxigênio desorientou os cientistas à época, pois receberam como recompensa o produto sem saber qual era sua real composição!

Mas, coube a Antoine-Laurent Lavoisier (1743-1794), químico francês, desvendar esse mistério. Ele deu coerência e claridade ao processo de conservação da matéria. Por meio de seus estudos, em 1785 postulou a Lei da Conservação das Massas: "Na natureza nada se cria, nada se perde, tudo se transforma", explicando que as substâncias químicas, quando reagem, não são perdidas, ou seja, transformam-se em outras[10,11].

Junto com Pierre-Simon Laplace (1749-1827), astrônomo, físico e matemático, utilizando o calorímetro de gelo, proposto por Black em 1761 (Figura 3), estudou a função respiratória animal, ratificando a nomenclatura do *"oxygine"* – oxigênio, em grego ácido + gerador – cunhada por ele em 1779. Consequentemente, provaram que a água (H_2O) é um composto e não um elemento. Como resultado imediato estabelecem o termo "caloria" e provam que a respiração humana é um processo metabólico intenso[10].

Entre 1789 e 1790, trabalhando em associação com Armand-Jean-François Séguin (1767-1835), estudaram e comprovaram o consumo de oxigênio pelo

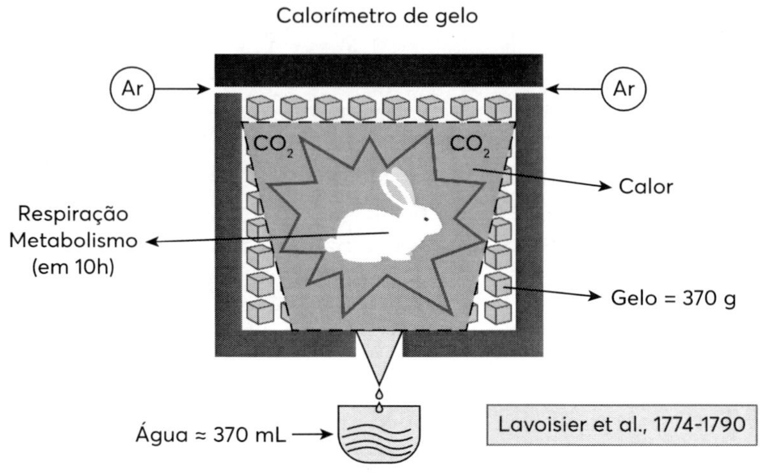

• **FIGURA 3** Calorímetro de Gelo proposto por Joseph Black (1761): "O animal confinado, respira o ar puro, produz CO_2 e calor, derrete uma quantidade conhecida de gelo em água, o que pode ser relacionado com as funções metabólica e respiratória, na unidade de tempo estabelecida".

organismo em diversas situações do cotidiano. Assim, Lavoisier é considerado um dos maiores gênios da história da ciência e o maior exterminador de mitos, bem como o pai da química ou, melhor, pai da bioquímica e da fisiologia nutricionais[10] (Tabela 1).

Voltando aos trabalhos de William Harvey, Christopher Wren e dos fisiologistas de Oxford, de 1831 a 1930, encontram-se vários autores e pesquisadores que trabalharam, com sucesso, nas infusões de substratos intravenosos, conforme resumidos na Tabela 2 a seguir[6-10].

PRINCIPAIS EVENTOS ANATOMOBIOLÓGICOS

Nutrição parenteral

Seguindo na linha do gasto energético (GE), Carl von Voit (1831-1908), médico, químico e nutricionista, e Max Joseph von Pettenkofer (1818-1901), químico e professor de Higiene na Universidade de Munique, ambos alemães, em 1850 desenvolveram o famoso calorímetro de Pettenkofer-Voit e fizeram as primeiras medidas precisas das oxidações de carboidrato e lipídios nos animais em repouso. Consequentemente, tornou-se claro que os processos de oxidação

• **TABELA 1** Resumo dos cinco marcos primordiais

Andreas Vesalius 1514-1564 (1543)
Estabelece, caracteriza e organiza a anatomia humana:
Pai da anatomia moderna
Sanctorio Sanctorius 1561-1636 (1614)
Estudo de metabolismo: cadeira balança
Origem da medida do peso
Pai da medicina experimental
William Harvey 1578-1657 (1628)
Descobre e comprova a existência da circulação sanguínea
Christopher Wren 1632-1723 (1656)
Desenvolve as técnicas de infusões e transfusões intravenosas
Antoine Laurent Lavoisier 1743-1794 (1770-1790)
Comprova a respiração, o processo metabólico e o consumo de oxigênio pelo organismo humano
Pai da química, da bioquímica e da fisiologia nutricionais

• **TABELA 2** As infusões experimentais com sucesso

Ano	Autor	Local	Projeto
1831	Thomas Latta	Leith, Escócia	Infusão IV de salina na cólera
1843	Claude Bernard	Paris, França	Estudo abrangente sobre nutrientes IV (sols. de açúcar, clara de ovo, leite e outros)
1869	Arthur Menzel Hermann Perco	Viena, Áustria	Uso dos nutrientes por via subcutânea em seres humanos (gordura, leite, óleo de cânfora)
1870	Sir Joseph Lister	Glasgow, Escócia	Pioneiro em técnicas assépticas
1877	Louis Pasteur	Paris, França	Descobre o crescimento bacteriano e a infecção
1896	Biedle A. & Kraus R.	Viena, Áustria	Infusão IV de sol. de glicose 10%, com sucesso e sem glicosúria
1904/1906	Emil Abderhalden P. Rona	Strasbourg, França	Adm. intrarretal de hidrolisado de caseína com balanço + N_2 (animais e homem)
1913	Valdemar Henriques A. C. Andersen	Copenhagen, Dinamarca	Adm. IV de hidrolisado* de músculo de cabra (AA, Di e tripeptídeos) em animais
1920/1930	L. Yamakawa, Sato & Baba	Tóquio, Japão	Adm. IV de emulsão de óleo de rícino com lecitina, em uso clínico com sucesso

* Extrato de pâncreas

e produção de calor, que Harvey pensava ocorrer no coração e Lavoisier, nos pulmões, de fato ocorriam nos tecidos disseminados no organismo[8].

O professor Max Rubner (1854-1932) foi um grande estudioso da ciência biológica alemã e, paralelamente com Voit e colaboradores, associou o trabalho da troca gasosa com as reações químicas da oxidação dos nutrientes; estabeleceu os valores calóricos padrões dos nutrientes, utilizados até hoje; descobriu a ação dinâmica específica dos nutrientes e, ainda, que o GE de animais e seres humanos era proporcional às suas respectivas superfícies corporais[8].

A bioquímica nutricional teve seu desenvolvimento iniciado a partir dos anos 1900, nos laboratórios dos departamentos universitários, tendo como notáveis bioquímicos, que surgiram desses laboratórios, Otto Knut Olof Folin (1867-1934) do laboratório de bioquímica do Hospital McLean e da Universidade Harvard e Donald Dexter Van Slyke (1883-1971), bioquímico neerlando-americano da Universidade Rockefeller (1966). Ambos e seus associados contribuíram com as novas técnicas de medidas metabólicas, o que propiciou o entendimento dos metabolismos normal e patológico nos seres humanos[8].

Os alunos de Voit e Rubner, Graham Lusk (1866-1932), fisiologista e nutricionista, e Eugene Floyd DuBois (1882-1959), médico e professor norte-americano, na cidade de Nova Iorque, participaram dos primórdios dos desenvolvimentos da bioquímica e da fisiologia modernas, a partir de 1920, após a Primeira Guerra Mundial. Em 1906, Lusk publicou seu clássico livro-texto, à época, *The science of nutrition*, com quatro edições até 1928. Essa publicação forneceu amplo resumo sobre o conhecimento nutricional, relacionado ao corpo humano inteiro, bem como sobre o início dos descobrimentos dos macronutrientes e das vitaminas. Incluiu, ainda, extensa matéria sobre a metodologia e os dados de estudos calorimétricos[8,12].

Dubois, em 1916, com Delafield DuBois desenvolveu a fórmula para a estimativa aproximada da superfície corporal cutânea; em 1924, publicou os estudos mais extensos sobre a taxa metabólica basal (TMB) em várias doenças clínicas e no período de 1930 a 1950, as medidas da TMB se tornaram fundamentais para o acompanhamento das doenças tireoideanas[8,13].

Com o livro-texto *The newer knowledge of nutrition*, com cinco edições (1918-1939), Elmer Verner McCollum (1879-1967), bioquímico estadunidense, alterou o foco dos estudos da nutrição, introduzindo um novo conceito sobre a importância metabólica das enzimas e das vitaminas. Em conjunto com os colegas, descobriu o retinol (vitamina A1) e a tiamina (vitamina B1), estudando suas importâncias nas doenças neurológica e oftalmológica, e, mais, sobre a deposição óssea de cálcio por outra vitamina. Criou a nomenclatura das vitaminas com as letras maiúsculas[8].

No período de 1920 a 1940, a bioquímica nutricional se aprimora com o relacionamento da troca gasosa corporal com a disposição dos substratos nutricionais no interior das células. São descobertas as reações enzimáticas do metabolismo dos carboidratos, como a via glicolítica e o conceito dos ciclos metabólicos como o do ácido tricarboxílico, com a função central da coenzima A na conexão com outros substratos e com a via glicolítica. Culminando na produção de CO_2, acoplada à fosforilação oxidativa, na produção de ATP, com liberação de O_2 e na formação final de H_2O. Todos esses processos bioquímicos e metabólicos permitiram a confirmação molecular do equivalente calórico dos nutrientes, de Rubner, estabelecidos há quase um século antes[8].

Resposta metabólica à inanição

As semelhanças e as diferenças entre as respostas metabólicas ao jejum, sem e com agressão orgânica (p. ex., trauma, sepse etc.), tornaram-se gradativamente mais claras e com suas fisiopatologias mais bem reconhecidas no período de 1940 a 2000. Em conclusão, serão essas diferenças que determinarão se a TN será aquela mais indicada para qualquer paciente que necessite dela.

Os estudos da desnutrição, com ou sem edema, Kwashiorkor ou Marasmo, nos países em desenvolvimento, datam do início dos anos 1900. A mudança da deficiência proteica para a calórica, na definição desses estados clínicos de desnutrição, desenvolveu-se entre 1950 e 1975, o que também se tornou básico na indicação mais adequada da TN[8].

Os estudos experimentais sobre a desnutrição, parcial ou total, demonstraram que a restrição nutricional tem duas consequências clínicas fundamentais, como: a perda da massa corporal (peso corporal), principalmente da musculatura esquelética e a redução no gasto energético – GE (kcal/dia)[14-17].

Francis Gano Benedict (1870-1957) no Carnegie Institute of Nutrition, Boston, em 1912, estudou e analisou um homem de 40 anos, que permaneceu 31 dias, ingerindo somente água destilada. Nesse período, apresentou redução de 22% no peso corporal, e o gasto energético basal (GEB) diminuiu de 1.432, no início, para 1.002 kcal/dia, permanecendo assim pelos 10 últimos dias desse experimento[8,15].

Em 1940, na Universidade de Minnesota, Ansel Benjamin Keys (1904-2004), fisiologista norte-americano, e colaboradores, no intuito de avaliar as consequências da inanição parcial, que vigia nos países sob a ocupação nazista, acompanharam 32 homens jovens, saudáveis durante 24 semanas de inanição parcial. A perda de peso corporal foi em média 23%, e o GEB decresceu 39% em relação aos valores iniciais. Esses dados se correlacionaram com a perda de gordura e uma parte seletiva da massa magra corporais[8,16,17].

James Lawder Gamble (1883-1959), médico pediatra em Boston, Estados Unidos, durante a Segunda Guerra Mundial estudou qual seria a ração mínima diária para a sobrevivência em um bote salva-vidas em mar aberto. Concluiu, então, que somente 100 g de carboidrato por dia exercia efeito marcante sobre a redução da perda nitrogenada[8].

George F. Cahill Jr. (1927-2012), cientista norte-americano, que se aprofundou na pesquisa do *diabetes melittus*, em 1970, e colaboradores conduziram extensos estudos metabólicos que forneceram muitos dados novos sobre a inanição humana, focando, principalmente, nas reações-chave do metabolismo interorgânico[8,18].

Em 1992, um grupo de 30 prisioneiros irlandeses iniciaram a greve de fome, permanecendo assim por 70 dias, com a perda quase linear de peso, em média 38% do peso inicial. A primeira morte ocorreu com 47 dias de jejum, com a perda de 26% do peso corporal[8,19].

Resposta metabólica à agressão orgânica e à doença

No início dos anos 1900, os estados febris com infecção eram considerados o consumo "tóxico" da proteína corporal. De acordo com esse conceito, Philip Anderson Shaffer (1881-1960), biólogo químico norte-americano, e Warren Coleman (1865-1938), médico norte-americano, mostraram que os pacientes com febre tifoide necessitavam de aportes elevados de proteína e o dobro do normal de calorias, a fim de equilibrar o balanço nitrogenado. Com base nessa assertiva, Coleman e DuBois confirmaram esses achados, concluindo que a ação dinâmica específica dos nutrientes era mínima na vigência do estado clínico febril agudo[8,20,21].

À época, os estudos de DuBois sobre o GEB nos estados febris tornaram-se de grande interesse clínico por causa do aumento da temperatura corporal em 7%, a cada incremento de 1°F, bem como durante os estados de crise tireotóxica, em que o aumento do GEB poderia se tornar até 80% maior, relativo ao normal, para cada situação clínica específica[8,22].

Outro grande pesquisador, sir David Paton Cuthbertson (1900-1989), químico e médico inglês, estudou em 1930, com detalhes, as alterações metabólicas e eletrolíticas que ocorriam após a fratura de osso longo. Comprovando os aumentos do GE e a excreção de nitrogênio, que se mantinham por 1 a 3 semanas, seguindo-se o trauma primário[8,23].

Um baluarte das pesquisas envolvendo as alterações metabólicas, hidreletrolíticas, endócrinas e da composição corporal foi o cirurgião geral norte-americano Francis Daniels Moore (1913-2001), trabalhando com radioisótopos de eletrólitos naturais. Ele estabeleceu o conceito primordial de que: "a rápida perda de peso após a agressão orgânica e a consequente infecção estava relacionada, simultaneamente, com o consumo da massa magra e a expansão do compartimento extracelular"[8,24].

Em 1950, John Martin Kinney (1921-2011), médico-cirurgião norte-americano, e colaboradores desenvolveram os estudos combinados de balanço metabólico e gasto energético de repouso (GER), utilizando a calorimetria indireta (CI), em diversos tipos de comprometimentos cirúrgicos e traumáticos. Analisaram a troca gasosa de O_2, CO_2 e $^{14}CO_2$, se houvesse o nutriente marcado com o ^{14}C, em várias medidas diárias por CI, a fim de determinar o GER[8,25]. Ficaram surpreendidos quando as próprias medidas do GER revelaram um valor bem inferior àquele previamente estabelecido. Logo, concluíram que as grandes cirurgias, sem complicações infecciosas, não elevavam tanto o GER e a excreção de nitrogênio, conforme evidenciaram DuBois, Shaffer e Coleman, nos estados hipertérmicos e nas doenças tireoideanas, assim como na febre tifoide, respectivamente[8,25-27].

Desse modo, essas medidas permitiram o estudo do equivalente calórico da febre e a relação do GER com o potássio corporal total de troca. Quando acopladas à avaliação do balanço metabólico, essa metodologia permitia conhecer a composição dos tecidos relacionados com a perda de peso e a contribuição da proteína no GER em várias condições cirúrgicas agudas[8,25-28].

Com base nessas múltiplas experiências, cientistas e autores, naquele momento, começaram a observar que a característica metabólica, em relação à massa magra corporal, do jejum sem agressão, era o catabolismo mais lento e poupador, enquanto aquela do jejum com agressão (p. ex., trauma, queimadura, sepse etc.), era mais rápido, mais intenso e consumptivo[28,29].

No Brasil, em 1954, Fernando Paulino Soares de Souza (1906-1990), médico-cirurgião geral, publicou o artigo "Alimentação parenteral em cirurgia", mostrando a experiência com 250 pacientes cirúrgicos em pós-operatório de intervenções gastrointestinais (GI). Utilizou, à época, a solução contendo água 1.000 mL, glicose 100 g, ácidos aminados a 6% (39 g), em glicose a 10%, álcool etílico, 30 a 60 g/L, cloreto de sódio, cloreto de potássio e vitaminas B e C. Essa solução é administrada em venóclise lenta com bom desfecho clínico[30,31].

No Rio de Janeiro, em 1972 e 1974, Geraldo Chini (1928-2018), médico clínico e professor de clínica médica, e colaboradores apresentam dois casos pioneiros de pós-operatório complicado de cirurgias GI (fístula enterocutânea e deiscência de ferida operatória abdominal, respectivamente), em que utilizou a formulação nutricional para NP, semelhante à de Fernando Paulino, com sucesso terapêutico-nutricional muito favorável[32,33].

Seguindo-se a essa experiência, Joel Faintuch, médico, cirurgião, Ph.D. e professor de cirurgia, publica em 1976, talvez o primeiro livro-texto no Brasil sobre a NP intitulado *Alimentação parenteral prolongada*, com a contribuição de vários autores nacionais e internacionais, que se tornou referência obrigatória em NP, na ocasião, uma obra clássica no Brasil e na América do Sul. Nele, delineava a metodologia, as principais técnicas e as complicações da NP[34].

Simultaneamente a essas citações importantes e primordiais, surgiram outros autores e cientistas brasileiros que, igualmente, contribuíram com suas experiências científicas e publicações para o aprimoramento do método da NP no Brasil, a saber: Alberto Oswaldo Barroso (RJ), Francisco Juarez Almeida Karkow (RS), Miguel Carlos Riella (PR), João Augusto Mattar Filho (SP, *in memoriam*), Dan Linetsky Waitzberg (SP), Eduardo Botelho de Carvalho (MG, *in memoriam*), Eduardo Eiras Moreira da Rocha (RJ), Edson Braga Lameu (RJ), Ricardo Onofre da Rocha (RJ), José Roberto de Carvalho Diener (SC), Antônio Carlos Ligocki Campos (PR), Maria Isabel Toulson Davidson Correia (MG), entre vários outros nomes também importantes não citados aqui[35].

DESENVOLVIMENTOS DE INSUMOS, MATERIAIS E TÉCNICAS

Carboidratos, lipídios e proteína

Em paralelo com o aparecimento dos principais eventos anatomobiológicos correlacionados com a concepção da NP, gradativa e necessariamente, estabeleceu-se a elaboração dos principais insumos constituintes, assim como a confecção dos materiais e a organização das técnicas básicas, fundamentais para sua aplicação adequada e segura na prática clínica.

A partir do início do século XX, os cientistas mostraram e ratificaram, experimentalmente, em animais e humanos, as características nutricionais da glicose intravenosa (IV), a saber: Woodyatt (1915), que a glicose poderia ser administrada em solução nutriente, em longos períodos, no ritmo de 0,9 g/kg de peso corporal/h, sem causar glicosúria; Helfrick e Abelson (1944), que a solução de glicose a 50%, em conjunto com o hidrolisado de caseína a 10% e o óleo de oliva homogeneizado e emulsionado com a lecitina a 10%, poderia manter uma criança de 5 meses, por 5 dias, administrados por veia periférica, apesar da tromboflebite; Dennis (1944-1948), que é possível o sucesso parcial, quando a solução de dextrose 15 a 20% é administrada em associação com sangue ou derivados através das vias venosas periféricas centrais; Meng e Early (1949), Rhode CM e colaboradores (1949), que é viável a manutenção do estado nutricional normal em cães pela infusão de dextrose hipertônica com as soluções proteicas, via sistema venoso central; e Rhoads JE e associados (1960), que seria viável o aporte de grande volume de solução de dextrose a 10% com hidrolisados proteicos, mantendo-se o balanço hídrico com o uso simultâneo de diuréticos[8,36].

Na década de 1960, Oscar Schuberth, Arvid Wretlind (1919-2002) e Dag Hallberg, médicos e cientistas suecos, iniciaram as experiências com as emulsões lipídicas para infusão IV (ELIV). Então, utilizaram a emulsão de óleo de soja em associação com os fosfolipídeos da gema de ovo (lecitina) e o glicerol e mostraram como principais qualidades ser uma boa fonte de calorias não proteicas de ácidos graxos essenciais e melhorar o controle glicêmico. Entre 1960 e 1962, Schubert e Wretlind comprovam e publicam os resultados clínicos do uso das ELIV (emulsão de óleo de soja) em várias situações clínicas e cirúrgicas, realizando em torno de 1.100 infusões e comprovando sua eficácia nutricional e a baixa incidência de efeitos adversos[8,37-39].

Evolutivamente, Wretlind (1962) evidencia que a emulsão de óleo de soja preenche as necessidades calóricas basais e totais de cães por longos períodos sem efeitos colaterais. Em sequência, são publicados vários estudos clínicos, na Europa, em seres humanos, seguros e com bons resultados, concluindo que a ELIV é prontamente clareada do plasma e utilizada no metabolismo como agente anabólico[8,38].

Em 1976, nos Estados Unidos, Hansen, Hardie e Hidalgo estudaram as emulsões de gordura para o uso IV em nutrição clínica (emulsão de óleo de soja, Intralipid 10%®) e em 1981, como resultado, a Food and Drug Administration (FDA) libera duas emulsões de gordura para o uso parenteral: óleo de soja – Intralipid® (Kabi Vitrum) e o óleo de girassol – Liposyn® (Laboratórios Abbott)[40].

Com o aprimoramento das técnicas das infusões IV, cresceu, rapidamente, o interesse sobre os processos metabólicos do organismo humano e sobre a TN. Próximo da virada para o século XX, iniciou-se uma nova era de pesquisa metabólica com a meta do desenvolvimento, não somente de soluções seguras para a hidratação, assim como das soluções para a TN. Como corolário, aparece a importância da proteína para o balanço nitrogenado positivo, para a síntese de massa livre de gordura e para o ganho de peso corporal, culminando com a homeostase metabólica orgânica.

Em 1852 Bidder e Schmidt, e em 1866 Voit, autores alemães, estudaram e analisaram a administração, o metabolismo e a incorporação de nitrogênio nos tecidos do organismo. Foram seguidos por Emil Abderhalden e Rona, em Estrasbourg, na França, nos anos 1904 a 1906, demonstrando que, com o aporte intrarretal de hidrolisado de caseína, em animais e no homem, era possível a obtenção de balanço nitrogenado positivo. Em 1913, Valdemar Henriques e Andersen, em Copenhague, Dinamarca, fizeram a infusão IV de hidrolisado de músculo de cabra (aminoácidos – AA, di e tripeptídeos), obtido com extrato de pâncreas em animais. Adicionaram glicose, Na e K e infundiram IV, gota a gota de maneira contínua, por 16 dias, em cabras, alcançando o balanço positivo de nitrogênio[8,36,41].

Rose[42], Elman[44], Shol e Blackfan[43] (Estados Unidos, 1934-1970)

O metabolismo e as necessidades diárias dos AA individuais eram só parcialmente conhecidas nos anos 1930. Foi quando William Cumming Rose (1887-1985), professor de bioquímica na Universidade de Illinois em Urbana-Champaign, e colaboradores tinham recém-finalizado a lista dos AA essenciais para os animais, em seguida ao descobrimento da treonina. Entre 1934 e 1937, foram desenvolvidas pesquisas para as necessidades dos AA em humanos. Evolutivamente, propõe a infusão IV de AA. Entre 1954 e 1955, publica o trabalho mais detalhado, preciso e amplamente aceito sobre as necessidades dos aminoácidos essenciais para os humanos e, como resultado, desenvolve a fórmula de Rose para essas necessidades específicas no homem adulto[8,36,42].

Paralelamente, em 1940, Shohl e Blackfan, médicos e pesquisadores norte-americanos (Universidade Harvard, Estados Unidos), fizeram a infusão IV de AA cristalinos sintéticos em crianças com sucesso, conforme as recomendações padronizadas por Rose[36,43].

Em 1937, Robert Elman (1897-1956), médico norte-americano reconhecido por suas pesquisas sobre pancreatite e aminoácidos, relatou a provisão de AA na forma de hidrolisado de caseína, suplementado com triptofano, metionina ou cistina, em infusão IV periférica. Na época, foi questionado, pois a administração de AA em veia periférica não era fisiológica e os AA poderiam ser metabolizados e utilizados de modo anômalo, podendo ser tóxicos para o cérebro[8,44]. Mas, em 1952, F. Lindström, cirurgião sueco, desfez essas dúvidas, mostrando que a utilização metabólica dos hidrolisados de caseína era igual tanto pela via IV como pela veia porta[8,36,45]. Em 1947, Elman publicou sua experiência com o livro intitulado *Parenteral alimentation in surgery*, mostrando que esses hidrolisados, em pacientes cirúrgicos desnutridos – salvaram milhares de pessoas desnutridas, vítimas da guerra na Europa –, na realidade, diminuíam o balanço nitrogenado negativo, mas não o tornava positivo. Apesar das limitações desse modo nutricional terapêutico, foi sugerido que Elman fosse considerado o "pai da nutrição intravenosa"[8,36].

Com os refinamentos evolutivos nas soluções de AA cristalinos, em 1970 é estabelecido somente o uso somente dos AA isômeros-L. Então, são feitos ajustes das proporções de cada AA na solução para as quantidades metabólicas ótimas e, como resultado, tornaram-se os constituintes primários dessas soluções, que são utilizadas atualmente[36].

Entretanto, a principal conclusão proveniente da purificação e do conhecimento metabólico dos principais substratos nutricionais, gradativamente, ficou evidenciado que a infusão IV dos AA, ou da proteína, isolados, sem o suporte calórico adequado, estimulava a utilização de quantidades significativas da proteína administrada para a produção de energia[8,36,45].

Acesso intravenoso central (profundo)

Todas essas pesquisas relacionadas com o isolamento e a purificação dos substratos nutritivos básicos em carboidratos – glicose – ácidos graxos e AA foram fundamentais para a formulação mais adequada e final de uma solução nutricional para ser infundida via IV. Todavia, essa solução deveria ser administrada de modo seguro, balanceada em grandes volumes com poucos efeitos adversos e em via venosa, que, igualmente, apresentasse essa tolerância. Desse modo, o procedimento primordial para o acesso em tronco venoso central, com sucesso, para a infusão IV prolongada das soluções hipertônicas da NP, foi o desenvolvimento da metodologia, consistentemente, segura e eficaz para o cateterismo da veia subclávia pela via infraclavicular[8,46].

O acesso ao sistema venoso central por punção foi desenvolvido pelo general de infantaria, cirurgião francês, Robert Aubaniac, durante a Guerra da Reconquista Francesa da Indochina (atualmente Vietnã), entre 1946 e 1954. Como o pioneiro nessa técnica, em 1952, estabeleceu a punção da veia subclávia para a reposição rápida de maiores volumes de líquidos para o tratamento do choque hipovolêmico nos feridos em ação no campo de batalha[8,47]. Simultaneamente, o médico radiologista sueco, Sven-Ivar Seldinger (1921-1998), em 1953, no hospital do Instituto Karolinska, levantou a ideia de introduzir um cateter IV com a capacidade de alcançar qualquer artéria do organismo humano. Surge, desse modo, a primeira descrição da técnica de inserção arterial ou venosa de cateteres na radiologia intervencionista com o uso de guia metálico em "J" através uma agulha[8,46,48].

Embora tenha sido Aubaniac quem primeiro descreveu a técnica de punção percutânea da veia subclávia, com outros autores na Europa e na América do Sul, que também relataram a utilização dessa via com sucesso, esta, somente, foi utilizada nos Estados Unidos a partir de 1967. Assim, Mogil, DeLaurentis e Rosemond, médicos norte-americanos, demonstram essa mesma técnica de cateterização percutânea da veia subclávia para a medida da pressão venosa central em mais de 200 procedimentos em pacientes em várias situações clínicas e não para as infusões IV de fluidos coloide e cristaloide[49,50].

Com toda a *expertise* do desenvolvimento das técnicas de inserção de cateter e sua manutenção por longos períodos, o que permitiu a infusão IV prolongada das soluções nutritivas, é o que Douglas Wayne Wilmore (1938-) e Stanley John Dudrick (1936-2020), médicos e cirurgiões norte-americanos, demonstraram com esse procedimento em 25 pacientes adultos com doenças crônicas GI e que necessitavam de NP de longa duração. Assim, mostram em 29 inserções venosas profundas a duração de 24 ± 13 dias dos cateteres e a baixa incidência de infecção nos sítios cutâneos dos acessos, no sangue e nos cateteres, comprovando a viabilidade dessa via de acesso IV profundo para a NP prolongada[51].

Nutrição enteral

Embora a medicina egípcia date de 2900 a.C., o melhor arquivo do conhecimento egípcio das medicações e das formulações é o *Papyrus Ebers ("Days of the Papyrus Ebers, 1500 B.C.E.")*, uma coleção de 800 prescrições – "Ditando para um escriba, o farmacêutico chefe orientava a formulação dentro do templo da medicação". O *Papyrus Ebers* é um papiro médico egípcio sobre a matéria das ervas e com capítulos específicos para as doenças do tubo digestório, datando cerca de 1550 a.C. É escrito em egípcio hierático e se constitui no arquivo mais extenso e mais bem preservado da medicina egípcia, caracterizado como o mais antigo e mais bem escrito dos papiros egípcios. Foi adquirido na cidade de Thebas (atualmente, Luxor), no inverno de 1873-1874, por Georg Moritz Ebers (1837-1898) (daí seu nome) e atualmente encontra-se arquivado na livraria da Universidade de Leipzig, na Alemanha (Figura 4)[52,53].

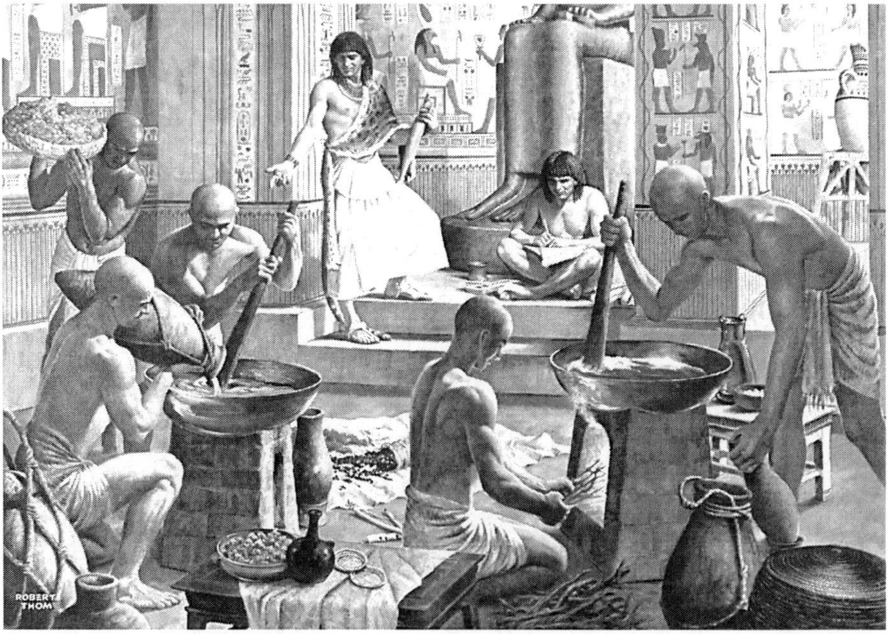

• **FIGURA 4** Os dias no *Papyrus Ebers*, cerca de 1550 B.C.E.

Esse documento descreve a NE na forma de enemas retais, usando pequenos tubos de argila ou cerâmica, amarrado a bexigas de animal, que podiam, então, infundir via retal, leite, soro de leite, vinho e caldos de cevada[52].

Desse modo, os primórdios das tentativas de administração de "medicamentos" foram sempre, obviamente, a via oral. Evolutivamente, Hipócrates Asclepíades (460-370 B.C.E.), de Kos, Grécia, que é considerado o "pai da medicina", escreveu muitos tratados, sendo um dos seus mais famosos em sete volumes, *Of the epidemics* (Das epidemias), em 400 B.C.E.[54]. Nessa publicação, ele aconselha os médicos, à época, a ter dois objetivos especiais em mente, relativos às doenças, nomeadamente, "fazer o bem ou não fazer nenhum mal" (*"Primum non nocere facere bonum aut facite"*).

Seguindo com o trabalho de Hipócrates, entre muitos de seus clássicos aforismos, encontra-se o famoso: "Deixe o alimento ser a tua medicação e a tua medicação ser o teu alimento" (440 B.C.E.)[55], de relação estreita com a TN, bem como via tubo digestório.

Hipócrates descreve diversos tipos de dietas, de acordo com as doenças agudas e com a alimentação prévia do paciente antes de adoecer. Os regimes incluíam ptsan (tipo de mingau de cevada), oximel (mistura de mel e vinagre), hidromel (mistura de mel e água) e vinhos de diversos tipos, que eram administrados via enema retal[54-56]. A alimentação via retal foi o método de escolha da nutrição artificial durante milhares de anos por causa da dificuldade de acesso ao tubo GI superior[57].

Somente em 1598, Capivacceus, um médico veneziano, relatou pela primeira vez a NE no tubo GI superior, usando um tubo oco para empurrar os nutrientes pelo esôfago[58-60]. Pouco depois, em 1617, Fabricius ad Aquapdente foi capaz de nutrir um paciente com tétano passando um pequeno tubo de prata pela nasofaringe[61]. Já em 1646, von Helmont desenvolveu um tubo maleável de couro para fornecer alimentos no esôfago. Mas essa técnica se revelou traumática e por isso foi abandonada posteriormente[62,63].

Mais de um século depois, em 1790, John Hunter foi o primeiro a usar a NE para fins terapêuticos e para isso desenvolveu o tubo feito com barbatana de baleia, revestido com pele de enguia e acoplado à bexiga dissecada de animal, que servia para impulsionar os alimentos pelo tubo, como uma bomba. Com esse aparato híbrido ele conseguiu nutrir um homem de 50 anos que sofrera um acidente vascular encefálico e ficou com distúrbio de deglutição grave. Usando uma mistura de ovos, açúcar, leite, vinho e geleias, ele foi nutrido até que sua deglutição melhorasse e voltasse a se alimentar de forma segura e eficaz pela via fisiológica[64-66].

O século XIX também marcou o desenvolvimento de tubos gástricos e bombas para aspiração de conteúdo gástrico, que foram descritas, na França,

• **TABELA 3** Destaques históricos da nutrição enteral

Data	Pesquisador	Realização
1500 a.C.	Egípcios antigos	Enema de vinho, leite e caldos de cevada
400 a.C.	Hipocrates	Enema de ptsan, oximel, hidromel, soro de leite e vinho
100 a.C .	Lykos	Enema de cevada e trigo em pacientes que não podiam se alimentar por via oral
50-25 a.C.	Celsus	Enema de cevada, trigo, leite, ovos e medula de veado para pacientes com diarreia
1598	Capivacceus	Alimentação enteral usando um tubo oco para ofertar alimento no esôfago
1617	Aquapendente	Alimentação enteral usando pequeno tubo nasofaríngeo de prata para alimentar paciente com tétano
1646	Von Helmont	Alimentação enteral usando tubo flexível de couro através do nariz
1790	Hunter	Primeiro uso de enteral com finalidade terapêutica
1837	Egeberg	Primeira gastrostomia em cães
1849	Sedillot	Primeira gastrostomia em humanos (sem sucesso)
1858	Busch	Dieta via jejunal contendo ovos, farinha, carne e caldo de carne
1876	Verneuil	Primeira gastrostomia em humanos bem-sucedida
1878	Surmay	Primeira jejunostomia
1882	Bliss	Alimentação retal do presidente americano Garfield que viveu por 79 após levar tiro
1894	Stamm	Refinou a técnica de gastrostomia
1895	Eiselberg	Refinou a técnica de jejunostomia que é usada até hoje
1910	Einhorn	Desenvolveu um tubo com peso na ponta que passava até o duodeno
1915	Gross and Held	Desenvolveu um tubo com peso na ponta que passava até o jejuno
1980	Ponsky	Primeira gastrostomia endoscópica

Adaptado de Vassilyadi et al., 2013[106].

por Dupuytren em 1803 e por Renault em 1823. Nessa mesma época foram igualmente descritas na Filadélfia por Phillip Syng e em Londres por sir Astley Cooper[59,60]. Simultaneamente, foram desenvolvidas diversas técnicas cirúrgicas para o acesso ao tubo digestório. A primeira foi em 1837, quando Egeberg

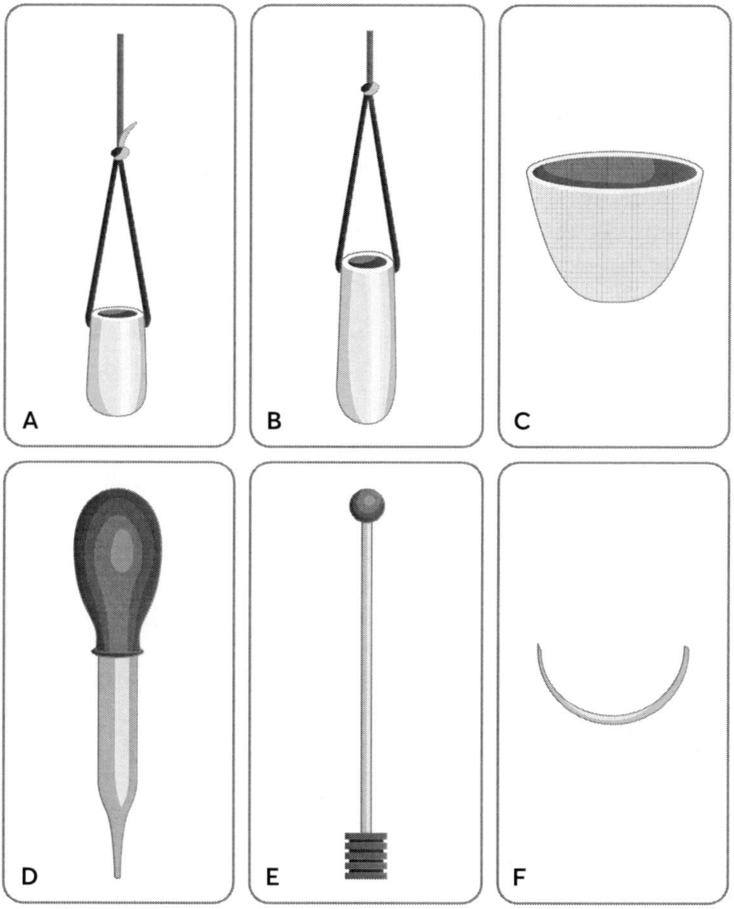

• **FIGURA 5** Bolsa duodenal (*duodenal bucket*, em inglês) – Max Einhorn (1910).

confeccionou a gastrostomia em cães, todavia, somente, em 1849, a primeira tentativa de gastrostomia em humanos foi feita por Sédillot, mas não obteve sucesso. Alguns anos mais tarde, em 1876, Verneuil fez a primeira gastrostomia com sucesso, e, em 1894, Stamm refinou a técnica e a tornou padrão[67-69].

A nutrição via jejunal foi descrita pela primeira vez por Busch em 1858, quando usou a dieta à base de ovos, farinha, carne e caldo de carne, de modo intermitente, para nutrir uma paciente com fístula jejunal[70]. Entretanto, a primeira jejunostomia alimentar só foi descrita em 1878, por Surmay e essa cirurgia tinha alta taxa de mortalidade, à época, o que incentivou, progressivamente, a modificação e o aprimoramento da técnica, até 1895, quando Eiselberg a implementou, sendo utilizada até os dias de hoje[71,72].

O avanço das técnicas cirúrgicas para acessar o tubo GI alto e o desenvolvimento de novos materiais fez com que houvesse a tendência lenta da troca da via retal pelas vias gástrica e duodenal como as vias preferenciais para a alimentação. Em 1872, Clouston descreveu dois tipos de tubos nasoesofagianos, um deles de borracha e outro de goma elástica, com o guia em espiral. Apesar de representarem avanços, à ocasião, ainda eram muito desconfortáveis. Segundo os relatos, eram necessários quatro homens fortes para inserir o equipamento[73].

Porém, a via retal ainda era muito usada. O caso que trouxe muita notoriedade à alimentação retal foi quando o presidente norte-americano James Abram Garfield (1831-1881) foi atingido por dois tiros e sobreviveu 79 dias sendo nutrido via retal com carne bovina peptonizada, caldo de carne, uísque e sangue desfibrinado a cada 4 horas[74-75].

No início dos anos 1900, mais precisamente em 1910, Max Einhorn usou sua "bomba duodenal", um tubo com cápsula de metal na ponta, aplicada para a coleta de amostras duodenais e alternativamente usada para introdução de leite, ovos, açúcar e água diretamente no duodeno de pacientes que não podiam se alimentar vias oral ou gástrica (Figura 5). Einhorn também condenava a alimentação via retal por causa da alta incidência de irritação local e baixa absorção de nutrientes[76]. O desfecho positivo de três pacientes recebendo esse tipo de nutrição fez essa técnica se espalhar, primeiramente, pela Europa e então fosse adotada e adaptada nos Estados Unidos[77].

Em 1918, Andresen introduziu o conceito de alimentação pós-operatória precoce ao infundir a mistura de leite peptonizado, dextrose e álcool através do tubo de Rehfuss, que era passado distalmente no jejuno durante a cirurgia de gastrojejunostomia para obstrução pilórica. Ele verificou que, durante esse procedimento cirúrgico, a peristalse no jejuno e no íleo era preservada, ao contrário do estômago, que ficava imóvel por dias no pós-operatório. Essa lógica constituiu a base da alimentação enteral pós-operatória preconizada até a atualidade[78].

Em 1939, Stengel e Ravdin nutriram pacientes no pós-operatório via orogástrica e orojejunal, utilizando dois tubos paralelos amarrados, sendo o menor para descompressão gástrica e o maior para a alimentação jejunal[79]. Mais tarde, nesse mesmo ano, Abbott e Rawson aprimoraram a técnica citada com a introdução de sofisticado tubo de dupla luz especialmente projetado, que era passado pelo nariz e servia tanto para a descompressão gástrica, como para a nutrição jejunal, após a gastroenterostomia[80]. Abbott, com a digestão parcial do leite desnatado, visou intensificar a absorção, mas foi contra a digestão completa do leite infundido e alertou para a consequente alta osmolaridade que causava diarreia[81]. Em 1940, Miller e Abbott introduziram um tubo longo, de dupla luz e com balão em sua ponta, com a premissa do conceito de alimentação distal à obstrução alta ou proximal à obstrução baixa do intestino delgado[77].

Em 1942 surge a primeira fórmula comercial de NE (Nutramigen®), direcionada para o uso em crianças com alergias ou doenças intestinais. Em 1957 os Serviços de Greenstein e Winitz, patrocinados pela NASA (National Administration for Space and Aeronautics – Agência Aeronáutica e Espacial Norte-Americana), desenvolveram uma série de estudos nutricionais no esforço para desenvolver uma dieta elemental que pudesse ser utilizada nas viagens espaciais. As chamadas "dietas espaciais" eram formulações elementais, com base em aminoácidos essenciais, glicose, vitaminas e minerais (p. ex., Vivonex HN®). A princípio, desenvolvidas para manter o balanço nitrogenado neutro ou positivo e para produzir o mínimo de resíduo fecal. Tinham como características básicas a elevada densidade nutricional, que podiam ser transportadas na forma de pó altamente solúveis e de fácil reconstituição para uso. Na prática, mostraram baixa produção de resíduo fecal, eram flexíveis para se ajustar às diversas demandas individuais e resistiam a longo período de armazenamento. Apesar de todas essas características e de seus benefícios, os astronautas rejeitaram essa dieta por conta de seu sabor forte e amargo[82,83].

Barron e colaboradores, em 1959, desenvolveram um tubo de polietileno para alimentação, com o diâmetro externo bem fino (cerca de 6 French – F) e, em sua extremidade distal, um balonete com mercúrio. Esses autores também foram pioneiros no desenvolvimento das bombas de infusão por causa da parceria entre os médicos do Hospital Henry Ford, em Detroit, e os engenheiros da Chrysler. Essas bombas constituíram os protótipos das bombas de infusão enteral e das terapias intravenosas dos dias atuais[84].

A estratégia primária do serviço de Barron era o preparo da NE nas cozinhas dos hospitais, tornando-a mais bem tolerada pelos pacientes e com menor custo. A grande dificuldade e o maior desafio eram manter os nutrientes isentos de contaminação microbiológica e não sobrecarregar as cozinhas hospitalares[84,85].

Apesar de rejeitadas pelos astronautas, as dietas quimicamente definidas começaram a ser testadas em diversos cenários clínicos. Em 1969, Stephens e Randall utilizaram essas dietas através dos tubos finos de polietileno, 5F ou 8F,

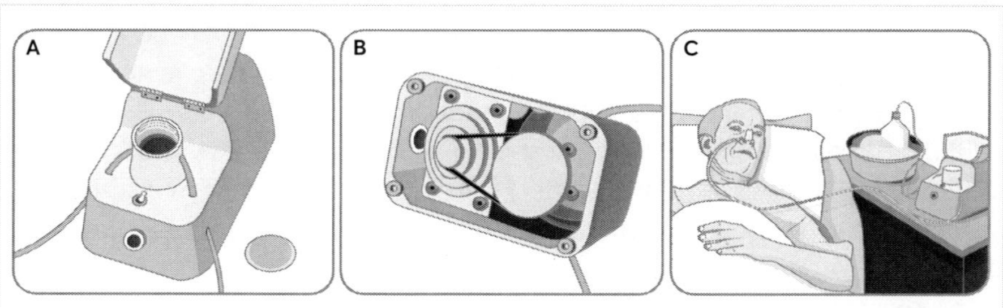

• **FIGURA 6** Primeira bomba infusora de Barron, 1956.

introduzidos via nasogástrica ou por gastrostomia para fornecer TN enteral, parcial ou total, em pacientes cirúrgicos e criticamente enfermos, atingindo o balanço nitrogenado positivo em alguns casos[86]. Um ano depois, em 1970, Winitz e colaboradores reportaram a experiência de manter o estado nutricional de um homem adulto, voluntário, com dieta líquida quimicamente definida, por 6 meses[83].

O grande avanço no acesso ao tubo GI e na administração da NE, à beira do leito, foi o desenvolvimento do tubo de Silastic (borracha siliconizada), medindo ± 107 cm, com a espessura de 24,1 mm (8F), contendo um peso na extremidade (ogiva, preenchida com mercúrio) e com 6 a 8 orifícios ovais, antes da ogiva. Esse material foi escolhido pelas suas propriedades de mínimo desconforto para o paciente, não saturar com a água, a maciez e a flexibilidade[87,88].

O peso com mercúrio na extremidade facilita a progressão dessa sonda no tubo GI pela atividade peristáltica, posicionando-o além do esfíncter pilórico, quando necessário. Os idealizadores desse material foram dois médicos, cirurgiões dos Estados Unidos, Robert P. Dobbie e James A. Hoffmeister, que publicaram seu trabalho original em 1976[87,88]. Dessa data em diante, esse tubo ou sonda passou a ser denominado "sonda de DobbHoff". Atualmente, é confeccionado pela indústria em poliuretano por sua grande e variável flexibilidade, intensa resistência à abrasão pelos fluidos digestórios e, logo, a durabilidade no posicionamento eficaz.

Outra grande novidade facilitadora da infusão da TNE foi o desenvolvimento da técnica de gastrostomia endoscópica percutânea (GEP), publicado por Gauderer – Michael W. L. Gauderer, nascido na Alemanha, criado no Brasil, onde se diplomou em medicina, e radicado nos Estados Unidos – e Ponsky em 1980. A técnica foi inicialmente descrita para crianças, mas rapidamente se tornou popular em todas as faixas etárias. A nova técnica era simples, rápida, segura e particularmente útil em pacientes de alto risco, que não precisariam mais serem submetidos à laparotomia[89] (Tabela 3).

O estabelecimento da TNE, pleno e seguro, na clínica, processou-se lenta e gradativamente à medida que se resolviam os efeitos colaterais associados à sua implementação. No início, em 1976, as formulações para a TNE eram todas artesanais – manipuladas – com os nutrientes *in natura*: clara e gema de ovo, caldo de carne, soja, óleo de cozinha (girassol, soja etc.), triglicerídeos de cadeia média purificados, módulos liofilizados de proteína, maltodextrina derivada do amido de milho etc. Do ponto de vista nutricional, funcionavam muito bem, entretanto, com frequência, ocorriam as intolerâncias GI, como cólica, diarreia, distensão, e com menor frequência a colonização GI e a infecção a distância. E, ainda, pela composição nutricional parcialmente conhecida, baixa homogeneidade e alta viscosidade, o que impedia o fluxo livre e eficiente, pelos cateteres nasoenterais de baixo calibre[90-93].

Esses fatos práticos estimularam a indústria, mormente a partir de 1989, a evoluir para formulações líquidas e em pó nutricionalmente completas, condicionadas em embalagens de lata, pacote ou vidro que, prontamente, progrediram para as bolsas plásticas multicamadas e culminaram no atual sistema fechado, estéril, completo, fluido e de fácil administração[92-94]. Atualmente, são caracterizadas como os produtos alimentares para fins médicos[94].

No Brasil, o principal destaque surgiu a partir da empresa Support Produtos Nutricionais Ltda., fundada em 1993, que lançou grande variedade de formulações para a TNE, a saber: Hiperdiet®, Hiperdiet TCM®, Enter-al®, El-diet®, Confibra diet®, Pulmodiet®, Hepatodiet®, Imunonutril®, entre muitas outras. Os laboratórios Abbott, pela sua Divisão de Produtos Nutricionais Ross, entre 1989 e 2006, já tinham no mercado para a TNE produtos como: Ensure®, Ensure Plus®, Jevity®, Enrich®, Glucerna®, Pulmocare®, Critcare HN® e outros, a maioria acondicionada em latas, com 237 mL, que eram transferidas para as embalagens plásticas para a infusão[92,93,95].

No Brasil, o ano de 1968 foi muito importante para os cirurgiões brasileiros, pois foi quando os primeiros transplantes foram feitos. Inspirados pelo sucesso do primeiro transplante cardíaco na África do Sul, foram realizados no Hospital de Clínicas, na cidade de São Paulo, os primeiros transplantes de coração, fígado, pulmão, intestino e pâncreas, surgindo a onda de avanços científicos, com grande interesse em novas tecnologias e no conhecimento médico[96]. Dessa forma, as sementes de conhecimento fornecidas por Rhoads, Dudrick e Wilmore encontraram solo fértil na manutenção do estado nutricional desses pacientes com transplantes de órgãos no pós-operatório. Em 1971, a Escola Paulista de Medicina da Universidade Federal de São Paulo começou a preparar as soluções de nutrição parenteral para o tratamento de fístulas enterocutâneas[97] e, em 1975, foi fundada a Sociedade Brasileira de Nutrição Parenteral (SBNP), que a partir de 1990 passou a se chamar Sociedade Brasileira de Nutrição Parenteral e Enteral e, atualmente, Brazilian Society for Parenteral and Enteral Nutrition (BRASPEN/SBNPE), antes mesmo da sociedade norte-americana (American Society for Parenteral and Enteral Nutrition, ASPEN, 1977) ou europeia (European Society for Clinical Nutrition and Metabolism - ESPEN, 1979).

Durante os anos 1980, provavelmente, a década magna da TN, em que foram lançados os alicerces básicos da TN pelos diversos estudos que foram realizados. Esses tiveram a finalidade de entender melhor o sistema digestório, a fisiologia do metabolismo nutricional e os impactos clínicos e terapêuticos da NE. Desse modo, a NE pôde sair da sombra da NP pelas múltiplas evidências científicas de melhores ações GI, imune e sistêmica, com menores complicações, menores custos e acesso mais seguro[56,59,60,77,78].

PRINCIPAIS APLICAÇÕES CLÍNICAS

Introdução clínica da nutrição parenteral total

A introdução clínica da NP moderna se fez em três fases:

- Em 1937, Elman usou os hidrolisados de proteína associados à glicose e infundidos em veia periférica.
- Em 1962, Wretlind utilizou uma solução IV nutritiva e balanceada, que incluía os lipídios, em veia periférica.
- Em 1968, Dudrick e colaboradores administraram a hiperalimentação no sistema venoso central com bons resultados clínicos[8,38,44,51].

A nutrição parenteral total prolongada, com crescimento, desenvolvimento e balanço de nitrogênio positivo[98].

Os trabalhos de Elman e Wretlind, nesse sentido, já foram citados. Então, Dudrick, como residente do Serviço de Cirurgia no Hospital da Universidade de Pensilvânia, estimulado por seu grande chefe, tutor e mentor, Jonathan Evans Rhoads (1907-2002), iniciou, desenvolveu e publicou seu trabalho pioneiro, lançando as bases primordiais para a implementação da NP na prática clínica diária[98]. Assim, trabalhou com seis cães de raça pura *beagle*, que foram nutridos exclusivamente pela veia e comparando-os com outros seis, da mesma raça e nutridos com ração para cães, via oral. Esses animais foram nutridos, paralelamente, por 72 a 256 dias, com rações e soluções nutritivas IV equivalentes e propriamente balanceadas. Na análise conclusiva, ao término do experimento, os animais nutridos via IV ganharam mais peso corporal, mostraram mais crescimento e desenvolvimento do esqueleto, assim como maior atividade física, e não mostraram quaisquer diferenças significativas com aqueles nutridos via oral[98].

Nessa mesma publicação, relatou a evolução de 30 pacientes com doenças GI crônicas e complicadas, que foram, também, nutridos exclusivamente via venosa, durante 10 a 200 dias, alcançando o balanço nitrogenado positivo, com a cicatrização de feridas e de fístulas enterocutâneas, com ganho ponderal e aumento da força muscular e da atividade[98].

Todavia, o caso com o resultado mais impressionante, dessa coorte de pacientes supracitada, foi o de uma criança recém-nascida, com atresia total do intestino delgado, pesando 1,8 kg, que apresentou, durante 44 dias de nutrição

IV exclusiva, o ganho ponderal de 1,4 kg de peso corporal, os aumentos de 6,3 cm na estatura e 5,0 cm na circunferência craniana[99].

Desenvolvimento das bolsas de etileno acetato de vinila – EVA (*ethylene-vinyl acetate*) para NP 3:1 e das bolsas prontas para uso[100-102]

Nos primórdios da prática clínica da NP, antes dos anos 1970, sua administração era realizada com base em dois ou mais frascos (recipientes) separados (método dos frascos múltiplos), o que acarretava muitas dificuldades e complicações consequentes. A glicose, os lipídios e os aminoácidos eram infundidos em paralelo ou em sequência de frascos de 500 mL ou de 1 L. Vitaminas e minerais, igualmente, eram adicionados a outros frascos, bem como infundidos em tempos diferentes, com velocidades diversas, levando às várias trocas por dia, o que dificultava muito o controle de cada uma *per se*, ocasionando, com frequência os efeitos adversos[8,41].

No intuito de facilitar a portabilidade na prática diária e viabilizar a NP domiciliar com segurança, Claude Solassol (1932-2022), médico, cirurgião francês e professor de cirurgia na Universidade de Montpellier, França, e colaboradores, em 1972, lançaram a NP em recipiente único, utilizando a bolsa de scurasil (silicone – Rhône-Poulenc, França)[100]. Em 1974, Solassol e associados publicaram a experiência adquirida com essa metodologia de infusão da NP, em 75 pacientes, em junho de 1971 a dezembro de 1972. Todos os pacientes encontravam-se desnutridos, com doença oncológica (66) e doenças GI crônicas e debilitantes (9), apresentando bons resultados nutricionais, terapêuticos e clínicos, desse modo, permitindo-os a tolerar as terapias mais agressivas e com melhores desfechos clínicos e qualidade de vida[100].

Então, a grande virada tecnológica da veiculação da NP veio em 1972, com o sistema da mistura total dos nutrientes (*total nutrient admixture system* – TNA), em que aminoácidos, glicose, lipídios, eletrólitos, oligoelementos e vitaminas são todos misturados em um recipiente flexível[100,101].

Entretanto, apesar do grande entusiasmo, à época, que estimulou a indústria nos Estados Unidos, como a KabiVitrum® e a Travenol® a lançarem os sistemas prontos para uso, como as misturas para NP tudo em um (*all-in-one* – AIO) e 3 em 1, respectivamente, muito populares, permaneceram as controvérsias em relação à estabilidade físico-química, à composição, à eficácia e à aplicabilidade clínicas, com segurança, dessas misturas[101].

O subsídio da evolução tecnológica e o desenvolvimento dos atuais constituintes para os novos recipientes (bolsas com multicamadas, incluindo o etileno acetato de vinila – EVA) se tornaram os principais responsáveis pela estabilidade das bolsas com múltiplas câmaras para a NP pré-manipulada. Todavia, permanece fundamental a assistência do farmacêutico com experiência em compatibilidade e estabilidade físico-químicas, a fim de a equipe multidisciplinar de terapia nutricional (EMTN) implementar e monitorar as boas práticas da administração da NP na clínica com segurança[102]. Assim, esse conjunto pleno da especialização profissional e do progresso tecnológico permitiu converter as bolsas multicâmaras em bolsas prontas para uso, com as misturas tudo em um (AIO) ou àquelas provenientes da manipulação farmacêutica individualizada para o paciente, em sistemas práticos e seguros para o dia a dia da utilização clínica da NP com segurança plena[102].

Reconhecimento do estado nutricional como fator de comorbidade e associação com o desfecho clínico

Foi a partir dos anos 1930 que os clínicos e, particularmente, os cirurgiões reconheceram os malefícios de operar os pacientes gravemente desnutridos, que, com frequência, cursavam com dificuldade de cicatrização das feridas, desenvolviam infecção, apresentando a convalescência prolongada e com grande probabilidade de evoluírem para o êxito letal[8].

Em 1974, Butterworth, em uma clássica publicação, chama a atenção para "o esqueleto no armário do hospital", estatuindo:

> Como a atenção para a importância da nutrição na recuperação das doenças está aumentando, os médicos estão ficando surpresos com a frequência em que os pacientes, em nossos hospitais, estão se tornando desnutridos e em inanição. Assim, as evidências caracterizam a desnutrição induzida pelos médicos, como um dos problemas nutricionais mais graves de nossa época[103].

Vários estudos demográficos em coortes de pacientes hospitalizados evidenciaram a elevada prevalência de desnutrição e a importante e marcante interferência em suas evoluções, com a piora de seus desfechos, tanto clínicos, como cirúrgicos, influenciando sobremaneira na alta hospitalar e na sobrevida[104,105].

Importância clínica da terapia nutricional

Com o desenvolvimento da tecnologia de precisão, alcançando tanto a nutrição parenteral como a enteral, constituindo ambas em conjunto o método da TN em sua essência, pode ser quase uma afirmação que a TN, na atualidade, é parte constituinte e fundamental do bom desfecho clínico, *lato sensu*, dos pacientes que necessitam dela.

Como corolário, a NP será sempre indicada naqueles pacientes, desnutridos ou não, que não conseguem, não podem e não devem utilizar o tubo digestório como via primária de nutrição. Ao contrário, a NE deverá ser, sempre e primariamente, utilizada naqueles pacientes, com ou sem alterações nutricionais, que têm o tubo GI funcionante, com os efeitos nutricionais semelhantes aos da NP, mas com os efeitos e os benefícios, sistêmicos e imunes, superiores aos da NP.

CONSIDERAÇÕES FINAIS

Em retrospecto, fica claro que a "NE" se desenvolveu com a evolução do ser humano na Terra, por ser administrada pela via fisiológica e natural de aquisição dos substratos nutritivos e energéticos necessários para estabelecer as homeostases metabólica e nutricional, fundamentais para o desenvolvimento e a manutenção do organismo humano. Entretanto, foi a progressão da tecnologia, *pari passu* com a trajetória evolutiva do homem, que permitiu a elaboração da metodologia adequada e precisa para a implementação da nutrição artificial, enteral e parenteral, seguras e eficazes, na prática clínica diária, como, atualmente, conduzida.

São notórios o interesse e todos os esforços dos cientistas, desde os primórdios da civilização humana até a atualidade, em que se destacaram nomes com ideias inéditas, elaboradas e brilhantes, para as épocas em que se desconheciam os processos básicos e fundamentais da química, da física e da biologia. Em muitos desses eventos de ineditismo científico, seus autores foram julgados e muitas vezes condenados ao isolamento, ao exílio e até à morte pela falta de alcance e pelo desconhecimento total do homem comum à época dos métodos científicos primários.

Assim, pelo relato supracitado, a história da terapia nutricional pode ser comparada à construção de uma pirâmide do Egito, pedra por pedra até o topo, ou à armação de um quebra-cabeça, peça por peça até a complementação do motivo final.

RESUMO

- Pode ser estatuído que ambos os métodos de TN foram instituídos quase juntos. Porém, na prática moderna, a implementação da NP antecedeu à da NE, pois se tornou um método de fácil administração, embora de monitoração mais elaborada e que os interesses clínico, industrial e comercial superaram, momentaneamente, àqueles relativos à inclusão terapêutica da NE na clínica.

- Assim, a história da TN deve ser contada com o pensamento lógico de que, seria inevitável que as tentativas de tratamento com a nutrição seriam, primariamente, via tubo digestório. Pois, nos primórdios da humanidade, não eram conhecidas a anatomia do ser humano nem, muito menos, a existência dos vasos sanguíneos arteriais e venosos, constituintes do sistema vascular.
- Logo, a NE, sendo natural, fisiológica e mais simples que a NP, teve a primazia de anteceder a instituição clínica desta última como método terapêutico; antecipado, na antiguidade, pelo grande pensador e "pai da medicina", Hipócrates Asclepíades de Kos.
- Para finalizar esse resumo da história da TN, pode-se citar, com propriedade, o aforismo de Theodore Billroth: "*Only the man who is familiar with the art and science of the past is competent to aid in its progress in the future*" (somente o homem que é familiar com a arte e a ciência do passado é competente para contribuir com seu progresso no futuro).

REFERÊNCIAS

1. Leaky RE. O berço da humanidade. In: Leakey RE (ed.). Origens. 3.ed. São Paulo: Melhoramentos/Universidade de Brasília;1981. p. 79-118.
2. Vesalius A. De humani corporis fabrica, 1543. Disponível em: https://pt.m.wikipedia.org/wiki/De_Humani_Corporis_Fabrica. Acesso em: 2 jul. 2023.
3. Santorio Sanctorius. La medicina statica – perspiratio insensibilis. Disponível em: https://en.wikipedia.org/w/index.php?title=Santorio_Santorio&oldid=1081595049. Acesso em: 2 jul. 2023.
4. Biografia: William Harvey – eBiografia. Disponível em: https://www.ebiografia.com/william_harvey/. Acesso em: 2 jul. 2023.
5. Abdo H. 5 reflexões para entender o pensamento de Galileu Galilei. Galilei. Disponível em: https://revistagalileu.globo.com/Ciencia/noticia/2016/06/5-reflexoes-para-entender-o-pensamento-de-galileu-galilei.html. Acesso em: 2 jul. 2023.
6. Frank RG. Harvey and the Oxford physiologists: scientific ideas and social interaction. Berkeley/Los Angeles: University of California Press; 1980. p. xviii, 368.
7. Hall TS. A 17th-century scientific community. Science. 1981;213(4507):532-3.
8. Kinney JM. History of parenteral nutrition, with notes on clinical biology. In: Rombeau JL, Rolandelli RH (eds.). Clinical nutrition – parenteral nutrition. 3.ed. Philadelphia: W.B. Saunders; 2001. p.1-20.
9. Grant JP. A short history of total parenteral nutrition. In: Grant JP (ed.). Handbook of total parenteral nutrition. 2.ed. Philadelphia: W.B. Saunders; 1992. p.1-4.
10. Gottschall CAM. Revolução científica. In: Gottschall CAM (ed.). Do mito ao pensamento científico. A busca da realidade, de Tales a Einstein. 2.ed. Rio de Janeiro: Atheneu; 2004. p.230-1.
11. Magalhães LCS. Biografias: Lavoisier. Disponível em: https://www.todamateria.com.br/lavoisier/. Acesso em: 2 jul. 2023.
12. Lusk G. The elements of the science of nutrition. Philadelphia: W.B. Saunders; 1906.
13. DuBois D, DuBois EF. A formula to estimate the approximate surface area if height and weight be known. 1916. Nutrition. 1989;5(5):303-11.
14. Rocha EEM. Há lugar para a calorimetria indireta em avaliação nutricional? Rev Bras Nutr Clin. 1998;13(2):90-100.
15. Benedict FG. A study of prolonged fasting. Washington DC: Carnegie Institute; 1915.

16. Keys A, Brozek J, Henschel A, Mickelson O, Taylor HL. The biology of human starvation. Minneapolis: Minnesota University; 1950.
17. Grant JP. Functional and dynamic techniques for nutritional assessment. In: Grant JP (ed.). Handbook of total parenteral nutrition. 2.ed. Philadelphia: W.B. Saunders; 1992. p.51.
18. Cahill GF. Starvation in man. N Engl J Med. 1970;282(12):668-75.
19. Allison SP. The uses and limitations of nutritional support. Clin Nutr. 1992;11(6):319-30.
20. Shaffer PA, Coleman W. Protein metabolism in typhoid fever. Arch Intern Med. 1909;4:538.
21. Coleman W, DuBois EF. Seventh paper: calorimetric observations on the metabolism of typhoid patients with and without food. Arch Intern Med. 1915;15:887.
22. DuBois EF. Basal metabolism in health and disease. Philadelphia: Lea & Febiger; 1924. p.311-40.
23. Cuthbertson DP. The disturbance of metabolism produced by bony and non-bony injury, with notes on certain abnormal conditions of bone. Biochem J. 1930;24:1244-63.
24. Moore FD, Olesen KH, McMurrey FD, Parker HV, Ball MR, Boyden CM (eds.). The body cell mass and its supporting environment: body composition in health and disease. Philadelphia: W.B. Saunders; 1963.
25. Kinney JM. Application of indirect calorimetry to clinical studies. In: Assessment of energy metabolism in health and disease. Kinney JM (ed.). Columbus, Ohio: Ross Laboratories. 1980. p.42-8.
26. Kinney JM, Roe CF. Caloric equivalent of fever. Ann Surg. 1962;156(4):610-22.
27. Roe CF, Kinney JM. The caloric equivalent of fever. Ann Surg. 1965;161(1):140-7.
28. Kinney JM, Lister J, Moore FD. Relationship of energy expenditure to total exchangeable potassium. Ann N Y Acad Sci. 1963;110:711-22.
29. Wilmore DW. Energy and energy balance. In: Wilmore DW (ed.). The metabolic management of the critically ill. New York: Plenum Medical Book; 1980. p.37-50.
30. Paulino F. Alimentação parenteral em cirurgia. Publ Casa de Saúde São Miguel. 1954; 3:1-4.
31. Paulino F, Moraes DJ, Leite CS, Franco S. Fluidoterapia em cirurgia: alimentação parenteral em cirurgia. Publ Casa de Saúde São Miguel. 1958; 5:95-111.
32. Chini G, Silva RV, Seba RH, Hilário J. Nutrição parenteral total. Rev CBC. 1972;22:97-100.
33. Chini G, Santino Filho F, Rosa ER, Imbassahy Filho E, Villela RA, Silva JC, et al. Parenteral nutrition in the management of acute renal failure. Acta Chir Scand. 1976;466:96-7.
34. Faintuch J (ed.), Machado MCC, Solassol CL, Joyeux H, Wretlind A, Jacobson S, Wester P-O (Co-Eds.). Alimentação parenteral prolongada. São Paulo: Manole; 1976.
35. Karkow FJA. Apresentação e reflexões. In: Karkow FJA (ed.). Tratado de metabolismo humano. Rio de Janeiro: Rubio; 2010. Preâmbulo.
36. Grant JP. A short history of total parenteral nutrition. In: Grant JP (ed.). Handbook of total parenteral nutrition. 2.ed. Philadelphia: W.B. Saunders; 1992. p.1-4.
37. Schuberth O. Clinical results of intravenous infusion of fat emulsions. Nutr Dieta. 1963;5:387-402.
38. Wretlind A. Complete intravenous nutrition. Ann Nutr Metab. 1972;14(1):1-57.
39. Hallberg D, Holm I, Obel AL, Wretlind A. Fat emulsions for complete intravenous nutrition. Postgrad Med J. 1967;43:307-16.
40. Hansen LM, Hardie WR, Hidalgo J. Fat emulsion for intravenous administration: clinical experience with Intralipid 10%. Ann Surg. 1976;184:80-8.
41. Rocha EEM, Costa IC, Araújo VR, Simão AT. Nutrição parenteral total: rotina e apresentação de 3 casos. Rev Méd HSE. 1978;30(1/2):73-99.
42. McCoy RH, Meyer CE, Rose WC. Feeding experiments with mixtures of highly purified amino acids. VIII: Isolation and identification of a new essential amino acid. J Biol Chem. 1935;112:283.
43. Shol AT, Blackfan KD. The intravenous administration of crystalline amino acids to infants. J Nutr. 1940;20:305-16.
44. Elman R. Amino-acid content of the blood following intravenous injection of hydrolyzed casein. Proc Soc Exp Biol Med. 1937;37:437-40.

45. Lindstrom F, Wretlind AJ. Effect of dialyzed casein hydrolysate: the effect of intravenous administration of a dialyzed, enzymatic casein hydrolysate (aminosol) on the serum concentration and on the urinary excretion of amino acids, peptides and nitrogen. Scand J Clin Lab Invest. 1952;4(3):167-78.
46. Grant JP. Vascular access for total parenteral nutrition: techniques and complications. In: Grant JP (ed.). Handbook of total parenteral nutrition. 2.ed. Philadelphia: W.B. Saunders; 1992. p.107-38.
47. Aubaniac R. Une nouvelle voie d'injection ou de ponction: la voie sous-claviculaire. Sem Hop Paris. 1952;28:3445-7.
48. Seldinger SI. Catheter replacement of the needle in percutaneous arteriography. Acta Radiol. 1953;39:368-76.
49. Mogil RA. The infraclavicular venipuncture. Arch Surg. 1967;95(2):320-4.
50. Dudrick SJ. The history of vascular access. J Parenter Enteral Nutr. 2006;30(1):S47-S56.
51. Wilmore DW, Dudrick SJ. Safe long-term venous catheterization. Arch Surg. 1969;98:256-8.
52. Joachim H. Papyrus Ebers: the first complete translation from the Egyptian. Berlim: G Reimer; 1890.
53. Bryan CP. The Papyrus Ebers (Translated from the German version). New York: D Appleton and Company; 1931.
54. Hippocrates. Of the epidemics, 400 bc. Translated by Adams F. Provided by The Internet Classics Archive. Disponível em: http://classics.mit.edu//Hippocrates/epidemics.html. Acesso em: 2 jul 2023.
55. Hippocrates. Aphorisms, 400 bc. Translated by Adams F. Provided by The Internet Classics Archive. Disponível em: http://classics.mit.edu//Hippocrates/aphorisms.html. Acesso em: 2 jul 2023.
56. Harkness L. The history of enteral nutrition therapy: from raw eggs and nasal tubes to purified amino acids and early postoperative jejunal delivery. J Am Diet Assoc. 2002;102:399-404.
57. Fidanza F. Diets and dietary recommendations in ancient Greece and Rome and the school of Salerno. Prog Food Nutr Sci. 1979;3:79-99.
58. Todhunter E. Some aspects of the history of dietetics. World Rev Nutr Diet. 1973;18:1-46.
59. McCamish MA, Bounous G, Geraghty ME. History of enteral feeding: past and present perspectives. In: Rombeau JL, Rolandelli RH (eds.). Clinical nutrition: enteral and tube feeding. 3.ed. Philadelphia: WB Saunders; 1997. p.1-9.
60. Randall H. The history of enteral nutrition. Philadelphia: WB Saunders; 1983.
61. Aquapendente F. Oeuvres chirurgicales de Hierosme Fabrice de Aquapendente. Lyon: Jean Antoine Huguetan; 1670.
62. Rosenfield L. The last alchemist – the first biochemist: J. B. van Helmont (1577-1644). Clin Chem. 1985;31:1755-60.
63. Dukes C. A simple mode of feeding some patients by nose. Lancet. 1876;2:394.
64. Hunter J. Dictionary of National Biography. London: Smith, Elder & Co. 1885-1900.
65. Stevenson L. John Hunter, surgeon-general 1790-1793. J Hist Med Allied Sci. 1964;19:239-66.
66. Keoshian L, Nelsen T. A new design for a feeding tube. Plast Reconstr Surg. 1969;44:508-9.
67. Cunha F. Gastrostomy: its inception and evolution. Am J Surg. 1946;72:610-34.
68. Hemmeter J. Diseases of the stomach: their special pathology, diagnosis and treatment. Philadelphia: Blakiston Son & Co; 1897.
69. Wolf S. Brain, mind and medicine from Charles Richet. New Brunswick: Transaction; 1993.
70. Busch W. Beitrag zur physiology der verdauungsorgane. Virchow Arch Path Anat. 1858;14:140.
71. Surmay M. De l'enterostomie. Bull General Ther. 1878;94:445.
72. Eiselsberg A. Ueber ausschaltung inoperabler pylorous-stricturen nebst bemerkungen uber die jejunostomie. Arch Klin Chir. 1895;50:919-39.
73. Harkness L. The history of medical nutrition therapy in the treatment of gastrointestinal disorders. Boca Raton: CRC Press; 2011.

74. Clouston TS. Forcible feeding. Lancet. 1872;2:797.
75. Bliss D. Feeding per rectum: as illustrated in the case of the late President Garfield and others. Med Rec. 1882;22:64.
76. Einhorn M. Duodenal alimentation. Med Rec. 1910;78:92-4.
77. Randall HT. The history of enteral nutrition. In: Rombeau JL, Caldwell MD (eds.). Clinical nutrition: enteral and tube feeding. Philadelphia: WB Saunders; 1984. p.1-9.
78. Dudrick SJ, Palesty JA. Historical highlights of the development of enteral nutrition. Surg Clin North Am. 2011;91(4):945-64.
79. Stengel AJ, Ravdin IS. The maintenance of nutrition in surgical patients with a description of the orojejunal method of feeding. Surgery. 1939;6:511-9.
80. Abbott WO, Rawson AJ. A tube for use in postoperative care of gastroenterostomy patients. JAMA. 1939;112:2414.
81. Abbott WO. Fluid and nutritional maintenance by the use of an intestinal tube. Ann Surg. 1940;112:584-93.
82. Winitz M, Graff J, Gallagher N, Narkin A, Seedman DA. Evaluation of chemical diets as nutrition for man-in-space. Nature. 1965;205:741-2.
83. Winitz M, Seedman DA, Graff J. Studies in metabolic nutrition employing chemically defined diets, I: extended feeding of normal human adult males. Am J Clin Nutr. 1970;23:525-45.
84. Barron J, Prendergast JJ, Jocz MW. Food pump: new approaches to tube feeding. JAMA. 1956;161:621-2.
85. Barron J, Fallis LS. Tube feeding with liquefied whole food. Surg Forum. 1953;4:519-22.
86. Stephens RV, Randall HT. Use of concentrated, balanced, liquid elemental diet for nutritional management of catabolic states. Ann Surg. 1969;170(4):642-68.
87. Dobbie RP, Hoffmeister JA. Continuous pump-tube enteric hyperalimentation. Surg Gynecol Obstet. 1976;143:273-6.
88. Dobbie RP. Tube feeding past and present with emphasis on the past. Editorial. Nutrition. 1998;14(3):332-9.
89. Gauderer M, Ponsky J, Izant M. Gastrostomy without laparatomy: a percutaneous, endoscopic technique. J Pediatr Surg. 1980;15:872-5.
90. Mitne C. Preparações não industrializadas para nutrição enteral. In: Waitzberg DL (ed.). Nutrição oral, enteral e parenteral na prática clínica. 3.ed. São Paulo: Atheneu; 2000. p.629-40.
91. Coppini LZ, Vasconcelos MIL. Preparo da nutrição enteral industrializada. In: Waitzberg DL (ed.). Nutrição oral, enteral e parenteral na prática clínica. 3.ed. São Paulo: Atheneu; 2000. p.641-8.
92. Chernoff R. An overview of tube feeding: from ancient times to the future. Nutr Clin Pract. 2006;21(4):408-10.
93. Campbell SM. An anthology of advances in enteral tube feeding. Nutr Clin Pract. 2006;21(4):411-5.
94. Schmidl MK. Food products for medical purposes. Trends in Food Science & Technology. 1993;4(6):163-8.
95. Baxter Y, Borges VC, van Aanholt DPJ, Coppini LZ, Waitzberg DL. Produtos industrializados para nutrição enteral. In: Waitzberg DL (Ed.). Nutrição oral, enteral e parenteral na prática clínica. 3.ed. São Paulo: Atheneu; 2000. p.641-8.
96. Zerbini EJ, Decourt LV. Experience on three cases of human heart transplantation. Laval Med. 1970;41:149-54.
97. Faintuch J, Machado MC, da Cunha JE, Cunha JC, Mott C, Raia A. Hypophosphatemia, paresthesia and intense muscular weakness in an undernourished patient under parenteral feeding: report of a case. Rev Hosp Clin Fac Med São Paulo. 1973;28:153-8.
98. Dudrick SJ, Wilmore DW, Vars HM, Rhoads JE. Long-term total parenteral nutrition with growth, development and positive nitrogen balance. Surgery 1968;64(1):134-42.

99. Wilmore DW, Dudrick SJ. Growth and development of an infant receiving all nutrients exclusively by vein. JAMA. 1968;203(10):860-4.
100. Solassol CL, Joyeux H, Etco L, Pujol H, Romieu CL. New techniques for long-term intravenous feeding: an artificial gut in 75 patients. Ann Surg. 1974;179(4):519-22.
101. Brown R, Quercia RA, Sigman R. Total nutrient admixture: a review. J Parenter Enteral Nutr. 1986;10(6):650-8.
102. Mühlebach S. Practical aspects of multichamber bags for total parenteral nutrition. Curr Opin in Clin Nutr Metab Care. 2005;8:291-5.
103. Butterworth CE. The skeleton in the hospital closet. 1974. Nutrition. 1994;10(5):435-41.
104. Waitzberg DL, Caiaffa WT, Correia MITD. Hospital malnutrition: Brazilian national survey (Ibranutri): a study of 4000 patients. Nutrition. 2001;17:573-80.
105. Correia MTID, Campos ACL. Prevalence of hospital malnutrition in Latin America: the multicenter ELAN study. Nutrition. 2003;19:823-5.
106. Vassilyadi F, Panteliadou AK, Panteliadis C. Hallmarks in the history of enteral and parenteral nutrition: from antiquity to the 20th century. Nutr Clin Pract. 2013 28:209.

2
Legislação e equipe multiprofissional de terapia nutricional

Ricardo Tadeu Prete
Mariana Leite da Silva

INTRODUÇÃO

Diversos estudos já demonstraram que a desnutrição intra-hospitalar é uma triste realidade. Aumento da morbidade, da mortalidade e dos custos é o resultado do "esqueleto dentro do armário" dos hospitais, parafraseando Butterworth, que em seu estudo clássico de 1974 mostrou que a desnutrição iatrogênica impacta em desfecho hospitalar[1].

Tendo em vista esse panorama, o Ministério da Saúde e a Agência Nacional de Vigilância Sanitária (Anvisa) determinam que as instituições de saúde possuam obrigatoriamente uma equipe especializada para prevenir e tratar a desnutrição hospitalar: a equipe multiprofissional de terapia nutricional (EMTN)[2].

Neste capítulo serão discutidas as principais leis e resoluções que regem a terapia nutricional (TN) no Brasil, fornecendo aos profissionais que atuam na EMTN poderosos subsídios para a correta prática clínica.

LEGISLAÇÃO EM TERAPIA NUTRICIONAL E EMTN COMO FERRAMENTAS NO COMBATE À DESNUTRIÇÃO

Um estudo publicado em 2016, compilando 66 publicações na América Latina e incluindo cerca de 30 mil pacientes, demonstrou que existe alta prevalência de desnutrição nos pacientes hospitalizados, sinalizando que esse mal está em todo mundo, inclusive em nosso "quintal"[3].

A desnutrição hospitalar no Brasil foi investigada em 1998 pelo estudo conhecido como Ibranutri, que foi realizado e divulgado pela Sociedade Brasileira de Terapia Nutricional Parenteral e Enteral (BRASPEN)[4].

Nessa pesquisa foram avaliados mais de 4 mil pacientes internados e identificou-se que a desnutrição correspondia a 48,1% desses pacientes, sendo 12,6% classificados como desnutridos graves e 35,5% como desnutridos moderadamente[4].

Dentro desse contexto, diversos estudos apontam que a desnutrição está relacionada a pior resposta ao tratamento, retardo na cicatrização, maior incidência de infecções, maior mortalidade, aumento no tempo de internação e aumento dos custos hospitalares[3,5].

Passados mais de vinte anos do Ibranutri, pouco mudou no cenário da desnutrição no Brasil, assim, foi lançada pela BRASPEN a campanha "Diga não à desnutrição", difundida em todo o território nacional, a fim de levar as boas práticas em TN ao paciente hospitalizado[6].

Mesmo com a publicação de diretrizes baseadas em evidências, observam-se que, na prática clínica, são muitos os desafios do combate à desnutrição, por causa da individualidade de cada paciente e de sua demanda metabólica[3,6,7].

Posto isso, fica evidente que a EMTN é de extrema importância na luta contra a desnutrição hospitalar, pois sua atuação é definida em legislação em que cada profissional tem sua função preestabelecida a fim de melhorar a qualidade e a efetividade da TN oferecida aos pacientes, segurança nos processos e, consequentemente, redução dos custos[2].

Para que a premissa de prevenir e tratar a desnutrição se cumpra, foi criada uma legislação específica para atender a essa necessidade e é de suma importância que os profissionais que atuam na EMTN tenham domínio dessas leis.

Pode-se afirmar que, hoje, as duas principais leis que regulam o funcionamento da EMTN no Brasil são a Portaria n. 272, de 8 de abril de 1998, e a Resolução de Diretoria Colegiada (RDC) n. 503, de 27 de maio de 2021[2,8].

Deve-se ressaltar que a Portaria n. 343, de 7 de março de 2005, também merece destaque por instituir, no âmbito do Sistema Único de Saúde (SUS), mecanismos para implantação de alta complexidade em terapia nutricional (TN)[9].

Por causa da grande importância dessas resoluções e portarias, será discutida cada uma delas separadamente.

Portaria n. 272, de 8 de abril de 1998

Contabilizando mais de 20 anos de existência, a Portaria n. 272/98[8] ainda é a norma que regulamenta os requisitos mínimos para a terapia nutricional parenteral (TNP) no Brasil.

É nessa portaria que se encontra a clássica definição de nutrição parenteral (NP) como:

solução ou emulsão, composta basicamente de carboidratos, aminoácidos, lipídios, vitaminas e minerais, estéril e apirogênica, acondicionada em recipiente de vidro ou plástico, destinada à administração intravenosa em pacientes desnutridos ou não, em regime hospitalar, ambulatorial ou domiciliar, visando a síntese ou manutenção dos tecidos, órgãos ou sistemas.

O surgimento da Portaria n. 272 foi um importante marco para a terapia nutricional por ser uma das primeiras leis a citar a EMTN e sua função na terapia nutricional, nesse caso específico a TNP.

Nessa portaria ficam estabelecidas as funções de cada membro da EMTN no manejo da NP, assim como as boas práticas de administração da NP – importantes para o enfermeiro – do recebimento da NP à instalação, bem como seu monitoramento.

Para o farmacêutico, que exerce papel importantíssimo na TNP, o capítulo dessa Portaria que trata das boas práticas de preparação da NP, assim como a qualificação de fornecedores, deve ser tema de seu domínio.

Os gestores não foram esquecidos, e para eles a portaria tem um capítulo especial sobre a infraestrutura necessária para o preparo da NP de forma bastante detalhada, incluindo um roteiro para inspeção dessas instalações.

RDC n. 503, de 27 de maio de 2021

Considerada por muitos (incluindo os autores deste capítulo) a mais importante resolução sobre terapia nutricional, a RDC n. 503[2] publicada em 31 de maio de 2021 no *Diário Oficial da União* possui duas versões prévias, a Portaria n. 337, de 14 de abril de 1999, e a RDC n. 63, de 6 de julho de 2000.

Porém, na prática, observam-se poucas mudanças após essas duas "atualizações", as quais não foram realizadas alterações técnicas no conteúdo das normas, somente na organização e na formatação.

Ao deixar a análise crítica para mais adiante, a seguir os pontos principais da RDC:

- Assim como a Portaria n. 272 define a NP, a RDC n. 503 traz a definição de nutrição enteral (NE) da seguinte forma: "alimento para fins especiais, com ingestão controlada de nutrientes, na forma isolada ou combinada, de composição definida ou estimada, especialmente formulada e elaborada para uso por sondas ou via oral, industrializado ou não, utilizada exclusiva ou parcialmente para substituir ou complementar a alimentação oral em pacientes desnutridos ou não, conforme suas necessidades nutricionais, em regime hospitalar, ambulatorial ou domiciliar, visando a síntese ou manutenção dos tecidos, órgãos ou sistemas".

- Define as funções de cada membro da EMTN na terapia nutricional enteral (TNE).
- Define as etapas da TNE: indicação e prescrição médica; prescrição dietética; preparação, conservação e armazenamento; transporte; administração; controle clínico laboratorial e avaliação final.
- Da mesma forma que o farmacêutico merece atenção especial na Portaria n. 272, na RDC n. 503 o nutricionista tem papel de destaque por causa da quantidade enorme de atribuições e responsabilidades que cabem a ela.
- Estabelece as Boas Práticas de Preparo da Nutrição Enteral (importante para o/a nutricionista) e as Boas Práticas de Administração da Nutrição Enteral (fundamental para a Enfermagem).
- Também dispõe sobre a infraestrutura necessária para o preparo da TNE e um roteiro de inspeção muitíssimo detalhado.

Agora vamos à análise crítica do conteúdo dessa RDC (opinião dos autores deste capítulo): mais uma vez os revisores dessa RDC se esqueceram da importante atuação da fonoaudiologia na EMTN, e essa especialidade ao menos é citada; faltou também tornar obrigatória a exclusividade dos membros da EMTN, assim como estabelecer a quantidade de pacientes que cada membro pode atender.

Portaria n. 343, de 07 de março de 2005

Como já mencionamos anteriormente, essa portaria tem grande importância na terapia nutricional por instituir, no âmbito do SUS, mecanismos para a organização e a implantação da assistência de alta complexidade em TN[9].

No texto fica clara a importância das adequações das instalações físicas, dos equipamentos e dos recursos humanos para que proporcionem condições técnicas para a prestação do cuidado nutricional, tanto em unidades de assistência de alta complexidade em TN, como em centros de referência de alta complexidade em TN.

A exigência de um banco de dados dos usuários de TN e a existência de protocolos de triagem, avaliação nutricional, indicação de TN e acompanhamento dos pacientes em TN são outros itens importantes dessa portaria.

Deve-se lembrar também que a portaria determina os processos de solicitação de habilitação das instituições de saúde para procedimentos em TN.

Portarias e resoluções de interesse

De forma alguma há a pretensão de diminuir a importância das próximas leis, a intenção do capítulo é apenas sintetizar seu conteúdo em forma de tabela para facilitar a leitura e fornecer de forma resumida o que elas têm de mais importante.

• **TABELA 1** Portarias e resoluções importantes para a equipe multiprofissional de terapia nutricional

Nome	Por que é importante?
Resolução CFF n. 292, de 24 de maio de 1996[10]	Dispõe sobre a competência legal para o exercício da atividade de NP e NE pelo farmacêutico
Resolução CFN n. 222, de 21 de maio de 1999[11]	Dispõe sobre a participação do nutricionista em EMTN para a prática de TNE
Resolução Cofen n. 277, de 16 de junho de 2003[12]	Estabelece os recursos humanos e técnicos na assistência de enfermagem ao paciente sob TN Atribui à enfermagem funções e responsabilidades na assistência ao paciente sob TNE, TNP e TNO
Portaria n. 120, de 14 de abril de 2009[13]	Define o que é unidade de assistência de alta complexidade em TN e centro de referência de alta complexidade em TN, assim como suas atividades Determina as normas para o credenciamento das unidades de assistência de alta complexidade em TN
	Define as normas de classificação e credenciamento/habilitação dos serviços de assistência de alta complexidade em TNE e TNE/TNP Define a relação dos procedimentos em TN da tabela de procedimentos, medicamentos e OPM do SUS Define os parâmetros para composição de teto financeiro em TN.
Resolução Cofen n. 453, de 16 de janeiro de 2014[14]	Dispõe sobre a atuação da equipe de enfermagem em terapia nutricional Determinas as vias de acesso para a TNE
RDC n. 21, de 13 de maio de 2015[15]	Determina o regulamento técnico de fórmulas para nutrição enteral, incluindo: • Quantidade e tipo de proteínas, carboidratos, lipídios, fibras e micronutrientes • Definição das diferentes fórmulas existentes (p. ex., hipercalórica, hipolipídica etc.) • Rotulagem da TNE

EQUIPE MULTIPROFISSIONAL EM TERAPIA NUTRICIONAL (EMTN)

No Brasil a implementação de uma EMTN deve ser obrigatória, segundo a Anvisa. Porém o que se observa na prática é que muitos hospitais não atendem a essa obrigatoriedade pelos mais diversos motivos[16].

De acordo com o estudo intitulado "Quem nutre? Uma pesquisa sobre as EMTNs no Brasil", cerca de 20% dos hospitais que responderam à pesquisa não tinham EMTN consolidada[16].

Nesse estudo, foi constatado que nos hospitais em que existe a atuação da EMTN houve melhor resultado na TN e menores custos hospitalares[16].

No cenário atual, o que se sabe é que muitos profissionais não têm dedicação exclusiva à EMTN, o que pode levar à baixa indicação da TN, seja ela enteral seja parenteral[16,17].

Um estudo realizado em 2016 demonstrou que uma EMTN com profissionais exclusivos apresenta melhores resultados na assistência, mensurados por meio dos indicadores de qualidade[17].

É notório que possuir uma EMTN sólida e atuante está intimamente ligado à boa gestão, eficácia na padronização de protocolos, ações educativas, corretivas e preventivas, assim como a sedimentação do conhecimento sobre as boas práticas em TN na equipe assistencial[5,6,16-18].

A importância do nutricionista na EMTN

O nutricionista é o profissional que participa de grande parte dos processos na TN, desde a identificação do risco até a alta pela EMTN, acompanhando todos os momentos que envolvem a TN e a evolução do paciente. De acordo com Ferraz, o nutricionista possui "fundamentação técnica no campo da nutrição capaz de traduzir a ciência da nutrição para linguagem de fácil acesso ao público, orientando a respeito do comportamento alimentar dos indivíduos"[18].

Cabe ressaltar que a formação do nutricionista o prepara a atuar nos mais diversos níveis do sistema de saúde, estabelecendo estratégias e políticas para nutrir os pacientes, inclusive utilizando a terapia nutricional[18].

A atuação do nutricionista em EMTN também é sustentada pela resolução do Conselho Federal dos Nutricionistas n. 600, de 25 de fevereiro de 2018, e por meio da Resolução n. 222, de 21 de maio de 1999, que dispõe sobre a participação do nutricionista em EMTN, considerando sua atuação indispensável para esse fim[19,20].

À frente, as funções do nutricionista na EMTN serão mais bem discorridas.

Atribuições da EMTN

A EMTN deve ser constituída necessariamente por pelo menos um profissional médico, enfermeiro, farmacêutico e nutricionista, todos habilitados e com treinamento para a prática da TN[2,8].

As atribuições da EMTN para cada profissional estão regulamentadas na Portaria n. 272 e na RDC n. 503, nas quais ressaltam a importância também de um coordenador técnico-administrativo e um coordenador clínico[2,8].

De acordo com essas leis, compete à EMTN:

- Estabelecer diretrizes técnico-administrativas para os procedimentos relativos aos pacientes e aos aspectos operacionais da TNE/da TNP, revendo-as e atualizando-as regularmente.
- Desenvolver etapas de triagem e vigilância nos mais variados níveis de assistência.
- Avaliar o estado nutricional do paciente, assim como indicar a TN, quando necessário, em conjunto com o médico.
- Garantir que a indicação, a prescrição, a preparação, a conservação, o transporte, a administração, o controle clínico e laboratorial e a avaliação final da TNP/da TNE possam maximizar os benefícios dos procedimentos e evitar riscos.
- Oferecer treinamentos devidamente registrados aos profissionais envolvidos com a aplicação dos processos.
- Desenvolver e gerenciar protocolos de avaliação nutricional, indicação, prescrição e acompanhamento da TNE/da TNP.
- Realizar auditorias periódicas para verificar o cumprimento e o registro dos controles e da avaliação da TNE/da TNP.

Atribuições dos membros da EMTN[2,8]

Os coordenadores possuem funções diferenciadas dentro da EMTN, além de exercerem certa liderança sobre a equipe. Observe a diferença entre suas funções na Tabela 2.

Quanto aos demais membros da EMTN é recomendável que possuam título de especialista e que participem de programas de treinamento e aprimoramento em TN. Suas demais atribuições estão apresentadas na Figura 1[2,8].

Conforme visto na Figura 1, todos os profissionais da equipe multidisciplinar estão envolvidos nos processos da terapia nutricional.

Médico

Entre as atribuições do médico, destaca-se:
- Indicar e prescrever a TN
- Prescrever o acesso ao trato gastrointestinal para a TNE e o acesso intravenoso para TNP
- Orienta o paciente, o familiar ou o responsável legal quanto aos riscos e aos benefícios dos procedimentos
- Participar no aprimoramento relacionado aos procedimentos
- Registrar a evolução e os procedimentos médicos

Nutricionista

Entre as inúmeras atribuições do nutricionista na EMTN, destacam-se:
- Avaliar o estado nutricional
- Elaborar e adequar a prescrição dietética
- Organizar, formular e operacionalizar as áreas e as atividades de preparação da NE
- Acompanhar a evolução nutricional
- Registrar a evolução do paciente
- Orientar o paciente, a família ou o responsável legal quanto à preparação e à utilização da TNE pós-alta hospitalar
- Selecionar e distribuir insumos necessários ao preparo da NE, bem como a NE industrializada
- Qualificar fornecedores da NE
- Assegurar a apresentação dos rótulos da NE de maneira clara e precisa
- Desenvolver e atualizar regularmente diretrizes e procedimentos relacionados à NE

(continua)

• **FIGURA 1** Atribuições dos membros da equipe multiprofissional da terapia nutricional (EMTN).

Enfermeiro	Entre as inúmeras atribuições do enfermeiro, destacam-se: • Orientar o paciente, a família ou o responsável legal quanto à utilização e ao controle da TN • Auxiliar ou instalar o acesso enteral ou parenteral, assim como sua manutenção • Prescrever cuidados de enfermagem com a TN • Receber a TNE e/ou a NPT, realizar a inspeção visual e assegurar sua conservação até a completa administração, observando as informações contidas no rótulo • Detectar, registrar e comunicar à EMTN e/ou ao médico responsável pelo paciente intercorrências de qualquer ordem técnica e/ou administrativa • Registrar informações relacionadas à administração da TN e à evolução do paciente • Elaborar e padronizar os procedimentos de enfermagem relacionados à TN • Participar do processo de seleção de equipamentos e materiais utilizados na administração na TN
Farmacêutico	Entre as inúmeras atribuições do farmacêutico, destacam-se: • Qualificar fornecedores, adquirir, armazenar e distribuir a NE industrializada, quando essas atribuições não forem da responsabilidade do nutricionista • Selecionar, adquirir, armazenar e distribuir os produtos necessários ao preparo da TNP • Avaliar a formulação da prescrição médica quanto à sua adequação, concentração, compatibilidade físico-química de seus componentes e dosagem de administração, interações droga-nutriente e nutriente-nutriente • Utilizar técnicas preestabelecidas de preparação da NP que assegurem: compatibilidade físico-química, esterilidade, apirogenicidade e ausência de partículas Com relação à NP, deve: • Selecionar, adquirir, armazenar e distribuir produtos necessários ao preparo da TNP, assegurando que os rótulos da NP apresentem de maneira clara e precisa todos os dizeres exigidos • Determinar o prazo de validade da NP padronizada, com base nos critérios rígidos de controle de qualidade, assegurando a correta amostragem da NP preparada para análise microbiológica e para o arquivo de referência • Desenvolver e atualizar diretrizes e procedimentos relativos aos aspectos operacionais na preparação da NP, assim como supervisionar essa operação

• **FIGURA 1** Atribuições dos membros da equipe multiprofissional da terapia nutricional (EMTN) (*continuação*).

• **TABELA 2** Diferença entre funções do coordenador clínico e do coordenador técnico-administrativo

Coordenador clínico	Coordenador técnico-administrativo
Deve, se possível, possuir título de especialista em TN Criar condições para que a equipe cumpra suas atribuições visando a efetividade da TN Representar a equipe quando o assunto for TNE/TNP Realizar ou incentivar capacitações para todos os profissionais envolvidos com TN Estabelecer e gerenciar indicadores de qualidade na TN Analisar o custo e o benefício da TN em qualquer instância	Deve ser médico e atuante em TN e, se possível, possuir título de especialista, mestrado, doutorado ou livre-docência em TN Coordenar os protocolos de avaliação nutricional, indicação, prescrição e acompanhamento da TN Zelar pelo cumprimento das diretrizes de qualidade Promover a atualização dos conhecimentos técnicos e científicos

É importante ressaltar a presença de outros profissionais, por exemplo, o fisioterapeuta, que ao promover a mobilização precoce pode atenuar a perda de massa muscular nos pacientes hospitalizados[21].

A atuação do fonoaudiólogo também é extremamente importante, haja visto que a atuação desse profissional e a comunicação fluida com o nutricionista podem impactar na ingestão adequada de nutrientes e progressão da consistência da via oral dos pacientes[22].

Independentemente da quantidade de membros, é importante que todos busquem o conhecimento de forma incessante, inclusive entre si, já que a EMTN é o melhor modelo de equipe transdisciplinar existente nas instituições de saúde[16,18].

RESUMO

- A prática da TN deve ser executada em consonância com a legislação vigente.
- A EMTN é obrigatória em instituições de saúde e deve ser composta de médico, nutricionista, enfermeiro e farmacêutico.
- O coordenador clínico deve ser médico e é responsável pelos protocolos clínicos da EMTN, entre outras funções.
- O cargo de coordenador técnico-administrativo pode ser delegado a qualquer membro da EMTN, e ele representa a EMTN quando necessário, entre outras funções.
- Os profissionais devem dominar as principais leis sobre TN e EMTN: Portaria n. 272, de 8 de abril de 1998; e RDC n. 503, de 27 de maio de 2021.
- Se houver pretensão de credenciar sua EMTN, a Portaria n. 120, de 14 de abril de 2009, deve ser assimilada com atenção.

REFERÊNCIAS

1. Butterworth Jr, Charles E. The skeleton in the hospital closet. Nutrition Today. 1974;9(2):4-8.
2. Ministério da Saúde (Brasil). RDC n. 503. Regulamento técnico para fixar requisitos para a terapia de nutrição enteral. Brasília: Ministério da Saúde; 2021.
3. Correia MITD, Perman MI, Waitzberg DL. Hospital malnutrition in Latin America: a systematic review. Clin Nutr. 2017;36(4):958-67.
4. Correia MITD, Caiaffa WT, Waitzberg DL. Inquérito brasileiro de avaliação nutricional (IBRANUTRI): metodologia do estudo multicêntrico. Rev Bras Nutr Clin. 1998;13(1):30-40.
5. Correia MI, Waitzberg DL. The impact of malnutrition on morbidity, mortality, length of hospital stay and costs evaluated through a multivariate model analysis. Clin Nutr. 2003;22(3):235-9.
6. Toledo DO, Piovacari SMF, Horie LM, et al. Campanha "Diga não à desnutrição": 11 passos importantes para combater a desnutrição hospitalar. BRASPEN J. 2018;33(1):86-100.
7. McClave SA, Taylor BE, Martindale RG, Warren MM, Johnson DR, Braunschweig C, et al. Guidelines for the provision and assessment of nutrition support therapy in the adult critically ill patient. JPEN J Parenter Enteral Nutr. 2016;40(2):159-211.
8. Ministério da Saúde (Brasil). Portaria n. 272. Regulamento técnico para a terapia de nutrição parenteral. Brasília: Ministério da Saúde;1998.
9. Ministério da Saúde (Brasil). Portaria n. 343 da Secretaria Nacional de Vigilância Sanitária institui no âmbito do SUS, mecanismos para implantação da assistência de Alta Complexidade em Terapia Nutricional. Brasília: Ministério da Saúde; 2005.
10. CFF. Resolução n. 292, de 24 de maio de 1996. Ratifica competência legal para o exercício da atividade de Nutrição Parenteral e Enteral, pelo Farmacêutico. Conselho Federal de Farmácia. Diário Oficial da União, 21 junho 1996. Seção 1, p.11.123.
11. CFN. Resolução n. 222, de 21 de maio de 1999. Dispõe sobre a participação do nutricionista em equipes multiprofissionais de terapias nutricionais. Conselho Federal de Nutrição. Diário Oficial da União, 15 de junho de 1999.
12. COFEN. Resolução n. 277, de 16 de junho 2003. Dispõe sobre a administração de Nutrição Parenteral e Enteral. Conselho Federal de Enfermagem (CFE). Rio de Janeiro, 16 jun.2003.
13. Ministério da Saúde (Brasil). Portaria n. 120, de 14 de abril de 2009. Secretaria de Atenção à Saúde. Diário Oficial da União, 20 abr. 2009; seção 1(74):72.
14. COFEN. Resolução n. 453, de 16 de janeiro de 2014. Aprova a Norma Técnica que dispõe sobre a Atuação da Equipe de Enfermagem em Terapia Nutricional. Conselho Federal de Enfermagem (CFE). Diário Oficial da União, p.78-9, 2014.
15. Brasil. Agência Nacional de Vigilância Sanitária - ANVISA. Resolução RDC n. 21, de 13 de maio de 2015. Dispõe sobre o regulamento técnico de fórmulas para nutrição enteral. Diário Oficial da União. Brasília, DF: 2015.
16. Campos LF, Ceniccola GD, Toledo DO, Horie LM, Piovacari SMF, Serpa Neto A, et al. Quem nutre? Uma pesquisa sobre as EMTNs do Brasil. BRASPEN J. 2020;35(3):204-9.
17. Ceniccola GD, Araujo WMC, Brito-Ashurst I, Abreu HB, Akutsu RC. Protected time for nutrition support team: what are the benefits? Clin Nutr ESPEN. 2016;16:36-41.
18. De França Ferraz L, Campos ACF. O papel do nutricionista na equipe multidisciplinar em terapia nutricional. Rev Bras Nutr Clin. 2012;27(2):119-23.
19. CFN. Resolução n. 600, de 25 de fevereiro de 2018. Dispõe sobre a definição das áreas de atuação do nutricionista e suas atribuições, indica parâmetros numéricos mínimos de referência, por área de atuação, para a efetividade dos serviços prestados à sociedade e dá outras providências. Conselho Federal de Nutrição. Diário Oficial da União, 23 maio 2018.

20. CFN. Resolução n. 222, de 21 de maio de 1999. Dispõe sobre a participação do nutricionista em equipes multiprofissionais de terapias nutricionais. Conselho Federal de Nutrição. Diário Oficial da União, 15 jun. 1999.
21. Machado JC, Castro MG, Ceniccola GD, Giacomassi IWA, GiorellI GV, Isola AM, et al. Bundles do combate à fraqueza adquirida na unidade de terapia intensiva. BRASPEN J. 2021;36(2):131-44.
22. Silva LML, Lima CR, Cunha DA, Orange LG. Disfagia e sua relação com o estado nutricional e ingestão calórico-proteica em idosos. Rev CEFAC. 2019;21(3):e15618.

3

Indicadores de qualidade em terapia nutricional

Victoria Marzagão Ribeiro
Lilian Mika Horie

INTRODUÇÃO

Qualidade, do latim, *qualitate*. Substantivo feminino. Grau de perfeição, precisão ou conformidade a certo padrão[1]. A percepção de qualidade geralmente é individual e pode variar muito. No decorrer da história, ficou clara a necessidade de se encontrar um padrão que pudesse caracterizar qualidade. Essa busca começou no século XVIII com a Revolução Industrial e continuou no século XX com a formação dos Tigres Asiáticos que impulsionaram um rápido crescimento econômico, bem como serviram de referências para diversas economias em nível mundial até hoje[2]. No contexto da saúde, foi em meados de 1924 que o Colégio Americano de Cirurgiões estabeleceu o programa de padronização hospitalar (PPH) que definiu um conjunto de padrões apropriados para garantir a qualidade da assistência aos pacientes. Esses padrões referiam-se às condições necessárias aos procedimentos médicos e ao processo de trabalho. Pouco mais de 20 anos depois, o manual já estava mais robusto e contava com um extenso conteúdo, porém o Colégio Americano de Cirurgiões passou a ter dificuldade em mantê-lo. As razões para isso eram várias, começando por questões de custo, passando pela sofisticação da assistência médica até chegar ao aumento do número de instituições. A partir disso, houve a necessidade desse grupo, que até então atuava sozinho, encontrar outras sociedades que pudessem trazer força ao engajamento desse tema. A união com esses parceiros formou a Comissão Conjunta de Acreditação dos Hospitais (CCAH) que conferiu à Joint Commission on Accreditation of Hospitals o desafio de disseminar a qualidade em um contexto hospitalar.

Novembro de 1998 marcou o lançamento do Programa Brasileiro de Acreditação pelo Ministério da Saúde. A partir disso, um ciclo de palestras foi lançado em território nacional, o que mostra que não é de hoje a necessidade de se ter educação continuada em nosso país. O ciclo de palestras teve como objetivo sensibilizar e melhorar a compreensão sobre o Sistema Brasileiro de Acreditação e sua forma de operacionalização, o que culminou com a criação da Organização Nacional de Acreditação (ONA), em maio de 1999[3].

A ONA é uma organização privada, sem fins lucrativos e de interesse coletivo. Tem como principais objetivos a implementação nacional de um processo permanente de melhoria da qualidade da assistência à saúde e estímulo a todos os serviços de saúde a atingirem padrões mais elevados de qualidade, dentro do processo de acreditação[4]. As instituições acreditadoras são empresas de direito privado credenciadas pela ONA, a qual tem a responsabilidade de proceder à avaliação e à certificação da qualidade dos serviços de saúde em âmbito nacional. A organização prestadora de serviços de saúde que aderir ao processo de acreditação revelará sua responsabilidade e seu comprometimento em termos de segurança, ética profissional, procedimentos que realiza e garantia da qualidade do atendimento à população[4]. O objetivo dos padrões da acreditação é ficar à frente dos últimos progressos técnicos nas organizações hospitalares, isso porque o progresso da qualidade dos processos de saúde deve ser uma prioridade para dar acesso ao melhor atendimento aos pacientes. Nesse sentido, depara-se com os indicadores de qualidade, que são unidades de medida de uma atividade. Essa é uma maneira de monitorar etapas críticas de um processo, evidenciar onde está o problema, criar soluções e implementá-las para então medir a efetividade dessa ação[2]. Um indicador não é uma medida direta de qualidade, mas sim um alerta, que dirige a atenção para assuntos específicos dentro de uma organização de saúde que devem ser motivo de revisão. A qualidade de um processo tem influência direta nos custos associados a ele. No Brasil, não é novidade que os gastos com o sistema de saúde crescem anualmente. Segundo dados da ANS[5] e do Instituto de Estudos de Saúde Suplementar[6], referentes aos gastos na esfera da saúde, os custos com saúde pública somaram cerca de R$ 115,5 bilhões para atender 77% da população brasileira usuária do SUS, contra R$ 143 bilhões referentes aos custos de 23% de brasileiros, usuários do sistema de saúde suplementar. O pensamento que vem à tona para enfrentar essa questão na maioria das vezes é relacionado com a aquisição de insumos de menor preço. Porém, a pergunta que fica é: há garantia da manutenção da qualidade com base em uma análise deveras superficial?

INDICADORES DE QUALIDADE EM TERAPIA NUTRICIONAL (IQTN)

Especificamente no cenário da nutrição, a utilização de indicadores de qualidade (IQ) ainda é desafiadora apesar de as mudanças necessárias serem urgentes. Pesquisas mostram há décadas a alta prevalência de desnutrição em indivíduos hospitalizados[7-8]. O bastante conhecido estudo Ibranutri mostrou em 2001 que 48% de uma amostra de 4 mil indivíduos estava desnutrida[7]. Doze anos depois, o estudo *Brains*, com uma amostra de quase 20 mil pacientes, mostrou que 46,6% dos pacientes internados em unidade hospitalar tinham desnutrição[8]. Na sequência, em 2017, agora com uma amostra de quase 30 mil pacientes institucionalizados na América Latina, 60% encontravam-se desnutridos[9]. O que fica claro nessa linha do tempo é que os dados de desnutrição no mínimo se mantêm. Caso seja considerado o fato de que também existe uma necessidade de melhorar a cultura de registros e a descrição de informações em prontuários e sistemas, pode-se imaginar que talvez a prevalência de desnutrição seja ainda maior do que o que aparece na literatura.

Os motivos dos altos percentuais de desnutrição são variados é claro, mas tratando-se de indicadores de qualidade, pode-se destacar primeiro o fato de que pesquisas mostram que os planos de terapia nutricional (TN) são feitos, porém muitas vezes não são implementados. Um estudo multicêntrico realizado em 167 unidades de terapia intensiva (UTI) de 37 países mostrou que os pacientes recebem apenas 56% da proteína prescrita[10]. Outra pesquisa trouxe à tona que 40% dos pacientes com prescrição de terapia nutricional recebem quantidades significativamente menores do que foi proposto como terapêutica[11].

No cenário da oncologia, infelizmente os dados disponíveis não são diferentes. Pesquisa que avaliou o estado nutricional de 1.903 pacientes mostrou a prevalência de desnutrição por local da doença que ficou em 48,9% em cabeça e pescoço, 34% em leucemia/linfoma, 45,3% em pulmão, 39,3% em cólon/reto, 60,2% em esôfago e/ou estômago, 66,7% em pâncreas e 44,8% em ovário/útero. A questão que chama atenção nessa pesquisa não são os altos índices de desnutrição, afinal já se sabe que essa condição pode atingir até 80% dos pacientes oncológicos. O grande problema ficou no percentual de desnutridos que recebiam intervenção nutricional, apenas 57,6%[12]. Como explicar que algo mandatório, como a TN nesses casos, não é implementado? Bom, as justificativas irão sempre existir, mas é papel da equipe de TN lutar pela mudança desse cenário.

Um trabalho norte-americano recente, publicado no *Journal of Parenteral and Enteral Nutrition* (JPEN), mostrou que a otimização da TN para populações específicas de pacientes reduz os gastos com os sistemas de saúde em milhões de dólares por ano. Estratificando especificamente pacientes sépticos, a economia é de no mínimo 52 dólares por ano com o uso de fórmulas enterais de alta qualidade. Essas descobertas demonstram que uma TN bem-feita é capaz de gerar economia de custos substanciais[13]. Outro grupo de autores brasileiros publicou em 2021 nessa mesma revista resultados bastante impactantes baseados na criação de um modelo matemático de custo-efetividade. O modelo teve como variável de intervenção a nutrição enteral precoce baseada nos seguintes desfechos: custos totais, tempo de internação, reinternações e mortalidade por desnutrição. Todos os custos foram estimados com base no banco de dados do Sistema Único de Saúde (SUS). Os achados demonstraram que a nutrição enteral precoce pode reduzir as chances de hospitalização, readmissão hospitalar e morte em 85,7, 73,3 e 70,07% respectivamente. Com relação ao custo-efetividade, os resultados desses mesmos desfechos foram de US$ 92,24, US$ 1.848,12 e US$ 3.698,92, respectivamente[14].

Mensurar dados pode ser o primeiro passo para mudança, afinal, só se melhora aquilo que se mede. Apesar disso, parece que esse conceito não está bem claro no Brasil, uma vez que são poucos os trabalhos na literatura que descrevem indicadores de qualidade em terapia nutricional (IQTN).

A força-tarefa de nutrição clínica do International Life Sciences Institute (ILSI), visando melhor controle de qualidade, propôs uma lista de 36 IQTN validada por 41 especialistas[15]. Em 2012, foram selecionados os 10 indicadores mais importantes em termos de facilitar a avaliação precisa do cuidado nutricional em serviços de saúde. A reavaliação do número de indicadores que trouxe essa redução de escolha faz muito sentido, pois os IQTN devem ser práticos, úteis e considerados importantes pelas equipes de saúde. Para definir quantos e quais serão, é necessária uma visão 360º norteada por perguntas como: o que mais afeta negativamente os pacientes atendidos por meu serviço hoje? Dentro de meus maiores desafios, quais aqueles que se corrigidos trarão melhora de desfechos em curto prazo? Qual o impacto desses indicadores nas condições de doença de meus pacientes? O que é possível implementar pensando na interface que terei com outras especialidades? Tenho as pessoas disponíveis na equipe para fazer coleta e descrição de dados? Se não tenho, como posso providenciar o fator humano que é fundamental? Com base nessas reflexões, abre-se um para fazer escolhas mais assertivas.

Antes de prosseguir com a descrição dos indicadores que compõe o total dos 12 melhores segundo o ILSI, é importante trazer à tona um aspecto: o fator humano. O fator humano, talvez seja o mais impactante na utilização de indicadores de qualidade e na melhoria dos processos. As equipes enxergam como maiores dificuldades para a implementação de indicadores e protocolos a falta de pessoal (mão de obra especializada), seguida pela falta de apoio operacional. Comunicar e educar as equipes envolvidas nos processos de terapia nutricional é mandatório, pois a atuação destas pessoas terá impacto direto nos resultados dos indicadores e claro, nos pacientes sob os cuidados nutricionais. Os cenários de atuação dos profissionais da saúde são os mais diversos e com rápido e constante desenvolvimento de novas tecnologias. Além de exigências diárias envolvendo inteligência emocional e relações interpessoais, se faz necessário algo para além da graduação, que possa tornar os profissionais sempre aptos a atuar de maneira a garantir a integralidade do cuidado, a segurança deles próprios como trabalhadores e dos usuários, o bom funcionamento do sistema e a qualidade do cuidado. Essa é uma das razões para que atualmente as instituições contem com equipes de educação continuada. Em geral lideradas por enfermeiros, essas equipes têm a função de organizar temas relevantes e reunir as áreas envolvidas nesses momentos de atualização. A educação funciona como instrumento de mudança muito útil em ambientes hospitalares, que são dinâmicos, e por isso trabalhar de forma estática não parece boa opção. Ao observar equipes engajadas, que trocam informações e ideias entre si, percebe-se uma tendência maior a implementar e evoluir com o uso de indicadores de qualidade. A seguir estão descritos os 12 indicadores de qualidade mais úteis conforme o ILSI (Tabela 1), basta uma leitura rápida para se perceber que apesar de eles serem para uso da EMTN, muitas especialidades são necessárias para que eles de fato funcionem.

• **TABELA 1** Os 12 indicadores de qualidade

Frequência de triagem nutricional em pacientes hospitalizados	Frequência de pacientes com disfunção da glicemia em terapia nutricional enteral e parenteral
Frequência de diarreia em pacientes em terapia nutricional enteral	Frequência de medida ou estimativa de gasto energético e necessidade proteica em pacientes em terapia nutricional
Frequência de saída inadvertida de sonda de nutrição enteral em pacientes em terapia nutricional enteral	Frequência de infecção de cateter venoso central (CVC) em pacientes em terapia nutricional parenteral
Frequência de obstrução de sonda de nutrição em pacientes em terapia nutricional enteral	Frequência de conformidade de indicação da terapia nutricional enteral
Frequência de jejum digestório por mais de 24 horas em pacientes em terapia nutricional enteral ou oral	Frequência de aplicação de avaliação subjetiva global (ASG) em pacientes em terapia nutricional
Frequência de dias de administração adequada do volume prescrito x volume infundido em pacientes em terapia nutricional (TN)	Frequência de dias de administração adequada de proteína em pacientes em terapia nutricional (TN)

Fonte: adaptada de ILSI Brasil, 2018[15].

A Sociedade Brasileira de Terapia Nutricional Parenteral e Enteral (BRASPEN), em campanha contra a desnutrição hospitalar, sugeriu que os serviços implementem no mínimo dois indicadores de qualidade[16]. A razão disso vem principalmente do fato de que as instituições no Brasil possuem realidades muito diferentes e uma heterogeneidade que se aplica ao perfil dos hospitais, à TN e às equipes de TN. Equipes essas que têm importante papel administrativo que vai além do já conhecido e habitual papel assistencial. É essa parte administrativa que permitirá identificar problemas de IQTN, propor ações corretivas e mensurar o desfecho desse processo.

A implementação de um IQTN envolve várias etapas, cujos objetivos possibilitam monitorar e identificar a segurança, a eficiência e o custo-benefício de todo o processo. A Figura 1 apresenta as principais etapas[15].

A escolha de um indicador deve respeitar necessidades prioritárias. Em primeiro lugar, deve-se implementar um indicador que avalie a TN, assim é possível mensurar a disparidade que já se sabe que existe entre o prescrito e o infundido. O segundo indicador proposto é um que monitore as intercorrências relacionadas à TN, como hiperglicemia, diarreia, constipação, infecção de cateter venoso central, entre outras. Como sugestão, propõe-se[16]:

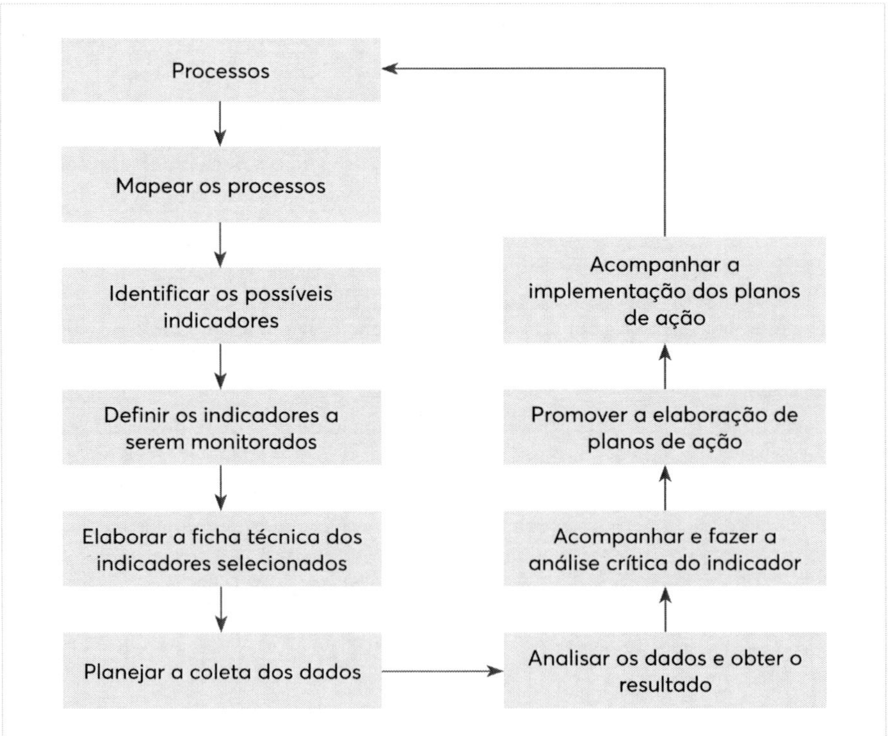

• **FIGURA 1** Principais etapas para implementação dos indicadores de terapia nutricional.

Fonte: ILSI, International Life Sciences Institute do Brasil, 2018[15].

- Frequência de pacientes que recebem menos de 70% das necessidades nutricionais prescritas (Tabela 2).
- Frequência de pacientes com intercorrências relacionadas à terapia nutricional (Tabela 3).

• **TABELA 2** Frequência de pacientes que recebem menos de 70% das necessidades prescritas

Objetivo estratégico	Controle dos pacientes que recebem menos de 70% das necessidades prescritas
Nome do indicador	Frequência de pacientes que recebem menos de 70% das necessidades prescritas
Descrição	Mensurar a taxa de ocorrência de pacientes que recebem menos de 70% das necessidades prescritas
Propósito/justificativa	Conhecer a incidência e a razão dos pacientes não receberem suas necessidades prescritas
Fórmula	$\frac{\text{Número de pacientes em TN que recebem menos de 70\% das necessidades prescritas x 100}}{\text{Número de pacientes em TN}}$
Unidade de medida	Porcentagem
Fonte de dados	Prontuário médico, ficha de acompanhamento da TN
Frequência	Mensal
Meta	< 20%
Responsável pela informação	Nutricionista, EMTN, equipe de enfermagem, equipe médica
Responsável pela tomada da decisão	Chefe da EMTN
Data de implementação do indicador	

EMTN: equipe multiprofissional da terapia nutricional; TN: terapia nutricional.

• **TABELA 3** Frequência de diarreia em pacientes com nutrição enteral (NE)

Objetivo estratégico	Controle dos episódios de diarreia em pacientes com NE
Nome do indicador	Frequência de episódios de diarreia em pacientes com NE
Descrição	Mensurar a taxa de ocorrência de diarreia (3 ou mais evacuações líquidas/dia) em pacientes com nutrição enteral
Propósito/justificativa	Conhecer a incidência de diarreia em pacientes que fazem uso de NE e tomar medidas preventivas e terapêuticas para diminuir essa complicação

(continua)

• **TABELA 3** Frequência de diarreia em pacientes com nutrição enteral (NE) (*continuação*)

Fórmula	a) $\frac{\text{Número de pacientes em NE que apresentam diarreia x 100}}{\text{Número de pacientes em NE}}$ b) Por paciente $\frac{\text{Número de dias com diarreia em NE x 100}}{\text{Número de dias de NE}}$
Unidade de medida	Porcentagem
Fonte de dados	Prontuário médico, ficha de seguimento da TN
Frequência	Mensal
Meta	< 10%
Responsável pela informação	Nutricionista, EMTN, equipe de enfermagem, equipe médica
Responsável pela tomada da decisão	Chefe da EMTN
Data de implementação do indicador	

EMTN: equipe multiprofissional da terapia nutricional; TN: terapia nutricional.

A BRASPEN ainda descreve uma ficha técnica em forma de quadros que pode auxiliar o processo de aplicação dos indicadores e padronização dos dados[17].

Correção dos indicadores de qualidade em terapia nutricional

Não é incomum que serviços de TN tenham uma série de indicadores mensurados, porém a maioria deles está sem plano de ação realizado. Tão importante quanto medir um processo por meio de um indicador é corrigi-lo por um plano de ação.

Por meio da análise periódica de um IQTN, é possível identificar aquele que não atingiu a meta sugerida conforme a literatura, ou cujos valores mensurados periodicamente tenham se afastado negativamente dessa meta. Nesse caso, é fundamental um plano de ação. Há necessidade de investigar se existe uma não conformidade ou se algum processo está desalinhado. A melhor forma de iniciar esse trabalho é verificando qual a pergunta a que esse indicador faz referência. Por exemplo, se isso ocorreu com o indicador de "frequência de dias de administração adequada do volume prescrito x volume infundido em pacientes em terapia nutricional (TN)" então, a resposta à pergunta "O volume prescrito está sendo infundido?" caminha para "não", se os valores do IQTN estão se afastando da meta. A literatura científica é clara em apontar que pacientes que não recebem o plano nutricional prescrito têm maior chance de desnutrição e todas as consequências que vêm dessa condição[11,17,18].

Sabendo que os serviços têm como objetivo entregar o que os pacientes precisam, a ação depois dessa identificação de falha é urgente e deve se basear no questionamento de qual o primeiro passo para corrigir essa questão.

RESUMO

- Indicadores de qualidade são ferramentas que irão contribuir para mostrar o andamento do processo de controle de qualidade com informações palpáveis para a tomada de futuras decisões, a correção do processo, a redefinição de metas ou a busca de melhoria contínua.
- A terapia nutricional é parte do plano terapêutico do paciente e precisa ser bem instituída para que apresente seus benefícios.
- Os indicadores de qualidade em terapia nutricional são úteis para monitorar a prática de terapia nutricional, pois possibilitam conhecer sua segurança, sua eficiência e seu custo-benefício. Além disso, são instrumentos que precisam ser institucionalizados por todas as equipes multidisciplinares em terapia nutricional para controlar o sucesso de suas condutas e o estabelecimento de normas.

REFERÊNCIAS

1. Michaelis. Dicionário escolar da Língua Portuguesa. São Paulo: Melhoramentos; 2022.
2. Tomasich F, Oliveira AV, Oliveira AJ, Correia MITD. The history of quality and safety of the surgical patient: from the initial standards to the present day. Rev Col Bras Cir. 2020;47:e20202650.
3. Feldman LB, Gatto MAF, Cunha ICKO. História da evolução da qualidade hospitalar: dos padrões a acreditação. Acta Paul Enferm. 2005;18(2):213-9.
4. Organização Nacional de Acreditação (ONA). As instituições acreditadoras credenciadas. ONA, 2019. Disponível em: https://www.ona.org.br/20anos/as-instituicoes-acreditadoras-credenciadas/. Acesso em: 7 jul. 2023.
5. Brasil. Ministério da Saúde. Agência Nacional de Saúde Suplementar (ANS). Dados e Indicadores do Setor. 2017. Disponível em: https://www.gov.br/ans/pt-br/acesso-a-informacao/perfil-do-setor/dados-e-indicadores-do-setor. Acesso em: 7 jul. 2023.
6. Instituto de Estudos de Saúde Suplementar (IESS). Variação de custos médicohHospitalares. 2017. Disponível em: http://www.iess.org.br/?p=publicacoes&id_tipo=13. Acesso em: 7 jul. 2023.
7. Waitzberg DL, Caiaffa WT, Correia MITD. Hospital malnutrition: the Brazilian National Survey (IBRANUTRI): a study of 4000 patients. Nutrition. 2001;17:573-80.
8. Borghi R, Meale MMS, França JI, Damião AOMC. Perfil nutricional de pacientes internados no Brasil: análise de 19.222 pacientes (Estudo BRAINS). Rev Bras Nutr Clin. 2013;28(4):255-63.
9. Correia MITD, Perman MI, Waitzberg DL. Hospital malnutrition in Latin America: A systematic review. Clin Nutr. 2017;36(4):958-67.
10. Alberda C, Gramlich L, Jones N, Jeejeebhoy K, Day AG, Dhaliwal R, et al. The relationship between nutritional intake and clinical outcomes in critically ill patients: results of an international multicenter observational study. Intensive Care Med. 2009;35(10):1728-37.

11. van den Broek PW, Rasmussen-Conrad EL, Naber AH, Wanten GJ. What you think is not what they get: significant discrepancies between prescribed and administered doses of tube feeding. Br J Nutr. 2009;101(1):68-71.
12. Hébuterne X, Lemarié E, Michallet M, de Montreuil CB, Schneider SM, Goldwasser F. Prevalence of malnutrition and current use of nutrition support in patients with cancer. JPEN J Parenter Enteral Nutr. 2014;38(2):196-204.
13. Tyler R, Barrocas A, Guenter P, Araujo Torres K, Bechtold ML, Chan LN, et al.; ASPEN Value Project Scientific Advisory Council. Value of nutrition support therapy: impact on clinical and economic outcomes in the United States. JPEN J Parenter Enteral Nutr. 2020;44(3):395-406.
14. Correia MITD, Castro M, Toledo DO, Farah D, Sansone D, Andrade TRM, et al. Nutrition therapy cost-effectiveness model indicating how nutrition may contribute to the efficiency and financial sustainability of the health systems. JPEN J Parenter Enteral Nutr. 2021;45(7):1542-50.
15. ILSI, International Life Sciences Institute do Brasil. Indicadores de qualidade em terapia nutricional: 10 anos de IQTN no Brasil: resultados, desafios e propostas [coordenação científica Dan Linetzky Waitzberg]. 3.ed. São Paulo: ILSI Brasil; 2018.
16. Toledo DO, Piovacari SMF, Horie LM, Matos LBN, Castro MG, Ceniccola GD, et al. Campanha "Diga não à desnutrição": 11 passos importantes para combater a desnutrição. BRASPEN J. 2018;33(1):86-100.
17. Singer P, Blaser AR, Berger MM, Alhazzani W, Calder PC, Casaer MP, et al. ESPEN guideline on clinical nutrition in the intensive care unit. Clin Nutr. 2019;38(1):48-79.
18. Compher C, Bingham AL, McCall M, Patel J, Rice TW, Braunschweig C, et al. Guidelines for the provision of nutrition support therapy in the adult critically ill patient: the American Society for Parenteral and Enteral Nutrition. JPEN J Parenter Enteral Nutr. 2022;46(1):12-41.

4
Triagem e avaliação nutricional

Ana Paula Noronha Barrère
Cristiane A. D'Almeida
Thaisa de Assis

INTRODUÇÃO

Doenças agudas e crônicas afetam a ingestão de alimentos e o metabolismo, com expressivo aumento do catabolismo, principalmente em doenças associadas à inflamação aguda. Esse processo faz da desnutrição condição de importante atenção no ambiente hospitalar, sendo comprovada pelo Inquérito Nacional de Avaliação Nutricional Hospitalar (IBRANUTRI), que 48% dos pacientes hospitalizados se encontravam desnutridos ou em risco nutricional[1]. E mesmo após cerca de 20 anos desde que essa questão foi levantada pela primeira vez, dados recentes ainda demonstram sua alta prevalência[1-3].

A desnutrição está relacionada com a piora de desfechos clínicos, o aumento da morbidade e mortalidade e de custos hospitalares. Mas apesar de seu impacto e de sua alta prevalência, a desnutrição hospitalar ainda é pouco identificada e tratada[1,4].

Esse fato reforça a importância do cuidado nutricional no contexto hospitalar, sendo mandatória a execução desse cuidado em um processo sistematizado e em etapas inter-relacionadas, incluindo a triagem, a avaliação e o diagnóstico nutricional como pontos de partida para a elaboração de um plano terapêutico nutricional, seguido do monitoramento e da documentação[5-7].

A triagem nutricional é o primeiro passo para identificar a desnutrição ou o risco nutricional, além de beneficiar os pacientes com uma intervenção nutricional apropriada e precoce. Deve ser um procedimento prático, simples e de fácil execução no primeiro contato com o paciente[8-11]. A maioria dos instrumentos de triagem considera peso atual, índice de massa corporal (IMC), perda de peso não intencional e diminuição da ingestão alimentar[11-12].

Uma vez identificado o risco nutricional, o paciente deve ser encaminhado para uma avaliação nutricional mais completa. A avaliação nutricional é um processo sistemático para a obtenção, a verificação e a interpretação dos dados necessários para identificar um problema relacionado à nutrição. A avaliação inclui vários parâmetros e técnicas apropriados como: antropometria e dados bioquímicos, clínicos e dietéticos. Com isso, o profissional nutricionista será capaz de realizar o diagnóstico nutricional[13].

A seguir serão descritas informações relevantes sobre triagem e avaliação nutricional.

TRIAGEM NUTRICIONAL

Existem diferentes ferramentas de triagem validadas e disponíveis na literatura; aspectos sociais, culturais e econômicos interferem em seu desempenho. A comparação entre elas é comum, sendo necessário estabelecer senso crítico sobre a mais indicada ao ambiente hospitalar, ambulatorial ou domiciliar.

• **TABELA 1** Caracterização dos instrumentos de triagem nutricional

Instrumento	População	Parâmetros nutricionais
Nutrition Risk Screening (NRS-2002)[15]	Originalmente foi desenvolvida para a aplicação em adultos e idosos no âmbito hospitalar Foi considerada o método mais relacionado ao tempo de internação hospitalar, além de ser prática e de rápida aplicação e necessitar de menor tempo para treinamento do avaliador	Perda de peso não intencional nos últimos três meses Redução da ingestão alimentar IMC Gravidade da doença Idoso
Malnutrition Universal Screening Tool (MUST)[16,17]	Foi desenvolvida pelo MAG-BAPEN (*Malnutrition Advisory Group of the British Association for Parenteral and Enteral Nutrition*) Adultos e idosos de diversas clínicas cirúrgica, ortopédica, cuidados intensivos e saúde pública Apresenta validade satisfatória, alto grau de confiabilidade (88% de concordância interavaliador), além de excelente reprodutibilidade entre os entrevistadores	IMC Perda de peso não intencional nos últimos 3 a 6 meses Redução da ingestão alimentar Doença aguda

(continua)

• **TABELA 1** Caracterização dos instrumentos de triagem nutricional (*continuação*)

Instrumento	População	Parâmetros nutricionais
Malnutrition Screening Tool (MST)[18-20]	Foi desenvolvida por Ferguson et al.[18] para ser aplicado em pacientes adultos em sua admissão hospitalar MST é um instrumento de triagem nutricional aplicável em população adulta heterogênea, de fácil aplicação, não invasivo, de baixo custo, reprodutível, que utiliza dados rotineiramente disponíveis	Perda de peso Alterações da ingestão alimentar
Mini Nutritional Assessment (*Short Form*) MNA (versão reduzida)[20-24]	População idosa Na validação do método, verificaram-se sensibilidade de 96%, especificidade de 98% e valor prognóstico para desnutrição de 97%. Entre as vantagens do método, além da alta sensibilidade, da especificidade e do valor prognóstico citados, é o fato de ser uma triagem validada para idosos	Alterações da ingestão alimentar Perda de peso Mobilidade Doença aguda ou estresse psicológico IMC
NUTRIC SCORE[25,26]	Instrumento desenvolvido e validado especificamente para pacientes em unidade de terapia intensiva (UTI)	*Acute Physiology and Chronic Health Evaluation* (APACHE II) *Sequential Organ Failure Assessment* (SOFA) Idade Número de comorbidades Total de dias de internação antes da UTI
NUTRIC SCORE modificado[27-29]	Pacientes críticos O NUTRICm tem se mostrado ferramenta eficaz para prever mortalidade na UTI em pacientes críticos Sugere-se o uso do NUTRIC Score modificado (NUTRICm) para triagem e avaliação global subjetiva do estado nutricional em conjunto com outros parâmetros, como marcadores laboratoriais, índice de sarcopenia e força de preensão manual	Composto de todas as variáveis do Nutric Score, com exceção da interleucina-6 (IL-6)

(continua)

• **TABELA 1** Caracterização dos instrumentos de triagem nutricional (*continuação*)

Instrumento	População	Parâmetros nutricionais
Avaliação Subjetiva Global Produzida pelo Próprio Paciente (versão reduzida)[30-35]	Pacientes adultos oncológicos	Alterações de peso Alterações da ingestão alimentar Eventos adversos Funcionalidade

Ainda não há consenso na literatura sobre o melhor instrumento de triagem nutricional, pois os métodos possuem limitações, vantagens e desvantagens quando utilizados em populações específicas[14]. Instituições nacionais e internacionais recomendam alguns instrumentos de triagem nutricional considerados adequadamente desenvolvidos e validados, que são descritos na Tabela 1.

AVALIAÇÃO NUTRICIONAL

A avaliação nutricional é uma etapa importante no processo do cuidado nutricional para o diagnóstico nutricional e para determinar o plano terapêutico, medidas de intervenção individualizadas (dietoterapia e/ou terapia nutricional)[36]. Há limitações como interferência causadas pelo estresse agudo e pelas condições prévias, tanto físicas como nutricionais, e pela má distribuição hídrica corporal[36].

Na avaliação são considerados dados de antropometria, exames bioquímicos, avaliação clínica e dietéticos. Assim como métodos indiretos, como informações demográficas, socioeconômicas, culturais e de estilo de vida[37].

Antropometria

É um conjunto de medidas físicas para avaliar o corpo humano, ou suas partes, considera estatura (altura), peso corporal, IMC, dobras cutâneas e circunferências corporais[13]. É um método fácil, rápido, não invasivo e de baixo custo, mas sofre influências da condição clínica do indivíduo (como ascite, edema e até mesmo imobilidade do paciente). Além disso, necessita de treinamento do operador sobre as técnicas e os instrumentos calibrados[13].

- Peso corpóreo: soma de todos os componentes corporais do indivíduo e apresenta valor clínico na avaliação da condição nutricional.

- Peso atual: peso verificado na data da avaliação.
- Peso usual: peso mantido por maior período.
- Peso ideal ou desejável: peso definido de acordo com alguns parâmetros (idade, biótipo, sexo e altura) e calculado com base no IMC médio (Quadro 1).

• **QUADRO 1** Cálculo do peso ideal (PI) ou peso desejável por meio do índice de massa corporal (IMC)

PI = IMC desejado x estatura (m^2)

Na impossibilidade de o indivíduo se pesar, podem ser utilizados equipamentos como maca balança e cadeira balança. Entretanto, caso não seja possível, o peso corporal também pode ser estimado por fórmulas[38]. Segue um exemplo no Quadro 2.

• **QUADRO 2** Fórmula para estimativa de peso corpóreo

Homem: (0,98 x CP) + (1,16 x AJ) + (1,73 x CB) + (0,37 x DCSE) – 81,69
Mulher: (1,27 x CP) + (0,87 x AJ) + (0,98 x CB) + (0,4 x DCSE) – 62,35
CP: circunferência da panturrilha (cm) AJ: altura do joelho (cm) CB: circunferência do braço (cm) DCSE: dobra cutânea subescapular (mm)

Fonte: Chumlea et al., 1988[38], Barceló et al., 2013[39].

Peso em indivíduos amputados: caso apresente algum membro amputado, é importante corrigir o peso[40]. Veja a fórmula no Quadro 3.

• **QUADRO 3** Adequação do peso em pacientes amputados

Peso corporal estimado (kg) = PA (kg) + (PA x % peso corporal amputado)

A Figura 1 fornece as porcentagens do peso correspondentes a cada segmento do corpo.

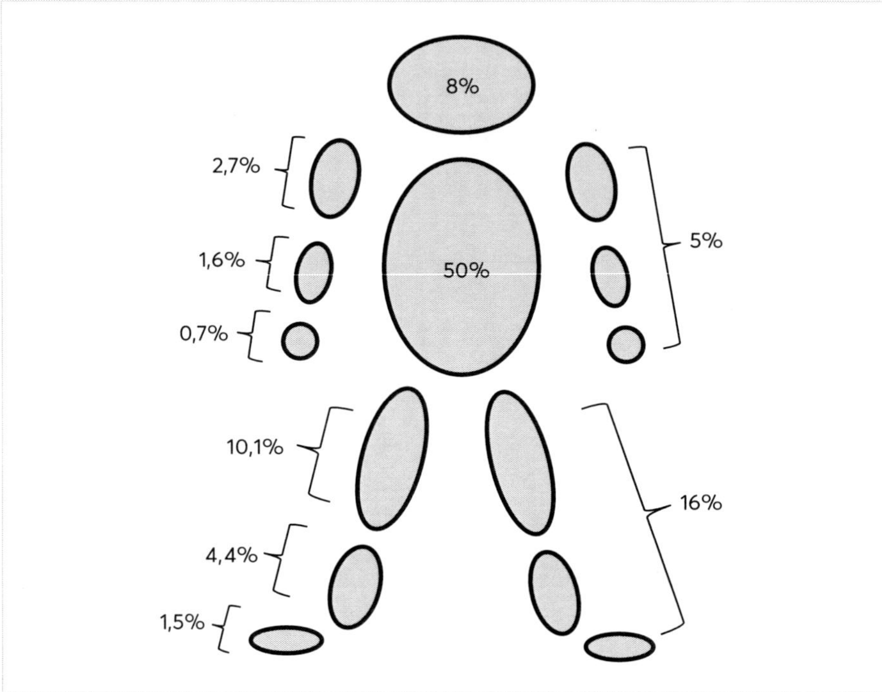

• **FIGURA 1** Esquema com as porcentagens do peso correspondentes a cada segmento do corpo.

Fonte: Osterkamp et al., 1995[40], Dias et al., 2009[41].

– Variação percentual de peso (%): é importante indicador, pois demonstra o risco de morbidade e mortalidade. Consideram o percentual de variação de peso e o período em que aconteceu[42] (Quadro 4).

• **QUADRO 4** Cálculo da variação ponderal

Perda de peso (%) = (peso habitual em kg – peso atual em kg) x 100
Peso habitual em kg

O resultado obtido pode ser avaliado conforme os parâmetros propostos por Blackburn[42] (Tabela 2).

• **TABELA 2** Classificação da perda de peso em relação ao tempo

Tempo	Perda significativa de peso (%)	Perda grave de peso (%)
1 semana	1-2	> 2
1 mês	5	> 5
3 meses	7,5	> 7,5
6 meses	10	> 10

Fonte: Blackburn et al., 1977[42].

Em algumas situações clínicas, o paciente pode apresentar edema e ascite, bem como pode ser necessário ajustar o peso conforme o grau e a localidade de retenção hídrica no organismo (Tabela 3). Recomenda-se a utilização do peso habitual ou ideal para cálculo das necessidades nutricionais.

• **TABELA 3** Ajuste de peso em relação à retenção de líquidos

Edema	Localização	Peso a ser subtraído
1 +	Só tornozelo	≅ 1 kg
2 +	Até joelho	3-4 kg
3 +	Até raiz coxa	5-6 kg
4 +	Anasarca	10-12 kg

Fonte: Kamimura et al., 2009[43].

- Estatura (altura)

A medição da estatura pode ser obtida por meio do estadiômetro. Mas se não for possível, poderá ser estimada (métodos indiretos), incluindo medidas da envergadura dos braços ou recumbente (deitado).

É possível estimar por meio de fórmulas, com a medida da altura do joelho. O Quadro 5 mostra a fórmula preditiva de estatura demonstrada.

• **QUADRO 5** Fórmula para cálculo da estimativa da estatura

Homem: (2,02 x altura do joelho em cm) – (0,04 x idade em anos) + 64,19
Mulher: (1,83 x altura do joelho em cm) – (0,24 x idade em anos) + 84,88

Fonte: Chumlea et al., 1985[44].

- Índice de massa corporal (IMC): método bastante utilizado para determinar se a massa corporal do indivíduo é adequada para sua altura, possibilitando a avaliação do estado nutricional (Tabela 4), porém não permite identificar as alterações de composição corporal (massa magra ou massa gorda).

Cálculo do índice de massa corporal (IMC)
IMC = peso (kg) / estatura (cm)^2

• **TABELA 4** Classificação do estado nutricional* de adultos segundo o índice de massa corporal (IMC)

IMC (kg/m^2)	Classificação
< 16,0	Magreza grau III (grave)
16,0-16,9	Magreza grau II (moderada)
17,0-18,4	Magreza grau I (leve)
18,5-24,9	Eutrofia
25,0-29,9	Pré-obeso
30,0-34,9	Obesidade grau I
35,0-39,9	Obesidade grau II
≥ 40	Obesidade grau III

Fonte: World Health Organization, 2004[45].
Para idosos consultar Capítulo 18 – "Situações especiais: paciente idoso".

- Circunferências corporais: têm sido utilizadas por serem extremamente úteis para classificar indivíduos dentro de um grupo com adiposidade relativa e semelhantemente às dobras cutâneas (com exceção da circunferência cefálica, que indica o crescimento cerebral).
  - Circunferência braquial (CB): representa a soma das áreas de tecidos ósseos, gorduroso e muscular do braço. Permite calcular a circunferência muscular do braço (CMB) e a área muscular do braço (AMB) por meio da aplicação de fórmulas.

O resultado obtido é comparado aos valores de Frisancho[87] e classificado de acordo com os percentis (Tabela 5).

Cálculo para adequação da % da circunferência braquial (CB)
Adequação da CB (%) = CB obtida (cm) / CB percentil 50 x 100

• **TABELA 5** Estado nutricional segundo classificação da circunferência braquial (CB) por percentil

Desnutrição grave	Desnutrição moderada	Desnutrição leve	Eutrofia	Sobrepeso	Obesidade
< 70%	70-80%	80-90%	90-110%	110-120%	> 120%

Fonte: Fonseca e Santos, 2013[47].

– Circunferência muscular do braço (CMB): avalia reserva de massa muscular e desnutrição proteica energética (Tabela 6). Entretanto, para essa medida há carência de valores de normalidade para diferentes populações. É obtida com base nos valores da CB e da dobra cutânea tricipital (DCT).

CMB (cm) = CB (cm) – [(DCT (mm) / 10) x 3,1416]
Adequação da CMB (%) = CMB obtida (cm) / CMB percentil 50 x 100

• **TABELA 6** Classificação do estado nutricional segundo a circunferência muscular do braço (CMB)

Desnutrição grave	Desnutrição moderada	Desnutrição leve	Eutrofia
< 70%	70-80%	80-90%	90-110%

Fonte: Fonseca e Santos, 2013[47].

– Circunferência da panturrilha: revela modificações da massa magra decorrente do envelhecimento, de doenças e do sedentarismo. Pode-se aplicar também em indivíduos adultos, conforme estudo de Santos e colaboradores[48].

– Dobras cutâneas: avalia as reservas adiposas em locais específicos do corpo. A combinação de várias medições pode fornecer a estimativa das reservas de gordura corporal. Em geral, as dobras mais utilizadas para fornecer a estimativa das reservas de gordura corporal são a do tríceps (Tabela 7) e a do bíceps.

Adequação da DCT (%) = DCT obtida (mm) / DCT percentil 50 x 100

• **TABELA 7** Estado nutricional segundo classificação de dobra cutânea tricipital (DCT) por percentil

Desnutrição grave	Desnutrição moderada	Desnutrição leve	Eutrofia	Sobrepeso	Obesidade
< 70%	70-80%	80-90%	90-110%	110-120%	> 120%

Fonte: Fonseca e Santos, 2013[47].

Exames bioquímicos

A avaliação bioquímica é parte essencial da avaliação e fornece medidas objetivas das alterações do estado nutricional, tendo como principais vantagens: confirmação das deficiências nutricionais, identificação precoce de problemas nutricionais e monitoramento do indivíduo em tratamento[51].

O tipo e a frequência dos exames serão baseados na natureza e na gravidade da doença, no tipo de suporte nutricional fornecido, nos resultados de exames anteriores, no local onde os cuidados estão sendo executados e nos protocolos. Possuem limitações por sofrerem influência de várias doenças, pela baixa especificidade para situações nutricionais, pela interação droga/nutriente e pela ingestão alimentar. Recomenda-se não utilizar, isoladamente, os indicadores bioquímicos para estabelecer o diagnóstico nutricional[51].

A avaliação bioquímica do estado nutricional é geralmente realizada por indicadores hematológicos, proteicos viscerais, proteicos somáticos, colesterol sérico e balanço nitrogenado. Além desses, estão disponíveis as proteínas da fase aguda, os testes de avaliação de competência imune e a avaliação laboratorial de micronutrientes.

Segue na Tabela 8 observações sobre alguns exames.

• **TABELA 8** Observações sobre alguns exames

Exames	Observações
Albumina (g/dL)[52-54]	Apresenta meia-vida longa (18-20 dias). Proteína mais abundante circulante do plasma e dos líquidos extracelulares Apresenta funções de ligação e transporte de inúmeras substâncias (cálcio, zinco, magnésio, cobre, ácidos graxos de cadeia longa, esteroides, drogas etc.) Responsável pela manutenção da pressão coloidosmótica do plasma Baixa sensibilidade na avaliação da desnutrição aguda Baixas concentrações séricas podem indicar aumento da incidência de complicações clínicas e mortalidade
Pré-albumina (mg/dL)[55-58]	Apresenta meia-vida mais curta (2 a 3 dias) Proteína de transporte para o hormônio tireoidiano, sintetizada pelo fígado e parcialmente catabolizada pelos rins A principal vantagem da pré-albumina em relação à albumina é o marcador mais favorável de alteração aguda do estado nutricional

(continua)

• **TABELA 8** Observações sobre alguns exames (*continuação*)

Exames	Observações
Transferrina (mg/dL)[59-61]	É uma glicoproteína plasmática, de fase aguda, que transporta o ferro Apresenta meia-vida relativamente longa, com aproximadamente 10 dias É influenciada por outros fatores, incluindo estado de ferro, doença hepática e condição inflamatória Os níveis séricos diminuem no cenário de desnutrição grave, mas esse marcador não é confiável na avaliação de desnutrição leve e de massa livre de gordura
Proteína C-reativa (mg/L)[62,63]	Possui meia-vida de algumas horas (6 horas) e é considerada indicador de fase aguda, em situações de estresse metabólico Seus valores estão relacionados com a intensidade da resposta metabólica, geralmente por causa da secreção de interleucinas (IL)-1, IL-6, IL-8 e TNF-alfa Valores elevados persistentes são considerados mau prognóstico
Ureia (mg/dL)[64,65]	A concentração sérica de ureia pode aumentar no pós-operatório ou como resultado de trauma/estresse por causa da liberação de hormônios catabólicos, como a adrenalina, que aumentam a quebra de proteínas Em insuficiência renal, as concentrações séricas de ureia (e de creatinina) aumentarão As concentrações elevadas de ureia também podem ser o resultado de uma dieta rica em proteínas, destruição tecidual, como sangramento trato gastrointestinal, infecção grave, necrose, doença autoimune ou drogas como corticosteroides Concentrações reduzidas de ureia podem ocorrer como resultado de um período prolongado de baixa ingestão de proteínas, diabetes *insipidus*, em que há ingestão excessiva de líquidos e consequente diluição da urina e aumento do débito urinário Doenças hepáticas, como hepatite ou cirrose, podem comprometer a síntese de ureia e, finalmente, resultar em concentrações séricas mais baixas
Colesterol sérico (mg/dL)[66-68]	Alguns instrumentos de triagem nutricional utilizam o colesterol sérico total como parâmetro de desnutrição As concentrações séricas de colesterol mostram uma relação com a mortalidade, e níveis baixos têm sido associados ao aumento da mortalidade. No entanto, a sensibilidade e a especificidade para monitorar a desnutrição são baixas

Avaliação clínica

É um exame físico para verificar sinais e sintomas de alterações do estado nutricional. É uma avaliação subjetiva e não deve ser considerada exclusivamente para o diagnóstico nutricional. Avaliam-se reservas de massa muscular, tecido adiposo, condições de hidratação e deficiência de micronutrientes de forma subjetiva[13] (Tabela 9).

• **TABELA 9** Sinais físicos indicativos de desnutrição energético-proteica e carências específicas de nutrientes

Local	Sinais associados à desnutrição	Possível deficiência ou doença
Cabelo	Perda do brilho natural, seco, fino, despigmentado, sinal de bandeira, fácil de arrancar sem dor	Kwashiorkor e, menos comum, marasmo
Olhos	Cegueira noturna	Vitamina A e zinco
	Manchas de Bitot, xerose conjuntival e de córnea, ceratomalacia	Vitamina A
	Inflamação conjuntival	Riboflavina e vitamina A
Boca	Estomatite angular, queilose	Riboflavina, piridoxina e niacina
	Língua inflamada	Ácido nicotínico, ácido fólico, riboflavina, vitamina B12, piridoxina e ferro
	Fissura na língua	Niacina
	Atrofia das papilas	Riboflavina, niacina e ferro
	Redução da sensibilidade ao sabor	Zinco
	Hemorragia gengival	Vitamina C e riboflavina
	Perda do esmalte do dente	Flúor e zinco
Glândulas	Aumento da tireoide	Iodo
	Aumento da paratireoide	Inanição

(continua)

• **TABELA 9** Sinais físicos indicativos de desnutrição energético-proteica e carências específicas de nutrientes (*continuação*)

Local	Sinais associados à desnutrição	Possível deficiência ou doença
Pele	Xerose, hiperqueratose folicular	Vitamina A
	Petéquias (pequenas hemorragias)	Vitamina C
	Hiperpigmentação	Niacina
	Palidez	Ferro, vitamina B12 e folato
	Seborreia nasolabial	Riboflavina e ácidos graxos essenciais
	Dermatose cosmética descamativa	Kwashiorkor
	Pelagra	Ácido nicotínico
Unhas	Quebradiças, rugosas e coiloníquia	Ferro
Tecido subcutâneo	Edema	Kwashiorkor
	Gordura abaixo do normal	Inanição, marasmo
Tórax	Fraqueza do músculo respiratório	Proteína e fósforo
Sistema gastrointestinal	Hepatoesplenomegalia	Kwashiorkor
Sistema musculoesquelético	Desgaste muscular	Inanição e marasmo
	Ossos do crânio frágeis e fossa frontoparietal	Kwashiorkor
	Alargamento epifisário, persistência da abertura da fontanela anterior e perna em X	Vitamina D
	Rosário raquítico	Vitamina D ou C
	Frouxidão das panturrilhas	Tiamina
Sistema nervoso	Alteração psicomotora	Kwashiorkor
	Perda do senso vibratório e de posição	Tiamina e vitamina B12
	Demência	Niacina, vitamina B12 e tiamina
	Neuropatia periférica	Tiamina, piridoxina e vitamina E
	Tetania	Cálcio e magnésio
	Desorientação aguda	Fósforo e niacina
Sistema cardiovascular	Aumento do coração e taquicardia	Tiamina

Fonte: Barrere et al., 2021[13], Cuppari, 2019[69].

A avaliação das reservas de gordura, do estado muscular e da hidratação deve ser subjetiva, examinando e graduando as regiões pelo grau de déficit: normal, leve, moderada ou grave[13]. A Tabela 10 detalha o exame físico da avaliação global subjetiva do estado nutricional.

• **TABELA 10** Exame físico da avaliação global subjetiva do estado nutricional

Perda de gordura subcutânea	Dicas	Depleção severa	Desnutrição moderada	Eutrofia
Região orbital	Observe o paciente em pé Toque acima do osso malar (maçã do rosto)	Círculos escuros, depressão, pele flácida, "olhos fundos"	Levemente côncavo Círculos ligeiramente escuros	Bolsa de gordura ligeiramente abaulada Retenção de fluido pode mascarar
Regiões do tríceps e do bíceps	Braço dobrado, movimentar a pele entre os dedos, não incluir músculo	Pouco espaço de gordura entre os dedos	Pequena profundidade, mas não ampla	Tecido adiposo abundante
Regiões torácica e lombar	Solicite ao paciente para pressionar as mãos contra um objeto sólido	Depressão entre costelas muito aparente Crista ilíaca muito proeminente	Depressão moderada ou o osso pode estar ligeiramente aparente Crista ilíaca pouco proeminente	Nenhuma depressão, ossos não proeminentes
Perda de massa muscular	**Dicas**	**Depleção severa**	**Desnutrição moderada**	**Eutrofia**
Têmporas	Observar o paciente de frente Solicite a ele para virar a cabeça para os lados	Depressão	Depressão leve	Pode-se observar o músculo bem definido
Clavícula e processo acrômio (ombros)	Paciente de pé ou sentado Braços ao lado do corpo Observar a forma	Articulação ombro/braço quadrada Acrômio: saliência acentuada	Acrômio levemente protuberante	Curvas arredondadas: braço/ombro/pescoço

(continua)

• **TABELA 10** Exame físico da avaliação global subjetiva do estado nutricional (*continuação*)

Perda de massa muscular	Dicas	Depleção severa	Desnutrição moderada	Eutrofia
Escápula	Solicitar ao paciente para estender as mãos contra uma superfície sólida	Ossos proeminente, visíveis, depressão entre a escápula, costelas, ombro e coluna vertebral	Depressão leve ou ossos levemente proeminentes	Ossos não proeminentes, sem depressões significativas
Músculo interósseo	Avaliar o dorso da mão quando a ponta do dedo indicador tocar a ponta do polegar	Depressão acentuada	Depressão leve	Pode ser plana em algumas pessoas bem nutridas
Quadríceps	Solicitar ao paciente para sentar-se, apoiar a perna em móveis baixos Pinçar e sentir o volume do músculo	Parte interna da coxa com depressão	Parte interna da coxa com leve depressão	Sem depressão
Panturrilha	Avaliar o músculo da panturrilha para determinar a quantidade de tecido	Fina, mínima ou nenhuma definição muscular	Não bem desenvolvido	Região bem desenvolvida
Edema/ ascite	**Dicas**	**Depleção severa**	**Desnutrição moderada**	**Eutrofia**
Tornozelo e sacro	Em pacientes com mobilidade, observar o tornozelo; naqueles com atividades restritas, observar o sacro	Profundidade presente e pronunciada, depressão dura um tempo curto a moderado (31-60 s), extremidade parece inchada (3-4+)	Edema leve a moderado Leve inchaço da extremidade, recuo diminui rapidamente (0-30 s)	Sem sinais de retenção de líquidos

Fonte: Barrere et al., 2021[13], Cuppari, 2019[69].

Avaliação dietética

A avaliação dietética, por meio da anamnese alimentar, analisa hábitos, preferências, aversões, alergias alimentares, dificuldades de mastigação e de ingestão de alimentos[32].

A análise da dieta inclui informações qualitativas (número de refeições, grupos alimentares, horários das refeições) e quantitativas, adequação nutricional dos indivíduos. O instrumento deve estar de acordo com os objetivos, a condição clínica do paciente e o tempo disponível para avaliação[70].

No ambiente hospitalar é possível avaliar de forma subjetiva a ingestão alimenta por meio de imagens sobre o percentual de ingestão da refeição ou de forma objetiva (recordatório alimentar de 24 horas, registro alimentar)[70] (Figura 2).

Vale lembrar que não existe um método considerado "padrão-ouro", que garanta que a informação obtida seja de fato a ingestão real.

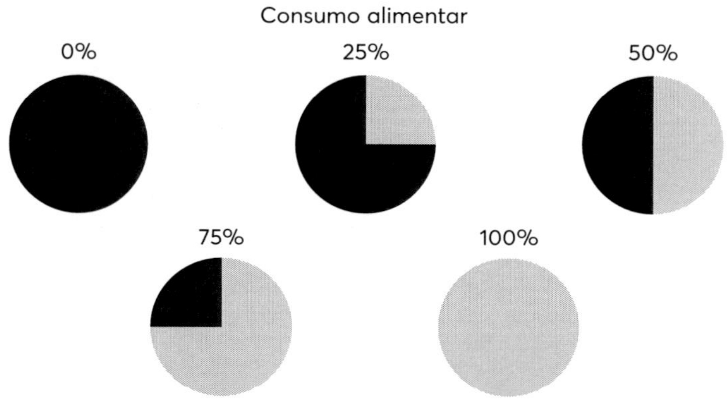

Anote a quantidade mais próxima do que você consumiu de cada refeição

Café da manhã:	☐0%	☐25%	☐50%	☐75%	☐100%
Lanche da manhã:	☐0%	☐25%	☐50%	☐75%	☐100%
Almoço:	☐0%	☐25%	☐50%	☐75%	☐100%
Lanche da tarde:	☐0%	☐25%	☐50%	☐75%	☐100%
Jantar:	☐0%	☐25%	☐50%	☐75%	☐100%
Ceia:	☐0%	☐25%	☐50%	☐75%	☐100%

• **FIGURA 2** Instrumento de avaliação do consumo alimentar.
Fonte: Lima et al., 2018[70].

INSTRUMENTOS DE DIAGNÓSTICO

Considerando a alta prevalência da desnutrição no ambiente hospitalar e a ausência de um consenso universal para seu diagnóstico, diversos instrumentos para diagnóstico de desnutrição têm sido propostos em literatura. Na Tabela 11 são descritos os principais instrumentos sugeridos até o momento, entre eles a Avaliação Global Subjetiva (AGS), o Consenso de Características Clínicas da Desnutrição proposto pela AND-ASPEN (MCC), a Miniavaliação Nutricional (MAN) e a Iniciativa de Liderança Global sobre Desnutrição (GLIM).

• **TABELA 11** Caracterização dos instrumentos de avaliação nutricional subjetiva

Instrumento	Observações
Avaliação Global Subjetiva (AGS)[30,71-75]	Método simples, de baixo custo, rápido e não invasivo Pode ser utilizada em pacientes com doenças agudas, em reabilitação, cirúrgicos, idosos, oncológicos e renais Inclui história clínica na qual são avaliadas: mudança de peso não intencional, alteração da ingestão alimentar, presença de sintomas gastrointestinais, capacidade funcional e demanda metabólica relacionada à doença base Exame físico: presença de edema, perda de massa muscular e perda de gordura subcutânea A AGS classifica o indivíduo em três categorias: bem nutridos (categoria ASG A), leve/moderadamente desnutrido (categoria ASG B) ou gravemente desnutrido (categoria ASG C) Sua acurácia depende do bom treinamento e da experiência do observador por causa da subjetividade do método
MAN (Miniavaliação Nutricional) – *Mini Nutritional Assessment*®[76-79]	Indicada para determinar o estado nutricional do idoso Compõe variáveis antropométricas: IMC, circunferência do braço, circunferência da panturrilha e perda de peso; questões de avaliação global, relacionadas com o modo de vida, a medicação, a mobilidade e os problemas psicológicos; variáveis dietéticas com questionamentos relativos ao número de refeições, à ingestão de alimentos/líquidos e à autonomia na alimentação; e questões de autoavaliação, como a autopercepção da saúde e da condição nutricional Avaliação com base na pontuação numérica: • 24-30: normal • 17-23,5: risco de desnutrição • < 17: desnutrido

(continua)

• **TABELA 11** Caracterização dos instrumentos de avaliação nutricional subjetiva (*continuação*)

Instrumento	Observações
JAND-ASPEN – MCC (*Malnutrition Clinical Characteristics* – Características Clínicas da Desnutrição)[2,80-83]	O MCC foi publicado em 2012 pela Academia de Nutrição e Dietética (AND) e a Sociedade Americana de Nutrição Parenteral e Enteral (ASPEN) O método é baseado na etiologia da desnutrição, incorporando assim o papel da resposta inflamatória que está associada a várias doenças e/ou condições na incidência e na progressão da desnutrição em adultos na prática clínica São propostos seis parâmetros como indicadores clínicos para a desnutrição, sendo necessária a identificação de pelo menos 2 dos parâmetros para diagnóstico: • Ingestão de energia insuficiente • Perda de peso não intencional • Perda de massa muscular • Perda de gordura subcutânea • Acúmulo de líquido localizado ou generalizado (edema ou anasarca) • Diminuição do estado funcional medido pela avaliação de força de preensão palmar (FPP)

GLIM (Iniciativa de Liderança Global sobre Desnutrição)

Apesar de vários critérios diagnósticos publicados e considerando que nenhuma abordagem existente garantiu ampla aceitação global, no final de 2018, a GLIM (do inglês, Global Leadership Initiative on Malnutrition) publicou um consenso sobre diagnóstico de desnutrição, representando especialistas de várias sociedades internacionais de nutrição clínica, incluindo ESPEN (European Society for Clinical Nutrition and Metabolism), ASPEN (American Society for Parenteral and Enteral Nutrition), PENSA (Parenteral and Enteral Nutrition Society of Asia) e FELANPE (Federación Latinoamericana de Terapia Nutricional, Nutrición Clinica y Metabolismo)[84].

Esse consenso inclui um conjunto mínimo de critérios diagnósticos clinicamente relevantes, com base na opinião de especialistas, que podem ser aplicados em diversos contextos clínicos de pacientes. O objetivo do GLIM é alcançar consenso global sobre a identificação e o endosso de critérios para o diagnóstico de desnutrição em ambiente clínico, usando métodos simples e amplamente disponíveis. O esquema de diagnóstico GLIM está representado na Figura 3.

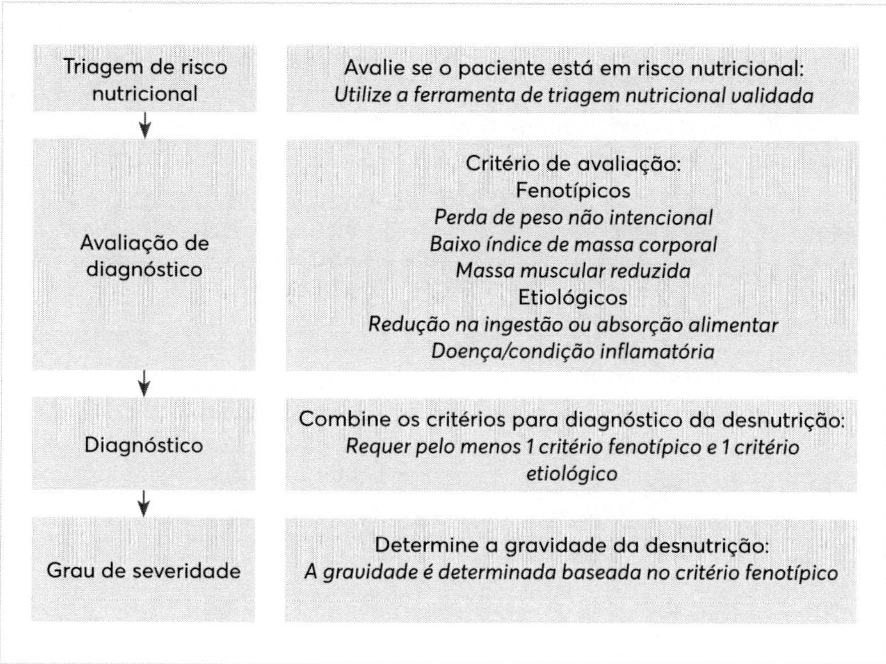

• **FIGURA 3** Esquema de diagnóstico da Iniciativa de Liderança Global sobre Desnutrição (GLIM) para triagem, avaliação, diagnóstico e classificação de desnutrição. Fonte: adaptada de Cederholm et al., 2019[84].

A avaliação para diagnosticar a desnutrição é realizada por meio de critérios fenotípicos e etiológicos, sendo necessário pelo menos um critério fenotípico e um critério etiológico para diagnóstico de desnutrição, conforme a Tabela 12. A classificação de gravidade em moderada ou severa é baseada apenas nos critérios fenotípicos observados, conforme a Tabela 13. Os critérios etiológicos são usados para contextualização e orientação sobre intervenção e desfechos esperados[84-86].

• **TABELA 12** Critérios fenotípicos e etiológicos para o diagnóstico de desnutrição de acordo com a Iniciativa de Liderança Global sobre Desnutrição (GLIM)

Critérios fenotípicos			Critérios etiológicos	
Perda de peso não intencional (%)	Baixo IMC (kg/m^2)	Redução da massa muscular	Redução de ingestão ou absorção de alimentos	Inflamação
> 5% nos últimos 6 meses ou > 10% em 6 meses	< 20 kg/m^2 se < 70 anos ou < 22 kg/m^2 se > 70 anos ASIA: < 18,5 kg/m^2 se < 70 anos ou < 20 kg/m^2 se > 70 anos	Redução validada por métodos de composição corporal[a]	≤ 50% das necessidades energética por 1 semana ou Qualquer redução com > 2 semanas ou Outra condição gastrointestinal crônica que afete a absorção ou a digestão de alimentos[b,c]	Doença aguda[d,f] ou crônica[e,f]

IMC: índice de massa corporal.

Fonte: adaptada de Cederholm et al., 2019[84].

[a] Por exemplo: índice de massa livre de gordura (IMLG, kg/m^2) por raio-X de dupla energia (DXA) ou padrões correspondentes usando outros métodos de composição corporal como análise de bioimpedância (BIA), tomografia computadorizada (TC) ou ressonância magnética (RM). Quando não disponível ou por preferência regional, exame físico ou medidas antropométricas-padrão, como circunferência muscular do braço ou circunferência de panturrilha, podem ser utilizadas. Os limites para a redução da massa muscular precisam ser adaptados à raça (Ásia). Avaliações funcionais, como força de preensão palmar, podem ser consideradas medida de apoio.

[b] Considere os sintomas gastrointestinais como indicadores de suporte que podem prejudicar a ingestão ou a absorção de alimentos, por exemplo, disfagia, náuseas, vômitos, diarreia, obstipação ou dor abdominal. Use o julgamento clínico para discernir a gravidade com base no grau em que a ingestão ou a absorção são prejudicadas. Intensidade, frequência e duração dos sintomas devem ser observadas.

[c] A assimilação reduzida de alimentos/nutrientes está associada a distúrbios de má absorção como síndrome do intestino curto, insuficiência pancreática e após cirurgia bariátrica. Também é associada a distúrbios como estenose esofágica, gastroparesia e pseudo-obstrução intestinal. A má absorção é um diagnóstico clínico manifestado como diarreia crônica ou esteatorreia. A má absorção naqueles com ostomias é evidenciada por volumes elevados de débito. Use julgamento clínico ou avaliação adicional para discernir a gravidade com base em frequência, duração e quantificação da gordura fecal e/ou volume das perdas.

[d] Relacionado a doença aguda ou lesões. A inflamação grave provavelmente está associada a uma grande infecção, queimaduras, trauma ou traumatismo craniano fechado. Outras doenças agudas ou lesões estão provavelmente associadas à inflamação leve a moderada.

[e] Relacionado a doenças crônicas. A inflamação grave geralmente não está associada a doenças crônicas. É provável que a inflamação crônica ou recorrente leve a moderada esteja associada à doença maligna, à doença pulmonar obstrutiva crônica, à insuficiência cardíaca congestiva, à doença renal crônica ou a qualquer doença com inflamação crônica ou recorrente. Observe que a inflamação transitória de grau leve não atende ao limiar para esse critério etiológico.

[f] A proteína C-reativa pode ser usada como medida laboratorial de suporte.

• **TABELA 13** Limiares para classificação de gravidade da desnutrição em estágio 1 (moderada) e estágio 2 (severa)

	Critérios fenotípicos		
	Perda de peso não intencional	Baixo IMC[a]	Redução da massa muscular[b]
Estágio 1 ou desnutrição moderada (requer 1 critério fenotípico que atenda a esse grau)	5-10% nos últimos 6 meses 10-25% em mais de 6 meses	< 20 kg/m² se < 70 anos < 22 kg/m² se > 70 anos	Déficit leve a moderado
Estágio 2 ou desnutrição severa (requer 1 critério fenotípico que atenda a esse grau)	> 10% em 6 meses > 20% em mais de 6 meses	< 18,5 kg/m² se < 70 anos < 20 kg/m² se > 70 anos	Déficit grave

IMC: índice de massa corpórea.
Fonte: adaptada de Cederholm et al., 2019[84].
[a] Mais pesquisas são necessárias para garantir dados de IMC de referência de consenso para populações asiáticas em ambientes clínicos.
[b] Por exemplo: índice de massa muscular esquelética (MME, kg/m²) por raio-X de dupla energia (DXA) ou padrões correspondentes usando outros métodos de composição corporal como análise de bioimpedância (BIA), tomografia computadorizada (TC) ou ressonância magnética (RM). Quando não disponível ou por preferência regional, exame físico ou medidas antropométricas-padrão, como circunferência muscular do braço ou circunferência de panturrilha, podem ser utilizadas. Avaliações funcionais, como força de preensão palmar, podem ser consideradas medida de apoio.

RESUMO

- A avaliação do estado nutricional é de suma importância na prática clínica para determinação do diagnóstico nutricional do indivíduo.
- É um processo complexo e sistemático, que envolve várias etapas para obter os dados. Sabe-se que não há métodos padrão-ouro para diagnóstico das alterações do estado nutricional.
- Além das informações coletadas, de acordo com métodos apropriados à condição do indivíduo, o olhar clínico do profissional é fundamental para compor o diagnóstico nutricional.

REFERÊNCIAS

1. Waitzberg DL, Caiaffa WT, Correia MI. Hospital malnutrition: the Brazilian national survey (IBRANUTRI): a study of 4000 patients. Nutrition. 2001;17(7-8):573-80.
2. White J V, Guenter P, Jensen G, Malone A, Schofield M. Consensus statement of the Academy of Nutrition and Dietetics/American Society for Parenteral and Enteral Nutrition: characteristics recommended for the identification and documentation of adult malnutrition (undernutrition). J Acad Nutr Diet. 2012;112(5):730-8.

3. Correia MITD, Sulo S, Brunton C, Sulz I, Rodriguez D, Gomez G, et al. Prevalence of malnutrition risk and its association with mortality: nutritionDay Latin America survey results. Clin Nutr. 2021;40(9):5114-21.
4. Norman K, Pichard C, Lochs H, Pirlich M. Prognostic impact of disease-related malnutrition. Clin Nutr. 2008;27(1):5-15.
5. Waitzberg DL, De Aguilar-Nascimento JE, Dias MCG, Pinho N, Moura R, Correia MITD. Hospital and homecare malnutrition and nutritional therapy in Brazil. Strategies for alleviating it: a position paper. Nutr Hosp. 2017;34(4):969-75.
6. Ukleja A, Gilbert K, Mogensen KM, Walker R, Ward CT, Ybarra J, et al. Standards for nutrition support: adult hospitalized patients. Nutr Clin Pract Off Publ Am Soc Parenter Enter Nutr. 2018;33(6):906-20.
7. Cardenas D, Correia MITD, Ochoa JB, Hardy G, Rodriguez-Ventimilla D, Bermúdez CE, et al. Clinical nutrition and human rights. An international position paper. Nutr Clin Pract Off Publ Am Soc Parenter Enter Nutr. 2021;36(3):534-44.
8. Isenring EA, Banks M, Ferguson M, Bauer JD. Beyond malnutrition screening: appropriate methods to guide nutrition care for aged care residents. J Acad Nutr Diet. 2012;112(3):376-81.
9. Guigoz Y. The mini nutritional assessment (MNA) review of the literature – what does it tell us? J Nutr Health Aging. 2006;10(6):466-7.
10. Vellas B, Villars H, Abellan G, Soto ME, Rolland Y, Guigoz Y, et al. Overview of the MNA – its history and challenges. J Nutr Health Aging. 2006;10(6):455-6.
11. D'Almeida C. Triagem nutricional em pacientes oncológicos idosos: estudo multicêntrico. (Doutorado). Universidade Federal do Rio de Janeiro, Rio de Janeiro; 2018.
12. Isenring E, Cross G, Kellett E, Koczwara B, Daniels L. Nutritional status and information needs of medical oncology patients receiving treatment at an Australian public hospital. Nutr Cancer. 2010;62(2):220-8.
13. Barrere APN, Freitas AM, Lopes GG, Shima M, Piovacari SMF. Triagem nutricional e avaliação nutricional no adulto e idoso. In: Piovacari SMF (ed.). Nutrição Hospitalar. Rio de Janeiro: Atheneu; 2021. p.14-43.
14. Elia M, Zellipour L, Stratton RJ. To screen or not to screen for adult malnutrition? Clin Nutr. 2005;24(6):867-84.
15. Kondrup J, Allison SP, Elia M, Vellas B, Plauth M. ESPEN guidelines for nutrition screening 2002. Clin Nutr. 2003;22(4):415-21.
16. Stratton RJ, Hackston A, Longmore D, Dixon R, Price S, Stroud M, et al. Malnutrition in hospital outpatients and inpatients: prevalence, concurrent validity and ease of use of the "malnutrition universal screening tool" ("MUST") for adults. Br J Nutr. 2004;92(5):799-808.
17. British Association of Parenteral and Enteral Nutrition. A guide to the "Malnutrition Universal Screening Tool" ("MUST") for Adults. BAPEN. 2003.
18. Ferguson M, Capra S, Bauer J, Banks M. Development of a valid and reliable malnutrition screening tool for adult acute hospital patients. Nutrition. 1999;15(6):458-64.
19. Beghetto MG, Luft VC, Mello ED, Polanczyk CA. Accuracy of nutritional assessment tools for predicting adverse hospital outcomes. Nutr Hosp. 2009;24(1):56-62.
20. Raslan M, Gonzalez MC, Carolina M, Dias G. Aplicabilidade dos métodos de triagem nutricional no paciente hospitalizado Applicability of nutritional screening. 2008;21(5):553-61.
21. Rubenstein LZ, Harker JO, Salvà A, Guigoz Y, Vellas B. Screening for undernutrition in geriatric practice: developing the short-form mini-nutritional assessment (MNA-SF). J Gerontol A Biol Sci Med Sci. 2001;56(6):M366-72.
22. Venzin RM, Kamber N, Keller WCF, Suter PM, Reinhart WH. How important is malnutrition? A prospective study in internal medicine. Eur J Clin Nutr. 2009;63(3):430-6.
23. Guigoz Y, Vellas B GP. Mini nutritional assessment: a practical assessment tool for grading the nutritional state of elderly patients. Facts Res Gerontol. 1994;4(Suppl 2):15-59.

24. Guigoz Y, Vellas B, Garry PJ. Assessing the nutritional status of the elderly: the mini nutritional assessment as part of the geriatric evaluation. Nutr Rev. 1996;54(1 Pt 2):S59-65.
25. Heyland DK, Dhaliwal R, Jiang X, Day AG. Identifying critically ill patients who benefit the most from nutrition therapy: the development and initial validation of a novel risk assessment tool. Crit Care. 2011;15(6):R268.
26. Ceniccola GD, Barbosa HA. Ferramentas tradicionais de avaliação nutricional adaptadas à unidade de terapia intensiva. In: Toledo DCM (ed.). Terapia nutricional em UTI. Rio de Janeiro: Rubio; 2015. p.19-24.
27. Jeong DH, Hong SB, Lim CM, Koh Y, Seo J, Kim Y, et al. Comparison of Accuracy of NUTRIC and Modified NUTRIC Scores in Predicting 28-day mortality in patients with sepsis: a single center retrospective study. Nutrients. 2018;10(7).
28. Brantley SMM. Overview of enteral nutrition. In: McClave S (ed.). ASPEN adult nutrition support core curriculum. 2.ed. Silver Spring: American Society for Parenteral and Enteral Nutrition; 2012. p.170-84.
29. Rahman A, Hasan RM, Agarwala R, Martin C, Day AG, Heyland DK. Identifying critically-ill patients who will benefit most from nutritional therapy: Further validation of the "modified NUTRIC" nutritional risk assessment tool. Clin Nutr. 2016;35(1):158-62.
30. Detsky AS, McLaughlin JR, Baker JP, Johnston N, Whittaker S, Mendelson RA, et al. What is subjective global assessment of nutritional status? JPEN. 1987;11(1):8-13.
31. Ottery FD. Definition of standardized nutritional assessment and interventional pathways in oncology. Nutrition. 1996;12(1 Suppl):S15-9.
32. Horie LM, Ana Paula Noronha Barrére, Castro MG, Alencastro MG de, Alves JTM, Bello PPD, et al. Diretriz Braspen De terapia nutricional no paciente com câncer e Braspen recomenda: Indicadores de qualidade em terapia nutricional. Braspen J. 2019;34(Supl 1):41-9.
33. Brasil. Ministério da Saúde. Instituto Nacional de Câncer. Consenso nacional de nutrição oncológica. 2009. p. 126.
34. Bauer J, Capra S, Ferguson M. Use of the scored Patient-Generated Subjective Global Assessment (PG-SGA) as a nutrition assessment tool in patients with cancer. Eur J Clin Nutr. 2002;56(8):779-85.
35. Gonzalez MC, Borges LR, Silveira DH, Assunção MCF, Orlandi SP. Validação da versão em português da avaliação subjetiva global produzida pelo paciente. Rev Bras Nutr Clin. 2010;25(2):102-8.
36. Lee RD, Nieman DC. Introduction to nutritional assessment. In: Lee RD, Nieman DC. Nutritional assessment. 6.ed. New York: McGraw Hill. 2013. p.383-419.
37. Silva MCM, Sampaio LR. Avaliação nutricional: conceitos e importância para formação do nutricionista. In: Sampaio LR (ed.). Avaliação nutricional. Salvador: EDUFBA; 2012. p.14-21.
38. Chumlea WC, Guo S, Roche AF, Steinbaugh ML. Prediction of body weight for the nonambulatory elderly from anthropometry. J Am Diet Assoc. 1988;88(5):564-8.
39. Barceló M, Torres O, Mascaró J, Francia E, Cardona D, Ruiz D. Assessing nutritional status in the elderly evaluation of Chumlea equations for weight. Nutr Hosp. 2013;28(2):314-8.
40. Osterkamp LK. Current perspective on assessment of human body proportions of relevance to amputees. J Am Diet Assoc. 1995;95(2):215-8.
41. Dias MC, Horie LM WD. Exame físico e antropometria. In: Waitzberg DL (ed.). Nutrição oral, enteral e parenteral na prática clínica. 4.ed. São Paulo: Atheneu; 2009. p.383-419.
42. Blackburn GL, Bistrian BR, Maini BS, Schlamm HT, Smith MF. Nutritional and metabolic assessment of the hospitalized patient. JPEN. 1977;1(1):11-22.
43. Kamimura MA, Sampaio LR, Cuppari L. Avaliação nutricional na prática clínica. In: Cuppari L et al. (ed.). Nutrição nas doenças crônicas não transmissíveis. Barueri: Manole; 2009.
44. Chumlea WC, Roche AF, Steinbaugh ML. Estimating stature from knee height for persons 60 to 90 years of age. J Am Geriatr Soc. 1985;33(2):116-20.

45. World Health Organization (WHO). WHO Expert Consultation. Appropriate body-mass index for Asian populations and its implications for policy and intervention strategies. Lancet. 2004;363(9403):157-63.
46. Lebrão ML, Duarte YAO. O projeto Sabe no município de São Paulo: uma abordagem inicial. Brasília: Organização Pan-Americana da Saúde; 2003.
47. Fonseca J, Santos CA. Clinical anatomy: anthropometry for nutritional assessment of 367 adults who underwent endoscopic gastrostomy. Acta Med Port. 2013;26(3):212-8.
48. Santos LP, Gonzalez MC, Orlandi SP, Bielemann RM, Barbosa-Silva TG, Heymsfield SB. New prediction equations to estimate appendicular skeletal muscle mass using calf circumference: results from NHANES 1999-2006. JPEN. 2019;43(8):998-1007.
49. Rolland Y, Lauwers-Cances V, Cournot M, Nourhashémi F, Reynish W, Rivière D, et al. Sarcopenia, calf circumference, and physical function of elderly women: a cross-sectional study. J Am Geriatr Soc. 2003;51(8):1120-4.
50. Barbosa-Silva TG, Bielemann RM, Gonzalez MC, Menezes AMB. Prevalence of sarcopenia among community-dwelling elderly of a medium-sized South American city: results of the COMO VAI? Study J Cachexia Sarcopenia Muscle. 2016;7(2):136-43.
51. Picó C, Serra F, Rodríguez AM, Keijer J, Palou A. Biomarkers of nutrition and health: new tools for New Approaches. Nutrients. 2019;11(5):1092.
52. Torrance A. Biochemical assessment in undernutrition. In: Hickson M, Smith S, Whelan K (ed.). Advanced nutrition and dietetics in nutrition support. New Jersey: Wiley Blackwell; 2018. p.65-73.
53. Ikizler TA. The use and misuse of serum albumin as a nutritional marker in kidney disease. Clin J Am Soc Nephrol. 2012;7(9):1375-7.
54. Banh L. Serum proteins as markers of nutrition: what are we treating? Pract Gastroenterol. 2006;30:46-64.
55. Beck FK, Rosenthal TC. Prealbumin: a marker for nutritional evaluation. Am Fam Physician. 2002;65(8):1575-8.
56. Ingenbleek Y. Plasma transthyretin as a biomarker of sarcopenia in elderly subjects. Nutrients. 2019;11(4):895.
57. Davies M. Nutritional screening and assessment in cancer-associated malnutrition. Eur J Oncol Nurs. 2005;9(Suppl 2):S64-73.
58. Takeda H, Ishihama K, Fukui T, Fujishima S, Orii T, Nakazawa Y, et al. Significance of rapid turnover proteins in protein-losing gastroenteropathy. Hepatogastroenterology. 2003;50(54):1963-5.
59. Shetty PS, Watrasiewicz KE, Jung RT, James WP. Rapid-turnover transport proteins: an index of subclinical protein-energy malnutrition. Lancet. 1979;2(8136):230-2.
60. Bharadwaj S, Ginoya S, Tandon P, Gohel TD, Guirguis J, Vallabh H, et al. Malnutrition: laboratory markers vs nutritional assessment. Gastroenterol Rep. 2016;4(4):272-80.
61. Sergi G, Coin A, Enzi G, Volpato S, Inelmen EM, Buttarello M, et al. Role of visceral proteins in detecting malnutrition in the elderly. Eur J Clin Nutr. 2006;60(2):203-9.
62. Rajab IM, Hart PC, Potempa LA. How C-reactive protein structural isoforms with distinctive bioactivities affect disease progression. Front Immunol. 2020;11:2126.
63. Jain S, Gautam V, Naseem S. Acute-phase proteins: as diagnostic tool. J Pharm Bioallied Sci. 2011;3(1):118-27.
64. Beier K, Eppanapally S, Bazick HS, Chang D, Mahadevappa K, Gibbons FK, et al. Elevation of blood urea nitrogen is predictive of long-term mortality in critically ill patients independent of "normal" creatinine. Crit Care Med. 2011;39(2):305-13.
65. Meyer TW, Hostetter TH. Uremia. N Engl J Med. 2007;357(13):1316-25.
66. Ulíbarri JI, González-Madroño A, Villar NGP, González P, González B, Mancha A, et al. CONUT: a tool for controlling nutritional status. First validation in a hospital population. Nutr Hosp. 2005;20(1):38-45.

67. Paccagnella A, Morello M, Da Mosto MC, Baruffi C, Marcon ML, Gava A, et al. Early nutritional intervention improves treatment tolerance and outcomes in head and neck cancer patients undergoing concurrent chemoradiotherapy. Support Care Cancer. 2010;18(7):837-45.
68. Neaton JD, Blackburn H, Jacobs D, Kuller L, Lee DJ, Sherwin R, et al. Serum cholesterol level and mortality findings for men screened in the Multiple Risk Factor Intervention Trial. Multiple Risk Factor Intervention Trial Research Group. Arch Intern Med. 1992;152(7):1490-500.
69. Cuppari L. Nutrição clínica no adulto. 4.ed. Barueri: Manole; 2019.
70. Toledo DO, Piovacari SMF, Horie LM, Matos LBN, Castro MG, Ceniccola GD. Campanha diga não à desnutrição: 11 passos importantes para combater a desnutrição hospitalar. BRASPEN J. 2018;33:86-100.
71. Baker JP, Detsky AS, Wesson DE, Wolman SL, Stewart S, Whitewell J, et al. Nutritional assessment: a comparison of clinical judgement and objective measurements. N Engl J Med. 1982;306(16):969-72.
72. Baker JP, Detsky AS, Whitwell J, Langer B, Jeejeebhoy KN. A comparison of the predictive value of nutritional assessment techniques. Hum Nutr Clin Nutr. 1982;36(3):233-41.
73. Kalantar-Zadeh K, Kleiner M, Dunne E, Lee GH, Luft FC. A modified quantitative subjective global assessment of nutrition for dialysis patients. Nephrol Dial Transplant. 1999;14(7):1732-8.
74. da Silva Fink J, Daniel de Mello P, Daniel de Mello E. Subjective global assessment of nutritional status – a systematic review of the literature. Clin Nutr. 2015;34(5):785-92.
75. Duerksen DR, Laporte M, Jeejeebhoy K. Evaluation of nutrition status using the subjective global assessment: malnutrition, cachexia, and sarcopenia. Nutr Clin Pract. 2021;36(5):942-56.
76. Cereda E. Mini nutritional assessment. Curr Opin Clin Nutr Metab Care. 2012;15(1):29-41.
77. Guigoz Y, Vellas B. The Mini Nutritional Assessment (MNA) for grading the nutritional state of elderly patients: presentation of the MNA, history and validation. Nestle Nutr Workshop Ser Clin Perform Programme. 1999;1:2-3.
78. Bauer JM, Kaiser MJ, Anthony P, Guigoz Y, Sieber CC. The Mini Nutritional Assessment--its history, today's practice, and future perspectives. Nutr Clin Pract. 2008;23(4):388-96.
79. Zambelli CMSF, Gonçalves RC, Alves JTM. Diretriz BRASPEN de Terapia Nutricional no Paciente com Doença Renal. Braspen J. 2021;Supl2(2):2-32.
80. Burgel CF, Teixeira PP, Leites GM, Carvalho GD, Modanese PVG, Rabito EI, et al. Concurrent and predictive validity of AND-ASPEN malnutrition consensus is satisfactory in hospitalized patients: a longitudinal study. JPEN. 2021;45(5):1061-71.
81. Vavruk AM, Martins C, Nascimento MM. Validation of Malnutrition Clinical Characteristics in Critically Ill Patients. Nutr Clin Pract. 2021;36(5):993-1002.
82. Hipskind P, Rath M, JeVenn A, Galang M, Nawaya A, Smith E, et al. Correlation of new criteria for malnutrition assessment in hospitalized patients: AND-ASPEN versus SGA. J Am Coll Nutr. 2020;39(6):518-27.
83. Ceniccola GD, Okamura AB, Sepúlveda Neta J S, Lima FC, Deus ACS, Oliveira JA, et al. Association between AND-ASPEN malnutrition criteria and hospital mortality in critically ill trauma patients: a prospective cohort study. JPEN. 2020;44(7):1347-54.
84. Cederholm T, Jensen GL, Correia MITD, Gonzalez MC, Fukushima R, Higashiguchi T, et al. GLIM criteria for the diagnosis of malnutrition – a consensus report from the global clinical nutrition community. J Cachexia Sarcopenia Muscle. 2019;10(1):207-17.
85. de van der Schueren MAE, Keller H, Cederholm T, Barazzoni R, Compher C, Correia MITD, et al. Global Leadership Initiative on Malnutrition (GLIM): Guidance on validation of the operational criteria for the diagnosis of protein-energy malnutrition in adults. Clin Nutr. 2020;39(9):2872-80.
86. Correia MITD, Tappenden KA, Malone A, Prado CM, Evans DC, Sauer AC, et al. Utilization and validation of the Global Leadership Initiative on Malnutrition (GLIM): a scoping review. Clin Nutr. 2022;41(3):687-97.
87. Frisancho AR. Anthropometric standards: an interactive nutritional reference of body size and body composition for children and adults. Ann Arbor: University of Michigan Press; 2008.

5
Composição corporal e massa muscular

Diogo Oliveira Toledo

INTRODUÇÃO

A necessidade de métodos de precisão para avaliar a composição corporal como ferramenta diagnóstica e prognóstico está atrelada a conceitos de qualidade e melhoria assistencial em rotinas hospitalares. As ferramentas para avaliação da composição corporal estão cada vez menos invasivas e mais replicáveis[1].

Além disso, os métodos convencionais utilizados para o diagnóstico nutricional (antropometria, testes bioquímicos e índice de massa corporal) possuem baixa correlação com composição corporal[1,2]. Para suprir essa lacuna, técnicas precisas e não invasivas são importantes para avaliar a composição corporal e diagnosticar doenças relacionados com desnutrição, sarcopenia e fragilidade, bem como orientar a reabilitação de pacientes hospitalizados, o que pode economizar recursos e promover melhores resultados clínicos[3].

A prevalência da baixa muscularidade pode variar de 20 até 70%, principalmente em pacientes admitidos na unidade de terapia intensiva (UTI). Quanto maior a perda da massa muscular em pacientes hospitalizados piores são os desfechos clínicos[4]. A massa muscular possui estreita relação com desfecho do paciente crítico.

Neste capítulo serão abordadas as principais ferramentas utilizadas na prática, como ultrassonografia (US), bioimpedância (BIA), tomografia computadorizada (TC) e densitometria por dupla emissão de raios X (DEXA). Além disso, serão discutidas vantagens e desvantagens de cada método e as principais indicações pautadas na condição clínica.

ULTRASSONOGRAFIA

O uso de ultrassom para avaliar a composição corporal está aumentado na prática, motivadas por mais estudos de validação[5]. O ultrassom surgiu como método comum para quantificar a massa muscular e recentemente chamou muita atenção com a crescente importância do papel muscular esquelético no processo de recuperação[6]. Além disso, a técnica possui excelente confiabilidade entre treinador e *trainee* de acordo com Tillquist et al.[7].

Em um estudo multicêntrico, Paris et al. demonstraram que essa técnica também é aplicável em pacientes críticos com satisfatória confiabilidade intra e interobservador[8]. É importante ressaltar que esse método trata-se de uma avaliação longitudinal e evolutiva do quadríceps de pacientes[8-10]. A avaliação do quadríceps por meio do US tem sido aplicada como um bom parâmetro de acompanhamento da massa muscular em pacientes internados tanto em enfermaria como em UTI[11,12].

Puthucheary et al.[13] demonstraram redução significativa de 10% do músculo reto femoral medido pelo US durante os 7 primeiros dias na UTI. Um resultado semelhante também foi encontrado em um estudo brasileiro com pacientes graves em ventilação mecânica[12].

BIOIMPEDÂNCIA

A BIA é um método amplamente utilizado para estimar a composição corporal em diferentes condições clínicas, como câncer, obesidade, sarcopenia, pacientes idosos, bem como pacientes graves com algumas limitações nesta última condição[14,15].

Vários dispositivos de BIA estão disponíveis no mercado e podem ser classificados com base no número de frequências elétricas: frequência única e multifrequencial[16]. Em geral, o nível de precisão produzido por dispositivos multifrequenciais é melhor. A BIA pode ser influenciada por vários fatores: grau de adiposidade, estado hidreletrolítico, temperatura da pele, bem como fatores ambientais, por exemplo, temperatura do ambiente e proximidade com superfícies metálicas e eletrônica[17].

Um estudo que comparou o uso de BIA, TC e DEXA em pacientes cirúrgicos demonstrou boa correlação e destacou a importância da BIA, especialmente por causa do custo efetividade. As vantagens da BIA em comparação com a TC e a DEXA (métodos conhecidos como padrão-ouro) são a portabilidade do dispositivo, a facilidade de uso, a acessibilidade e a técnica de não invasiva[18]. Um fator limitante do uso de BIA em pacientes críticos é o edema. Entretanto, estudos avaliando o ângulo de fase (parâmetro da BIA) são mais adequados nesse contexto. Quanto menor o ângulo de fase, pior o desfecho clínico de pacientes graves[19]. O ângulo de fase também tem se mostrado um bom parâmetro para avaliar a massa muscular em pacientes com câncer[20].

TOMOGRAFIA COMPUTADORIZADA

A avaliação da composição corporal por meio da TC é considerada um método de grande precisão para analisar os compartimentos corporais. A TC é uma ferramenta importante para diagnosticar sarcopenia em ambientes hospitalizados, pois pode ser utilizada de maneira retrospectiva em casos que foi solicitada a TC por outro motivo durante o período de internação[21,22]. A TC tornou-se a ferramenta de escolha na avaliação da massa muscular em oncologia porque muitos pacientes têm diagnóstico ou estadiamento da doença por intermédio desse método[23]. Por esse motivo é reconhecido como exame de conveniência. A avaliação de uma única imagem transversal da TC pode ser usada para determinar a composição total do corpo. A área anatômica comumente usada como referência está localizada 5 cm acima da transição da 4ª e 5ª vértebra lombar (L4/L5), aproximadamente na terceira região da vértebra lombar (L3)[21-23].

Alguns pontos de corte já foram validados em *clusters* específicos de pacientes para discriminar baixa muscularidade avaliada por meio do corte de L3 pela TC. Prado et al. identificaram em pacientes com câncer pontos de corte $< 52,4$ cm^2/m^2 para homens e $< 38,5$ cm^2/m^2 para mulheres[24]. Esses pontos de corte foram associados com maior mortalidade em pacientes com tumores sólidos[24]. Outro estudo, conduzido por Toledo et al., envolveu 99 pacientes críticos, e o corte foi de 41,2 cm^2/m^2 para ambos os sexos[25]. Apesar das vantagens técnicas, a TC apresenta limitações, como exposição à radiação, alto custo e transporte do paciente dependendo da condição clínica.

A tomografia tem como importante desvantagem a radiação, por isso não é utilizada exclusivamente para a avaliação da composição corporal[1].

DENSITOMETRIA POR DUPLA EMISSÃO DE RAIOS X

Originalmente desenvolvida para medir a densidade mineral óssea, a DEXA tornou-se reconhecida por sua capacidade de precisão em medir a composição corporal total[26]. A DEXA é considerada padrão-ouro na análise de composição corporal em nível molecular, fornecendo quantificação de gordura, massa magra e conteúdo mineral ósseo, tanto em uma única região do corpo como em todo o corpo. Possui baixa radiação e excelente precisão, despontando como vantagens desse método. A DEXA pode avaliar o índice de massa apendicular e de massa magra com cortes definidos na avaliação do paciente sarcopênico. Entretanto a baixa disponibilidade desse aparelho nos serviços, o alto custo (principalmente no Brasil), bem como a limitação do transporte, principalmente em paciente intubados, limitam o uso dessa ferramenta em pacientes hospitalizados[1,27].

CONSIDERAÇÕES FINAIS

Todos os métodos discutidos neste capítulo são boas e adequadas tecnologias em termos de avaliação de composição corporal e podem ser muito úteis considerando os prós e contras expostos. Portanto, eles podem contribuir para aumentar o conhecimento e ser usado para diagnosticar, bem como monitorar, as intervenções nutricionais e de reabilitação introduzidas durante os tratamentos.

O uso da US para avaliar a composição corporal é destacado pela facilidade, pelo *point of care* e pelo custo do exame. O exame de tomografia computadorizada adiciona conhecimento ao tratamento de pacientes oncológicos e do estudo de sarcopenia. A BIA pode ser usada como ferramenta de prognóstico e avaliação da composição corporal. O método DEXA é de grande valor nos pacientes para avaliar sarcopenia. A Tabela 1 resume as avaliações comparativas de cada método.

• **TABELA 1** Avalição comparativa dos métodos de avaliação da composição corporal

Características	US	BIA	TC	DEXA
População	Amplo espectro	Amplo espectro	Câncer, cirurgia abdominal, pacientes que já possuíam o exame	Não intubados
Contraindicação	Não há	Gravidez e marca-passo	Não é utilizado exclusivamente para avaliar composição corporal por causa da radiação	Intubados
Acurácia	Boa	Boa	Ótima	Ótima
Replicabilidade	Boa	Ótima	Ótima	Boa

BIA: bioimpedância; DEXA: densitometria por dupla emissão de raios X; TC: tomografia computadorizada; US: ultrassonografia. Fonte: adaptada de Ceniccola et al., 2019[1].

REFERÊNCIAS

1. Ceniccola GD, Castro MG, Piovacari SMF, Horie LM, Correa FG, Barrere APN, et al. Current technologies in body composition assessment: advantages and disadvantages. Nutrition. 2019;62:25-31.
2. Sheean PM, Peterson SJ, Gurka DP, Braunschweig CA. Nutrition assessment: the reproducibility of subjective global assessment in patients requiring mechanical ventilation. Eur J Clin Nutr. 2010;64:1358-64.

3. Prado CM, Heymsfield SB. Lean tissue imaging: a new era for nutritional assessment and intervention. JPEN. 2014;38:940-53.
4. Landi F, Camprubi-Robles M, Bear DE, Cederholm T, Malafarina V, Welch AA, et al. Muscle loss: the new malnutrition challenge in clinical practice. Clin Nutr. 2019;38(5):2113-20.
5. Utter AC, Hager ME. Evaluation of ultrasound in assessing body composition of high school wrestlers. Med Sci Sports Exerc. 2008;40:943-9.
6. Ferrie S, Allman-Farinelli M, Daley M, Smith K. Protein requirements in the critically ill: a randomized controlled trial using parenteral nutrition. JPEN. 2016;40:795-805.
7. Tillquist M, Kutsogiannis DJ, Wischmeyer PE, Kummerlen C, Leung R, Stollery D, et al. Bedside ultrasound is a practical and reliable measurement tool for assessing quadriceps muscle layer thickness. JPEN. 2014;38:886-90.
8. Paris MT, Mourtzakis M, Day A, Leung R, Watharkar S, Kozar R, et al. Validation of bedside ultrasound of muscle layer thickness of the quadriceps in the critically ill patient (VALIDUM Study). JPEN. 2017;41:171-80.
9. Reid CL, Campbell IT, Little RA. Muscle wasting and energy balance in critical illness. Clin Nutr. 2004;23:273-80.
10. Sabatino A, Regolisti G, Bozzoli L, Fani F, Antoniotti R, Maggiore U, et al. Reliability of bedside ultrasound for measurement of quadriceps muscle thickness in critically ill patients with acute kidney injury. Clin Nutr. 2017;36:1710-5.
11. Seymour JM, Ward K, Sidhu PS, Puthucheary Z, Steier J, Jolley CJ, et al. Ultrasound and the relationship with quadriceps strength in COPD. Thorax. 2009;64:418-23.
12. Toledo DO, Freitas BJ, Dib R, Pfeilsticker FJA, Santos DM, Gomes BC, et al. Peripheral muscular ultrasound as outcome assessment tool in critically ill patients on mechanical ventilation: An observational cohort study. Clin Nutr ESPEN. 2021;43:408-14.
13. Puthucheary ZA, Rawal J, McPhail M, Connolly B, Ratnayake G, Chan P, et al. Acute skeletal muscle wasting in critical illness. JAMA. 2013;310:1591-600.
14. Bohm A, Heitmann BL. The use of bioelectrical impedance analysis for body composition in epidemiological studies. Eur J Clin Nutr. 2013;67(Suppl 1):S79-85.
15. Buffa R, Mereu E, Succa V, Latini V, Marini E. Specific BIVA recognizes variation of body mass and body composition: two related but different facets of nutritional status. Nutrition. 2017;35:1-5.
16. Kyle UG, Bosaeus I, De Lorenzo AD, Deurenberg P, Elia M, Gomez JM, et al. Bioelectrical impedance analysis – part I: review of principles and methods. Clin Nutr. 2004;23:1226-43.
17. Earthman CP. Body composition tools for assessment of adult malnutrition at the bedside: a tutorial on research considerations and clinical applications. JPEN. 2015;39:787-822.
18. Tewari N, Awad S, Macdonald IA, Lobo DN. A comparison of three methods to assess body composition. Nutrition. 2018; 47:1-5.
19. Thibault R, Makhlouf AN, Mulliez A, Gonzalez MC, Kekstas G, Kozjek NR, et al. Fat-free mass at admission predicts 28-day mortality in intensive care unit patients: the international prospective observational. Study Phase Angle Project. Intensive Care Med. 2016;42:1445-53.
20. Paiva SI, Borges LR, Halpern-Silveira D, Assuncao MC, Barros AJ, Gonzalez MC. Standardized phase angle from bioelectrical impedance analysis as prognostic factor for survival in patients with cancer. Support Care Cancer. 2010;19:187-92.
21. Yip C, Dinkel C, Mahajan A, Siddique M, Cook GJ, Goh V. Imaging body composition in cancer patients: visceral obesity, sarcopenia and sarcopenic obesity may impact on clinical outcome. Insights Imaging. 2015;6:489-97.
22. Fosbol MO, Zerahn B. Contemporary methods of body composition measurement. Clin Physiol Funct Imag. 2015;35:81-97.
23. Prado CM, Birdsell LA, Baracos VE. The emerging role of computerized tomography in assessing cancer cachexia. Curr Opin Support Palliat Care. 2009;3:269-75.

24. Prado CM, Lieffers JR, McCargar LJ, Reiman T, Sawyer MB, Martin L, et al. Prevalence and clinical implications of sarcopenic obesity in patients with solid tumours of the respiratory and gastrointestinal tracts: a population-based study. Lancet Oncol. 2008;9:629-35.
25. Toledo DO, Carvalho AM, Oliveira A, Toloi JM, Silva AC, Francisco de Mattos Farah J, et al. The use of computed tomography images as a prognostic marker in critically ill cancer patients. Clin Nutr ESPEN. 2018;25:114-20.
26. Bazzocchi A, Diano D, Ponti F, Salizzoni E, Albisinni U, Marchesini G, et al. A 360-degree overview of body composition in healthy people: relationships among anthropometry, ultrasonography, and dual-energy x-ray absorptiometry. Nutrition. 2014;30:696-701.
27. Kendler DL, Borges JL, Fielding RA, Itabashi A, Krueger D, Mulligan K, et al. The official positions of the International Society for Clinical Densitometry: indications of use and reporting of DXA for body composition. J Clin Densitom. 2013;16:496-507.

6
Terapia nutricional oral na prática clínica

Thiago Huaytalla Silva

INTRODUÇÃO

A nutrição é de grande importância na assistência hospitalar no curso de uma doença. No entanto, uma das variáveis, ainda, muito negligenciadas e desconhecidas é a desnutrição, que pode ser definida por uma condição patológica apresentada pelo organismo em decorrência de um conjunto de desordens associadas à absorção ou à ingestão de alimentos, ocasionando desequilíbrio de nutrientes e consequente comprometimento do metabolismo. Dessa forma, a instabilidade entre a demanda corporal e a oferta de nutrientes impossibilita o funcionamento adequado dos sistemas corporais, proporcionando quadros de desequilíbrios nutricionais como a desnutrição[1,2].

Inúmeros estudos demonstram que a prevalência de desnutrição é alta no ambiente hospitalar, aproximadamente 50%, que pode aumentar o risco de lesões por pressão, as complicações infecciosas e não infecciosas, o tempo de internação, a readmissão hospitalar, o custo hospitalar, o óbito e a diminuição da qualidade de vida (QV), sendo a desnutrição grave observada em 13%. Além disso, existe uma representatividade que chega com risco nutricional, que pode se agravar durante a internação[1,3-5].

Especificamente no Brasil o tempo de internação hospitalar dos pacientes bem nutridos que permaneceram internados foi de 13 dias, enquanto os pacientes com desnutrição grave apresentaram uma média de 30 dias[1]. Ademais a permanência hospitalar por tempo igual ou superior a 15 dias triplicou a chance de pacientes apresentarem desnutrição. Por fim, os custos hospitalares aumentaram em 60,5% para pacientes desnutridos, e a mortalidade neste grupo foi de 12,4%, enquanto no grupo de pacientes bem nutridos a mortalidade foi igual a 4,7%[6].

Nesse sentido, a terapia nutricional oral (TNO) é uma das estratégias primordiais para evitar esse agravo, sendo considerada a via preferencial de alimentação. Por conceito, TNO são produtos industrializados utilizados para complementar ou suprir necessidades nutricionais e que podem vir na forma de líquido pronto para beber, ou de pastas, ou de pó para serem adicionados a bebidas e alimentos[7]. A Agência Nacional de Vigilância Sanitária (Anvisa) em 2018, classificou os ingredientes, fontes de nutrientes, substâncias bioativas e enzimas devem atender integralmente às especificações de identidade, pureza e composição estabelecidas nas referências, conforme determina o art. 8º da RDC n. 243/2018[8].

A terapia nutricional tem como objetivos prevenir, manter ou melhorar o estado nutricional do paciente para procedimentos cirúrgicos e clínicos ou melhorar a resposta imune, cicatricial ou metabólica. Além de auxiliar na funcionalidade e a QV. A estadia e os possíveis sintomas provenientes do quadro clínico do paciente levam a uma diminuição do prazer de se alimentar, causando dor, angústia, ansiedade, tanto para os pacientes como para os acompanhantes, que aumenta o risco de desnutrição hospitalar. Dessa forma, é de suma importância a colaboração da equipe multidisciplinar no auxílio do esclarecimento da relevância da TNO para o paciente e seus acompanhantes, pois esses benefícios irão proporcionar diminuição do tempo de internação hospitalar, reduzir morbidade e mortalidade e consequentemente custo hospitalar, além reduzir as readmissões hospitalares[9,10].

PRESSUPOSTOS DA TERAPIA NUTRICIONAL ORAL

A utilização de suplementos nutricionais na prática clínica é uma ferramenta coadjuvante que, quando associada à educação nutricional individualizada, pode trazer importantes benefícios à saúde dos pacientes. A educação nutricional é uma parte importante da dietoterapia. A educação em saúde pode ser definida como um processo essencialmente ativo que envolve mudança no modo de pensar, sentir e agir dos indivíduos e pelos quais eles adquirem, mudam ou reforçam conhecimentos, atitudes e práticas conducentes à saúde. A educação nutricional inserida na educação em saúde visa promover saúde por meio da mudança de práticas alimentares inadequadas, promovendo a participação ativa e consciente do indivíduo na seleção dos alimentos. A adesão às orientações propostas influencia no sucesso do tratamento, que pode resultar em muitos benefícios, incluindo o controle da doença ou dos sintomas, a melhora no estado de saúde, a melhora na qualidade de vida e a diminuição dos custos de serviços de saúde[11].

Para uma boa prescrição dietética é fundamental seguir alguns passos. Durante a anamnese, a comunicação entre o profissional nutricionista, o paciente e/ou o acompanhante precisa ser clara, empática e sensível, utilizando as melhores técnicas disponíveis no serviço. Além disso, deve-se respeitar a autonomia do paciente. Isso significa que o paciente deve ser envolvido na decisão de acompanhar a dieta terapêutica, o que traçará benefícios às condutas. Cabe salientar, que é preciso respeitar os níveis socioeconômicos, culturais, religiosos e psicológicos. Desse modo, as perguntas deverão ser ajustadas ao paciente de acordo com o quadro clínico para posterior realização do plano nutricional, que é estabelecido com base na:

- Doença de base e tratamento proposto (clínico ou cirúrgico).
- Risco nutricional.
- Avaliação dietética quantitativa e qualitativa na pré-internação e no decorrer da internação.
- Diagnóstico nutricional.
- Avaliação das necessidades nutricionais e, caso necessite, e indicação de terapia nutricional.
- Monitoramento e acompanhamento nutricional (anamnese alimentar, exame físico, avaliação antropométrica, instrumentos integrados de avaliação nutricional subjetiva e exames bioquímicos).

Cada profissional precisa estar apto a adequar o plano nutricional à realidade de cada paciente, ou seja, individualizar o cuidado.

RELAÇÃO ENTRE AVALIAÇÃO NUTRICIONAL E TERAPIA NUTRICIONAL ORAL

Sabendo que a indicação eficiente da TNO está ligada à identificação precoce do risco de desnutrição e que o estado nutricional deficiente impactará nos custos hospitalares, entre outros agravos citados, a avaliação nutricional se torna primordial para a prescrição da TNO. Com isso, um dos primeiros passos para a prescrição da TNO é uma adequada triagem nutricional, que é um processo simples, rápido e de baixo custo e um dos primeiros passos que identificam os fatores de risco para desnutrição, possibilitando a intervenção nutricional precoce e melhor alocação de recursos, mantendo ou melhorando o estado nutricional.

Recomenda-se que todos os indivíduos admitidos na unidade hospitalar sejam submetidos à triagem nutricional em até 72 horas da internação. Caso o paciente apresente risco nutricional, deve-se realizar uma avaliação nutricional detalhada. No entanto, se não houver risco nutricional, a triagem deverá ser refeita durante a internação hospitalar, normalmente a cada 7 dias. Cada unidade hospitalar ou ambulatorial tem seu protocolo de triagem nutricional e depende da rotina e do público que presta serviço[7].

Se o paciente apresentar risco nutricional é necessário realizar uma avaliação nutricional mais detalhada. A avaliação nutricional é uma abordagem completa, com o objetivo de estimar o estado nutricional do indivíduo, detectando suas necessidades alimentares.

Alguns métodos podem auxiliar na investigação dos hábitos alimentares pregressos e atuais do paciente (Quadro 1). Esses são um dos passos iniciais para direcionar o plano alimentar e podem ajudar se há alguma correlação entre a patologia de base e a alimentação.

• **QUADRO 1** Métodos para o inquérito alimentar

Métodos
Registro alimentar de 24 horas ou de 3, 7, ou 10 dias
Recordatório alimentar de 24 horas
Questionário de frequência de consumo alimentar
Avaliação da história alimentar

Outros métodos que completam essa etapa é a medida antropométrica. Apesar de não particionar o tecido adiposo e a massa muscular esquelética, o IMC ainda é a ferramenta mais utilizada na prática clínica. No entanto, há outras, como ASG, que categoriza em A (bem nutrido), B (moderadamente desnutrido ou suspeita) e C (gravemente desnutrido), e bioimpedância elétrica. Para completar a avaliação é essencial analisar os exames laboratoriais, principalmente a albumina (lembrando que não serve para diagnosticar o estado nutricional e, sim, o perfil inflamatório e o prognóstico em várias doenças, como câncer, HIV, doenças crônicas), fatores de risco presentes e antecedentes familiares e clínico[7].

INDICAÇÃO DA TERAPIA NUTRICIONAL ORAL

Após uma avaliação nutricional detalhada é possível indicar qual terapia nutricional é a mais recomendada na fase que o paciente se encontra, que pode ser oral, enteral ou parenteral. Neste capítulo será abordada somente a terapia nutricional oral.

Será planejada a dietoterapia para o paciente apresentando capacidade de ingestão alimentar via oral, com o trato gastrointestinal íntegro. Após a anamnese, pode-se iniciar logo a suplementação nutricional oral (SNO) e/ou realizar ajustes na alimentação para verificar a aceitação. Isso dependerá do grau da sintomatologia, do grau da aceitação e de quantos dias a aceitação está baixa, se já estava sendo acompanhado por um nutricionista, tipo de tratamento médico proposto e o quanto a doença de base é altamente metabólica.

Sugestões importantes para aumentar a densidade calórica proteica dos alimentos de paciente internado, mesmo que se inicie a SNO de imediato, são: acréscimo de azeite nas grandes refeições; creme de leite em preparações de carne, frango, sopas, purês ou gelatina; bater ovo cozido no feijão ou em sopas; e colocar leite em pó no copo de leite, que assim valerão por dois copos. Cabe salientar que a utilização dessas preparações dependerá da(s) doença(s) de base e de alergias e intolerâncias do paciente.

No acompanhamento do paciente é fundamental a integração de toda a equipe. Nesse sentido, a enfermagem é responsável por ofertar a dieta prescrita. Uma proposta interessante é utilizar uma figura em formato de pizza e uma porcentagem da aceitação alimentar, que auxiliará na avaliação da aceitação alimentar dos pacientes, que deve ser diária. Cabe ressaltar que é fundamental identificar lacunas entre o consumo habitual e atual e do consumo atual e ideal, que se ameniza com uma boa anamnese[12].

Todo e qualquer planejamento e execução da intervenção nutricional deve ser baseado nos consensos e nas diretrizes nacionais e internacionais (Aspen, Espen, Canadense, ADA, Braspen). Depois de definida a via de acesso da TN (oral, enteral e parenteral), na execução propriamente dita do plano de cuidado, compete ao nutricionista a prescrição dietética como parte da assistência hospitalar, cujo registro em prontuário deve conter a data, a consistência (quando em via oral), o fracionamento/a vazão da dieta, as necessidades nutricionais estimadas, o tempo estimado para a terapia (se aplicável), a justificativa técnica e a assinatura e o carimbo do profissional responsável pela prescrição[13].

Dessa forma, a SNO está indicada em pacientes que não conseguem atingir suas metas nutricionais por meio da dieta oral exclusiva, com aceitação menor que 70% das necessidades nutricionais do paciente, por 72 horas. Enfatiza-se a necessidade de aconselhamento dietético ao paciente e aos familiares, com o objetivo de aumentar a adesão ao tratamento. Casos de perda de peso não intencional, desnutrição ou risco nutricional e situações de hipercatabolismo, por exemplo, se um paciente é internado com uma doença de base altamente catabólica e/ou iniciará um tratamento com enorme probabilidade de sintomas gastrointestinais (GI), é recomendada a utilização de SNO como prevenção[12,14].

CARACTERÍSTICAS E USO DOS SUPLEMENTOS NUTRICIONAIS ORAIS CIRÚRGICOS

Apesar de ter o objetivo de curar a doença, melhorar a QV ou a sobrevida do paciente, o procedimento cirúrgico é um trauma programado. Até que o processo metabólico melhore, o que varia de paciente para paciente, em função do local da cirurgia, do porte cirúrgico e do estado nutricional prévio. O paciente deve receber uma terapia nutricional adequada e preventiva às diferentes fases da resposta. Quando os pacientes não atendem às suas necessidades calóricas-proteicas com alimentação normal, recomenda-se a prescrição de TNO durante o período pré-operatório, independentemente de seu estado nutricional[15].

Imunomodulação

Diretrizes nacionais e internacionais e inúmeras metanálises (principalmente de cirurgia de cabeça e pescoço e gastrointestinal) em nutrição cirúrgica recomendam a utilização de imunonutrição, que é enriquecida com arginina, ácidos graxos ômega-3 e nucleotídeos, sendo o sinergismo essencial para a eficácia da terapia nutricional. Ou seja, a administração do nutriente isolado não corrige anormalidades metabólicas do paciente. Pode ainda ser enriquecido com antioxidantes (selênio, zinco, cobre, manganês, vitaminas A, E e C)[15,16].

A grande vantagem relatada na literatura é a diminuição do risco de complicações infecciosas em pacientes pós-operatórios, pois há o deslocamento da flora intestinal, especialmente *Enterococcus* e *Escherichia coli*. Essas bactérias translocam-se para os linfonodos mesentéricos ou para o sangue, onde são observadas a maioria das infecções pós-cirúrgicas[15,16].

Além disso, o estresse causado pelo processo cirúrgico induz a inflamação sistêmica com a produção de mediadores inflamatórios, como interleucina (IL)-1 beta, IL-6 e fator de necrose tumoral (TNF) alfa, hormônios contrarreguladores (glucagon, catecolaminas, cortisol) e outros mediadores (prostaglandinas, tromboxanos e leucotrienos), que produzem diversas alterações metabólicas, como aumento de proteínas de fase aguda positiva (proteína C-reativa - PCR, heptoglobina, hepcidina, por exemplo), diminuição de proteínas de fase aguda negativa (albumina e pré-albumina, transferrina, transtirretina), edema, proteólise, lipólise e resistência periférica à insulina que leva à hiperglicemia. A produção excessiva desses mediadores está associada a um risco aumentado de complicações infecciosas no pós-operatório, principalmente de cirurgias de grande porte. Portanto, os imunonutrientes influenciam na resposta imune, na melhora da função da barreira intestinal e na diminuição do hipermetabolismo, além da prevenção da desnutrição ou minimização de seus efeitos[17].

A recomendação é de uma quantidade mínima de 500 mL/dia no período perioperatório, iniciando 5 a 7 dias antes da cirurgia de grande porte. Em pacientes desnutridos ou em risco nutricional "grave", esse período pode chegar até a 14 dias, mesmo que as cirurgias, incluindo aquelas para câncer, precisam ser adiadas[15,16,18].

Risco nutricional "grave" foi definido de acordo com o grupo de trabalho Espen (2006), que facilita o diagnóstico de pacientes obesos, em que muitas vezes são subestimados. Dessa forma, pacientes com a presença de pelo menos um dos seguintes critérios é considerado em grande risco nutricional:

- Perda de peso > 10 a 15% em seis meses.
- IMC < 18,5 kg/m^2.
- ASG C ou triagem de risco nutricional (NRS) > 5.
- Albumina sérica < 3,0 mg/dL (sem evidência de disfunção hepática ou renal).

Cabe salientar que a hipoalbuminemia é um fator claro de risco cirúrgico. No entanto, reflete o catabolismo associado à doença e à gravidade da doença, em vez de desnutrição.

Essa conduta geralmente é realizada no ambulatório e para isso precisa ter uma equipe multidisciplinar para que a instituição consiga se planejar e ajustar o tempo necessário para intervenção nutricional e agendamento da cirurgia. Caso não consiga realizar a imunonutrição no perioperatório, estudos demonstram que é benéfica a utilização de SNO imunomodulador no pós-operatório, com 5 a 7 dias de uso[15].

Abreviação de jejum

Uma forte recomendação no tratamento do paciente cirúrgico é a abreviação de jejum. Além da adequada ingestão de macronutrientes e micronutrientes, o paciente no momento da internação hospitalar para se submeter à cirurgia deve iniciar o protocolo ERAS (do inglês, *Enhanced Recovery After Surgery*) ou projeto ACERTO (Aceleração da Recuperação Total Pós-Operatória), que se tornou importante manejo nutricional e metabólico. Consiste, então, em um conjunto de medidas perioperatórias destinadas a melhorar a recuperação do paciente, minimizar o estresse cirúrgico, manter o estado nutricional, otimizar a taxa de recuperação e diminuir o tempo de internação e as complicações pós-operatórias. Os principais aspectos incluem:

- Evitar longos períodos de jejum pré-operatório.
- Restabelecimento de alimentação por via oral tão precoce quanto possível após a cirurgia.
- Integração de nutrição para gestão global do paciente.
- Controle metabólico, com o controle glicêmico.
- Redução dos fatores que aumentam o estresse relacionado ao catabolismo ou que prejudiquem a função do trato gastrointestinal.
- Mobilização precoce.

As diretrizes nacionais e internacionais indicam que a ingestão de líquidos claros até 2 horas antes da cirurgia não aumenta o conteúdo gástrico, reduz o pH do líquido gástrico e não aumenta as taxas de complicações. Outrossim, a carga de carboidratos demonstrou reduzir a resistência à insulina. Os níveis de glicose no sangue aumentam durante e após a cirurgia eletiva com a magnitude da hiperglicemia dependendo do estado metabólico do paciente (jejum, alimentação, diabetes), do tipo de anestesia e analgesia e da gravidade do trauma tecidual cirúrgico.

Portanto, recomenda-se a ingestão de líquidos claros até 2 horas antes da indução da anestesia, com 200 mL de dextrose a 12,5%, que pode ser acrescentado a uma fonte nitrogenada, bem como jejum de 6 horas para alimentos sólidos. Para garantir a oferta e a segurança, é essencial fornecer orientações específicas a cada paciente, dependendo do horário da cirurgia. Cabe ressaltar que pacientes com risco de aspiração não devem entrar no protocolo.

No período pós-operatório deve-se iniciar a dieta precocemente nas primeiras 12 a 24 horas na presença de estabilidade hemodinâmica independentemente da via de alimentação. A terapia nutricional precoce auxilia na integridade intestinal e na resposta fisiológica ao estresse, promovendo interação entre o intestino e a resposta imune sistêmica, principalmente em pacientes críticos. Caso seja prescrita dieta via oral, assim que possível iniciar TNO para atingir as recomendações calóricas e proteicas (hipercalórica e hiperproteica), quanto maior o porte cirúrgico maior serão as necessidades diárias[15,16,18].

CARACTERÍSTICAS E USO DOS SUPLEMENTOS NUTRICIONAIS ORAIS CLÍNICOS

Viscosidade

A viscosidade é a propriedade física importante dos fluidos, o qual se caracteriza a resistência e o atrito à resistência ao fluxo. Um exemplo clássico é observar um líquido que foi agitado vigorosamente para criar um vórtice. Assim que parar a agitação, a velocidade do vórtice será diminuída e a rotação do líquido irá parar, e isso ocorre pela força de atrito do líquido e da superfície. A medida utilizada para essa propriedade é chamada centipoises (ctps). A água é considerada o padrão, que apresenta uma viscosidade de 1 ctps (medida a 25ºC)[19].

A viscosidade é fundamental na terapia nutricional, pois influencia na deglutição. De modo relevante, as dificuldades de deglutição podem afetar negativamente o estado psicológico e a qualidade de vida, além dos déficits nutricionais[20,21]. Um desses distúrbios da deglutição é conhecido como disfagia, que envolve a dificuldade na progressão do bolo alimentar da boca até o esôfago[22].

A disfagia atinge diferentes grupos etários, podendo afetar de 2 a 20% das pessoas no mundo. Em virtude da atrofia natural dos músculos envolvidos na deglutição, bem como alterações naturais no estado de alerta mental em pessoas idosas, a disfagia tende a ser mais comum em pacientes com idade superior a 60 anos[23]. Além disso, pode aparecer em pacientes neurológicos, com doenças de trato digestório alto, oncológicos de cabeça e pescoço ou com metástase no sistema nervoso. A disfagia pode comprometer o estado nutricional em decorrência de uma má adaptação dietética.

Ela está relacionada ao risco de desnutrição, desidratação e episódios de broncoaspiração, aumentando a incidência de infecções respiratórias, a necessidade de reinternações e o prolongamento do tempo de permanência hospitalar, ocasionando impactos na qualidade de vida e nos custos assistenciais, além do risco de morte[13].

A falta de padrões claros para as dietas modificadas e para líquidos espessados levou à publicação do guia da *National Dysphagia Diet Project*[24] apresentado na Tabela 1. Foram incluídas recomendações para rotulagem e taxas de viscosidade para cada um dos quatro níveis de consistências recomendados no tratamento da disfagia. Os líquidos finos dificultam a deglutição de pacientes que apresentam controle laríngeo reduzido, e os líquidos espessados produzem consistência mais segura.

• **TABELA 1** Representação dos padrões sugeridos pela *National Dysphagia Diet Project*[24]

Viscosidade dos fluidos	
Categoria	Valores (ctps)
Baixa viscosidade (finos)	1-50
Néctar	51-350
Mel	351-1.750
Pudim	> 1.750

Por sua vez, considerar somente a modificação na viscosidade dos alimentos no tratamento dietético da disfagia pode ocasionar a redução da ingestão alimentar por causa da menor aceitação sensorial desses alimentos pelos pacientes[25]. Dessa forma, a consistência mais adequada dependerá da avaliação clínica, nutricional e fonoaudióloga, ou seja, por uma equipe multiprofissional. A avaliação fonoaudiológica visa identificar os pacientes disfágicos, classificá-los de acordo com o grau de disfagia, avaliar a necessidade de adaptação da dieta para promover uma alimentação segura e indicar qual a melhor abordagem para reabilitar ou minimizar os desfechos clínicos desfavoráveis.

De modo geral, para se obter a consistência "néctar" e "mel", o líquido pode ser engrossado utilizando 4,5 g do espessante para 100 mL de água; e para "pudim" se faz o uso de 9,0 g de espessante para 100 mL de água[26]. Atualmente há várias marcas no mercado, e o ideal é seguir a recomendação descrita na embalagem. Além disso, existem suplementos modificados prontos para consumo de acordo com a viscosidade. Dessa maneira, a interdisciplinaridade favorecerá a deglutição, aumentará o aporte calórico-proteico e diminuirá o risco de aspiração, trazendo benefícios notáveis ao paciente.

Terapia nutricional oral em pacientes clínicos

Os SNO especializados auxiliam no manejo nutricional de paciente em situações clínicas que seriam dificilmente contornadas pela alimentação. Com o aumento da população idosa e com isso um risco maior de desnutrição, por causa da perda de massa muscular esquelética por meio da atrofia seletiva de fibras do tipo II. Essa redução diminui 1% após os 50 anos de idade. As possíveis explicações são o declínio da síntese proteica, processos neurodegenerativos, redução da produção de hormônios anabólicos, de crescimento e sexuais ou diminuição da sensibilidade, como a insulina, e desajuste das citocinas. Além das possíveis doenças crônicas não transmissíveis associadas, reduções na capacidade funcional, alterações do paladar (pouca sensibilidade para gostos primários como sal e doce) e alterações de processos metabólicos do organismo[27].

Salienta-se que a alta ingestão de proteína na dieta em idosos foi associada a menor perda de massa muscular ao longo do tempo, fornecendo forte justificativa para a ingestão adequada de proteínas em idosos. Desse modo, é sugerido que idosos saudáveis consumam entre 1,0 e 1,2 g/kg de peso/dia para manutenção ou ganho de massa magra. Caso apresente alguma doença aguda ou crônica, é recomendado aumentar esse aporte para 1,2 a 1,5 g/kg de peso/dia, com exceção para doença renal crônica em tratamento conservador[28].

Em algumas patologias e situações clínicas a desnutrição e/ou o risco nutricional são mais prevalentes e, por conseguinte, a utilização de SNO. Destacam-se doença pulmonar obstrutiva crônica (DPOC), doença renal, HIV, câncer, lesão por pressão e covid-19.

A DPOC é um distúrbio pulmonar com risco de vida, associada à obstrução do fluxo aéreo. A DPOC está relacionada a um estilo de vida mais sedentário e à redução do nível de atividade física. A dispneia é o principal sintoma limitante dos níveis de atividade dos pacientes. Como foi visto, o envelhecimento aumenta as citocinas inflamatórias, assim como a DPOC. Particularmente na DPOC, níveis aumentados de TNF-alfa, PCR e IL-1 e IL-6 foram relatados, e essas citocinas demonstraram estimular a degradação proteica muscular e inibir a síntese proteica, bem como a miogênese em modelos pré-clínicos relacionados à patologia da DPOC. Além disso, a inflamação sistêmica aumenta durante as exacerbações agudas da DPOC e acelera predominantemente a perda massa muscular esquelética aguda[29,30].

Além disso, a DPOC e o envelhecimento estão associados à desnutrição ou ao risco nutricional, pelo gasto energético de repouso (GER) e o *turnover* proteico estão aumentados (em especial no fenótipo enfisematoso). Um déficit na ingestão de energia resulta em perda de peso involuntária e pode contribuir ainda mais para a perda de massa muscular esquelética. Ademais, déficits específicos de vitaminas e outros micronutrientes, como a vitamina D, também estão correlacionados à massa e à função muscular[31].

Por fim, uma capacidade oxidativa reduzida, ou seja, a taxa na qual os nutrientes podem ser oxidados nas mitocôndrias para produzir energia, influencia a qualidade e a função muscular. As mitocôndrias são sensíveis a danos nas proteínas e no ácido desoxirribonucleico, que pioram com a idade e a doença crônica, levando à quebra mitocondrial (mitofagia) e tornando o músculo menos eficiente em termos energéticos. O músculo esquelético de pacientes com DPOC é, de fato, caracterizado por uma perda da capacidade oxidativa refletida tanto pela perda de massa e função mitocondrial como por uma mudança proporcional das fibras musculares oxidativas do tipo I para as glicolíticas do tipo II. Essa proporção reduzida de fibras oxidativas do tipo I, bem como uma diminuição da atividade enzimática oxidativa, resulta em uma capacidade oxidativa reduzida, comprometendo a funcionalidade e a massa muscular esquelética em pacientes com DPOC[32].

Com isso, a perda de peso não intencional é comum em pacientes com DPOC. Em contraste com a sarcopenia primária, a desnutrição na DPOC está associada a requisitos elevados de energia e provavelmente também de proteínas por causa do hipermetabolismo e do elevado *turnover* de proteínas de todo o corpo. Pacientes enfisematosos com obstrução grave do fluxo aéreo e hiperinsuflação e aqueles que sofrem de insuficiência respiratória crônica apresentam risco aumentado de perda de peso em razão dos efeitos adversos na ingestão alimentar. A ingestão adequada de proteínas é de grande importância ao seguir um programa de exercícios para aumentar o anabolismo proteico e facilitar o reparo muscular na saúde e na doença. Em geral, o suporte nutricional promove aumento no ganho de peso, na força muscular, na função pulmonar, na capacidade de exercício e na QV geral em pacientes desnutridos com DPOC.

Outra doença que tem grandes possibilidades de SNO são as doenças renais, e um dos grandes motivos é a perda energética proteica (PEP), que historicamente foi introduzida pela primeira vez em 2007 pela Sociedade Internacional de Nutrição e Metabolismo Renal. A definição da PEP é um estado de desarranjos nutricionais e metabólicos em pacientes com doença renal crônica (DRC) e doença renal terminal (DRT) caracterizado pela perda simultânea de proteínas corporais sistêmicas e estoques de energia. A razão pela qual isso ocorre está relacionada ao estado hipercatabólico induzido pela uremia, pela anorexia, pela inflamação de condições sistêmicas (diabetes) e pelas condições autoimunes que geralmente levam à DRC. As evidências tendem a sugerir que isso se desenvolve mais em pacientes com DRC estágio 3b (taxa de filtração glomerular [TFG] estimada < 45 mL/min) e vai piorando à medida que o estágio avança. E é desse modo que a função renal é estimada, pela TFG, que diminui à medida que a doença evolui e é classificada em estágios de acordo com a TFG[33].

- G1: ≥ 90 mL/min por 1,73 m^2.
- G2: 60 a 89 mL/min por 1,73 m^2.
- G3a: 45 a 59 mL/min por 1,73 m^2.
- G3b: 30 a 44 mL/min por 1,73 m^2.
- G4: 15 a 29 mL/min por 1,73 m^2.
- G5: < 15 mL/min por 1,73 m^2.
- G5D: diálise.

A DRC G1-2 é definida pela evidência de dano renal, usualmente albuminúria (> 30 mg/g ou > 3 mg/mmol), com TFG > 60 mL/min/1,73 m^2. Já a DRC G3-5 compreende variações mais baixas e progressivas da TFG. Então, a DRC é considerada com TFG < 60 mL/min/1,73 m^2 por ≥ 3 meses. O último estágio, a DRT reflete a incapacidade do rim de excretar os produtos de degradação, de manter o equilíbrio hidreletrolítico e de produzir certos hormônios[33].

Existem estudos na literatura que demonstram que os valores de gasto energético de repouso (GER) medidos pela calorimetria direta na DRC pré-dialítica podem estar reduzidos, aumentados ou similares a de indivíduos saudáveis. No entanto, à medida que a doença avança, o hipercatabolismo do músculo e da gordura combinado com a diminuição da ingestão alimentar, inflamação, perda de nutrientes, baixa atividade física, fragilidade e procedimento de diálise contribuem ainda mais para a PEP. Em pacientes em diálise, retardar ou prevenir PEP continua sendo um desafio[33-36].

O peso, o índice de massa corporal e a massa gorda tendem a diminuir, enquanto os marcadores de citocinas pró-inflamatórias, como a PCR e a IL-6, aumentam progressivamente ao longo do tempo. Como a albumina é afetada negativamente pela inflamação como um marcador de fase aguda (inversamente relacionada à inflamação), ela tende a diminuir com um estado pró-inflamatório aumentado. A hipoalbuminemia continua sendo um dos fatores de risco mais potentes para o excesso de mortalidade em pacientes em hemodiálise[33,37].

Diante do exposto, intervenções dietéticas para preservar a massa muscular magra e fornecer suplementação energética adequada são primordiais para a saúde dos pacientes com DRC, principalmente dialíticos e DRT. A ingestão de proteínas na dieta de 0,6 a 0,8 g/kg/dia e a ingestão de calorias na dieta de 30 a 35 kcal/kg/dia têm sido recomendadas para DRC estágio IIIb-V. Apesar dos riscos de balanço proteico negativo, uma dieta hipoproteica é preconizada na DRC por causa do risco de progressão da doença com uma dieta rica em proteínas. Já em pacientes dialíticos isso já não ocorre, porque a uremia é eliminada por diálise eficiente, mas o declínio de massa muscular esquelética é incidente e um fator de risco de mau prognóstico, precisando de uma ingestão proteica elevada[33].

Uma doença recente com proporções ainda desconhecidas é a covid-19 (*coronavirus disease 2019*), que foi descoberta em dezembro de 2019. É um processo de doença único, que cria seu próprio conjunto de complicações, que podem ser desde indivíduos assintomáticos até aqueles que sofrem de doença grave na forma de síndrome do desconforto respiratório agudo (SDRA)[38].

O SARS-CoV-2 (*severe acute respiratory coronavirus 2*), o vírus causador da covid-19, liga-se ao receptor da enzima conversora de angiotensina 2 (ECA-2) nas células epiteliais, por causa de sua alta afinidade com esse receptor. Essa ligação leva à clivagem proteolítica. Foi observado a possibilidade de um desequilíbrio nas vias de ativação da ECA-2 com um aumento na resposta pró-inflamatória em infecções por covid-19. Então, os pacientes infectados pelo SARS-CoV-2 podem cursar com aumento de citocinas pró-inflamatórias como TNF-alfa, IL-8, IL-6, IL-1-beta, além de linfocitopenia e concentrações elevadas de proteína C-reativa (PCR), ferritina e dímero D[39].

A alteração nos hábitos alimentares advindos do isolamento social aponta para um aumento do perfil alimentar voltado para o consumo de ultraprocessados e outros alimentos de baixa qualidade, em particular os com baixo teor de proteína, além do sedentarismo que a quarentena proporcionou. Esse conjunto aumenta o risco de obesidade. A experiência com a pandemia até agora parece invalidar o paradoxo da obesidade, pelo menos para o processo da doença covid-19. A obesidade aumenta a probabilidade de contrair essa doença e é um fator de risco para gravidade maior, resultado pior e mortalidade aumentada. Além disso aumenta o risco de desenvolvimento de SDRA e pneumonia grave[40-42].

A nutrição adequada é um dos principais determinantes de saúde por causa de sua função no sistema imune, especialmente em indivíduos infectados pelo SARS-CoV-2, podendo contribuir para o prognóstico da doença. Uma vez infectado, o paciente pode ter seu estado nutricional afetado, em particular quando hospitalizado. Mesmo quando há a possibilidade de via oral, os pacientes manifestam muitas dificuldades para se alimentar, apresentando risco elevado de desnutrição, sarcopenia e caquexia. Isso acarreta aumento do risco da estadia hospitalar e óbito.

Os pacientes sintomáticos têm como principais manifestações clínicas tosse seca, febre, fadiga, dificuldade respiratória, comprometimento do olfato e/ou do paladar e do apetite, além de alterações gastrointestinais, refletindo no estado nutricional e no prognóstico dos pacientes. Dessa maneira é fundamental otimizar a oferta calórico-proteica, em pacientes que, por sintomatomatologia da doença, só toleram líquidos e/ou cursam com baixa aceitação, necessitando receber SNO para completar as recomendações e não piorar o prognóstico clínico[43,44].

Outro conjunto de doenças de suma importância são pacientes oncológicos, com um número superior a 200 tipos diferentes de tumores malignos. Com isso, essas neoplasias malignas apresentam uma heterogeneidade muito grande em diversos sentidos. De forma geral, os cânceres apresentam uma alta taxa metabólica, principalmente os de TGI e os de sistema nervoso e aqueles em estágio IV. Isso se dá por um conjunto de variáveis: metabolismo tumoral, localização, estágio, tipo histológico, sintomatologia, idade, tipo(s) de tratamento(s), comorbidades e estado nutricional prévio[45,46].

A prevalência de desnutrição em pacientes oncológicos pode aumentar nos estágios mais avançados. No entanto, tem uma variação entre 20 e 80% dos casos, de acordo com o método de avaliação adotado para o diagnóstico nutricional e a localização do tumor. Além disso, mesmo os tratamentos antineoplásicos sendo curativos, eles apresentam diversos efeitos colaterais afetam o estado nutricional. Esses efeitos incluem hiporexia, náuseas, vômitos, mucosite, plenitude gástrica, xerostomia, disgeusia, disfagia, estomatite, constipação, diarreia, que podem perturbar a ingestão oral de alimentos e a absorção de nutrientes digestivos, que acompanham a perda de peso, a diminuição da taxa de reação ao medicamento anticâncer, o aumento da toxicidade do medicamento anticâncer, o aumento do tempo de internação, a reduzida taxa de sobrevivência e a redução da QV[18,46].

Assim, o monitoramento constante e a intervenção nutricional precoce são cruciais para a prevenção da desnutrição em pacientes com câncer. Os efeitos colaterais do tratamento influenciam o gasto energético, por isso é essencial, no decorrer do tratamento, adaptar subsequentemente o fornecimento de energia de acordo com os efeitos clínicos no peso corporal e na massa muscular, os quais são beneficiados com a SNO. Além disso, a SNO demonstrou ser benéfica no aumento da ingestão oral e do peso corporal, mantendo a massa livre de gordura e aumentando a QV em pacientes com câncer[18,46].

Cabe ressaltar que o paladar pós-quimioterapia e pós-radioterapia mais comuns incluem sabores amargos, metálicos, químicos e nauseantes. Portanto, a palatabilidade da SNO precisa ser uma das considerações mais importantes no desenvolvimento de produtos para apoiar o tratamento do câncer[18,46].

Essas doenças se assemelham em muito a outras doenças crônicas e acarretam a deterioração do estado nutricional, que como visto é um grande problema institucional. Então, podem ser avaliadas com um olhar clínico para a verificação da prescrição de SNO, sendo de preferência hipercalórica, com alta densidade calórica e caso não tenha DRC em tratamento conservador, o ideal é ser uma dieta hiperproteica para atingir as necessidades nutricionais diárias.

Dessa forma, a prescrição nutricional designa o tipo, a quantidade e a frequência da nutrição com base no processo de doença do indivíduo e nos objetivos de tratamento da doença. A prescrição pode limitar ou aumentar vários componentes da dieta, como carboidratos, proteínas, lipídios, álcool, fibras, água, vitaminas ou minerais específicos. Os nutricionistas escrevem a prescrição nutricional, principalmente, após o diagnóstico nutricional.

Por último é importante salientar que o tratamento nutricional deve ser individualizado para adaptar as necessidades nutricionais diárias e criar mecanismos para que a orientação seja de fácil execução, com um plano de cuidados tomando como referência a doença de base, o tratamento proposto, o risco nutricional, o quadro clínico, a avaliação nutricional quantitativa e qualitativa e acompanhar diariamente o paciente. Além de respeitar a autonomia do paciente, suas condições clínicas, religiosas, culturais e socioeconômicas.

INDICADORES DE QUALIDADE EM TERAPIA NUTRICIONAL (IQTN)

O último assunto que será tratado neste capítulo é sobre os IQTN. No entanto, primeiro é preciso entender o que seria gestão de qualidade. Na assistência clínica não basta que os procedimentos estejam ativos, mas que possam ser utilizados em sua melhor potencialidade, ou seja, com qualidade. Nesse sentido, qualidade pode ser entendida como confiabilidade. Então, os envolvidos nos atos de saúde estão constantemente preocupados quanto às propriedades, aos benefícios e aos malefícios dos serviços prestados, desenvolvendo atividades de aferição e aperfeiçoamento para maior satisfação dos que necessitam desses serviços. A gestão da qualidade é a adoção de programas desenvolvidos internamente ou segundo padrões externos, capazes de comprovar um padrão de excelência assistencial, com base na melhoria contínua da estrutura, dos processos e dos resultados. Pode-se resumir que qualidade em saúde é o conjunto de propriedades relacionadas aos cuidados globais com a saúde, desde a prevenção de doenças e a manutenção da saúde, até seu restabelecimento e cuidados paliativos.

Para se obter uma assistência de qualidade, é necessário ter como meta garantir que o paciente receba exatamente o que foi planejado para o cuidado. Para isso é necessário articular os setores dos hospitais. Então, as relações entre custo, insumo e pessoas precisam estar alinhadas e para isso a organização e a comunicação são o centro da máquina. Ressaltando que o treinamento, a educação continuada e a participação em congresso também são fundamentais para que se tenha qualidade.

Para ter qualidade é preciso conhecer os problemas para assim corrigir ou melhorar. Dessa maneira, uma ferramenta fundamental são os indicadores de qualidade, que por conceito são definidos como ferramentas utilizadas para medir, monitorar e acompanhar o desempenho do processo de um serviço, um setor ou uma empresa.

Todos os pacientes em TN devem ser monitorizados rotineiramente a fim de garantir melhores desfechos clínicos e menores custos de internação[47]. Para isso, podem ser utilizados protocolos assistenciais para direcionar as atividades dos profissionais envolvidos na TN e padronizar as etapas de rastreamento e avaliação nutricional, aquisição de insumos para a TN, intervenção nutricional e administração da TN. Esses protocolos também devem prever estratégias para o monitoramento da efetividade, da adequação e dos eventos adversos das TN instituídas[1,47].

Diante disso, o controle da qualidade no cuidado em saúde é pautado no uso de indicadores como ferramentas de avaliação. O indicador é a unidade de medida de uma atividade específica ou é uma medida quantitativa que pode ser usada como guia para monitorar e avaliar a qualidade de importantes cuidados providos ao paciente, bem como as atividades dos serviços[9].

Esse conhecimento e o monitoramento dos pacientes de cada instituição proporcionarão a qualidade necessária para cada paciente com os melhores recursos disponíveis ou que possa ser alcançada dependendo do orçamento do hospital, por exemplo, oferecer uma nova SNO que atenda a demanda de seu público, podendo destacar uma SNO imunomodulador, hipercalórica e hiperproteica, para disfagia, entre outras. Para isso é fundamental ter indicadores de qualidade para identificar essas lacunas. Exemplos de indicadores importantes são:

- Frequência reduzida de ingestão oral.
- Frequência de abordagem nutricional para cada nível de assistência hospitalar (1º, 2º e 3º níveis).
- Frequência de recuperação de ingestão oral.
- Frequência de triagem nutricional.
- Frequência de medida de IMC (índice de massa corporal).
- Frequência de perda de peso na internação.
- Frequência de anamnese nutricional.
- Frequência de avaliação subjetiva global.
- Frequência de reavaliação periódica.

- Frequência de medida ou estimativa do gasto energético e das necessidades proteica.
- Frequência de pacientes em catabolismo proteico.
- Frequência de indicação de TNO.
- Frequência de diarreia.
- Frequência de orientação de alta com TNO.

REFERÊNCIAS

1. Waitzberg DL, Caiaffa WT, Correia MITD. Hospital malnutrition: the Brazilian National Survey (IBRANUTRI): a study of 4000 patients. Nutrition. 2001;17(7-8):573-80.
2. Corish CA, Bardon LA. Malnutrition in older adults: screening and determinants. Proc Nutr Soc. 2019;78:372-9.
3. Lim SL, Ong KC, Chan YH, Loke WC, Ferguson M, Daniels L. Malnutrition and its impact on cost of hospitalization, length of stay, readmission and 3-year mortality. Clin Nutr. 2012;31(3):345-50.
4. Klek S, Krznaric Z, Gundogdu RH, Chourdakis M, Kekstas G, Jakobson T, et al. Prevalence of malnutrition in various political, economic, and geographic settings. JPEN J. 2015;39(2):200-10.
5. Correia MI, Perman MI, Waitzberg DL. Hospital malnutrition in Latin America: a systematic review. Clin Nutr. 2017;36(4):958-67.
6. Correia MI, Waitzberg DL. The impact of malnutrition on morbidity, mortality, length of hospital stay and costs evaluated through a multivariate model analysis. Clin Nutr. 2003;22(3):235-9.
7. Thibault R, Abbasoglu O, Ioannou E, Meija L, Ottens-Oussoren K, Pichard C, et al. ESPEN guideline on hospital nutrition. Clin Nutr. 2021;40(12):5684-709.
8. Brasil. Ministério da Saúde. Agência Nacional de Vigilância Sanitária. RDC n. 243, de 26 de julho de 2018. Dispõe sobre os requisitos sanitários dos suplementos alimentares. Brasília, DF: Anvisa; 2018. Disponível em: chrome-extension://efaidnbmnnnibpcajpcglclefindmkaj/http://antigo.anvisa.gov.br/documents/10181/3898888/RDC_243_2018_.pdf/0e39ed31-1da2-4456-8f4a--afb7a6340c15. Acesso em: 6 ago. 2023.
9. Toledo DO, Piovacari SMF, Horie LM, Matos LBN, Castro MG, Ceniccola GD, et al. Campanha "Diga não à desnutrição": 11 passos importantes para combater a desnutrição hospitalar. BRASPEN J. 2018;33(1):86-100.
10. Kaegi-Braun N, Mueller M, Schuetz P, Mueller B, Kutz A. Evaluation of nutritional support and in-hospital mortality in patients with malnutrition. JAMA Network Open. 2021;4(1):e2033433.
11. Dantas MBP. Educação em saúde na atenção básica: sujeito, diálogo, intersubjetividade. Recife, 2010. 234 f.: il. Tese (Doutorado em Saúde Pública) – Centro de Pesquisas Aggeu Magalhães, Fundação Oswaldo Cruz, 2010.
12. Matsuba CST, Serpa LF, Pereira SEM, Barbosa JAG, Corrêa APA, Antunes MS, et al. Diretriz Braspen de enfermagem em terapia nutricional oral, enteral e parenteral. BRASPEN J. 2021;36(Supl 3).
13. ILSI Brasil – International Life Sciences Institute do Brasil. Indicadores de qualidade em terapia nutricional: 10 anos de IQTN no Brasil: resultados, desafios e propostas. São Paulo: ILSI Brasil; 2018.
14. Castro MG, Ribeiro PC, Souza IAO, Cunha HFR, Silva MHN, Rocha EEM, et al. Diretriz Brasileira de Terapia Nutricional no Paciente Grave. BRASPEN J. 2018;33(Supl 1):2-36.
15. Weimann A, Braga M, Carli F, Higashiguchi T, Hübner M, Klek S, et al. ESPEN practical guideline: clinical nutrition in surgery. Clin Nutr. 2021;40(7):4745-61.

16. Horie LM, Barrére APN, Castro MG, Alencastro MG, Alves JTM, Bello PPD, et al. Diretriz Braspen de terapia nutricional no paciente com câncer e Braspen recomenda: indicadores de qualidade em terapia nutricional. BRASPEN J. 2019;34(Supl 1).
17. Gillis C, Carli F. Promoting perioperative metabolic and nutritional care. Anesthesiology. 2015;123(6):1455-72.
18. Brasil. Ministério da Saúde. Consenso nacional de nutrição oncológica/Instituto Nacional de Câncer. In: Silva JAG, Coordenação Geral de Gestão Assistencial, Hospital do Câncer I, Serviço de Nutrição e Dietética, Pinho NP (org.). 2. ed. Rio de Janeiro: Inca; 2015.
19. Melito HSJ. Explaining food texture through rheology. Curr Opin Food Science. 2018;21:7-14.
20. Ayres A, Jotz GP, Rieder CRM, Schuh AFS, Olchik MR. The impact of dysphagia therapy on quality of life in patients with parkinson's disease as measured by the Swallowing Quality of Life Questionnaire (SWALQOL). Int Arch Otorhinolaryngol. 2016;20(3):202-6.
21. Kim DY, Park HS, Park SW, Kim JH. The impact of dysphagia on quality of life in stroke patients. Medicine. 2020;99(34):21795-801.
22. Malagelada JR, Bazzoli F, Boeckxstaens G, De Looze D, Fried M, Kahrilas P. World gastroenterology organisation global guidelines: dysphagia – global guidelines and cascades update September 2014. J Clin Gastroenterol. 2015;49(5):370-8.
23. Bhattacharyya N. The prevalence of dysphagia among adults in the United States. Otolaryngol Head Neck Surg. 2014;151(5):765-9.
24. National Dysphagia Diet Task Force, American Dietetic Association. National Dysphagia Diet: standardization for optimal care. American Dietetic Associati; 2002. 47p.
25. Sukkar SG, Maggi N, Cupillo BT, Ruggiero C. Optimizing texture modified foods for oro-pharyngeal dysphagia: a difficult but possible target? Front Nutr. 2018;5:68.
26. Crary MA, Mann GDC, Groher ME. Initial psychometric assessment of a functional oral intake scale for dysphagia in stroke patients. Arch Phys Med Rehabil. 2005;86(8):1516-20.
27. Esquenazi D, Silva SB, Guimarães MA. Aspectos fisiopatológicos no envelhecimento humano e quedas em idosos. Rev HUPE. 2012;13(2):11-20.
28. Gonçalves TJM, Horie LM, Gonçalves SEAB, Bacchi MK, Barbosa-Silva TG, Barrére APN, et al. Diretriz Braspen de terapia nutricional no envelhecimento. BRASPEN J. 2019;34(Supl 3).
29. Agustí A, Hogg JC. Update on the pathogenesis of chronic obstructive pulmonary disease. N Engl J Med. 2019;381(13):1248-56.
30. Jameson J, Fauci A, Kasper D, Hauser S, Longo D, Loscalzo J. Medicina interna de Harrison. 20.ed. Porto Alegre: AMGH; 2020.
31. Kao C, Hsu J, Bandi V, Hanania N, Kheradmand F, Jahoor F. Resting energy expenditure and protein turnover are increased in patients with severe chronic obstructive pulmonary disease. Metabolism. 2011;60(10):1449-55.
32. Maltais F, Decramer M, Casaburi R, Barreiro E, Burelle Y, Debigaré R, et al. An official American Thoracic Society/European Respiratory Society statement: update on limb muscle dysfunction in chronic obstructive pulmonary disease. Am J Respir Crit Care Med. 2014;189(9):e15-62.
33. Zambelli CMSF, Gonçalves RC, Alves JTM, Araújo GT, Gonçalves RC, Gusmão MGL, et al. Diretriz Braspen de terapia nutricional no paciente com doença renal. BRASPEN J. 2021;36(Supl 2).
34. Avesani CM, Cuppari L, Silva AC, Sigulem DM, Cendoroglo M, Sesso R, et al. Resting energy expenditure in pre-dialysis diabetic patients. Nephrol Dial Transplant. 2001;16(3):556-65.
35. O'Sullivan AJ, Lawson JA, Chan M, Kelly JJ. Body composition and energy metabolism in chronic renal insufficiency. Am J Kidney Dis. 2002;39(2):369-75.
36. Avesani CM, Draibe SA, Kamimura MA, Dalboni MA, Colugnati FAB, Cuppari L. Decreased resting energy expenditure in non-dialysed chronic kidney disease patients. Nephrol Dial Transplant. 2004;19(12):3091-7.

37. Ikizler TA, Burrowes JD, Byham-Gray LD, Campbell KL, Carrero JJ, Chan W, et al. KDOQI clinical practice guideline for nutrition in CKD: 2020 update. Am J Kidney Dis. 2020;76(3 Suppl 1):S1-S107.
38. Wang W, Tang J, Wei F. Updated understanding of the outbreak of 2019 novel coronavirus (2019-nCoV) in Wuhan, China. J Med Virol. 2020;92(4):441-7.
39. Schett G, Sticherling M, Neurath MF. COVID-19: risk for cytokine targeting in chronic inflammatory diseases? Nat Rev Immunol. 2020;20(5):271-2.
40. Brooks SK, Webster RK, Smith LE, Woodland L, Wessely S, Greenberg N, et al. The psychological impact of quarantine and how to reduce it: rapid review of the evidence. Lancet. 2020;395(10227):912-20.
41. Muscogiuri G, Barrea L, Savastano S, Colao A. Nutritional recommendations for CoVID-19 quarantine. Eur J Clin Nutr. 2020;74(6):850-1.
42. de Faria Coelho-Ravagnani C, Corgosinho FC, Sanches FLFZ, Prado CMM, Laviano A, Mota JF. Dietary recommendations during the COVID-19 pandemic. Nutr Rev. 2021;79(4):382-93.
43. Gandhi RT, Lynch JB, del Rio C. Mild or moderate Covid-19. N Eng J Med. 2020;383(18):1757-66.
44. Barazzoni R, Bischoff SC, Breda J, Wickramasinghe K, Krznaric Z, Nitzan D, et al. ESPEN expert statements and practical guidance for nutritional management of individuals with SARS-CoV-2 infection. Clin Nutr. 2020;39(6):1631-8.
45. Brasil. Ministério da Saúde. ABC do câncer: abordagens básicas para o controle do câncer/Instituto Nacional de Câncer José Alencar Gomes da Silva. 6. ed. Rio de Janeiro: Inca; 2020.
46. Muscaritoli M, Arends J, Bachmann P, Baracos V, Barthelemy N, Bertz H, et al. ESPEN practical guideline: clincal nutrition in cancer. Clin Nutr. 2021;40(5):2898-913.
47. Waitzberg DL, Enck CR, Miyahira NS, Mourão JRP, Faim MMR, Oliseski M, et al. Terapia nutricional: indicadores de qualidade. Projeto Diretrizes. Associação Médica Brasileira e Conselho Federal de Medicina. 2011.

7

Indicações e contraindicações da terapia nutricional enteral

Haracelli Christina Barbosa Alves Leite da Costa
Paula Pexe Alves Machado

TERAPIA NUTRICIONAL ENTERAL

Pacientes que apresentam dificuldade em alimentar-se geralmente apresentam risco nutricional ou algum grau de desnutrição. Amplamente discutida, as consequências do declínio do estado nutricional podem causar efeitos deletérios à saúde do paciente, como aumento da morbidade e mortalidade e custos hospitalares[1].

Por via de regra a alimentação pela via oral deve ser oferecida prioritariamente aos pacientes, por apresentar diversos benefícios, entre eles ser a mais fisiológica, porém quando esta não pode ser utilizada ou quando não é ingerida suficientemente, a nutrição enteral (NE) pode ser uma opção a ser implementada[2,3]. Dessa forma, a NE é um componente vital para a TN àqueles pacientes desnutridos[4].

A regulamentação de NE no Brasil foi primeiramente implementada no ano de 2000, por meio da Resolução n. 63[5] e em 2021 esta foi atualizada pela Resolução n. 503[6], e ambas estabelecem os requisitos mínimos para a utilização da terapia nutricional enteral para unidades hospitalares e empresas prestadoras de bens e serviços, bem como a definição de NE:

> Alimento para fins especiais, com ingestão controlada de nutrientes, na forma isolada ou combinada, de composição definida ou estimada, especialmente formulada e elaborada para uso por sondas ou via oral, industrializado ou não, utilizada exclusiva ou parcialmente para substituir ou complementar a alimentação oral em pacientes desnutridos ou não, conforme suas necessidades nutricionais, em regime hospitalar, ambulatorial ou domiciliar, visando a síntese ou manutenção dos tecidos, órgãos ou sistemas[5].

Fundamentalmente, a nutrição enteral é um método de alimentação que consiste na administração de nutrientes diretamente no trato gastrointestinal (TGI), quando este estiver apto a receber nutrientes[2]. A escolha da via de acesso dependerá das condições clínicas do indivíduo, bem como o tempo de duração previsto do uso dessa terapia e aspectos anatômicos do TGI.

Levando em consideração o tempo de uso da NE, tradicionalmente para os pacientes que receberão a terapia nutricional por um curto período, ou seja, de 4 a 6 semanas, é recomendado o uso de cateteres ou sondas, com posicionamento gástrico ou jejunal. Enquanto, aqueles que possuem previsão da NE por um longo período, acima de 6 semanas, pode-se planejar uma via de administração por meio de ostomias, sendo essas a gastrostomia, posicionada no estômago, ou jejunostomia, posicionada no jejuno[7].

De acordo com as recomendações da American Society of Parenteral and Enteral Nutrition (ASPEN)[8], European Society of Parenteral and Enteral Nutrition (ESPEN)[9] e Sociedade Brasileira de Nutrição Parenteral e Enteral (BRASPEN)[10] o posicionamento de sondas e ostomias deverá ser preferencialmente pela via gástrica, e os pacientes com alto risco de aspiração do conteúdo gástrico podem se beneficiar da NE pós-pilórica. Nesse sentido, a BRASPEN considera esse posicionamento, em pacientes com alto risco para aspiração, aqueles com intolerância à dieta não resolvida com procinéticos ou se contraindicada clinicamente a alimentação via gástrica[10].

Independentemente da via de administração, é importante ressaltar que os pacientes que recebem NE devem ser monitorados pela equipe multiprofissional quanto ao risco de aspiração, à tolerância e à adequação da dieta oferecida, observando especialmente a meta calórica e proteica[8].

Uma vez definido o posicionamento da sonda ou da ostomia, a NE deverá ser iniciada o mais rápido possível, já que o atraso dessa terapia leva à perda de componentes corporais, principalmente de massa magra, o que pode agravar ainda mais as condições clínicas preexistentes, bem como o estado nutricional[10].

Os diversos *guidelines* e diretrizes de sociedades profissionais em todo o mundo recomendam que o início da NE deve ser precoce em um período entre 24 e 48 horas após a admissão hospitalar, àqueles pacientes que apresentem risco de desnutrição ou desnutridos[4,11], além de ingestão oral voluntária insatisfatória, alteração de peso significativa, doenças crônicas e processos inflamatórios agudos[3].

De maneira oposta, pode-se considerar que pacientes bem nutridos, com baixo risco nutricional e expectativa de retomar a ingestão oral voluntária entre 5 e 7 dias após a admissão hospitalar, podem ter o início da NE postergado, pois é improvável alteração dos resultados clínicos nessa condição[8].

Muitas vezes esquecida, a síndrome de realimentação, que é um desequilíbrio metabólico de ordem hidreletrolítica, ocorre comumente em pacientes que diminuíram drasticamente sua ingestão oral por um período prolongado, baixo IMC < 20 kg/m^2 e perda de peso recente acentuada. Nesse caso, é necessário que a oferta da NE seja feita com cautela e aumentada lentamente até atingir a meta em 3 a 4 dias. Além disso, a dosagem, a monitorização e a reposição dos marcadores bioquímicos clássicos dessa síndrome, como fósforo, potássio, magnésio e tiamina, além do estado de volume, devem ser realizadas cuidadosamente[12,13].

Notadamente, uma série de benefícios da NE no paciente hospitalizado está relacionada em especial ao fornecimento dessa terapia de forma precoce. É possível identificar os benefícios não nutricionais e nutricionais. O primeiro não necessita de doses elevadas da NE para obter melhora da resposta gastrointestinal, imune e metabólica; já a segunda necessita de doses mais altas da NE para que possa melhorar a síntese de proteínas e a manutenção ou a restauração da massa corporal magra (Quadro 1)[14].

• **QUADRO 1** Benefícios não nutricionais e nutricionais da nutrição enteral (NE)

Benefícios não nutricionais
Respostas gastrointestinais • Manter a integridade intestinal • Redução do eixo de inflamação do intestino/pulmão • Aumentar a motilidade/contratilidade • Capacidade de absorção • Apoiar e manter as bactérias comensais • Produção de IgA secretor • Efeito trófico nas células epiteliais • Virulência reduzida de organismos patogênicos endógenos
Respostas imunes • Modulação das principais células reguladoras para melhorar a função imunole sistêmica • Promoção das respostas anti-inflamatórias Th-2 sobre as respostas pró-inflamatórias Th-1 • Estímulo à tolerância oral • Influência nos receptores de nutrientes anti-inflamatórios no TGI (vagal duodenal, butirato colônico) • Manutenção do tecido MALT em todas as superfícies epiteliais (pulmão, fígado, lacrimal, geniturinário e pulmonar) • Modulação de moléculas de adesão para atenuar a migração transendotelial de macrófagos e neutrófilos
Respostas metabólicas • Promover a sensibilidade à insulina por meio da estimulação de incretinas • Redução da hiperglicemia e da glicosilação muscular e tecidual • Atenuação do metabolismo do estresse, aumentado a utilização de combustível fisiológico

(continua)

• **QUADRO 1** Benefícios não nutricionais e nutricionais da nutrição enteral (NE) (*continuação*)

Benefícios nutricionais
• Fornecimento de proteína, calorias e micronutrientes • Manutenção da massa corporal magra, fornecendo substrato para síntese de proteína • Apoio a função celular e subcelular (mitocôndrias) • Estímulo a síntese de proteínas para atender a demanda metabólica do hospedeiro

MALT: tecido linfoide associado à mucosa; TGI: trato gastrointestinal.
Fonte: adaptada de McClave et al., 2016[14].

Desse modo, quando bem indicada a NE é um método eficaz de suporte nutricional e demonstra ser benéfica em várias condições clínicas, incluindo pancreatite aguda severa, doença inflamatória intestinal (DII), doenças graves e câncer[15]. Diante disso, uma intervenção nutricional adequada e assertiva está associada à maior taxa de sobrevida, melhora do estado nutricional, da ingestão alimentar, da capacidade funcional e da qualidade de vida. Esses pacientes se adaptam melhor aos programas de reabilitação, além de apresentarem menor taxa de reinternação[16].

Apesar de todos os benefícios já descritos, a suspensão ou a contraindicação da NE devem ser bem empregadas e baseadas em critérios que considerem a presença de algumas situações em que não possibilitem a utilização do TGI ou quando o paciente apresente condição hemodinâmica instável. Nesse caso, a suspensão da NE deve ser mantida até que esses problemas tenham sido resolvidos, e posteriormente à recuperação do paciente diante dessa situação a via enteral possa ser restabelecida com segurança[7,9].

Para determinar a melhor indicação e contraindicação da NE, algumas condições podem compor um rol de situações específicas nas diversas condições clínicas.

CÂNCER

A perda de peso no paciente com câncer é frequente e leva a uma série de complicações relacionadas ao estado clínico e nutricional. Um fator agravante nesse cenário são os efeitos colaterais associados ao tratamento oncológico, como quimioterapia e radioterapia, e as grandes ressecções cirúrgicas do TGI, ocasionando a diminuição da ingestão alimentar, a anorexia e uma rápida e grave deterioração do estado nutricional[16,17].

Somado a isso, as alterações metabólicas produzidas pelo próprio tumor também é um fator agravante do estado nutricional, com efeitos deletérios na composição corporal, ou seja, na redução de massa muscular e de tecido gorduroso[17].

Nesse contexto, a NE é uma terapia de extrema importância para prevenir os efeitos deletérios do estado nutricional que esses tratamentos podem ocasionar aos pacientes com câncer, tornando-se fundamental para a recuperação clínica e nutricional[16,17].

Indiscutivelmente a indicação da NE deve ser implementada de forma mais precoce possível, levando-se em consideração o estado clínico, a localização do tumor e os efeitos colaterais produzidos pelo tratamento e pelo próprio tumor (Quadro 2).

• **QUADRO 2** Indicações e contraindicações da nutrição enteral (NE) no paciente oncológico

<table>
<tr><th>Indicações</th><th>Contraindicações</th></tr>
<tr><td>Pacientes incapazes de ingerir nutrição por via oral ou que estejam ingerindo menos que 60% das necessidades nutricionais nos últimos 3 dias[12,16]</td><td rowspan="7">Na presença de instabilidade hemodinâmica
Intercorrências persistentes:
• Diarreia prolongada grave
• Vômitos incoercíveis
• Íleo paralítico
• Peritonite aguda
• Síndrome do intestino curto
• Distensão abdominal persistente com volume residual gástrico elevado
• Isquemia intestinal
• Sangramento do TGI
• Mucosite grave
Doença GI sintomática do enxerto versus hospedeiro[12,16]</td></tr>
<tr><td>Quando a ingestão da nutrição oral permanecer inadequada apesar das intervenções nutricionais (aconselhamento e SNO)[12]</td></tr>
<tr><td>Pacientes em tratamento anticâncer em risco de desnutrição ou que já estão desnutridos[12]</td></tr>
<tr><td>Quando a nutrição por via oral estiver contraindicada, como mucosite, tumores obstrutivos, cirurgias do TGI alto, síndrome disarbsortivas, insuficiência intestinal, disfagia, odinofagia[12,16]</td></tr>
<tr><td>Para pacientes com câncer submetidos à cirurgia desnutridos ou em risco de desnutrição candidatos à cirurgia de médio ou grande porte[18]</td></tr>
<tr><td>Ingestão por via oral inadequada em pacientes com pré-caquexia ou caquexia[4]</td></tr>
<tr><td>Considere um acesso pós-pilórico de curto prazo ou tubo jejunal em pacientes com náusea e vômito refratário ou intolerância à ingestão gástrica[4]</td></tr>
</table>

GI: gastrointestinal; SNO: suplementação nutricional oral; TGI: trato gastrointestinal.

IDOSO

A nutrição é um importante modulador da saúde e do bem-estar dos idosos. Uma nutrição inadequada contribui para a progressão de muitas doenças e é considerada importante fator contribuinte da sarcopenia e da fragilidade[19,20]. Por esse motivo, é fundamental avaliar os fatores de risco para a desnutrição no idoso e fornecer suporte nutricional adequado, com o objetivo de atender aos requisitos nutricionais, assim como seu estado de hidratação e, assim, manter ou aumentar o peso corporal e melhorar o resultado clínico e funcional, além da qualidade de vida[19,21].

Um fato relevante a ser destacado é o uso conflitante da gastrostomia endoscópica percutânea (GEP) em idosos. Os pacientes que necessitam da NE por mais de quatro semanas ou que não desejam e/ou não toleram a sonda nasoenteral devem ter a indicação da GEP, desde que cada paciente seja avaliado individualmente e os benefícios superem os riscos envolvidos no procedimento, levando-se em consideração riscos de complicações, principalmente as infecciosas[22,23].

Dessa forma, a indicação da NE deve ser precocemente realizada, considerando-se a situação clínica do paciente, os riscos envolvidos com o procedimento, o tempo estimado de terapia e a terminalidade do paciente (Quadro 3).

• **QUADRO 3** Indicações e contraindicações de nutrição enteral no paciente idoso

Indicações	Contraindicações
Quando a via oral está contraindicada ou quando a ingestão oral está deficiente, em torno de 60%, por mais de três dias consecutivos e sempre quando o trato digestório puder ser utilizado[19,21]	Demência grave[24]
Quando a ingestão de alimentos/suplementos por via oral for insuficiente para atender as necessidades de energia e proteínas[19]	Baixa ingestão nutricional na fase terminal da doença[19]
Diante do estado crítico, cicatrização de feridas, grandes cirurgias, sarcopenia e queimaduras extensas, que necessitam de grande oferta de nutrientes para promover a recuperação do estado de saúde e que não estão adequadamente supridas pela alimentação oral[19]	
Quando a alimentação por via oral pode expor e aumentar o risco de broncoaspiração e pneumonia aspirativa[19]	

PACIENTE GRAVE

Reconhecer que alterações metabólicas agudas, bem como os déficits prolongados de calorias e proteína, desempenham papel importante no resultado do paciente grave ainda é um desafio encontrado em muitas unidades de terapia intensiva (UTI). Por isso, o suporte nutricional, em especial a NE, tem como objetivo subsidiar substratos ideal para a recuperação dos pacientes em UTI[9,25].

Amplamente recomendada, a NE deve ser iniciada o mais breve possível nas diversas situações clínicas de pacientes hospitalizados em UTI, que incluem sepse, trauma, cirurgia e queimadura, sendo recomendado que seu início seja em até 48 horas após a admissão hospitalar[25] (Quadro 4).

Pacientes graves têm maiores de chances de perda de peso e massa muscular, levando à desnutrição durante a internação por diversos fatores associados, como instabilidade hemodinâmica, uso de drogas vasoativas, complicações gastrointestinais, ventilação mecânica e outros. Por isso, acompanhar a ingestão alimentar oferecida ou a tolerância da dieta infundida é o ponto alto do monitoramento nutricional para que sejam identificados precocemente as insuficiências/os déficits nutricionais, e para que a melhor indicação de terapia nutricional seja empregada.

• **QUADRO 4** Indicações e contraindicações de nutrição enteral (NE) no paciente crítico

Indicações	Contraindicações
Se a ingestão oral não for possível, a NE precoce (dentro de 48 h) em pacientes adultos gravemente enfermos deve ser realizada/iniciada em vez de atrasar a NE[9]	Pacientes hemodinamicamente instáveis com choque não controlado[9]
Pacientes de UTI em uso de DVA podem iniciar/reiniciar a NE em baixa dose (trófica ~ 10 a 20 mL/h) e evolução com cautela, com acompanhamento de sinais e sintomas de intolerância, desde que haja estabilidade hemodinâmica com restabelecimento da microperfusão tecidual e ressuscitação volêmica adequada[10]	Em pacientes com intolerância à alimentação gástrica não resolvida com agentes procinéticos[10]
O acesso gástrico deve ser utilizado como abordagem padrão para iniciar a NE[10]	Em pacientes com alto risco nutricional (por exemplo, NRS 2002 ≥ 5) ou já desnutridos e impossibilitados de utilizar o trato digestório[9,10]

(continua)

• **QUADRO 4** Indicações e contraindicações de nutrição enteral (NE) no paciente crítico (*continuação*)

Indicações	Contraindicações
Em caso de diarreia, a infusão da NE deve ser continuada, enquanto se avalia a etiologia para determinar o tratamento adequado[10]	Quando a NE não for possível ou quando a NE não conseguir suprir pelo menos 60% da meta estipulada por 7 dias[10]
O uso de NE é apropriado em pacientes cirúrgico críticos em situações difíceis: com anastomoses intestinais em que o início de dieta enteral precoce no pós-operatório reduz a incidência de deiscência ou em pacientes com abdome aberto, desde que não haja disfuncionalidade do TGI que a impossibilite[10]	
Em pacientes não intubados com disfagia, com deglutição comprovadamente insegura[9]	
Em adultos se a PAM ≥ 60 mmHg, mas deve ser suspensa quando a PAM < 50 mmHg[4]	

DVA: drogas vasoativas; NRS: *nutritional risk screeening*; PAM: pressão arterial média: TGI: trato gastrointestinal.

CIRÚRGICO

O trauma cirúrgico leva a alterações metabólicas com inflamação, aumento do metabolismo e alterações hormonais. A resposta ao trauma e, por conseguinte, a resposta ao estresse metabólico têm a função de recuperar o organismo da agressão, contribuindo com o reparo do tecido lesionado. Tendo como características dessa reposta: a resistência insulínica no pós-operatório, o comprometimento imunológico e o aumento da síntese proteica, que impactam diretamente no estado nutricional do paciente[26,27]. Dessa forma, a inflamação preexistente grave e a sepse influenciam negativamente a cicatrização (feridas, anastomoses, função imune etc.)[28,29]. Em cirurgias de grande porte, essas alterações são intensas e prolongadas podendo ser a causa de diversas complicações no pós-operatório[26,27].

Objetivando melhorar cuidados perioperatórios, os protocolos multimodais existentes, como *Enhanced Recovery After Surgery* (ERAS)[30] e Aceleração da Recuperação Total Pós-Operatória (ACERTO)[29], recomendam que o início precoce da terapia nutricional deve ser implementado assim que um risco nutricional for identificado, já que a desnutrição e a subalimentação são fatores de risco para complicações pós-operatórias.

Nesse sentido, a NE desempenha papel fundamental e relevante na recuperação do paciente cirúrgico no período perioperatório, proporcionando um condicionamento metabólico do paciente, favorecendo a obtenção de melhores resultados pós-operatórios[31] e auxiliando na prevenção e no tratamento da desnutrição, ou seja, a correção da desnutrição antes da cirurgia e a manutenção do estado nutricional após a cirurgia[28].

Dessa forma, a terapia nutricional deve ser iniciada o mais precocemente possível, de preferência ainda antes da internação hospitalar, restabelecida precocemente após o procedimento cirúrgico e mantida após a alta hospitalar, pois o hipermetabolismo pode durar semanas após uma cirurgia de grande porte[32,33]. Onde destaca-se o uso de uma dieta rica em proteína e de fórmulas enriquecidas com imunonutrientes[28,29] (Quadro 5).

• **QUADRO 5** Indicações e contraindicações de nutrição enteral (NE) no paciente cirúrgico

Indicações	Contraindicações
Perioperatório • Pacientes desnutridos e em risco nutricional • Quando for previsto que o paciente não conseguirá se alimentar por mais de cinco dias no período perioperatório • Pacientes com expectativa de baixa ingestão oral e que não conseguem manter-se acima de 50% da ingestão recomendada por mais de sete dias	Obstruções intestinais ou íleo adinâmico Choque severo Isquemia intestinal Fístula de alto débito Hemorragia intestinal grave
Pré-operatório • Pacientes com risco nutricional grave devem receber terapia nutricional antes de cirurgia de grande porte, mesmo as oncológicas, podendo ser postergadas por um período de 7 a 14 dias	
Pós-operatório • Pacientes nos quais a nutrição oral precoce não pode ser iniciada e a ingestão oral inadequada (< 50%) por mais de 7 dias. Os grupos de risco especiais são: a) pacientes submetidos a grandes cirurgias de cabeça e pescoço ou gastrointestinais para câncer; b) pacientes com trauma grave, incluindo lesão cerebral; c) pacientes com desnutrição óbvia no momento da cirurgia • Pacientes submetidos a transplante de coração, pulmão, fígado, pâncreas e rim	• Íleo adinâmico prolongado • Fístula de alto débito • Instabilidade hemodinâmica

Em recente diretriz Braspen de paciente crítico, ressaltou-se que o uso precoce de NE ou oral no pós-operatório imediato não coloca em risco nenhuma anastomose feita em condições adequadas, mesmo em anastomoses de estômago ou reto. Pelo contrário, o uso precoce de NE no pós-operatório reduz a incidência de deiscência de anastomose. Da mesma forma, o abdome aberto não se constitui em uma contraindicação para uso de nutrição enteral[10].

Contraindicação

Durante este capítulo, são abordados os aspectos relativos à suspensão ou à contraindicação da NE à alimentação enteral de acordo com cada situação clínica específica. Vale a pena ressaltar que muitas condições que anteriormente eram consideradas contraindicações para alimentação enteral podem ser situações em que é apropriado fornecer NE com cautela para melhorar o resultado. Essas condições incluem íleo, abdome aberto, anastomoses intestinais recentes, sangramento gastrointestinal, edema da parede intestinal e um paciente estável em terapia vasopressora com doses controladas[8].

Entretanto, mantém-se que o fornecimento de terapia nutricional via NE é contraindicado em pacientes com choque não controlado, hipoxemia e acidose graves, hemorragia digestiva alta não controlada, resíduo gástrico > 500 mL/6 horas, isquemia intestinal, obstrução intestinal, síndrome compartimental abdominal e fístula de alto débito sem SNE distal[10]. Bem como vômitos e diarreias incoercíveis, enterocolite grave e paciente em estágio terminal da doença.

REFERÊNCIAS

1. De Aguilar-Nascimento JE, Kudsk KA. Early nutritional therapy: the role of enteral and parenteral routes. Curr Opin Clin Nutr Metab Care. 2008;11:255-60.
2. Limketkai BN, Shah ND, Sheikh GN, Allen K. Classifying enteral nutrition: tailored for clinical practice. Curr Gastroenterol Rep. 2019;21:47.
3. Kirkland LL, Kashiwagi DT, Brantley S, Scheurer D, Varkey P. Nutrition in the hospitalized patient. J Hosp Med. 2013;8:52-8.
4. Bechtold ML, Brown PM, Escuro A, Grenda B, Johnston T, Kozeniecki M, et al. When is enteral nutrition indicated? J Parenter Enter Nutr. 2022;46(7):1470-96.
5. Brasil. Ministério da Saúde. Resolução RDC n. 63, de 6 de julho de 2000. Brasília: Ministério da Saúde; 2000. Disponível em: https://bvsms.saude.gov.br/bvs/saudelegis/anvisa/2000/rdc0063_06_07_2000.html. Acesso em: 24 ago. 2023.
6. Brasil. Ministério da Saúde. Agência Nacional de Vigilância Sanitária. RDC n. 503, de 27 de maio de 2021. Dispõe sobre os requisitos mínimos exigidos para a Terapia de Nutrição Enteral. Brasília: Ministério da Saúde; 2021. Disponível em: https://bvsms.saude.gov.br/bvs/saudelegis/anvisa/2020/rdc0503_27_05_2021.pdf. Acesso em: 24 ago. 2023.
7. Bischoff SC, Austin P, Boeykens K, Chourdakis M, Cuerda C, Jonkers-Schuitema C, et al. ESPEN practical guideline: Home enteral nutrition. Clin Nutr. 2022;41(2).

8. McClave SA, Taylor BE, Martindale RG, Warren MM, Johnson DR, Braunschweig C, et al. Guidelines for the Provision and Assessment of Nutrition Support Therapy in the Adult Critically Ill Patient: Society of Critical Care Medicine (SCCM) and American Society for Parenteral and Enteral Nutrition (A.S.P.E.N.). J Parenter Enter Nutr. 2016;40(2).
9. Singer P, Blaser AR, Berger MM, Calder PC, Casaer M, Hiesmayr M, et al. ESPEN practical and partially revised guideline: Clinical nutrition in the intensive care unit. Clin Nutr. 2023;42(9):1671-89.
10. Castro MG, Ribeiro PC, de Matos LBN, Abreu HB, de Assis T, Barreto PA, et al. Diretriz BRASPEN de Terapia Nutricional no Paciente Grave. Braspen J. 2023;2-46.
11. McClave SA, Taylor BE, Martindale RG, Warren MM, Johnson DR, Braunschweig C, et al. Guidelines for the provision and assessment of nutrition support therapy in the adult critically ill patient. J Parenter Enter Nutr. 2016;40(2):159-211.
12. Muscaritoli M, Arends J, Bachmann P, Baracos V, Barthelemy N, Bertz H, et al. ESPEN practical guideline: clinical nutrition in cancer. Clin Nutr. 2021;40(5).
13. Crook MA. Refeeding syndrome: Problems with definition and management. Nutrition. 2014;30(11-12):1448-55.
14. McClave SA, Dibaise JK, Mullin GE, Martindale RG. ACG clinical guideline: nutrition therapy in the adult hospitalized patient. Am J Gastroenterol. 2016;111(3):315-34.
15. Ojo O, Keaveney E, Wang XH, Feng P. The effect of enteral tube feeding on patients' health-related quality of life: a systematic review. Nutrients. 2019;11:1046.
16. INCA. Consenso Nacional de Nutriçao Oncológica. 2.ed. v.II. Consenso Nacional de Nutrição Oncológica. 2016. 186p.
17. Arends J, Bachmann P, Baracos V, Barthelemy N, Bertz H, Bozzetti F, et al. ESPEN guidelines on nutrition in cancer patients. Clin Nutr. 2017;36(1):11-48.
18. Horie LM, Barrére APN, Castro MG, Alencastro MG, Alves JTM, Bello PPD, et al. Diretriz Braspen de terapia nutricional no paciente com câncer e Braspen recomenda: indicadores de qualidade em terapia nutricional. BRASPEN J. 2019;34(Supl 1).
19. Volkert D, Beck AM, Cederholm T, Cruz-Jentoft A, Goisser S, Hooper L, et al. ESPEN guideline on clinical nutrition and hydration in geriatrics. Clin Nutr. 2019;38(1):10-47.
20. Morley JE. Anorexia of ageing: a key component in the pathogenesis of both sarcopenia and cachexia. J Cachexia Sarcopenia Muscle. 2017;8(4):523-6.
21. Gonçalves TJM, Horie LM, Gonçalves SEAB, Dock-Nascimento DB. Diretriz Braspen de terapia nutricional no envelhecimento. Braspen J. 2019;34(Supl 3).
22. Smoliner C, Volkert D, Wittrich A, Sieber CC, Wirth R. Basic geriatric assessment does not predict in-hospital mortality after PEG placement. BMC Geriatr. 2012;12.
23. Wirth R. Percutaneous endoscopic gastrostomy in geriatrics : Indications, technique and complications. Z Gerontol Geriatr. 2018;51(2).
24. Volkert D, Chourdakis M, Faxen-Irving G, Frühwald T, Landi F, Suominen MH, et al. ESPEN guidelines on nutrition in dementia. Clin Nutr. 2015;34(6):1052-73.
25. Blaser AR, Starkopf J, Alhazzabu W, Berger MM, Casaer MP, Deane AM, et al. Early enteral nutrition in critically ill patients: ESICM clinical practice guidelines. Intensive Care Med. 2017;43:380-98.
26. Finnerty CC, Mabvuure NT, Ali A, Kozar RA, Herndon DN. The surgically induced stress response. J Parenter Enter Nutr. 2013;37(5suppl):21S-29S.
27. Miller KR, Wischmeyer PE, Taylor B, McClave SA. An evidence-based approach to perioperative nutrition support in the elective surgery patient. J Parenter Enter Nutr. 2013;37(5suppl):39S-50S.
28. Weimann A, Braga M, Carli F, Higashiguchi T, Hübner M, Klek S, et al. ESPEN practical guideline: clinical nutrition in surgery. Clin Nutr. 2021;40(7):4745-61.
29. de-Aguilar-Nascimento JE, Salomão AB, Waitzberg DL, Dock-Nascimento DB, Correa MITD, Campos ACL, et al. ACERTO guidelines of perioperative nutritional interventions in elective general surgery. Rev Col Bras Cir. 2017;44(6):633-48.

30. Gustafsson UO, Scott MJ, Hubner M, Nygren J, Demartines N, Francis N, et al. Guidelines for perioperative care in elective colorectal surgery: enhanced recovery after surgery (ERAS®) Society Recommendations: 2018. World J Surg. 2019;43(3):659-95.
31. Lobo DN, Gianotti L, Adiamah A, Barazzoni R, Deutz NEP, Dhatariya K, et al. Perioperative nutrition: recommendations from the ESPEN expert group. Clin Nutr. 2020;39(11):3211-27.
32. Gillis C, Wischmeyer PE. Pre-operative nutrition and the elective surgical patient: why, how and what? Anaesthesia. 2019;74:27-35.
33. Evans DC, Martindale RG, Kiraly LN, Jones CM. Nutrition optimization prior to surgery. Nutr Clin Pract. 2014;29:10-21.

8

Vias de acesso e métodos de administração na terapia nutricional enteral

Thaisa de Assis
Ricardo Ferrer
Vanessa Araújo Dias

INTRODUÇÃO

A terapia nutricional enteral (TNE) é a opção de primeira escolha para pacientes que são incapazes de atingir suas necessidades nutricionais pela alimentação via oral, mas que possuem trato gastrointestinal funcionante[1].

A TNE requer a colocação de uma sonda de alimentação, que pode ser inserida por um orifício como a boca ou o nariz, ou por via percutânea, no caso das ostomias, diretamente no estômago ou no intestino delgado proximal[1,2].

O dispositivo de acesso enteral a ser utilizado e seu posicionamento ideal (gástrico ou entérico) devem ser determinados com base em considerações sobre a condição médica específica, risco de aspiração e tempo de utilização da TNE[3]. É importante salientar que a colocação de qualquer dispositivo de acesso enteral envolve riscos associados, de modo que a escolha pode afetar o sucesso da nutrição enteral[2].

Outro ponto a ser determinado na TNE é a escolha do método de administração, que deve considerar a condição clínica atual, a viabilidade, a disponibilidade de bomba de infusão, a via enteral utilizada para alimentação, a tolerância gastrointestinal, os tipos de fórmulas disponíveis, a escolha do paciente/da família, entre outros fatores. Não há evidências de alta qualidade suficientes para recomendar qualquer um dos métodos categoricamente[4].

Desse modo, a necessidade de conhecimento dos riscos envolvidos, dos prós e dos contras de cada via e método, é fundamental para a tomada de decisão compartilhada entre os profissionais envolvidos no cuidado do paciente.

VIAS DE ACESSO PARA A NUTRIÇÃO ENTERAL

A via de acesso para a oferta de TNE se dá por meio de uma sonda que permite alimentação, hidratação e administração de medicamentos diretamente no tubo digestório.

Os acessos para nutrição enteral podem ser divididos em dois grupos caracterizados pelo tempo de indicação de uso do dispositivo e pelo tempo previsto de TNE:

- Acesso enteral de curta permanência: via orogástrica (sonda orogástrica), via nasogástrica (sonda nasogástrica), via nasoentérica (sondas duodenal e jejunal).
- Acesso enteral de longa permanência: gastrostomia e jejunostomia (Figura 1).

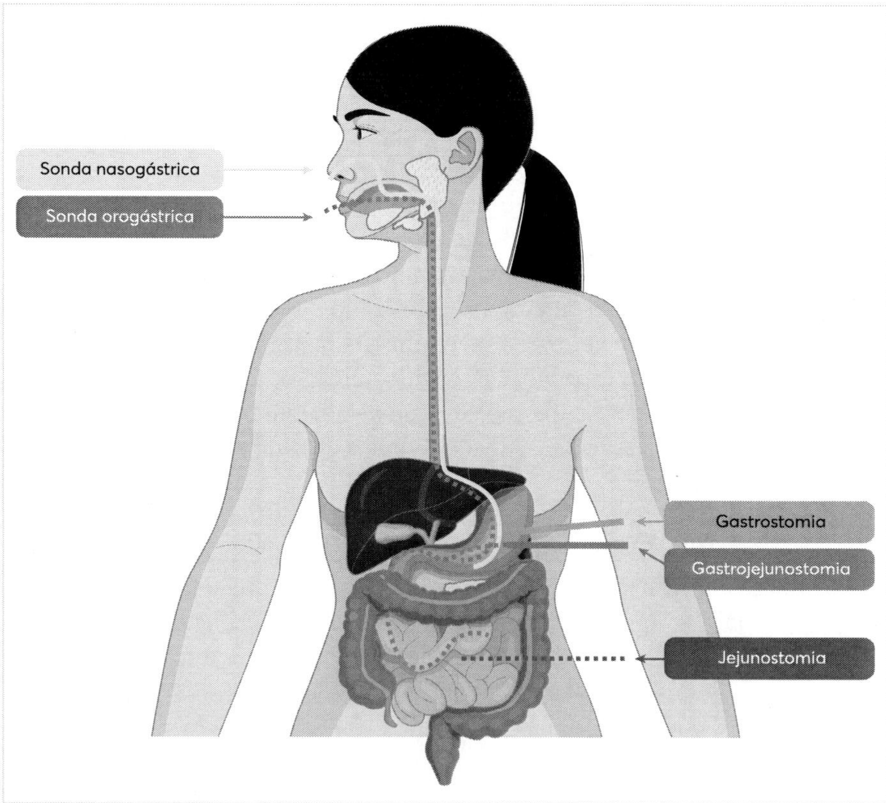

• **FIGURA 1** Rotas anatômicas das vias de acesso da nutrição enteral.
Fonte: adaptada de Ley et al., 2023[5].

A inserção da sonda oral ou nasal pode ser realizada pelo enfermeiro ou pelo médico à beira do leito, seja em unidades de enfermaria seja em terapia intensiva; enquanto as ostomias são colocadas pelo gastroenterologista, pelo cirurgião ou pelo radiologista em áreas especializadas do hospital[1].

Vias de acesso de curta permanência

O acesso ao sistema digestório por meio de sonda nasoenteral é a modalidade mais empregada para a TNE. Sondas nasoentéricas geralmente são utilizadas quando se planeja uma TNE de curta duração, ou seja, por um período de 4 a 6 semanas[6].

Os dispositivos atualmente disponíveis no mercado são feitos de silicone ou de poliuretano, macios e flexíveis, com diferentes calibres, comprimentos e formatos, a depender das características das fórmulas enterais, necessidades nutricionais de cada paciente, condições fisiológicas e presença de fatores de risco para broncoaspiração. Além disso, as sondas dispõem de um fio-guia para facilitar sua introdução[6,7].

Outra característica das sondas nasoentéricas é a radiopacidade do dispositivo, seja de um segmento, seja de toda a sua extensão. Além disso, em sua extremidade distal há a presença de uma ogiva, geralmente confeccionada em tungstênio, o que facilita a visualização na imagem radiográfica de controle a fim de certificar o posicionamento adequado do dispositivo e que pode facilitar também o trajeto da sonda pelo esôfago[7] (Figura 2).

A passagem da sonda para o acesso enteral usualmente é realizada pelo enfermeiro à beira do leito, no entanto, em algumas situações essa passagem pode ser contraindicada, por exemplo: hemorragia nasal, cirurgia facial e/ou bucal, traumatismo craniofacial, história de aspiração, terapia anticoagulante ou coagulopatia. Destaca-se que na presença de achados que contraindiquem a passagem do acesso nasoenteral pelo enfermeiro é fundamental a discussão com a equipe multiprofissional a fim de estabelecer estratégias terapêuticas adequadas.

Posicionamento gástrico

O acesso enteral em posicionamento gástrico, de modo geral, tem sido apontado como o acesso de primeira escolha para início da TNE, por ser considerado mais fisiológico em detrimento dos acessos pós-pilóricos[6,8].

A técnica de passagem à beira do leito é realizada com o paciente sentado ou em decúbito elevado, com o pescoço suavemente flexionado em direção ao tórax. A medida do dispositivo a ser inserido mais comumente utilizada é da ponta do nariz ao lóbulo da orelha correspondente à narina selecionada e ao apêndice

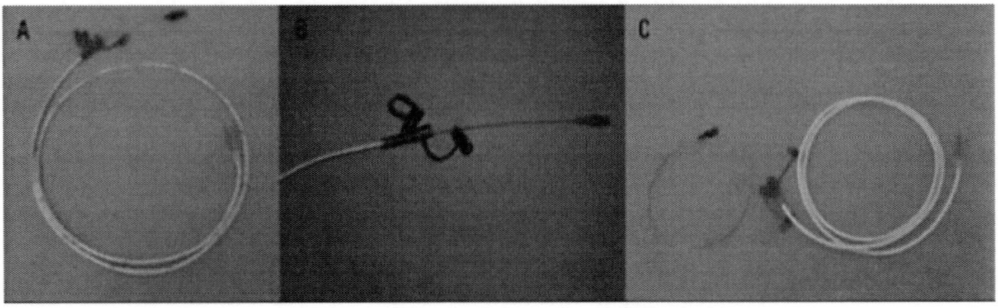

• **FIGURA 2** Diferentes modelos de sondas nasoenterais radiopacas, dupla via, com presença de fio-guia, com e sem escala de graduação.
Fonte: adaptada de Serpa et al., 2017[10].

xifoide do esterno. Pode-se utilizar gel lubrificante para a realização da inserção quando a sonda não possuir um lubrificante próprio a ser ativado com água.

O profissional enfermeiro deve atentar-se para eventos de tosse persistente, cianose ou resistências que podem contraindicar a continuidade do procedimento de inserção da sonda à beira do leito.

Destaca-se também que a radiografia abdominal é considerada o padrão-ouro para a confirmação do posicionamento correto da sonda enteral após sua inserção, e a imagem deve ser captada após a retirada do fio-guia. São recomendadas também algumas técnicas de confirmação previamente à radiografia abdominal, para que essa seja mais assertiva e a escolha dessas técnicas dependerá da disponibilidade de cada serviço. São elas:

- Avaliação da presença de tosse, asfixia e dispneia, que podem estar associadas à posição da sonda em trato respiratório.
- Capnografia ou colorimetria, a fim de investigar a presença de dióxido de carbono, o que sugere o posicionamento em trato respiratório.
- Aspiração do conteúdo gástrico para a avaliação da aparência, que pode ser límpido e incolor, verde ou marrom e mensuração do pH, que pode variar entre 5 ou menos[6].

Por fim, ressalta-se que tem sido contraindicado pela literatura os testes pós-passagem de ausculta gástrica, que consiste na administração de *bolus* de ar pela sonda para avaliação do ruído, isso em razão da dificuldade de distinção do som produzido em trato gastrointestinal em comparação com o trato respiratório e a imersão da ponta da sonda em água para verificar a produção de bolhas, sugestivo de posicionamento em trato respiratório, o que expõe o paciente ao risco de aspiração[6].

Via orogástrica

Normalmente, a sonda por esta via é inserida à beira do leito conforme a técnica já mencionada. O dispositivo é introduzido pela cavidade oral, passando pelo esôfago, até que alcance o lúmen do estômago, onde fica alocado na posição gástrica (Tabela 1).

• **TABELA 1** Indicações, vantagens e desvantagens da via orogástrica

Indicações	Trauma cranioencefálico Situações de defeito na base do crânio
Vantagens	Utiliza os processos digestivo, hormonal e bactericidas normais do estômago Permite alimentação em *bolus* por causa da capacidade reservatória do estômago Fácil posicionamento da sonda Progressão mais rápida do aporte Boa aceitação de fórmulas hiperosmóticas Menor risco de trajetos inadequados para pacientes com trauma cranioencefálico e defeitos na base do crânio
Desvantagens	Maior risco de remoção acidental e rompimento do dispositivo em pacientes com quadro de confusão e agitação psicomotora Maior risco de aspiração pulmonar em pacientes com gastroparesia, doença neurológica e em decúbito a 0°

Fonte: adaptada de Matsuba et al., 2021[6].

Via nasogástrica

Comumente, a sonda por essa via também é inserida à beira do leito. O dispositivo é introduzido pela narina, passando pelo esôfago, até que alcance o lúmen do estômago, onde fica alocado na posição gástrica (Tabela 2).

• **TABELA 2** Indicações, vantagens e desvantagens da via nasogástrica

Indicações	Requer funcionamento intestinal e reflexo de vômito para proteção das vias respiratórias
Vantagens	Utiliza os processos digestivo, hormonal e bactericidas normais do estômago Permite alimentação em *bolus* devido à capacidade reservatória do estômago Fácil posicionamento da sonda Progressão mais rápida do aporte Boa aceitação de fórmulas hiperosmóticas
Desvantagens	Maior risco de aspiração pulmonar em pacientes com gastroparesia, doença neurológica e em decúbito a zero grau

Fonte: adaptada de Matsuba et al., 2021[6].

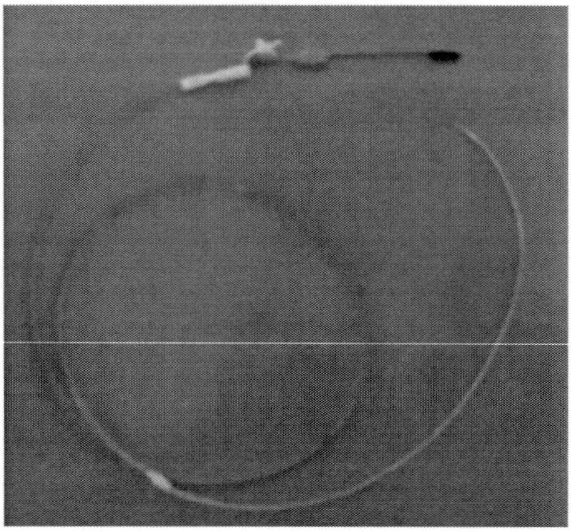

• **FIGURA 3** Sonda nasogastrojejunal.

Fonte: adaptado de Serpa, 2017[10].

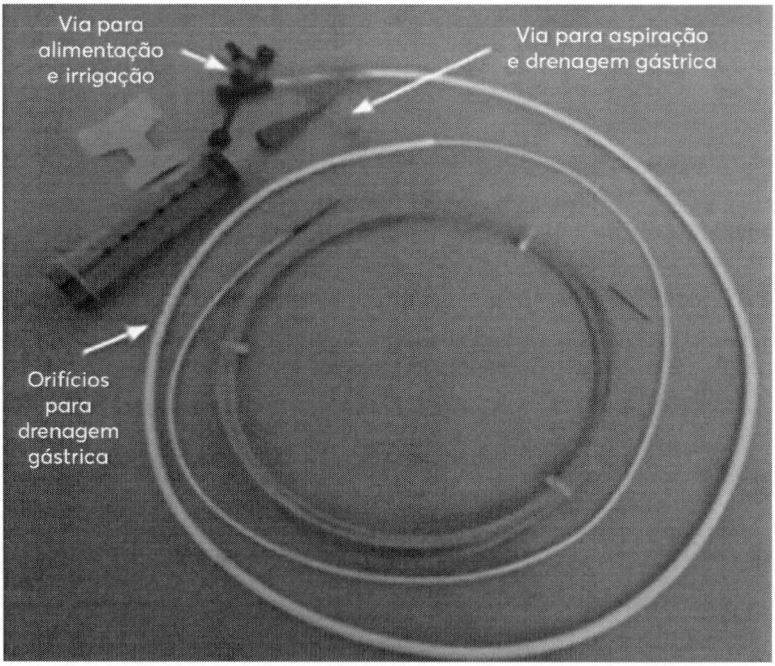

• **FIGURA 4** Sonda nasogastrojejunal tripla via, indicada para nutrição jejunal e descompressão gástrica.

Fonte: adaptado de Serpa, 2017[10].

Posicionamento pós-pilórico

O acesso enteral em posicionamento pós-pilórico é recomendado para pacientes com intolerância à administração de nutrição via gástrica, mesmo com implementação de agentes procinéticos. A indicação de posicionamento pós pilórico se aplica também aos pacientes considerados com alto risco para broncoaspiração, por exemplo, pacientes neurológicos; decúbito em zero grau, posições prona e supina; incapacidade de proteção das vias respiratórias; gastroparesia e refluxo gastroesofágico[6,8].

A técnica de passagem à beira do leito é similar à passagem em posicionamento gástrico, com a diferença de que após a mensuração do dispositivo (ponta do nariz, lóbulo da orelha, apêndice xifoide) é necessário um adicional de 20 a 30 cm do comprimento para alcance do duodeno/jejuno[9].

Ressalta-se a importância dos testes pós-passagem e a confirmação do posicionamento pela radiografia abdominal como já mencionado[6].

Via nasoduodenal ou nasojejunal

A sondagem pós-pilórica à beira do leito geralmente é mais difícil do que a sondagem gástrica, e pode ser necessário o uso de endoscopia para esse fim. O posicionamento correto desse acesso exige que a ponta distal da sonda passe pelo piloro e fique alocada em posição duodenal ou jejunal (Tabela 3).

• **TABELA 3** Indicações, vantagens e desvantagens da via nasoduodenal ou nasojejunal

Indicações	Pacientes que não toleram administração de TNE em via gástrica Aspiração e/ou refluxo Gastroparesia Esvaziamento gástrico prejudicado
Vantagens	Maior dificuldade de saída acidental da sonda Minimização do risco de aspiração pulmonar em pacientes com gastroparesia, doença neurológica e em decúbito a zero grau
Desvantagens	Pode requerer localização da sonda por via endoscópica, com consequente atraso no início da TNE Pode ser necessário infusão contínua da dieta Pode ocorrer deslocamento do dispositivo, aumentando o risco de aspiração

Fonte: adaptada de Matsuba et al., 2021[6].

Vias de acesso de longa permanência

Os acessos enterais de longa permanência são indicados quando a TNE é necessária por mais de 6 semanas. Nesses casos deve-se considerar a gastrostomia ou a jejunostomia[7].

O acesso direto ao sistema digestório através de um estoma evita algumas das complicações relacionadas à sondagem nasoenteral, como irritação do trato gastrointestinal superior e infecção de seios da face, além de proporcionar maior conforto ao paciente.

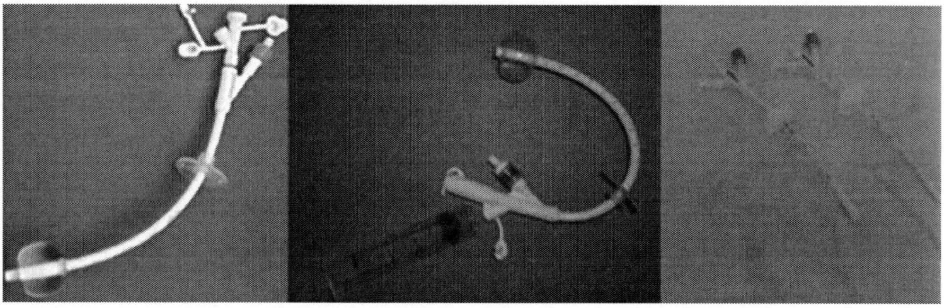

• **FIGURA 5** Sondas de gastrostomia com dupla via para alimentação e irrigação, via para preenchimento de balão, disco de retenção externo e balão de retenção interno.
Fonte: adaptado de Serpa et al., 2017[10].

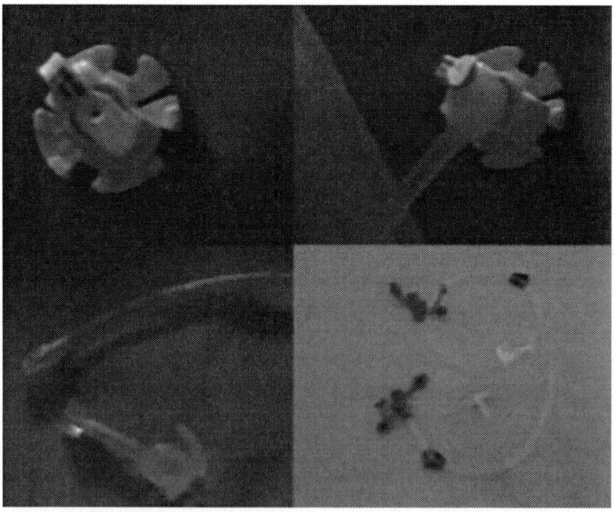

• **FIGURA 6** Sondas de gastrostomia de baixo perfil (tipo *botton*).
Fonte: adaptado de Serpa et al., 2017[10].

Gastrostomia

O acesso de sondas diretamente para o lúmen gástrico pode ser conseguido por meio de técnicas endoscópicas, radiológicas ou cirúrgicas, podendo ser um procedimento cirúrgico laparoscópico ou cirúrgico convencional (cirurgia aberta) (Tabela 4).

• **TABELA 4** Características gerais da gastrostomia

Indicações	Requer funcionamento do estômago e reflexo de vômito TNE necessária por tempo prolongado (acima de 6 semanas) Descompressão gástrica
Vantagens	A capacidade reservatória do estômago permite alimentação em *bolus* Sondas de grosso calibre diminuem risco de obstrução por administração de medicações ou fórmulas viscosas
Desvantagens	Maior risco de aspiração pulmonar Exige cuidados com a ostomia
Complicações	Remoção acidental da sonda Obstrução acidental do dispositivo Infecções de parede Fístula gástrica Peritonite química Sangramento Perfuração gástrica
Técnicas de inserção	**Gastrostomia endoscópica percutânea (GEP):** a gastrostomia endoscópica percutânea é atualmente a técnica de primeira escolha. Pode ser realizada à beira do leito, com sedação e anestesia local. A sonda é guiada por um endoscópio desde a boca até o estômago e, em seguida, é exteriorizada através da parede do abdome Contraindicações absolutas: • Coagulopatia • Trombocitopenia • Instabilidade hemodinâmica • Sepse • Obstruções pilóricas ou do TGI • Ascite • Anorexia nervosa • Obesidade mórbida • Terminalidade Contraindicações relativas: • Cirurgias prévias (laparotomias prévias na região superior do abdome)

(continua)

• **TABELA 4** Características gerais da gastrostomia (*continuação*)

Técnicas de inserção	• Peritonite • Neoplasias avançadas com infiltração peritoneal • Hepatomegalia • *Shunt* ventriculoperitoneal • Candidíase esofágica • Estomatite grave • Doença respiratória grave **Gastrostomia por radiologia intervencionista – técnica fluoroscópica:** assim como a GEP, a técnica radiológica é efetiva e implica baixo risco. No entanto, a passagem de sonda por fluoroscopia tem sido reservada para casos em que não se obtém êxito pela técnica endoscópica **Gastrostomia cirúrgica:** apesar de a GEP ser o procedimento de primeira escolha, a gastrostomia cirúrgica ainda é muito utilizada em nosso meio. Pode ser realizada por técnica aberta ou laparoscópica. É indicada quando há contraindicações ou indisponibilidade do acesso endoscópico ou radiológico. As técnicas de Witzel e Stamm são as mais utilizadas em cirurgias abertas, sendo a técnica de Stamm a mais difundida no Brasil. Os procedimentos laparoscópicos são bastante vantajosos por implicarem tempo cirúrgico reduzido, bons resultados e baixo índice de complicações

TGI: trato gastrointestinal; TNE: terapia nutricional entreral.
Fonte: adaptado de Matsuba et al., 2021[6] e Waitzberg et al., 2017[11].

Jejunostomia

O acesso ao intestino delgado, assim como na gastrostomia, pode ser realizado por via endoscópica, radiológica ou cirúrgica (cirurgia aberta ou laparoscópica) (Tabela 5)[11].

• **TABELA 5** Características gerais da jejunostomia

Indicações	TNE necessária por tempo prolongado (acima de 6 semanas) Utilizada quando o acesso ou o funcionamento do estômago estão prejudicados (retardo no esvaziamento gástrico, gastroparesia e refluxo frequente) Pacientes com alto risco de aspiração Pacientes com cirurgia no TGI acima do jejuno
Vantagens	Permite nutrição precoce no pós-operatório ou após traumatismo
Desvantagens	Cuidados com estomas Pode requerer infusão contínua da nutrição enteral

(continua)

• **TABELA 5** Características gerais da jejunostomia (*continuação*)

Complicações	Remoção acidental da sonda Obstruções da sonda Vazamento e fístula entérica Volvo e obstrução intestinal Peritonite
Técnicas de inserção	**Gastrojejunostomia endoscópica percutânea:** a técnica é a mesma da GEP, porém, com deslocamento de uma sonda mais longa em direção pós-pilórica, por via gástrica, até atingir o jejuno com auxílio do endoscópio **Jejunostomia endoscópica percutânea:** o acesso se dá por meio da punção direta do jejuno com agulha. Utilizam-se endoscópicos longos ou colonoscópios **Jejunostomia realizada por radiologia intervencionista – técnica fluoroscópica:** método pouco utilizado, reservado para situações em que há dificuldade de realização do procedimento endoscópico **Jejunostomia cirúrgica:** pode ser realizada cirurgia convencional ou laparoscópica. A técnica de Witzel é a mais comumente utilizada

TGI: trato gastrointestinal; TNE: terapia nutricional entreral.
Fonte: adaptada de Matsuba et al., 2021[6] e Waitzberg et al., 2017[11].

MÉTODOS DE ADMINISTRAÇÃO NA NUTRIÇÃO ENTERAL

A administração da TNE pode ser realizada em infusão contínua ou em intervalos regulares (não contínuos), que incluem técnicas de infusão cíclica, intermitente ou *bolus*. Esses métodos estão representados na Tabela 6.

A escolha do método de infusão apropriado em cada caso deve ser uma decisão da equipe multiprofissional de terapia nutricional envolvida no cuidado do paciente e precisa considerar fatores como: idade do paciente, condição clínica atual e pregressa, estado e necessidade nutricional, via de acesso enteral (gástrica ou entérica), tolerância gastrointestinal, tipo de fórmula enteral utilizada, nível de atividade e preferência do paciente, disponibilidade de bomba de infusão e custos[4,12]. Na prática, frequentemente, há mudança de um método para o outro ao longo da internação[13].

Infusão contínua

No método de infusão contínua, a nutrição enteral é fornecida 24 horas por dia com o auxílio de uma bomba de infusão elétrica que libera a dieta precisamente de acordo com a velocidade de infusão, sem período de pausa programada[4]. Assim, a bomba de infusão garante maior controle na administração da dieta.

• **TABELA 6** Métodos de administração de nutrição enteral e principais características

Método de infusão	Características	Vantagens	Desvantagens	Possíveis indicações
Contínuo 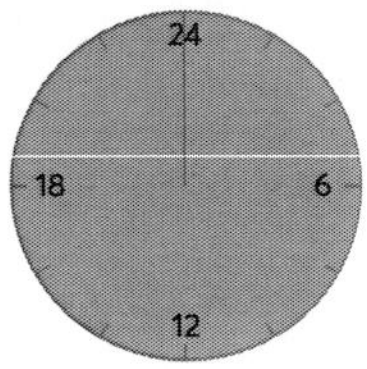	Infusão em BI por período contínuo de aproximadamente 24 horas	Melhora tolerância Reduz risco de aspiração Aumenta tempo para absorção de nutrientes Menor demanda da equipe	Necessidade de BI Maior custo Reduz mobilidade Baixa oferta nutricional por causa das pausas	Paciente grave Sonda pós-pilórica Intubação por IRpA Intolerância à volume TGI comprometido
Cíclico 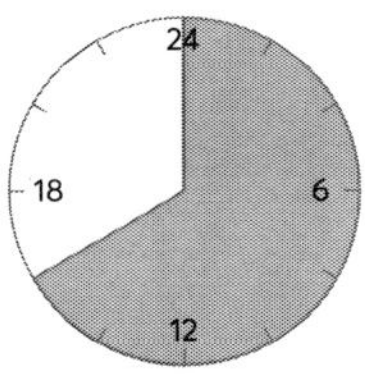	Infusão em BI por período inferior a 24 horas com pausa programada	Facilita a transição para a via oral Permite maior mobilidade	Necessidade de BI Taxa de infusão mais alta Pode ocasionar intolerância	Transição de TNE para VO Suplementar VO Mobilidade em período do dia
Intermitente 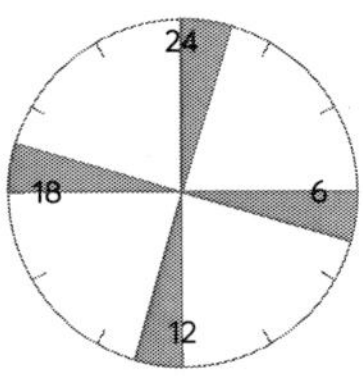	Infusão em BI ou gravitacional, por período de 20-60 minutos a cada 4-6 vezes por dia	Não há necessidade de BI Mais fisiológica Permite maior mobilidade	Maior risco de aspiração, distensão abdominal e lentificação de esvaziamento gástrico	Ausência de BI Intolerância a *bolus*
Bolus 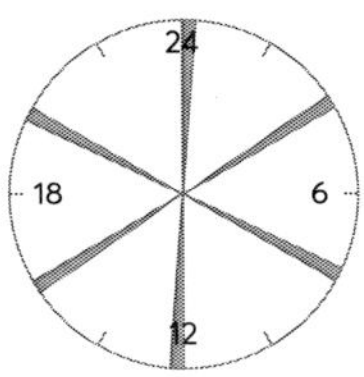	Tipo de infusão intermitente, realizada por período curto < 20 minutos (4 a 10 minutos), podendo ser gravitacional ou com seringa	Não há necessidade de BI Mais fisiológica Permite maior mobilidade Baixo custo e fácil Oferta total da dieta	Risco de aspiração Risco de diarreia e esvaziamento gástrico lento	Dietas de alta viscosidade Sonda gástrica e função normal de TGI

BI: bomba de infusão; IRpA: insuficiência respiratória aguda; TGI: Trato gastrointestinal. Fonte: adaptada de Ichimaru, 2018[4].

Nesse caso, a taxa de início da infusão varia de 10 a 50 mL/h. A progressão pode ser realizada em volumes de 10 a 25 mL/h, atingindo, assim, o total prescrito em 4 ou 24 horas, dependendo da tolerância individual do paciente[4].

Infusão cíclica

No método de infusão cíclico, a TNE também é fornecida com o auxílio de bomba de infusão, porém com tempo de infusão inferior a 24 horas por dia (podendo variar entre 24 e 48 horas), seguido de um período programado de pausa[4].

Esse método proporciona maior mobilidade ao paciente, permitindo um período desconectado da BI. Durante a transição da TNE para a VO, esse método pode ser indicado com infusão cíclica noturna e pausa diurna para estimular o apetite durante o dia, ou mesmo como forma de infusão de TNE suplementar à VO insuficiente[4].

Infusão intermitente

No método de infusão intermitente, a TNE é fornecida em diferentes períodos definidos do dia, com duração de 20 a 60 minutos, seguidos de uma pausa, por exemplo, a cada 3 horas. A administração ocorre com o auxílio de bomba de infusão ou por meio de gotejamento gravitacional. No método gravitacional, a fórmula de nutrição goteja por ação da gravidade através do tubo de alimentação, sendo a taxa de infusão ajustada pela pinça rolete do equipo[4].

Esse método permite maior liberdade e mobilidade ao paciente e à família. Nesse caso, o volume varia de 50 a 500 mL por horário, de acordo com as necessidades nutricionais e a tolerância gastrointestinal do paciente com os horários distribuídos ao longo do dia (incluindo ou não o período noturno).

Infusão em *bolus*

O método de infusão em *bolus* é um tipo de infusão intermitente, em que a TNE é administrada de forma rápida, em período inferior a 20 minutos (usualmente entre 4 e 10 minutos), por meio de uma seringa ou um gotejamento gravitacional[4]. Este método é o que mais se assemelha aos padrões normais de alimentação oral, sendo considerado o mais fisiológico, além de reduzir o tempo necessário para a nutrição, permitindo maior mobilidade ao paciente[4].

Na prática clínica é mais utilizado para paciente clinicamente estáveis ou para administração de módulos, como o de proteína, sendo a administração desse nutriente em *bolus* relacionada a um pico de liberação de insulina, com aumento da leucina intramuscular e ativação da via mTOR, favorecendo o anabolismo muscular, quando comparado com a administração de módulo proteico em método contínuo[4,14].

COMPARANDO OS MÉTODOS DE ADMINISTRAÇÃO DA TNE

O método contínuo seria o mais seguro em UTI pela possibilidade de ser ofertado em menor taxa de infusão quando comparado ao intermitente. Em contrapartida, ele é frequentemente interrompido em cuidados intensivos, gerando déficit de volume efetivamente infundido e, consequentemente, de nutrientes ofertados. Isso poderia ser contornado com métodos não contínuos que permitiriam melhor organização para os procedimentos. A administração contínua seria também menos fisiológica do que os métodos intermitente e em *bolus*, que apresentam maior semelhança com os padrões de nutrição (alternada entre estado alimentado e jejum).

Revisão sistemática com metanálise que incluiu apenas estudos controlados para avaliar o impacto da TNE em *bolus*/intermitente comparada com a contínua em pacientes adultos recebendo nutrição gástrica encontrou diferenças significativas apenas nos desfechos diarreia – maior na intermitente – e aspiração – maior na contínua[15]. Outra revisão com estudos controlados comparando intermitente e contínuo concluiu que ambos os métodos apresentavam a mesma eficácia, tolerância e segurança em pacientes críticos em UTI[16]. Por último, em revisão incluindo diferentes tipos de desenho de estudos, alguns estudos favorecem o método contínuo (menos volume residual gástrico e uso de procinéticos), outros, os intermitentes (melhor colonização do TGI e menor constipação), mas os dados também foram insuficientes para indicações claras[17].

Portanto, apesar dos racionais intuitivos baseados em fisiologia, dados convincentes apoiando um padrão-ouro entre os métodos de administração da TNE continuam ausentes[13]. Primeiro, porque estudos consistentes e de alta qualidade sobre o assunto são escassos, uma vez que um número pequeno de estudos comparou diferentes métodos de administração em ambiente clínico, as amostras são pequenas; as populações, heterogêneas, e a maioria deles não reporta efeitos sobre os sintomas gastrointestinais, mas sobre a porcentagem das metas nutricionais alcançadas[15-17]. Segundo, porque as fórmulas enterais podem interferir nos resultados, afinal o tipo de carboidrato, proteína e gordura, assim como a presença/ausência de fibra alimentar e lactose e o valor de osmolaridade podem contribuir para a intolerância à TNE[13].

RESUMO

- A via de acesso para oferta de TNE se dá através de uma sonda que permite alimentação, hidratação e administração de medicamentos diretamente no tubo digestório.
- Os acessos para nutrição enteral podem ser divididos em dois grupos caracterizados pelo tempo de indicação de uso do dispositivo e pelo tempo previsto de TNE: a) acesso enteral de curta permanência: via orogástrica (sonda orogástrica), via nasogástrica (sonda nasogástrica), via nasoentérica (sondas duodenal e jejunal); ou b) acesso enteral de longa permanência: gastrostomia e jejunostomia.
- Existem quatro métodos de administração da TNE, sendo estes: contínuo, cíclico, intermitente e *bolus*.
- Não existem até o momento evidências do melhor método de infusão, cada um apresenta vantagens e desvantagens que devem ser consideradas para a escolha terapêutica.

REFERÊNCIAS

1. DeLegge MH. Enteral access and associated complications. Gastroenterol Clin North Am. 2018;47:23-37.
2. Bankhead R, Boullata J, Brantley S, Corkins M, Guenter P, Krenitsky J, et al. Enteral nutrition practice recommendations. JPEN. 2009;33:122-67.
3. Doley J. Enteral nutrition overview. Nutrients. 2022;14(11):2180.
4. Ichimaru S. Methods of enteral nutrition administration in critically ill patients: continuous, cyclic, intermittent, and bolus feeding. Nutr Clin Pract. 2018;33(6):790-5.
5. Ley D, Austin K, Wilson KA, Saha S. Tutorial on adult enteral tube feeding: Indications, placement, removal, complications, and ethics. JPEN. 2023;47:677-85.
6. Matsuba CST, Serpa LF, Pereira SRM. Diretriz BRASPEN de Enfermagem em Terapia Nutricional Oral, Enteral e Parenteral. BRASPEN J. 2021;Supl3:2-62.
7. Pinto LM, Ferrer R, Toledo DO. Escolha da via de acesso para terapia nutricional. In: Castro MG, Toledo DO (ed.). Terapia Nutricional em UTI. 2.ed. Rio de Janeiro: Rubio; 2019. p. 61-70.
8. Singer P, Blaser AR, Berger MM, Alhazzani W, Calder PC, Casaer MP, et al. ESPEN guideline on clinical nutrition in the intensive care unit. Clin Nutr. 2019;38(1):48-79.
9. Potter PA. Fundamentos de enfermagem. Rio de Janeiro: Elsevier; 2013. p.1018-62.
10. Serpa LF, Almeida AMM, Kröger MM. Dispositivos para implementação de terapia nutricional enteral. In: Waitzberg DL (ed.). Nutrição oral, enteral e parenteral na prática clínica. São Paulo: Atheneu; 2017. p.921-49.
11. Waitzberg DL, Aguilar-Nascimento JE, Dock-Nascimento DB. Vias de acesso de nutrição enteral. In: Waitzberg DL (ed.). Nutrição oral, enteral e parenteral na prática clínica. Rio de Janeiro: Atheneu; 2017. p.907-19.
12. Bischoff SC, Austin P, Boeykens K, Chourdakis M, Cuerda C, Jonkers-Schuitema C, et al. ESPEN guideline on home enteral nutrition. Clin Nutr. 2020;39(1):5-22.
13. Pletschette Z, Preiser JC. Continuous versus intermittent feeding of the critically ill. Curr Opin Crit Care. 2020;26(4):341-5.

14. Patel JJ, Rosenthal MD, Heyland DK. Intermittent versus continuous feeding in critically ill adults. Curr Opin Clin Nutr Metab Care. 2018;21(2):116-20.
15. Bolgeo T, Di Matteo R, Gallione C, Gatti D, Bertolotti M, Betti M, et al. Intragastric prepyloric enteral nutrition, bolus vs continuous in the adult patient: A systematic review and meta-analysis. Nutr Clin Practice. 2022;37(4):762-72.
16. Thong D, Halim Z, Chia J, Chua F, Wong A. Systematic review and meta-analysis of the effectiveness of continuous vs intermittent enteral nutrition in critically ill adults. JPEN. 2022;46(6):1243-57.
17. De Lazzaro F, Alessandri F, Tarsitano MG, Bilotta F, Pugliese F. Safety and efficacy of continuous or intermittent enteral nutrition in patients in the intensive care unit: Systematic review of clinical evidence. JPEN. 2022;46(3):486-98.

metabólicas, incluindo hiperglicemia, síndrome de realimentação e disfunção hepática[8,9].

As complicações mecânicas associadas à NP estão ligadas à presença de um dispositivo de acesso vascular (DAV), portanto a seleção e o posicionamento adequados dos cateteres venosos são essenciais para evitar ou minimizar essas complicações.

Determinar vias de acesso à NP é parte fundamental da qualidade e da segurança da terapia nutricional. Garantir adequada indicação de DAV, instalação e cuidados dos cateteres é missão de toda a equipe multiprofissional de terapia nutricional (EMTN) e é uma forma de assegurar que o paciente tenha os benefícios esperados da terapia, minimizando riscos. Dessa forma é importante que se conheça como decidir a via de NP, os principais acessos utilizados em ambiente intra-hospitalar, o correto posicionamento dos cateteres, as complicações e cuidados adequados.

DECISÃO DE VIA DE ACESSO A NUTRIÇÃO PARENTAL

Para adequada infusão da NP, primeiramente deve-se garantir uma via de acesso conforme a osmolaridade da solução a ser utilizada. Podem ser utilizados: acesso central, acesso periférico ou cateter central de inserção periférico (PICC).

A osmolaridade das misturas de NP é de 3 a 8 vezes a osmolaridade sérica normal. A composição da solução, que pode conter quantidades diferentes de todos os nutrientes, incluindo carboidratos, aminoácidos, eletrólitos, minerais e vitaminas, contribui para essa osmolaridade[10,11].

A infusão dessa solução de alta osmolaridade em vasos pequenos ou com baixo fluxo sanguíneo pode causar flebite grave e trombose venosa rapidamente. Portanto, para o desenvolvimento da nutrição parenteral total, foi necessário desenvolver métodos de acesso aos vasos venosos de alto fluxo, como a veia cava superior, o átrio direito ou a veia cava inferior.

No entanto, o desenvolvimento de alguns novos compostos farmacêuticos com menor osmolaridade permitiu o uso mais frequente de uma via periférica para infusão de nutrição parenteral, pelo menos por um curto período. Nesse contexto, a composição de emulsão lipídicas atuais e utilização de NP 3:1 são fatores atuais que ajudam a diminuir a osmolaridade final da solução, permitindo mais casos de infusão de NP em acessos periféricos.

Não devem correr em veia periférica, soluções de NP com osmolaridade maiores que 900 mOsm/L[1,5]. Para cálculo de osmolaridade, utiliza-se fórmula de acordo com o Quadro 1.

9

Indicação, vias de acesso e método de administração de nutrição parenteral

Juliana Tepedino Martins Alves

A nutrição parenteral (NP) é uma mistura de soluções que incluem dextrose, aminoácidos, eletrólitos, vitaminas, minerais, oligoelementos e emulsões lipídicas[1]. A administração intravenosa bem-sucedida de nutrientes demonstrada por Dudrick et al.[2] na década de 1960 marcou um grande avanço no fornecimento de nutrição e se tornou uma estratégia fundamental quando a ingestão oral ou o uso de nutrição enteral (NE) não são possíveis, como em casos de obstrução intestinal, de complicações de cirurgia abdominal, fístulas digestivas de alto débito e outras condições que impeçam o uso do trato gastrointestinal (TGI); ou quando o paciente não consegue atingir pelo menos 60% das necessidades nutricionais por via enteral[2-4].

Em alguns casos, quando a NE não atinge a meta nutricional, recomenda-se a avaliação de uso de nutrição parenteral suplementar (NPS), mas os estudos apontam um ponto de partida variável[5]. Em pacientes graves, as diretrizes atuais sugerem que a NPS seja utilizada somente após a primeira semana de internação/terapia nutricional[6,7].

Historicamente, acredita-se que a NP esteja associada a maiores riscos e complicações por causa de sua associação com elevação de enzimas hepáticas, doença hepática associada à nutrição parenteral, aumento da inflamação e risco de infecção, mas evidências recentes de múltiplos ensaios clínicos randomizados e controlados demonstram que o uso de NP não apresenta aumento do risco de infecção em pacientes internados em UTI quando comparada à NE e equalizada em oferta de calorias[5].

Atualmente sabe-se que o excesso calórico (*overfeeding*) por meio da NP é fator de risco potencial no desenvolvimento de infecções e outras complicações

• **QUADRO 1** Fórmula de osmolaridade (mOsm)

$$\text{Osmolaridade} = \frac{\{(\text{g de GLI x 5}) + (\text{g de AA x 10}) + (\text{soma de mEq cátions x 2}) + (\text{g de LPD x 0,71*})\}}{(\text{volume total da fórmula/1.000})}$$

Em que: AA: aminoácidos; g: grama; GLI: glicose; LPD: lipídios

* Podendo variar conforme o produto utilizado.
Fonte: adaptado de Barber JR, Rollins CJ[10].

O maior contribuinte da osmolaridade é a glicose, dessa forma recomenda-se que não seja administrada por veia periférica soluções com concentrações maiores que 12%.

Qualquer que seja o acesso utilizado, a via de administração da NP deve ser exclusiva. A utilização concomitante de outras soluções em mesma via que a NP é acompanhada de alto risco de precipitação e de contaminação e, dessa forma, deve ser feita em caráter excepcional, com a concordância da EMTN.

DIFERENTES TIPOS DE CATETER

Cateteres para veias na periferia

Cateteres de calibre variando de 18 a 22G são comumente usados em adultos para acessos venosos periféricos. Habitualmente possuem uma conexão *luer lock* universal.

Para NP, recomenda-se usar primeiro as veias periféricas localizadas distalmente nas mãos ou nos membros, por menor risco de flebite e trombose. Por causa do alto risco de complicações sépticas e trombóticas, veias nos pés ou nas pernas devem ser evitadas.

O uso de técnica asséptica, evitar múltiplas punções, o uso de ultrassom para guiar punção, além de fixação adequada são medidas associadas à diminuição de risco de tromboflebite associada a NP periférica[12].

Cateteres para veias centrais

Os cateteres mais utilizados são de poliuretano, com 20 a 30 cm para uma inserção na veia subclávia, jugular interna ou femorais. Existem cateteres com 1, 2 e 3 lumens. O calibre dos cateteres com dois lumens é tipicamente 18G, enquanto os cateteres com três lumens são 14G, tornando-os mais propensos a obstruções.

Para pacientes de UTI que requerem a administração de NP, é altamente recomendável que um cateter de duplo lúmen seja usado para evitar a mistura de soluções parenterais e outros produtos farmacêuticos.

Permanecem as controvérsias quanto à eficácia dos cateteres impregnados com antissépticos (clorexidina, sulfadiazina de prata) na redução do risco de infecção da corrente sanguínea[12,13], por isso não são recomendados para uso rotineiro.

Outro acesso comumente utilizado atualmente são os PICC, com comprimento habitual de 50 a 60 cm, feitos geralmente de silicone ou poliuretrano. São inseridos pelas veias do braço (basílica, braquial ou cefálica), preferencialmente por técnica guiada por ultrassom[14]. Esse tipo de cateter pode ser utilizado tanto para NP de períodos mais curtos intra-hospitalar quanto para NP domiciliar, porém tem custo mais elevado que um cateter central.

POSICIONAMENTO DE CATETER

Inicialmente, o posicionamento mais utilizado para NP central é o acesso subclávio, já proposto para esse fim por Dudrick et al. desde 1969[6]. Houve grande avanço nas técnicas, e hoje o uso da veia jugular interna, da veia jugular externa, da veia basílica e axilar e até do apêndice atrial direito foi difundido na prática clínica. O uso de um cateter de veia cava inferior via veia femoral encontrou menor aplicação clínica para uso de infusão de NP por causa do alto risco de infecção[15] (Figura 1).

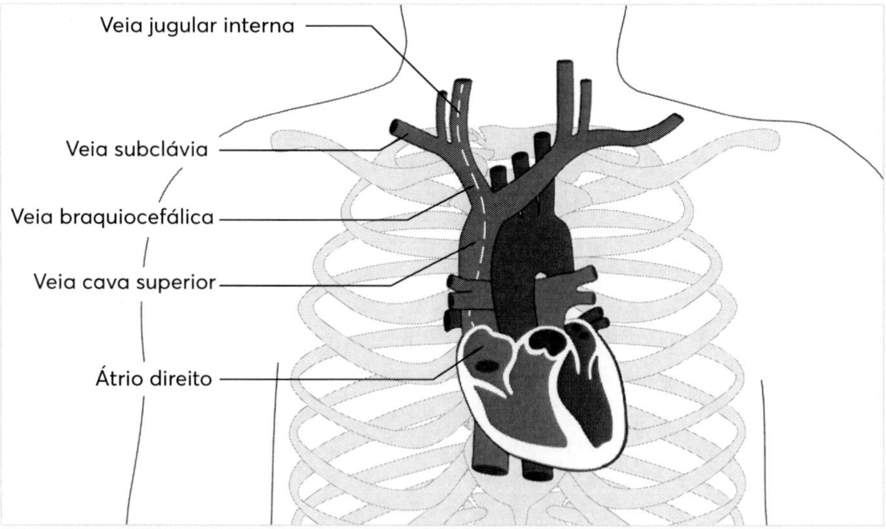

• **FIGURA 1** Acessos.

COMPLICAÇÕES

São inúmeras as descrições de complicações associadas a inserção de acessos venosos[16], como resumidas no Quadro 2.

QUADRO 2 Principais complicações relacionadas a inserção do cateter

Infecção ou hematoma no local da inserção
Sangramento do sítio de punção
Punção arterial inadvertida
Pneumotórax
Hemotórax
Tamponamento e arritmias cardíacas
Tromboembolismo e embolismo gasoso
Mal posicionamento/deslocamento do cateter

Para inserção de cateter venoso central (CVC) ou PICC, algumas preocupações técnicas contribuem para evitar complicações[16,17].

- Preparação adequada do paciente: antes de colocar um CVC para administração de NP, o enfermeiro e o médico devem explicar convenientemente ao paciente o motivo da colocação do cateter e a técnica para ser seguida. Como em qualquer procedimento, fornecer informações ao paciente pode reduzir ansiedade, medos ou erros.
- Para reduzir o risco de complicações, o CVC para NP deve ser inserido de forma eletiva em pacientes bem informados, em ambiente adequado e por profissionais experientes.
- Para inserção, é imprescindível que o médico/enfermeiro lave as mãos com sabonete antibacteriano. Durante a inserção do cateter, o padrão de cuidados para prevenir infeções da corrente sanguínea associadas a cateteres deve envolver técnica asséptica padrão. O local de canulação sugerido deve ser limpo, e, para antissepsia cutânea, a solução de clorexidina 2% funciona melhor do que a solução aquosa de iodopovidona (PVI)[18].
- A punção venosa guiada por ultrassom é fortemente recomendada para acesso a todas as veias centrais visto seu uso estar associado a menores complicações quanto a inserção e também complicações infecciosas[15,19,20].
- Radiografia ou fluoroscopia são necessárias para confirmar a posição da ponta distal e quaisquer complicações relacionadas ao procedimento, como pneumotórax, antes de iniciar a NP.

- O uso de filtro de linha, de antibiótico profilático, de heparina em bolsa de NP ou de troca programada de cateter não mostra qualquer evidência em redução nas taxas de infecção de cateter[12].

CUIDADOS COM ACESSO VENOSO

As boas práticas da administração usadas para perfusão intravenosa e de nutrição parenteral são comparáveis. Aconselha-se a reposição diária do equipo, além de uso exclusivo para administração da NP, enquanto fluidos, eletrólitos e drogas injetáveis podem ser administrados usando o outro lúmen do cateter multilúmen[21].

A cateterização repetida pode ser necessária, mas aumenta a probabilidade de infecção do cateter. Diante desse fato e dos achados de estudos randomizados, os CVC em pacientes sem evidências de complicações locais ou sistêmicas não devem ser substituídos sistematicamente[15].

Quando há desconfiança clínica de infecção de cateter central, o ideal é a retirada do cateter e o envio da ponta do cateter para cultura quantitativa com coleta pareada com hemocultura periférica. Se inicialmente opta-se por não retirar o cateter, hemoculturas pareadas devem ser colhidas (uma colhida via cateter central e uma via periférica). Se o paciente estiver em sepse ou a infecção de corrente sanguínea for confirmada, a retirada do cateter de curta permanência é mandatória e a antibioticoterapia guiada deve ser iniciada.

CONSIDERAÇÕES FINAIS

Nas últimas décadas, avanços significativos nas formulações e nos processos de NP levaram a uma melhor compreensão do que é intervenção nutricional segura e que o uso adequado e dentro das recomendações de boa prática clínica maximiza seu benefício clínico, minimizando o risco potencial de complicações.

REFERÊNCIAS

1. Lappas BM, Patel D, Kumpf V, Adams DW, Seidner DL. Parenteral nutrition: indications, access, and complications. Gastroenterol Clin North Am. 2018;47(1):39-59.
2. Dudrick SJ, Wilmore DW, Vars HM, Rhoads JE. Long-term total parenteral nutrition with growth, development, and positive nitrogen balance. Surgery. 1968;64(1):134-42.
3. Gunst J, Van den Berghe G. Parenteral nutrition in the critically ill. Curr Opin Crit Care. 2017;23(2):149-58.
4. Zürcher M, Tramèr MR, Walder B. Colonization and bloodstream infection with single- versus multi-lumen central venous catheters: a quantitative systematic review. Anesth Analg. 2004;99:177-82.
5. Haines K, Grisel B, Gorenshtein L, Wischmeyer Paul E. Lipid emulsions in parenteral nutrition: does it matter? Curr Opin Crit Care. 2023;29(4):293-9.

6. Singer P, Blaser AR, Berger MM, Calder PC, Casaer M, Hiesmayr M, et al. ESPEN practical and partially revised guideline: Clinical nutrition in the intensive care unit. Clin Nutr. 2023;42(9):1671-89.
7. Castro MG, Ribeiro PC, de Matos LBN, Abreu HB, Assis T, Barreto PA, et al. Diretriz BRASPEN de Terapia Nutricional no Paciente Grave. BRASPEN Journal. 2023;38(2º Supl):2-54.
8. Berlana D. Parenteral Nutrition Overview. Nutrients. 2022;14(21):4480.
9. Franck AJ. Quality improvement initiative to reduce adverse effects associated with parenteral nutrition overfeeding. Frontline Gastroenterol. 2019;10(1):67-71.
10. Barber JR, Rollins CJ. Parenteral nutrition formulation. In: Muller CM. The A.S.P.E.N. Nutrition Core Curriculum: a case-based approach – the adult patient. 2007. p.277-300.
11. Waitzberg DL. Nutrição oral, enteral e parenteral na prática clínica. São Paulo: Atheneu; 2017.
12. Pittiruti M, Hamilton H, Biffi R, MacFie J, Pertkiewicz M; ESPEN. ESPEN Guidelines on Parenteral Nutrition: central venous catheters (access, care, diagnosis and therapy of complications). Clin Nutr. 2009;28(4):365-77.
13. Safdar N, Maki DG. Risk of catheter-related bloodstream infection with peripherally inserted central venous catheters used in hospitalized patients. Chest. 2005;128:489-95.
14. Simcock L. No going back: advantages of ultrasound guided upper arm PICC placement. JAVA. 2008;13(4):191-7.
15. Harden JL, Kemp L, Mirtallo J. Femoral catheters increase risk of infection in total parenteral nutrition patients. Nutr Clin Pract. 1995;10(2):60-6.
16. Broadhurst D, Moureau N, Ullman AJ. Central venous access devices site care practices: an international survey of 34 countries. J Vasc Access. 2016;17(1):78-86.
17. Pronovost P, Needham D, Berenholtz S, Sinopoli D, Chu H, Cosgrove S, et al. An intervention to decrease catheter-related bloodstream infections in the ICU. New Engl J Med. 2006;355:2725-32.
18. Ho KM, Litton E. Use of chlorhexidine-impregnated dressing to prevent vascular and epidural catheter colonization and infection: a meta-analysis. J Antimicrob Chemother. 2006;58:281-7.
19. Hind D, Calvert N, McWilliams R, Davidson A, Paisley S, Beverley C, et al. Ultrasonic locating devices for central venous cannulation: meta-analysis. BMJ. 2003;327(7411):361.
20. Keenan SP. Use of ultrasound to place central lines. J Crit Care. 2002;17(2):126-37.

10

Planejamento da terapia nutricional: cálculo e meta das necessidades nutricionais

Priscilla Alves Barreto
Melina Gouveia Castro
Fábio Maia Araújo

A adequação da terapia nutricional para pacientes varia de acordo com sua condição fisiopatológica, resposta metabólica à doença, trauma, cirurgias, infecções e outros eventos/complicações que possam vir a acontecer durante a estadia hospitalar. Diante disto, neste capítulo, optamos por apresentar ao leitor o planejamento da terapia nutricional (TN) em paciente crítico e fornecer condições mínimas para uma reflexão sobre a importância de se buscar a individualização do atendimento.

Pacientes graves admitidos na unidade de terapia intensiva (UTI) geralmente são incapazes de se alimentar por via oral, e as condições clínica e hemodinâmica podem favorecer uma baixa ingestão de energia e proteína[1].

Além disso, as alterações inflamatórias e endócrinas induzidas pelo estresse levam a um catabolismo descontrolado, por meio da liberação de hormônios catabólicos, como o glucagon, o cortisol e as catecolaminas, com consequente mobilização de reservas nutricionais e o desenvolvimento de uma resistência a sinais anabólicos, incluindo a insulina, sendo a hiperglicemia e a resistência à insulina características marcantes em pacientes gravemente enfermos[2].

A resposta ao estresse também é caracterizada pela ativação excessiva da via ubiquitina-proteassoma, que causa degradação de proteínas e perda de massa muscular esquelética[3].

A relação entre suporte nutricional adequado e melhor desfecho do paciente gravemente enfermo é bem estabelecida, com diversas evidências sustentando a associação do comprometimento do estado nutricional (EN) a piores resultados hospitalares como: aumento da mortalidade, maior possibilidade de aparecimento de lesões por pressão, dificuldade de cicatrização, tempo de internação prolongado, maior frequência de readmissões e aumento nos custos hospitalares[4].

A via, a dose e o momento da TN são baseados na condição clínica do paciente. Como estimar o consumo calórico e como determinar a dose de nutrientes são questões clínicas de extrema importância, mas faltam dados objetivos para orientar a nutrição e medir as respostas metabólicas, musculares e da função física às estratégias nutricionais[5,6].

Especialistas têm sugerido que o hipercatabolismo induzido pela doença grave pode ser atenuado pela administração precoce de nutrientes exógenos, portanto as diretrizes nutricionais têm recomendado o início precoce da TN em pacientes hemodinamicamente estáveis[1].

O racional para a administração precoce de nutrientes pelo trato gastrointestinal (TGI) é que mudanças na barreira intestinal são observadas dentro de 24 horas do insulto e incluem evidências de aumento da permeabilidade da mucosa intestinal, translocação bacteriana, disbiose e possibilidade de desenvolvimento de isquemia intestinal[7].

A literatura atual suporta que a nutrição enteral (NE) precoce pode atenuar essas alterações do TGI por meio de uma gama de "benefícios não nutricionais" e melhorar os desfechos em comparação com a NE tardia. Metanálises mostram que quando comparadas, a NE precoce tem associação com menor complicação, morbidade infecciosa e tempo de internação na UTI/no hospital[1].

QUANTO ADMINISTRAR DE CALORIAS?

Determinar as necessidades energéticas é um dos desafios mais significativos em paciente crítico e é de vital importância, uma vez que as metas prescritas são usadas para orientar a TN[8].

Como acontece com qualquer tratamento medicamentoso, em que a dose utilizada tem relação com o efeito esperado, tanto a administração excessiva (*overfeeding*) quanto a subadministração de calorias (*underfeeding*) são prejudiciais[5].

De acordo com a diretriz da Sociedade Europeia de Nutrição Parenteral e Enteral (ESPEN[9]), *overfeeding* é definido como uma administração calórica maior que 110% da meta definida e está associada à hiperglicemia, à hiperlipidemia, à hipercapnia, às complicações infecciosas, ao comprometimento da imunidade e à esteatose hepática. *Underfeeding* é a administração inferior a 70% da meta calórica[9].

Um estudo retrospectivo de Zusman et al. revelou que o aumento da administração calórica/do gasto energético de repouso (GER) para 70% foi associado à diminuição da mortalidade, enquanto a oferta acima de 70% foi associada ao aumento da mortalidade, especialmente se o aumento for acima de 100%, vale ressaltar que manter o paciente com baixa oferta calórica, sem progressão de aporte durante a internação também foi associada a maior mortalidade, evidenciando que tanto a subnutrição quanto a hiperalimentação são prejudiciais e levam a piores desfechos[10].

Uma vez que a doença grave leva a uma série de eventos que levam ao balanço energético negativo e à disfunção intestinal, é intuitivo prover TN precoce.

Em 1942, Cuthbertson descreveu duas fases metabólicas distintas durante a doença aguda – a fase inicial (ebb) ou de choque precoce, seguida pela fase de "fluxo" (*flow*)[11]. A fase inicial sendo caracterizada por instabilidade hemodinâmica e alterações hormonais (incluindo resistência à insulina), a fim de priorizar a entrega de substratos energéticos aos tecidos vitais. Esse mecanismo de sobrevivência resulta em produção endógena de glicose com base em estoques como glicogênio hepático (glicose), gordura (ácidos graxos livres) e músculo (aminoácidos), assim como menor gasto energético (GE)[8].

Atualmente, não há nenhum marcador clínico conhecido para identificar quando um indivíduo muda de fase da doença grave, mas a diretriz da ESPEN didaticamente categorizou os diferentes estágios da doença crítica: dia 1-2 da UTI (fase inicial aguda), dia 3-7 da UTI (fase tardia aguda) e após o dia 7 da UTI (fase de recuperação)[8].

Para estimar a meta calórica, a calorimetria indireta (CI) é fortemente recomendada por todas as sociedades de especialistas na área[9,12,13].

O uso de equação preditiva ou de fórmula baseada no peso (kcal/kg/dia) é recomendado na ausência de CI. No entanto, as diretrizes da ESPEN sugerem que, se a CI não estiver disponível, o GE deve ser determinado usando VO_2 (consumo de oxigênio) do cateter arterial pulmonar ou VCO_2 (produção de dióxido de carbono) com base no ventilador, o que permite melhor avaliação do que os valores preditivos[5].

Estudos observacionais de mais de três décadas mostram uma associação entre desnutrição e piores resultados em pacientes graves, e isso levou ao fornecimento mais agressivo de calorias e proteínas na fase inicial da doença na tentativa de melhorar desfecho. No entanto, evidências recentes não dão suporte a isso, não encontrando benefícios e até mesmo mostrando dano com a oferta excessiva de nutrientes na fase inicial[8].

O estudo NUTRIREA-3 demonstra que a nutrição plena precoce não é benéfica para pacientes críticos[14]. Esse ensaio multicêntrico e randomizado foi feito em 61 UTI na França e comparou aporte calórico e proteico plenos com oferta hipocalórica e hipoproteica nos primeiros 7 dias de internação, e os autores demonstraram que o fornecimento de menores quantidades de proteínas e calorias não diminuiu a mortalidade, mas foi associada a uma recuperação mais rápida e menor índice de complicações[14,15].

O estudo prospectivo observacional *French-Speaking ICU Nutritional Survey* (FRANS) em 26 UTI durante 3 meses em 2015 investigou alimentação precoce, sendo plena a partir do 3º dia e mantida em platô por 10 dias e mortalidade em 28 dias em 1.206 pacientes de UTI[16,17]. Os pacientes que receberam TN precoce por qualquer via tiveram significativamente maior tempo de ventilação mecânica invasiva e maior tempo de internação na UTI[16,17]. É importante ressaltar que o grupo de alimentação precoce incluiu numerosos pacientes com "alimentação completa" já no 2º dia com valor calórico mediano de 20 kcal/kg[16,17].

O FRANS é mais um grande estudo clínico que demonstra a importância de respeitar a fisiologia no paciente crítico, observar a resposta individual e administrar a alimentação progressivamente, seja qual for a via, confirmando que a alimentação plena precoce é deletéria em pacientes criticamente enfermos[16,17].

A ingestão calórica precoce agressiva leva a mais episódios de hiperglicemia e necessidade de insulinoterapia em altas doses, como foi observado nos estudos TARGET[18], que é até o momento o maior ensaio clínico randomizado duplo-cego de NE em pacientes críticos. Esse estudo demonstrou que aumentar a oferta calórica acima das quantidades fornecidas nos cuidados de rotina não aumentou a sobrevida em 90 dias em adultos graves. O EAT-ICU[19], estudo randomizado e controlado, ofertou 100% do GE desde o D1 de TN guiado por CI e obteve o mesmo resultado[8,20].

Restringir o aporte de calorias e proteínas na fase inicial da doença grave parece ser benéfico, sugerindo papel importante para vias metabólicas, como autofagia, potencial mecanismo-chave na proteção da integridade celular, especialmente nos músculos, durante o processo da doença grave.

As recentes atualizações das recomendações de aporte calórico seguem esse racional. A diretriz da Sociedade Americana de Nutrição Parenteral e Enteral (ASPEN[12]) sugere meta energética mais baixa, entre 12 e 20 kcal/kg/dia, durante a primeira semana de UTI[12]. A ESPEN[9] recomenda o uso de CI para medir o GE e sugere oferta de nutrição hipocalórica (não excedendo 70% do GE) na fase precoce da doença grave e progressivo aumento após o terceiro dia, para 80 a 100% do GE medido e não estimado[9].

A ESPEN destaca que o choque séptico pode levar à perfusão esplâncnica prejudicada e à isquemia intestinal e sugere que o início da TN para esses pacientes deva ser o mais precoce possível, assim que ocorram ressuscitação bem-sucedida e estabilidade hemodinâmica, com 20 a 50% do GE e aumento progressivo conforme a tolerância do TGI[9].

A Sociedade Brasileira de Nutrição Parenteral e Enteral (BRASPEN[13]) recomenda iniciar com uma oferta energética mais baixa, cerca de 15 a 20 kcal/kg, e progredir para 25 a 30 kcal/kg, entre o 4º e o 7º dia, nos pacientes que já se encontram na fase pós-aguda/recuperação. Caso disponha de CI, ofertar na fase inicial entre 50 e 70% do GE aferido e progredir para 100% após o quarto dia[13].

Essa oferta calórica mais baixa na fase inicial da doença grave que vem sendo preconizada não deve ser perpetuada ao longo da internação, devendo-se evitar déficits calóricos que favorecem a desnutrição intra-hospitalar e tem associação a piores desfechos.

Conforme já descrito anteriormente, até os dias de hoje não há um marcador clínico específico para identificar quando um paciente muda de fase, portanto é primordial o acompanhamento diário do paciente por equipe interdisciplinar, para que a terapia nutricional esteja sempre de acordo com o momento clínico do paciente, evitando *overfeeding* na fase inicial e *underfeeding* na fase aguda tardia, crônica e de recuperação.

QUANTO ADMINISTRAR DE PROTEÍNAS?

A doença grave é caracterizada por insultos fisiológicos somativos que resultam em diminuição da síntese proteica muscular e, consequentemente, diminuição da massa muscular com paralelo aumento da síntese de proteínas de fase aguda e aquelas envolvidas na função imune para auxiliar na recuperação[8,21]. Com isso ocorre perda rápida e significativa de massa muscular energética que é a fonte endógena predominante de aminoácidos precursores para auxiliar nesse processo[8,21].

A resposta catabólica leva a reduções na massa muscular de até 1 kg/dia durante os primeiros 10 dias de internação na UTI em pacientes com disfunção de múltiplos órgãos[20].

Aproximadamente 48% dos pacientes críticos apresentam fraqueza muscular adquirida na UTI (FAUTI) que está associada ao prolongamento do tempo de internação na UTI e hospitalar, maior tempo de ventilação mecânica e ao aumento da mortalidade na UTI e no hospital. Os resultados funcionais são heterogêneos, e alguns indivíduos podem cursar com fraqueza persistente que resulta em limitações funcionais e diminuição das taxas de retorno ao emprego e da qualidade de vida[22].

Os fatores de risco para FAUTI incluem sepse e/ou choque, falência de múltiplos órgãos e variáveis metabólicas, como hiperglicemia e intervenções como duração da VM. Atualmente, não existe um padrão-ouro para o diagnóstico precoce da FAUTI[22].

Apesar da falta de evidências definitivas, as diretrizes clínicas recomendam oferta hiperproteica, com base no pressuposto de que, assim como a energia, a oferta de proteína adequada atenuará a perda de MME e melhorará os desfechos clínicos[8]. Apesar dessa recomendação, estudos observacionais mostram que, na prática clínica, a infusão de proteínas está frequentemente abaixo do prescrito, não tendo a meta atingida, em média a infusão é de apenas 0,6 g de proteína/kg/dia[23-25].

Assim como a oferta calórica, as últimas recomendações apontam para oferta progressiva de proteínas, baseado em estudos como a análise *post hoc* do EPANIC[26], que comparou nutrição parenteral suplementar (NPS) precoce *versus* tardia, a ingestão de maior oferta proteica na fase inicial foi associada a efeitos negativos sobre o desfecho. Isso foi confirmado no estudo retrospectivo PROTINVENT[27], mostrando aumento da mortalidade em pacientes tratados com altas doses de proteínas durante os primeiros 3 dias, embora os pacientes com ingestão média abaixo de 0,8 g/kg/dia tenham apresentado a maior mortalidade em 6 meses[20].

O maior ensaio clínico randomizado controlado até o momento investigando oferta hiperproteica em paciente crítico, o EFFORT, incluiu mais de 1.000 pacientes de 85 UTI em 16 países[28]. Os grupos foram separados em proteína em altas doses (≥ 2,2 g/kg/dia) em pacientes ventilados mecanicamente *versus* a dose ≤ 1,2 g/kg/dia, mas apresentou limitações como: alta dose recebeu em média 1,6 g/kg/dia e o outro grupo 0,9 g/kg/dia, mudança no desfecho primário de mortalidade de 60 dias para tempo de alta vivo, menor número de doentes recrutados, entre outros e sugere que a administração de doses mais elevadas de proteína a pacientes graves não melhorou o tempo de alta hospitalar e pode ter piorado os desfechos para pacientes com lesão renal aguda (LRA estágio1-3) que não receberam terapia renal substitutiva e altos escores de falência orgânica[28,29].

O metabolismo proteico prejudicado na fase inicial da doença grave poderia explicar o sinal de dano com altas doses de proteína administradas dentro de 38 horas da admissão na UTI em coortes de pacientes mais suscetíveis[30].

O sinal de dano em grupos específicos de pacientes também sugere que uma abordagem individualizada para intervenções nutricionais deve ser reavaliada, levando-se em consideração que nem todos os pacientes responderão a uma intervenção da mesma maneira e que o momento da oferta pode ser tão importante quanto a dose[29].

Algumas questões permanecem: a alta oferta calórica e proteica pode beneficiar algumas subpopulações de pacientes graves como cirúrgicos, queimados, trauma e sepse na ausência de LRA ou, por exemplo, se a alta oferta proteica associada a exercícios físicos pode melhorar resultados funcionais em longo prazo.

Direcionar o fornecimento de proteínas para as necessidades individuais em UTI é desafiador e ainda incipiente. Técnicas à beira leito, incluindo bioimpedância e ultrassom muscular, novos biomarcadores sobre degradação muscular, autofagia, inflamação e resistência à insulina, cálculos como balanço nitrogenado e relação ureia-creatinina, poderiam ajudar a identificar pacientes que se beneficiam de proteínas mais altas e/ou auxiliar a individualização dos cálculos de meta proteica[6].

Baseado nos novos estudos, a atualização da diretriz ESPEN recomenda a meta de 1,3 g de proteína/kg/dia sendo administrado progressivamente[9]. A BRASPEN sugere que se mantenha até 1,2 g de proteína/kg de peso/dia na fase inicial da doença, aproximadamente até o D4. Após o D4, considerando que o paciente não esteja em sua fase aguda inicial, recomenda-se evoluir a oferta para 1,3 e 2,0 g de proteína/kg de peso/dia[13]. A ASPEN manteve a recomendação de 2016 de 1,2 a 2,0 g/kg/dia[12].

REAJUSTE DE METAS

As fases crônica e período pós-UTI devem ter reajuste das metas de calorias e proteína. Para esse período, não há recomendações formais ou diretrizes sobre ingestão calórica e proteica, mas deve ser o necessário para otimizar a recuperação MME e evitar perdas adicionais.

Os estudos mostram que os pacientes nessa fase apresentam ingestão oral calórica média de 700 kcal/dia e < 50% das necessidades calóricas/proteicas[31]. Em 2018, Ridley e colaboradores demonstraram em um dos poucos estudos que avalia a ingestão nutricional de sobreviventes à UTI que a nutrição oral isolada foi a modalidade mais comum, e dessa maneira a ingestão de energia e proteína foi menor do que o gasto estimado e medido durante o período de internação. A combinação de nutrição oral com suplemento nutricional ou com NE proporcionou maior proporção de oferta calórica e proteica em comparação com as necessidades, tendo sido a associação com NE a melhor estratégia[32].

Os sobreviventes da UTI são desafiados por catabolismo persistente e hipermetabolismo por meses e em alguns casos a anos pós-alta. Em artigo publicado por van Zanten e colaboradores é sugerida a oferta energética de 125% do GE medido por CI e 1,5 a 2,0 g de proteína/kg/dia na fase crônica da doença grave e de 150% e 2,0 a 2,5 g/kg/dia no pós-alta da UTI[20].

CONSIDERAÇÕES FINAIS

A internação na UTI leva a desafios diários tanto para o paciente como para os profissionais envolvidos no cuidado. A TN tem se mostrado importante estratégia para auxiliar nos desfechos não só em curto, mas em longo prazo, com provável maior benefício na funcionalidade e na qualidade de vida dos sobreviventes. Idealmente deve-se planejar uma TN individualizada, conforme as diferentes fases da jornada do paciente durante a UTI, monitorando diariamente o alcance do objetivo planejado.

REFERÊNCIAS

1. Van Dyck L, Casaer MP, Gunst J. Autophagy and Its Implications Against Early Full Nutrition Support in Critical Illness. Nutr Clin Pract. 2018;33(3):339-47.
2. Preiser JC, Ichai C, Orban JC, Groeneveld AB. Metabolic response to the stress of critical illness. Br J Anaesth. 2014;113(6):945-54.
3. Li Y, Li S, Wu H. Ubiquitination-proteasome system (UPS) and autophagy two main protein degradation machineries in response to cell stress. Cells. 2022;11(5):851.
4. Matejovic M et al. Medical nutrition therapy and clinical outcomes in critically ill adults: a European multinational, prospective observational cohort study (EuroPN). Crit Care. 2022;26(1):143.
5. Yatabe T. Strategies for optimal calorie administration in critically ill patients. J Intensive Care. 2019;7:15.
6. Wischmeyer PE, Bear DE, Berger MM, De Waele E, Gunst J, McClave SA, et al. Personalized nutrition therapy in critical care: 10 expert recommendations. Crit Care. 2023;27(1):261.
7. Heinonen T, Ferrie S, Ferguson C. Gut function in the intensive care unit: what is "normal"? Aust Crit Care. 2020;33(2):151-4.
8. Lambell KJ, Tatucu-Babet OA, Chapple LA, Gantner D, Ridley EJ. Nutrition therapy in critical illness: a review of the literature for clinicians. Crit Care. 2020;24:35.
9. Singer P, Blaser AR, Berger MM, Alhazzani W, Calder PC, Casaer MP, et al. ESPEN guideline on clinical nutrition in the intensive care unit. Clin Nutr. 2019;38(1):48-79.
10. Zusman O, Theilla M, Cohen J, Kagan I, Bendavid I, Singer P. Resting energy expenditure, calorie and protein consumption in critically ill patients: a retrospective cohort study. Crit Care. 2016;20(1):367.
11. Cuthbertson DP. Post-shock metabolic response. Lancet. 1942;1:433-7.
12. Compher C, Bingham AL, McCall M, Patel J, Rice TW, Braunschweig C, et al. Guidelines for the provision of nutrition support therapy in the adult critically ill patient: The American Society for Parenteral and Enteral Nutrition. JPEN J Parenter Enteral Nutr. 2022;46(1):12-41.
13. Castro MG, Ribeiro PC, de Matos LBN, Abreu HB, Assis T, Barreto PA, et al. Diretriz BRASPEN de Terapia Nutricional no Paciente Grave. BRASPEN Journal 2023;38(2° Supl):2-54.
14. Reignier J, Plantefeve G, Mira JP, Argaud L, Asfar P, Aissaoui N, et al.; NUTRIREA-3 Trial Investigators; Clinical Research in Intensive Care; Sepsis (CRICS-TRIGGERSEP)Group. Low versus standard calorie and protein feeding in ventilated adults with shock: a randomised, controlled, multicentre, open-label, parallel-group trial (NUTRIREA-3). Lancet Respir Med. 2023;11(7):602-12.
15. Ridley EJ, Rice TW. NUTRIREA-3: where to next? Lancet Respir Med. 2023;11(7):580-1.
16. Pardo E, Lescot T, Preiser JC, Massanet P, Pons A, Jaber S, et al. Association between early nutrition support and 28-day mortality in critically ill patients: the FRANS prospective nutrition cohort study. Crit Care. 2023;27:7.
17. Berger MM, Singer P. Comment: early nutrition prescription in critically ill patients-learnings from the FRANS study. Crit Care. 2023;27(1):64.
18. TARGET Investigators, for the ANZICS Clinical Trials Group; Chapman M, Peake SL, Bellomo R, Davies A, Deane A, Horowitz M, et al. Energy-Dense versus Routine Enteral Nutrition in the Critically Ill. N Engl J Med. 2018;379(19):1823-34.
19. Allingstrup MJ, Kondrup J, Wiis J, Claudius C, Pedersen UG, Hein-Rasmussen R, et al. Early goal-directed nutrition versus standard of care in adult intensive care patients: the single-centre, randomised, outcome assessor-blinded EAT-ICU trial. Intensive Care Med. 2017;43(11):1637-47.

20. van Zanten ARH, De Waele E, Wischmeyer PE. Nutrition therapy and critical illness: practical guidance for the ICU, post-ICU, and long-term convalescence phases. Crit Care. 2019;23(1):368.
21. Haines RW, Fowler AJ, Wan YI, Flower L, Heyland DK, Day A, et al. Catabolism in Critical Illness: A Reanalysis of the REducing Deaths due to OXidative Stress (REDOXS) Trial. Crit Care Med. 2022;50(7):1072-82.
22. Lad H, Saumur TM, Herridge MS, Dos Santos CC, Mathur S, Batt J, et al. Intensive care unit-acquired weakness: not just another muscle atrophying condition. Int J Mol Sci. 2020;21(21):7840.
23. Ridley EJ, Peake SL, Jarvis M, Deane AM, Lange K, Davies AR, et al. Nutrition therapy in Australia and New Zealand intensive care units: an international comparison study. JPEN J Parenter Enteral Nutr. 2018;42(8):1349-57.
24. Rooyackers O, Sundström Rehal M, Liebau F, Norberg A, Wernerman J. High protein intake without concerns?. Crit Care. 2017;21:106.
25. Ridley EJ, Chapple LS. Nutrition in critical illness-research is worth the EFFORT. Lancet. 2023;401(10376):527-8.
26. Casaer MP, Wilmer A, Hermans G, Wouters PJ, Mesotten D, Van den Berghe G. Role of disease and macronutrient dose in the randomized controlled EPaNIC trial: a post hoc analysis. Am J Respir Crit Care Med. 2013;187(3):247-55.
27. Koekkoek WACK, van Setten CHC, Olthof LE, Kars JCNH, van Zanten ARH. Timing of PROTein INtake and clinical outcomes of adult critically ill patients on prolonged mechanical VENTilation: The PROTINVENT retrospective study. Clin Nutr. 2019;38(2):883-90.
28. Heyland DK, Patel J, Compher C, Rice TW, Bear DE, Lee ZY, et al.; EFFORT Protein Trial team. The effect of higher protein dosing in critically ill patients with high nutritional risk (EFFORT Protein): an international, multicentre, pragmatic, registry-based randomised trial. Lancet. 2023;401(10376):568-76.
29. Ridley EJ, Chapple LS. Nutrition in critical illness-research is worth the EFFORT. Lancet. 2023;401(10376):527-8.
30. Chapple LS, Kouw IWK, Summers MJ, Weinel LM, Gluck S, Raith E, et al. Muscle protein synthesis after protein administration in critical illness. Am J Respir Crit Care Med. 2022;206:740-9.
31. Peterson SJ, Tsai AA, Scala CM, Sowa DC, Sheean PM, Braunschweig CL. Adequacy of oral intake in critically ill patients 1 week after extubation. J Am Dieta Assoc. 2010;1(110):3-427.
32. Ridley EJ, Parke RL, Davies AR, Bailey M, Hodgson C, Deane AM, et al. What happens to nutrition intake in the post-intensive care unit hospitalization period? An observational cohort study in critically ill adults. JPEN J Parenter Enteral Nutr. 2019;43(1):88-95.

11

Planejamento da terapia nutricional enteral: nutrientes, tipos de formulações e monitoração

Jackelyne Lopes Silva
Daniela Dal-Bó
Guilherme Duprat Ceniccola

INTRODUÇÃO

Atualmente, a prevalência de desnutrição hospitalar atinge valores próximos a 60% na admissão hospitalar, gerando a necessidade do reconhecimento precoce de pacientes desnutridos e em risco nutricional por meio de etapas de triagem e de avaliação nutricional, pois esse público evolui com desfechos clínicos desfavoráveis. Por meio dessas etapas, é feita a indicação de terapia nutricional individualizada, o que demanda o uso de fórmulas especializadas em alguns casos[1].

Essa prática não é nova. O uso de terapia nutricional enteral (TNE) remonta ao Egito antigo, quando se usavam enemas nutricionais para alimentar enfermos por meio do trato gastrointestinal[2]. Mesmo com esse histórico, a TNE vem evoluindo rapidamente nas últimas décadas, tanto em relação a disponibilidade de ingredientes mais estáveis e melhor digeríveis, como em relação à conservação e às formas alternativas de apresentação.

Este capítulo é dividido em quatro tópicos, e neles são abordadas apresentações de macronutrientes, módulos alimentares, TNE especializada e parâmetros de monitoração e qualidade que envolvem a TNE

CARACTERÍSTICAS E DEFINIÇÕES DAS FORMULAÇÕES ENTERAIS

Ingredientes

Os componentes utilizados nas fórmulas enterais precisam ser minuciosamente analisados e revisados antes de serem ofertados aos pacientes, pois exercem substancial influência na tolerância gastrointestinal, no processo de cicatrização de lesões, no controle metabólico e na reabilitação. Isso inclui tanto os micronutrientes como os macronutrientes, estes últimos terão maior destaque neste capítulo.

A proteína é um ingrediente fundamental, presente de forma obrigatória em todas as fórmulas enterais nutricionalmente completas, com base em variadas fontes que incluem caseína, proteína isolada de soja, lactoalbumina, lactoglobulina e proteína do soro do leite[3]. Esse é, comumente, o principal macronutriente a ser examinado ao determinar a fórmula que melhor atenderá as demandas metabólicas do paciente, podendo apresentar diferentes características e resultados a depender de sua integridade (polipeptídeos, peptídeos, aminoácidos), solubilidade, digestibilidade e perfil de aminoácidos.

A proteína do soro do leite, o *whey protein*, é provida de todos os aminoácidos essenciais e não essenciais, sendo fonte de BCAA (valina, leucina e isoleucina), sobretudo a leucina, considerada um aminoácido crucial para a síntese muscular. Além de conter cisteína e metionina que apresentam propriedades antioxidantes e fomentam melhor resposta imune, a proteína do soro do leite também se destaca pela excelente digestibilidade, absorção e biodisponibilidade[4].

Em virtude de sua alta concentração no leite, a caseína é comumente utilizada na maioria das dietas enterais disponíveis. Ao entrar em contato com os ácidos gástricos do estômago, é coagulada e, consequentemente, pode ter reduzida sua biodisponibilidade[4].

A proteína da soja tem custo menor em relação à proteína do soro do leite, por causa de sua qualidade e de seu valor biológico. Normalmente, ela é adicionada às formulações enterais e combinada com proteínas de fonte animal[5].

Entre os componentes glicídicos, destaca-se a maltodextrina, que se caracteriza como um carboidrato de boa dissolubilidade, liquidez e que não exerce significativa influência sobre a consistência das dietas enterais, sendo uma fonte glicídica muito utilizada nas formulações disponíveis[3].

Esse carboidrato, quando utilizado nas formulações enterais, muitas vezes é associado a outras fontes glicídicas como xarope de glicose, que possui características semelhantes à maltodextrina quanto à solubilidade, à estabilidade e à carga osmótica; isomaltulose, em fórmulas especializadas de baixo índice glicêmico; ou mesmo sacarose, no intuito de aprimorar a palatabilidade do produto[3].

Os lipídios são os macronutrientes que mais contribuem para o aumento energético da fórmula. Eles não modificam a osmolaridade da dieta e fornecem ácidos graxos essenciais, por meio de triglicerídeo de cadeia longa (TCL). O TCL pode ser combinado ao triglicerídeo de cadeia média (TCM) em dietas enterais, sendo componente do óleo de coco que demonstra digestão e absorção mais eficientes[6].

O óleo de peixe é fonte de ácidos graxos ômega-3, que é citado na literatura por suas propriedades anti-inflamatórias, sendo muito utilizado em fórmulas especializadas, bem como em composições padronizadas. Do mesmo modo, o óleo de canola, de origem vegetal, constitui importante fonte do nutriente[6]. A Tabela 1 traz os macronutrientes e as principais fontes utilizadas nos produtos disponíveis.

• **TABELA 1** Componentes das formulações enterais

Macronutrientes	Principais fontes
Carboidratos	Maltodextrina, isomaltulose, sacarose, xarope de milho, xarope de glicose, frutose, amido modificado, dextrina
Proteínas	Caseína, soro do leite, lactoglobulina, lactoalbumina, proteína de soja
Lipídios	Óleo de soja, óleo de canola, TCM, TCL, óleo de girassol, óleo de peixe, óleo de açafrão, óleo de linhaça

Fonte: adaptada de Waitzberg, 2017[6].

Quanto à integridade de nutrientes

A prescrição de uma fórmula polimérica é recomendada, preferencialmente, como a primeira escolha para iniciar a terapia nutricional enteral, considerando o custo-benefício em relação a uma dieta semielementar e a integridade dos nutrientes, que estimula as funções digestiva e absortiva, e se torna o meio mais fisiológico para fornecer nutrientes[7].

As soluções semielementares ou oligoméricas, constituídas de pequenos peptídeos e triglicerídeos, sobretudo triglicerídeos de cadeia média (TCM), podem acelerar o tempo de esvaziamento gástrico, sendo indicada para pacientes com quadro de intolerância gastrointestinal refratária às medidas clínicas, diarreia disabsortiva na síndrome do intestino curto, pancreatite e gastroparesia[8]. Na Tabela 2 é possível observar as classificações das dietas enterais quanto à integridade dos macronutrientes.

Quanto à distribuição energética

A densidade calórica refere-se à quantidade de calorias fornecida em um mililitro de dieta enteral. Conforme as demandas energéticas de cada paciente, diferentes fórmulas podem ser utilizadas. A Sociedade Europeia de Nutrição Clínica e Metabolismo (ESPEN) denomina de normocalóricas, quando as fórmulas têm densidade energética entre 0,9 e 1,2 kcal/mL, considera hipocalóricas

• **TABELA 2** Classificação das fórmulas quanto à integridade dos nutrientes

Tipo de fórmula	Características
Polimérica	Os macronutrientes, em particular, as proteínas encontram-se em sua forma íntegra (polipeptídeos)
Semielementar ou oligomérica	Macronutrientes parcialmente hidrolisados, especificamente a proteína (cadeias de 2 a 50 aminoácidos). Não podem conter proteínas intactas
Elementar	Os macronutrientes, de maneira particular as proteínas, são exclusivamente hidrolisadas na forma de aminoácidos livres

as fórmulas com valores abaixo e hipercalóricas aquelas com valores energéticos acima, observe na Tabela 3[9].

Para atingir as necessidades nutricionais do paciente crítico, a prescrição de fórmulas hipercalóricas e acentuadamente hipercalóricas pode ser adotada. A alta densidade calórica das dietas enterais implicam redução no volume de fluidos administrados, sem deixar de garantir o aporte energético. Essas formulações são indicadas para pacientes críticos, em uso de ventilação mecânica invasiva, hemodiálise, edema agudo de pulmão e outras condições que exigem restrição do aporte de fluidos[10]. A Tabela 3 mostra a classificação das fórmulas em relação à distribuição energética.

• **TABELA 3** Classificação das fórmulas quanto à distribuição energética

Classificação	Densidade
Acentuadamente hipocalórica	< 0,6 kcal/mL
Hipocalórica	< 0,9 kcal/mL
Normocalórica	≥ 0,9-1,2 kcal/mL
Hipercalórica	> 1,2-1,5 kcal/mL
Acentuadamente hipercalórica	> 1,5 kcal/mL

Fonte: Resolução da Diretoria Colegiada – RDC n. 21, de 13 de maio de 2015.

Quanto à distribuição de macronutrientes

Conforme o teor de macronutrientes, as fórmulas enterais podem ser categorizadas em hipo, normo e hiperproteicas, lipídicas e glicídicas, segundo o percentual de macronutrientes em relação ao valor energético total (VET).

Durante a doença crítica é observada enorme perda muscular. O fornecimento suficiente de calorias e proteínas é primordial para evitar a desnutrição energético-proteica e, consequentemente, piores desfechos clínicos. O paciente obeso crítico, que possui demandas nutricionais aumentadas, especialmente proteicas, beneficia-se do uso de fórmulas enterais com acentuado conteúdo proteico. Atualmente, as dietas enterais hiperproteicas disponíveis para comercialização dispõem de teor de proteína até 35% do VET[11].

Os carboidratos são nutrientes prioritários para a produção de energia. No entanto, no paciente crítico, o estresse metabólico gerado pela doença pode levar à resistência à insulina e à hiperglicemia pela ativação dos hormônios contrarreguladores. A ESPEN preconiza que a ingestão desse macronutriente não exceda 5 mg/kg/dia. Para controle da hiperglicemia, pode ser administrada insulina exógena, além de fórmulas enterais hipoglicídicas, com fonte de carboidratos complexos, acrescidas de fibras solúveis e ácidos graxos monoinsaturados (MUFAS)[12].

• **TABELA 4** Classificação das fórmulas quanto à distribuição de macronutrientes

Carboidrato		Lipídio		Proteína	
Classificação	Densidade (% do valor energético total)	Classificação	Densidade (% do valor energético total)	Classificação	Densidade (% do valor energético total)
Hipoglicídica	< 50%	Hipolipídica	< 15%	Hipoproteica	< 10%
Normoglicídica	≥ 50-59,9%	Normolipídica	≥ 15-35%	Normoproteica	≥ 10-19,9%
Hiperglicídica	≥ 60%	Hiperlipídica	> 35%	Hiperproteica	≥ 20%

Fonte: Resolução da Diretoria Colegiada – RDC n. 21, de 13 de maio de 2015.

Quanto à osmolalidade

A osmolaridade refere-se ao número de miliosmoles por litro de solução, e a osmolalidade, ao número de miliosmoles por quilograma de água. Comumente as dietas são apresentadas com os valores de acordo com a osmolaridade, que varia entre 250 e 800 mOsm/kg.

Na prática, os valores de osmolalidade e osmolaridade estão associados à tolerância gastrointestinal da fórmula. À medida que o estômago apresenta melhor tolerância às soluções com elevada osmolalidade, o intestino tolera de maneira mais eficiente soluções iso-osmolares. Todavia, quando dietas hiperosmolares são administradas de forma contínua por meio de bombas de infusão, a intolerância pode ser atenuada. A osmolalidade é proporcional à quantidade de componentes hidrolisados de uma formulação[6,13]. A análise da classificação das dietas, conforme seus valores, é apresentada na Tabela 5.

• **TABELA 5** Classificação das fórmulas quanto à osmolalidade

Classificação	Densidade
Hipotônica	280-300 mOsm/kg de água
Isotônica	300-350 mOsm/kg de água
Levemente hipertônica	350-550 mOsm/kg de água
Hipertônica	550-750 mOsm/kg de água
Acentuadamente hipertônica	> 750 mOsm/kg de água

Fonte: adaptado de Silva e Mura, 2011[13].

Quanto ao conteúdo de água

Recomenda-se para um adulto saudável aproximadamente 25 a 40 mL de água livre por quilograma de peso diariamente. No entanto, a administração de líquidos deve ser considerada de acordo com as particularidades de cada paciente, como estado de hidratação, queimaduras graves, hipernatremia, êmese, cardiopatias, diarreia, estados disabsortivos e outras condições clínicas[6].

As formulações enterais apresentam em média 690 a 860 mL de água por litro[14]. Quanto maior a densidade calórica, menor o teor de água, como está disposto na Tabela 6.

• **TABELA 6** Teor de água das dietas enterais

Densidade calórica (kcal/mL)	Conteúdo de água (mL/L de dieta)	Conteúdo de água (%)
0,9-1,2	800-860	80-86
1,5	760-780	76-78
2,0	690-710	69-71

MODULAÇÃO DE COMPOSTOS OU NUTRIENTES ISOLADOS

Proteínas

A proteína presente nas fórmulas enterais nem sempre é suficiente para suprir a demanda de aminoácidos de pacientes em TNE. Nesse sentido, faz-se uso da suplementação isolada de compostos proteicos, a fim de garantir seu aporte adequado nas mais diversas situações clínicas[15].

Ao escolher a fonte adequada para modulação proteica, características como solubilidade, esvaziamento gástrico, digestibilidade e perfil de aminoácidos devem ser consideradas[16,17]. De modo geral, fontes vegetais apresentam menor quantidade de aminoácidos essenciais, quando comparada a fontes animais[18]. Entre as opções disponíveis, a caseína, fonte mais presente nas fórmulas enterais, é considerada uma proteína de lento esvaziamento gástrico, por causa de sua coagulação em ambientes ácidos como o estômago. Nesse sentido, essa fonte pode não ser bem tolerada, especialmente em pacientes com distúrbios de motilidade, como na gastroparesia[16].

Para reduzir a velocidade de esvaziamento gástrico ocasionado pelo uso de caseína, a opção hidrolisada dessa fonte pode ser útil[17]. Além disso, a mistura da caseína com outras fontes como proteína do soro do leite, proteína isolada de soja e ervilha (mistura P4) pode resultar em soluções melhor toleráveis, bem como mais equilibradas quanto ao perfil aminoacídico[19].

A proteína do soro do leite (*whey protein*) foi recentemente agregada às fontes empregadas como parte das fórmulas enterais, além de produto para modulação proteica isolada. Como vantagens, essa fonte apresenta boa solubilidade, pode ser diluída em quantidades mínimas de água, não coagula no ambiente intragástrico, facilita sua passagem no trato gastrointestinal[16]. Além disso, essa proteína é rapidamente hidrolisada e absorvida, o que pode gerar aumento maior nas concentrações sanguíneas de aminoácidos após sua administração[15].

Outrossim, a proteína do soro do leite apresenta perfil aminoacídico satisfatório, abrangendo expressiva quantidade de aminoácidos de cadeia ramificada (BCAA), além de conteúdo comparativamente maior de leucina, o que fomenta melhor estímulo à síntese muscular[16,18,20].

A oferta proteica ideal deve ser individualizada de acordo com a situação clínica, sendo maior em alguns grupos, como em pacientes com grandes queimaduras, traumas e em obesos críticos, e menor em outros, como em pacientes com encefalopatia hepática e não críticos com disfunção renal em tratamento conservador[21-23]. A modulação de proteína se fará mais necessária quanto maior for a demanda proteica do paciente, uma vez que, frequentemente, o conteúdo proteico intrínseco da fórmula enteral será insuficiente[24].

Glutamina

A glutamina é um importante aminoácido que se torna condicionalmente essencial em condições de estresse agudo. Esse nutriente destaca-se por suas ações órgão-específicas, podendo auxiliar em algumas disfunções orgânicas, como intestinais e respiratórias[25,26], e, em contrapartida, fomentar piores resultados na falência hepática e renal[27].

Suas funções incluem produção de energia e glicose, sendo uma das principais fontes energéticas dos colonócitos, juntamente com os ácidos graxos de cadeia curta (AGCC), além de participar com contribuição substancial na gliconeogênese renal e hepática[28]. Ademais, revela-se como fundamental para a proliferação de várias células, incluindo enterócitos e linfócitos, e para estimulação da síntese de colágeno, isso a torna indispensável para manutenção da integridade intestinal, função imune e cicatrização de feridas[28-31].

Além da ação direta por estímulo à proliferação de linfócitos, a glutamina mostra-se como um composto fundamental para o sistema antioxidante e imune por seu importante papel como precursora da glutationa, potente antioxidante intracelular, e por fomentar a imunidade intestinal (GALT)[28].

A suplementação de glutamina dá-se tanto de forma isolada, como combinada com outros compostos específicos chamados imunonutrientes. Estudos mostram que quando associada à ômega-3, ao selênio, ao zinco, aos nucleotídeos e às vitaminas antioxidantes, esse conjunto é capaz de modular a geração de citocinas pró-inflamatórias, mitigando as consequências desfavoráveis da inflamação exacerbada[32,33].

No contexto supracitado, sugere-se cautela no uso rotineiro de imunonutrientes, uma vez que não está claro o resultado de cada composto isoladamente, e considerando que os benefícios nos estudos são atribuídos a grupos específicos, não devendo ser extrapolados à população nosocomial geral[21,22].

Naturalmente, a maior parte das fórmulas enterais apresenta glutamina ligada à proteína intacta, representando de 5,15 a 22,7% do conteúdo proteico total, a depender da fonte utilizada (lactoalbumina, caseína, soro do leite, proteína isolada de soja)[34]. Fórmulas hidrolisadas devem conter glutamina adicional, pois boa parte desse composto é comprometido durante à hidrólise proteica[35].

A suplementação de glutamina não deve exceder 10 a 15 g/dia, especialmente em pacientes hepatopatas, por ser um aminoácido aminogênico[27]. A ESPEN recomenda a suplementação de 0,2 a 0,3 g/kg/dia de glutamina em vítimas de trauma, por 5 dias, ou caso haja dificuldade de cicatrização por 10 a 15 dias. A mesma sociedade recomenda a suplementação de 0,3 a 0,5 g/kg/dia de glutamina por 10 a 15 dias em pacientes com queimaduras, cuja superfície corporal queimada (SCQ) seja superior a 20%[22].

A suplementação de glutamina, seja enteral seja parenteral, não deve ser indicada de forma rotineira em pacientes gravemente enfermos, sendo contraindicada em indivíduos com falências múltiplas, em especial falência hepática e renal[9,22,27].

Triglicerídeos de cadeia média (TCM)

As fontes lipídicas apresentam inúmeras características e funções que auxiliam na adequação da terapia nutricional em diversas situações clínicas[36]. O triglicerídeo de cadeia média (TCM) é um lipídio saturado proveniente do óleo de coco ou babaçu ou, ainda, produzido industrialmente. Apresenta menor densidade energética (8,2 a 8,3 kcal/g) quando comparado aos triglicerídeos de cadeia longa (TCL)[37], contribui consideravelmente na produção energética e, diferente das demais gorduras, desempenha maior interferência na osmolaridade das soluções, além de não ser fonte de ácidos graxos essenciais (AGE)[38].

Sua digestão e sua absorção independem das lipases pancreáticas e da presença de sais biliares sendo[38], por esse motivo, amplamente utilizado em distúrbios disabsortivos como no intestino curto, obstrução de vias biliares, pancreatite e diarreia crônica[39]. Ademais, o transporte desse nutriente se dá diretamente pelo sistema portal, característica que permite seu uso em situações de efusão de quilo para o espaço pleural (quilotórax), uma vez que esse composto não contribuirá para o aumento do débito extravasado[40,41].

A oxidação do TCM estimula a síntese de corpos cetônicos e a liberação de gás carbônico (CO_2)[40], exigindo cautela em sua oferta nos quadros de cetoacidose diabética ou acidose respiratória, bem como em indivíduos cirróticos e no *shunt* portossistêmico. A suplementação adicional é contraindicada nos quadros supramencionados[6].

Por não veicular AGE, a dieta exclusivamente à base de TCM não deve ser utilizada de forma prolongada ou deve ser suplementada com dosagens suficientes de AGE, evitando sua deficiência[39].

Maltodextrina

A maltodextrina é um carboidrato, produto da hidrólise do amido, mais amplamente utilizado nas fórmulas enterais por sua boa solubilidade, além de baixa atividade osmótica, considerável estabilidade quando submetida a variações de temperatura e rápida hidrólise intestinal[42].

Além disso, pode ser modulada de maneira isolada para complementar o aporte glicídico e energético em situações específicas ou ainda para abreviar o jejum perioperatório[43]. Usualmente, na abreviação de jejum, indica-se a utilização de uma solução de maltodextrina a 12,5% associada à glutamina ou à proteína do soro do leite, 6 horas antes de um procedimento cirúrgico, com a suspensão de alimentos sólidos e leite não humano. Na última refeição que antecede o procedimento, 3 horas antes, sugere-se a oferta de 400 mL de solução líquida contendo 50 g de maltodextrina e 10 a 15 g de proteína (soro do leite ou glutamina)[44,45].

De modo geral, o uso de soluções contendo maltodextrina para redução do tempo de jejum pré-operatório tem apresentado resultados benéficos em relação à diminuição da resistência insulínica, catabolismo muscular e complicações pós-operatórias[44,46,47]. Entretanto, em diabéticos descompensados, especialmente pacientes com *diabetes melittus* tipo 1, a literatura recente contraindica esse protocolo de abreviação de jejum[45] ou sugere a utilização de hipoglicemiantes na solução de maltodextrina em pacientes com diabetes tipo 2[44].

Fibras alimentares

Apesar de não serem digeridas e absorvidas, as fibras alimentares são degradadas por meio de fermentação anaeróbica bacteriana, especialmente no cólon, o que gera metabólitos como ácidos graxos de cadeia curta (AGCC), gases, lactato (para fonte energética pelas próprias bactérias intestinais) e estimulando a proliferação de bifidobactérias[48,49].

O conteúdo fermentável das fibras alimentares varia, sendo consideravelmente mais expressivo nas fibras classificadas como solúveis. Entre os produtos dessa degradação, os de maior interesse quanto ao benefício clínico são os ácidos graxos de cadeia curta (AGCC): ácido acético, butírico e propiônico[48].

Os possíveis efeitos dos AGCC incluem: manutenção do trofismo e integridade intestinal, resultante do estímulo à proliferação celular desse epitélio; prevenção da diarreia associada à nutrição enteral ou ao intestino curto, em razão da melhora da absorção de água e sódio da luz intestinal; além de cumprirem papel indispensável como substratos energéticos preferenciais de células colônicas, capazes de suprir de 90 a 240 kcal/dia. Ademais, o lactato resultante dessa fermentação colônica favorece a redução do pH intestinal, dificultando o crescimento de microrganismos patógenos como *Clostridioides difficile* e *Escherichia coli*[50].

As fibras alimentares podem ser administradas como componentes integrantes das fórmulas enterais[51] ou moduladas isoladamente para fins específicos. As fibras solúveis são empregadas de maneira ampla em fórmulas enterais especializadas para controle glicêmico, pois promovem redução da velocidade de absorção dos carboidratos e gelatinização do bolo fecal[50].

A Sociedade Americana de Nutrição Parenteral e Enteral (ASPEN) sugere que, em pacientes estáveis hemodinamicamente em uso de nutrição enteral, seja considerado de forma rotineira o emprego de fibras fermentáveis, mas contraindica o uso rotineiro de formulações contendo fibras mistas[9]. Além disso, recomenda a suplementação de 10 a 20 g de fibras solúveis, fracionadas ao longo de 24 horas, como terapia adjuvante no controle da diarreia[9,52,53].

Entretanto, está contraindicado o uso de fibras solúveis e insolúveis em pacientes com dismotilidade grave ou alto risco de isquemia intestinal, sendo os relatos de obstrução mais frequentes relacionados ao uso de fibras insolúveis em formulações enterais. Parâmetros perfusionais devem ser verificados regularmente para avaliar a indicação, a manutenção ou a suspensão do aditivo de fibras em pacientes graves cuja suplementação for empregada[9,22,51,54].

Um resumo desse tópico é apresentado na Tabela 7.

• **TABELA 7** Resumo de indicações e contraindicações de modulações enterais

Módulo	Indicação	Contraindicação
Proteína	Doença aguda crítica Obeso crítico (alta demanda proteica e baixa demanda energética) Grande queimado Trauma Outras situações de alto catabolismo proteico	Encefalopatia hepática com hiperamonemia (> 150 mmol/L) Quando a oferta proteica via fórmula enteral nutricionalmente completa for suficiente
Glutamina	Grande queimado (> 20% SCQ): 0,3 a 0,5 g/kg/dia, por 10 a 15 dias Trauma: 0,2 a 0,3 g/kg/dia, por 5 dias Abreviação de jejum: 10 a 15 g na solução de carboidrato.	Falência renal Falência hepática Falência de múltiplos órgãos
TCM	Intestino curto Obstrução de vias biliares Quilotórax Pancreatite aguda grave	Cirrose hepática Cetoacidose diabética e acidose respiratória grave *Shunt* portossistêmico
Maltodextrina	Complementação do aporte glicídico e energético Abreviação de jejum perioperatório	Perioperatório de diabéticos tipo I
Fibras alimentares	Diarreia associada à dieta enteral: 10 a 20 g/dia (fibra solúvel)	Má perfusão periférica Intolerância gastrointestinal

SCQ: superfície corporal queimada; TCM: triglicerídeos de cadeia média.

FORMULAÇÕES ESPECIALIZADAS

Fórmula especializada para diabetes

A ausência do pico glicêmico pós-prandial dificulta o manejo habitual da hiperglicemia em pacientes em uso de nutrição enteral contínua. Por esse motivo, o fornecimento ininterrupto de glicose fomenta o descontrole glicêmico tanto em indivíduos diabéticos quanto em não diabéticos[55].

Nesse contexto, o uso de formulações especializadas contendo menor teor glicídico, com carboidratos de baixo índice glicêmico, como frutose, maltodextrina modificada e isomaltulose, alto conteúdo de lipídios monoinsaturados e com adição de fibras dietéticas, tem ganhado destaque, uma vez que se mostra mais efetiva na melhora da disglicemia quando comparada às fórmulas padrões[56].

A presença de frutose nas formulações supracitadas é controversa, considerando que altas doses desse nutriente pode fomentar hipertrigliceridemia e aumento do colesterol de lipoproteína de baixa densidade (LDL), bem como resistência insulínica[57].

Deve-se ter um cuidado especial no uso de formulações hiperlipídicas e com adição de frutose em pacientes dislipidêmicos e em uso de propofol, haja vista a maior incidência de hipertrigliceridemia nesse público. Apesar disso, as gorduras monoinsaturadas da dieta enteral especializada para diabetes parecem não comprometer o perfil lipídico em médio prazo, com tendência à melhora[57].

Fórmula especializada para doença renal

As fórmulas especializadas para doença renal apresentam, comumente, densidade calórica muito alta, chegando a 2 kcal/mL. Esse elevado conteúdo de energia é, em geral, proveniente majoritariamente de lipídios. Ademais, o teor de eletrólitos como sódio, potássio e fósforo é reduzido.

Além das características supramencionadas, que são comuns às dietas especializadas para doença renal, formulações indicadas para pacientes em tratamento de terapia renal substitutiva (TRS) possuem maior proporção de proteína, enquanto as empregadas na TNE de pacientes renais em tratamento conservador são comumente hipoproteicas.

O uso rotineiro dessas formulações especiais em pacientes com lesão renal aguda (LRA), LRA na doença renal crônica (DRC) ou na DRC com ou sem terapia renal substitutiva (TRS) está contraindicado, devendo sua utilização ser individualizada para casos específicos. No entanto, podem ser empregadas para facilitar o alcance de metas proteicas elevadas sem sobrecarga hídrica ou como tratamento adjuvante em situações de distúrbios hidreletrolíticos específicos[58].

Dieta especializada para hepatopatia

Os produtos especiais para hepatopatias apresentam perfil de aminoácidos modificado, com maior fração de leucina, isoleucina e valina, chamados aminoácidos de cadeia ramificada (AACR) e menor teor de aminoácidos de cadeia aromática (AACA)[59]. O racional por trás desse conteúdo proteico modificado diz respeito ao metabolismo dos AACA, que se dá unicamente no fígado, diferente dos AACR que podem ser metabolizados na musculatura esquelética, reduzindo a sobrecarga hepática[6].

Em razão da falta de estudos sobre o tema, a ESPEN preconiza o uso de formulações padrões para indivíduos com disfunção hepática, com exceção de pacientes cirróticos sarcopênicos e na encefalopatia hepática, nos quais as fórmulas enriquecidas com AACR parecem ser benéficas[60]. A dose terapêutica citada nos estudos encontra-se entre 0,20 e 0,25 g/kg/dia de AACR ou 30 g/dia[59].

Fórmula para disfunções pulmonares

Anteriormente, formulações especiais com baixo teor de carboidrato e alto teor lipídico eram indicadas em condições de falência pulmonar em decorrência do menor coeficiente respiratório dos lipídios[61]. Entretanto, com o tempo, observou-se que o excesso calórico, e não o tipo de macronutriente, era o principal responsável pelo aumento do gás carbônico e piora da função respiratória[6].

Além disso, a utilização de farmaconutrientes, em especial EPA, ácido gama-linolênico (GLA; do óleo de borragem) e antioxidantes, é defendida por alguns autores para redução da resposta inflamatória presente na síndrome do desconforto respiratório agudo (SDRA)[6].

Enquanto a monoterapia com antioxidantes não se provou benéfica, o uso de formulações enriquecidas com EPA e GLA parece ser vantajoso comparado às dietas padrões, com impacto no tempo de internação, no tempo de ventilação e na mortalidade, sem dose terapêutica conhecida[22]. Porém, os resultados benéficos dos lipídios anti-inflamatórios são questionáveis por causa da heterogeneidade das intervenções estudadas, o que contraindica seu uso rotineiro pela ASPEN e pela Sociedade Brasileira de Nutrição Parenteral e Enteral[9,23].

Ademais, tendo em vista a necessidade de manutenção da musculatura acessória e a sarcopenia resultante da doença crítica, associada à imobilidade predominante em pacientes ventilados mecanicamente, cabe ressaltar o uso de fórmulas com alto teor proteico, bem como alta densidade calórica para garantir o aporte de aminoácidos e evitar sobrecarga de fluidos[9,22,23]. A hiperalimentação deve ser incessantemente combatida na fase mais aguda[62].

Fórmulas imunomoduladoras

As fórmulas imunomoduladoras constituem-se com base na adição de nutrientes especiais, como arginina, ácidos graxos ômega-3, antioxidantes e nucleotídeos à fórmula enteral nutricionalmente completa[32]. Diversos estudos clínicos têm avaliado os benefícios da administração de imunonutrientes a fim de otimizar a resposta imune[63], sendo os principais resultados atribuídos ao uso em pacientes desnutridos, em especial em perioperatório de cirurgias de grande porte[9,22].

Nos pacientes com neoplasias gastrointestinais, a imunonutrição tem sido frequentemente associada à redução de complicações pós-operatórias infecciosas e não infecciosas e à melhora do prognóstico[63,64]. Em pacientes oncológicos cirúrgicos desnutridos, a oferta calórica adequada (25-30 kcal/kg/dia) associada a nutrientes especiais (arginina + nucleotídeos + ômega-3) parece ser capaz de melhorar os resultados pós-operatórios, além de reduzir o período de hospitalização[64].

O projeto ACElerando a Recuperação TOtal pós-operatória (ACERTO) sugere que em pacientes classificados com risco nutricional pela *Nutritional Risk Screening* (NRS 2002) e com suspeita de desnutrição ou moderadamente desnutrido pela Avaliação Global Subjetiva (AGS) seja ofertado 500 a 1.000 mL de dieta hiperproteica e hipercalórica com imunonutrientes, por 5 a 7 dias antes do procedimento cirúrgico eletivo[65].

Além disso, em pacientes oncológicos cirúrgicos classificados como desnutridos graves pela AGS, sugere-se a oferta de 500 a 1.000 mL de dieta hiperproteica e hipercalórica com imunonutrientes por 5 a 14 dias no pré-operatório, estendendo por mais 5 a 14 dias no pós-operatório, a fim de melhorar a resposta imune, reduzir complicações perioperatórias e otimizar a reabilitação[65].

Intolerância gastrointestinal

As fórmulas semielementares são comumente utilizadas para pacientes que apresentam intolerância gastrointestinal, são compostas de proteínas semi-hidrolisadas à base de peptídeos, possuem, frequentemente, uma fonte lipídica de mais fácil digestão, como o TCM, e são isentas de fibras.

A composição especializada acelera o esvaziamento gástrico e facilita a digestão e a absorção, sendo regularmente empregada em contextos de gastroparesia, distensão abdominal e diarreia disabsortiva[6].

Um resumo desse tópico é apresentado na Tabela 8.

MONITORAÇÃO DA TERAPIA NUTRICIONAL ENTERAL

Sintomas gastrointestinais

A avaliação da função do trato gastrointestinal (TGI) do paciente crítico é relevante, porém complexa. A ferramenta escore de disfunção gastrointestinal (GIDS) engloba diferentes sintomas e parâmetros que podem ser utilizados para identificar o risco de lesão no TGI. Ele pode ser sustentado sozinho ou associado ao escore *Sequential Organ Failure Assessment* (SOFA) para avaliar o

• **TABELA 8** Resumo das características de fórmulas enterais especializadas

Fórmula especializada	Características
Diabetes	Proteína: hiperproteica Carboidrato: hipoglicídica, com adição de carboidratos de baixo índice glicêmico (isomaltulose, frutose) Lipídio: hiperlipídica, com adição de gorduras monoinsaturadas Acréscimos: fibra solúvel
Doença renal crônica	Proteína: hipoproteica Carboidrato: normoglicídica Lipídio: hiperlipídica, com adição de gorduras monoinsaturadas Alta densidade calórica (2 kcal/mL)
Doença renal aguda	Proteína: hiperproteica Carboidrato: normoglicídica Lipídio: hiperlipídica, com adição de gorduras monoinsaturadas Alta densidade calórica (2,0 kcal/mL)
Hepatopatia	Proteína: normoproteica, com adição de AACR (valina, leucina e isoleucina) Carboidrato: normoglicídica Lipídio: normolipídica
Disfunções pulmonares	Proteína: hiperproteica Carboidrato: normoglicídica Lipídio: normolipídica, podendo conter adicional de ômega-3 e GLA Alta densidade energética
Intolerância gastrointestinal	Proteína: normo a hiperproteica, à base de peptídeos e aminoácidos Carboidrato: normoglicídica, carboidratos que não afetem significativamente a osmolalidade Lipídio: normolipídica, contendo maior teor de TCM Isenta de fibras
Imunomodulação	Proteína: normo a hiperproteica Carboidrato: normoglicídica Lipídio: normolipídica, com adição de ômega-3 Acréscimos: nucleotídeos, arginina, antioxidantes

risco de vida[66]. A Tabela 9 apresenta a ferramenta de avaliação de disfunção no TGI e os principais critérios.

TABELA 9 Ferramenta de avaliação de disfunção gastrointestinal

0 – Sem risco	1 – Risco aumentado	2 – Disfunção no TGI	3 – Falha no TGI	4 – Risco de vida
Sem sintomas ou um dos sintomas abaixo com alimentação oral	Dois dos seguintes sintomas	Três ou mais sintomas de pontuação 1 OU até dois dos seguintes	Três ou mais dos seguintes	Um dos seguintes
• Sons intestinais ausentes • Vômito • VRG > 200 mL • Paralisia no TGI/íleo adinâmico • Distensão abdominal • Diarreia (não grave) • Sangramento GI sem transfusão • PIA 12-20 mmHg	• Sem ingestão oral • Sons intestinais ausentes • Vômito • VRG > 200 mL • Paralisia TGI/íleo adinâmico • Distensão abdominal • Diarreia (não grave) • Sangramento no TGI sem transfusão • PIA 12-20 mmHg	• Diarreia severa • Sangramento no TGI com transfusão • PIA > 20 mmHg	• Uso procinético • Paralisia do TGI/íleo adinâmico • Distensão abdominal • Diarreia severa • Sangramento no TGI com transfusão • PIA > 20 mmHg	• Hemorragia no TGI, levando a choque hemorrágico • Isquemia mesentérica • Síndrome do compartimento abdominal

GI: gastrointestinal; PIA: pressão intra-abdominal; TGI: trato gastrointestinal; VGR: volume residual gástrico.

O monitoramento clínico da TNE é avaliado pelo funcionamento adequado do trato gastrointestinal e, consequentemente, tolerância à dieta. Alguns sinais e sintomas devem ser acompanhados diariamente para garantir sua efetividade[67]. A Tabela 10 mostra os principais fatores de risco, bem como as formas de gerenciamento das complicações gastrointestinais em pacientes em uso de TNE.

• **TABELA 10** Resumo do gerenciamento de complicações gastrointestinais na terapia nutricional enteral

Complicações	Fatores de risco	Gerenciamento
Vômitos	Obstrução do TGI Uso de medicamentos opioides Deslocamento da SNE Alto volume da NE	Suspender NE e avaliar Reavaliar os fármacos Otimizar antieméticos e procinéticos Reposicionar a SNE
Diarreia	Infecção intestinal Uso de antibióticos NE e medicamentos com alta osmolaridade Fórmulas isentas de fibras	Investigar e tratar infecção por *Clostridioides difficile* Avaliar medicamentos hiperosmolares Acrescentar módulos de fibras
Constipação	Baixa ingestão de líquidos Fórmulas com baixo teor de resíduos Fármacos (p.ex., opioides, sedativos) Dismotilidade intestinal	Aumento da oferta de líquidos Utilização de módulos de fibras ou fórmulas enriquecidas Revisar os medicamentos Utilizar medicamentos laxativos Corrigir hipomagnesemia e hipocalemia
Distensão abdominal	Íleo pós-operatório Supercrescimento bacteriano Gastroparesia	Associação de medicamento procinéticos Observar a pressão intra-abdominal. Avaliar a suspensão de NE e necessidade de nutrição parenteral

NE: nutrição enteral; SNE: sonda nasoenteral; TGI: trato gastrointestinal.
Fonte: adaptada de Btaiche et al., 2010[67].

PARÂMETROS CLÍNICOS

Um dos critérios para iniciar ou manter a TNE é a estabilidade hemodinâmica. Na fase aguda da doença crítica, os pacientes estão mais suscetíveis à dismotilidade intestinal por causa da redução do fluxo sanguíneo para a região mesentérica, que é redirecionada priorizando os órgãos vitais. Diante desse mecanismo, a funcionalidade intestinal pode ser comprometida, favorecendo o risco de isquêmia intestinal[9].

Em casos de instabilidade hemodinâmica, caracterizada pela ascensão em níveis altos de agentes vasopressores, associada à hipotensão (pressão arterial média < 50 mmHg) e baixa perfusão tecidual, a NE deve ser suspensa. Pacientes que recebem NE concomitante ao uso de drogas vasoativas devem ser acompanhados quanto aos sinais de distensão abdominal, aumento do débito de sonda nasogástrica, redução da motilidade intestinal, acidose metabólica grave, ausência de flatos, fezes e ruídos hidroaéreos para identificação precoce da isquemia mesentérica[22].

Nesse contexto crítico, o estresse metabólico colabora para depleção muscular, por causa do aumento das necessidades metabólicas nessa fase. Por esse motivo, em pacientes sépticos, a NE deve ser considerada precocemente após a estabilização hemodinâmica[22].

Alterações metabólicas

As complicações metabólicas mais evidentes na prática clínica são distúrbios eletrolíticos, hiperalimentação, desidratação ou oferta excessiva de fluidos, episódios de hiperglicemia ou hipoglicemia. A hiperglicemia pode ser resultado de descompensação do quadro prévio de *diabetes mellitus* ou resposta fisiológica ao estresse, por meio da ativação de hormônios contrarreguladores que aumentam a produção de glicose sérica por meio de compostos não glicídicos[68]. A Tabela 11 mostra os fatores de risco e intervenções relacionadas à TNE.

• **TABELA 11** Alterações metabólicas relacionadas à terapia nutricional enteral (TNE)

Alterações	Fatores de risco	Intervenção
Hipoglicemia	Excesso de insulina ou fármacos hipoglicemiantes Jejum prolongado	Avaliar níveis glicêmicos Ajuste de terapia insulínica Correção com glicose endovenosa
Hiperglicemia	Resistência à insulina Hiperalimentação	Adição de fibras solúveis Regular insulina e fármacos Exclusão de fórmulas com sacarose
Desidratação	Diarreia e vômitos Formulações hipertônicas Baixo consumo de água	Medidas para cessar diarreia e vômitos Hidratação intravenosa Utilizar fórmulas isotônicas

(continua)

• **TABELA 11** Alterações metabólicas relacionadas à terapia nutricional enteral (TNE) (*continuação*)

Alterações	Fatores de risco	Intervenção
Hiper-hidratação	Volume excessivo de fluidos Desnutrição proteico-calórica Insuficiência renal, cardíaca e hepática	Redução do volume ofertado Acompanhamento diário do balanço hídrico

Fonte: adaptada de Waitzberg, 2017[6].

Síndrome de realimentação

Ao iniciar a TNE é imprescindível avaliar o risco de síndrome de realimentação (SR), que é definida como sucessivas alterações eletrolíticas e metabólicas, como consequência ao fornecimento de calorias após período prolongado de inanição e/ou redução significativa da ingestão alimentar. Alguns critérios são descritos para identificação do paciente adulto em risco para SR, como mostrado na Tabela 12[69].

A alteração bioquímica mais evidente na SR é a hipofosfatemia. O fósforo é um mineral intracelular, responsável pela integridade das membranas celulares, ativação de enzimas, armazenamento de energia em forma de adenosina trifosfato (ATP), regulação de fornecimento de oxigênio aos tecidos e do sistema tampão ácido-base renal. Na SR, esse mineral é depletado e, associado ao pico de insulina, é direcionado para o meio intracelular, causando deficiência sérica e celular, que compromete o funcionamento dos sistemas orgânicos[66].

Outros minerais como o potássio e o magnésio também podem ser depletados e levar a disfunções neuromusculares e cardíacas, como arritmias e parada cardíaca. Além desses, a deficiência de tiamina também é uma manifestação da SR. Os níveis da vitamina podem ser comprometidos por causa do aumento da demanda no período de transição entre o jejum e a alimentação. A redução da concentração sérica de tiamina pode ocasionar desequilíbrio neurológico, anormalidades oculomotoras, acidose lática e diminuição da síntese de ATP nos miócitos cardíacos[69]. Veja as principais recomendações do Consenso ASPEN para manejo da SR no Quadro 1.

Indicadores de qualidade

Os indicadores de qualidade são ferramentas estratégicas para avaliar processos e desempenhos e para estabelecer melhorias que visam avanços contínuos no serviço prestado. O uso de indicadores visa garantir a padronização de técnicas e seguimento de normas preestabelecidas, por isso eles devem ser difundidos a

• **TABELA 12** Parâmetros para classificação do risco de síndrome de realimentação

Parâmetros	Risco moderado (2 critérios)	Risco severo (1 critério)
IMC	16-18 kg/m²	< 16 kg/m²
Perda de peso	5% em 1 mês	7,5% em 3 meses ou > 10% em 6 meses
Ingestão calórica	Ausência de ingestão oral ou insignificante por 5 a 6 dias ou < 75% das necessidades energéticas em > 7 dias durante doença aguda ou lesão ou < 75% das necessidades energéticas estimadas para > 1 mês	Ausência de ingestão oral ou insignificante por > 7 dias ou < 50% das necessidades energéticas em > 5 dias durante doença aguda ou lesão ou < 50% das necessidades energéticas estimadas para > 1 mês
P, Mg e K	Concentração sérica baixa ou exigindo reposição em dose única	Concentração sérica minimamente baixa ou exigindo reposição em dose múltipla
Gordura subcutânea	Perda moderada	Perda severa
Massa muscular	Perda leve ou moderada	Perda severa
Comorbidade	Doença moderada	Doença grave

• **QUADRO 1** Manejo da síndrome de realimentação

1° Verificar os níveis séricos de potássio, magnésio e fósforo antes de iniciar a alimentação
2° Suplementar tiamina 100 mg antes da alimentação ou antes de iniciar fluidos intravenosos contendo dextrose em pacientes em risco
3° Suplementar tiamina 100 mg/dia por 5 a 7 dias ou mais em pacientes com fome grave, alcoolismo crônico ou outro alto risco de deficiência e/ou sinais de carência de tiamina
4° Iniciar com 100 150 g de dextrose ou 10-20 kcal/kg nas primeiras 24 h. Progredir 33% da meta a cada 1 a 2 dias
5° Retardar o início ou o aumento de calorias em pacientes com níveis gravemente baixos de fósforo, potássio ou magnésio até sua correção
6° Sempre considerar as calorias provenientes de dextrose endovenosa de qualquer fonte, conforme os limites acima para pacientes com risco moderado a grave de SR
7° Monitorar eletrólitos a cada 12 horas, ou menos, nos primeiros 3 dias em pacientes de alto risco
8° Avaliar sinais vitais a cada 4 horas nas primeiras 24 horas após o início das calorias em pacientes de risco
9° A monitorização cardiorrespiratória é recomendada em pacientes instáveis ou com deficiências graves

todos os profissionais que prestam serviços de saúde[70]. A Tabela 13 traz sugestões de indicadores de qualidade da TNE e seus parâmetros de controle.

• **TABELA 13** Indicadores de qualidade da terapia nutricional enteral (TNE) e seus parâmetros de controle

Indicador	Fórmula	Meta
Frequência de obstrução de sonda em pacientes com TNE	N° de SNE obstruídas em pacientes em TNE x 100 / N° total de pacientes em TNE x N° de dias com SNE	< 5% ENF ≤ 10% UTI
Frequência de saída inadvertida de SNE em pacientes em TNE	N° de saída inadvertida de sonda enteral x 100 / N° total de pacientes em TNE x N° de dias com SNE	< 10% ENF < 5% UTI
Frequência de diarreia em pacientes em TNE	N° de pacientes em TNE que apresentaram diarreia x 100 / N° de pacientes em TNE	≤ 10%
Frequência de pacientes com alteração da glicemia em TNE – hiperglicemia	N° de dias com hiperglicemia em TNE x 100 / N° total de pacientes em TNE	< 70% UTI < 30% ENF
Frequência de pacientes com alteração da glicemia em TNE – hipoglicemia	N° de pacientes em TNE que apresentaram hipoglicemia x 100 / N° de pacientes em TNE	UTI < 7%
Frequência de pacientes com volume de TNE infundido > 80%	N° de pacientes com volume de TNE > 80% x 100 / N° total de pacientes em TNE	> 80%

ENF: enfermaria; SNE: sonda nasoentérica; UTI: unidade de terapia intensiva.
Fonte: adaptada de Verotti et al., 2012[70].

REFERÊNCIAS

1. Fontes D, Generoso S de V, Toulson Davisson Correia MI. Subjective global assessment: a reliable nutritional assessment tool to predict outcomes in critically ill patients. Clin Nutr. 2014;33(2):291-5.
2. Hamaoui E. Assessing the nutrition support team. JPEN J Parenter Enteral Nutr. 1987;11(4): 412-21.
3. Savino P. Knowledge of constituent ingredients in enteral nutrition formulas can make a difference in patient response to enteral feeding. Nutr Clin Pract. 2018;33(1):90-8.

4. Luttikhold J, van Norren K, Buijs N, Ankersmit M, Heijboer AC, Gootjes J, et al. Jejunal casein feeding is followed by more rapid protein digestion and amino acid absorption when compared with gastric feeding in healthy young men. J Nutr. 2015;145(9):2033-8.
5. Gautier JBO, Martindale RG, Rugeles SJ, Hurt RT, Taylor B, Heyland DK, et al. How much and what type of protein should a critically ill patient receive? Nutr Clin Pract. 2017;32:6S-14S.
6. Waitzberg DL. Nutrição oral, enteral e parenteral na prática clínica. 5.ed. v. 1. Rio de Janeiro: Atheneu; 2017.
7. McClave SA, Martindale RG, Vanek VW, McCarthy M, Roberts P, Taylor B, et al. Guidelines for the provision and assessment of nutrition support therapy in the adult critically ill patient: Society of Critical Care Medicine (SCCM) and American Society for Parenteral and Enteral Nutrition (ASPEN). JPEN J Parenter Enteral Nutr. 2009;33:277-316.
8. Carteron L, Samain E, Winiszewski H, Blasco G, Balon AS, Gilli C, et al. Semi-elemental versus polymeric formula for enteral nutrition in brain-injured critically ill patients: a randomized trial. Crit Care. 2021;25(1):31.
9. Lochs H, Allison SP, Meier R, Pirlich M, Kondrup J, Schneider S, et al. Introductory to the ESPEN Guidelines on Enteral Nutrition: Terminology, Definitions and General Topics. Clin Nutr. 2006;25(2):180-6.
10. Singer P, Blaser AR, Berger MM, Alhazzani W, Calder PC, Casaer MP, et al. ESPEN guideline on clinical nutrition in the intensive care unit. Clin Nutr. 2019;38(1):48-79.
11. van Zanten ARH, Petit L, de Waele J, Kieft H, de Wilde J, van Horssen P, et al. Very high intact-protein formula successfully provides protein intake according to nutritional recommendations in overweight critically ill patients: a double-blind randomized trial. Crit Care. 2018;22(1):156.
12. León-Sanz M, García-Luna PP, Planas M, Sanz-París A, Gómez-Candela C, Casimiro C. Glycemic and lipid control in hospitalized type 2 diabetic patients: Evaluation of 2 enteral nutrition formulas (Low carbohydrate-high monounsaturated fat vs high carbohydrate). J Parenter Enteral Nutr. 2005;29(1):21-9.
13. Silva SMCS, Mura JDP. Tratado de alimentação, nutrição e dietoterapia. 2.ed. Rio de Janeiro: Roca; 2011.
14. Ideno KTGMMMLSE. Nutrition support dietetics: core curriculum. 2.ed. 1993. p.71-91.
15. Gorissen SHM, Horstman AMH, Franssen R, Kouw IWK, Wall BT, Burd NA, et al. Habituation to low or high protein intake does not modulate basal or postprandial muscle protein synthesis rates: a randomized trial. Am J Clin Nutr. 2017;105(2):332-42.
16. Fischer K. Paddling Montana: a guide to the state's best rivers. Falcon Guides; 2015. 218 p.
17. Jonker R, Deutz NEP, Erbland ML, Anderson PJ, Engelen MPKJ. Hydrolyzed casein and whey protein meals comparably stimulate net whole-body protein synthesis in COPD patients with nutritional depletion without an additional effect of leucine co-ingestion. Clin Nutr. 2014;33(2):211-20.
18. Gorissen SHM, Crombag JJR, Senden JMG, Waterval WAH, Bierau J, Verdijk LB, et al. Protein content and amino acid composition of commercially available plant-based protein isolates. Amino Acids. 2018;50(12):1685-95.
19. Liu J, Klebach M, Visser M, Hofman Z. Amino acid availability of a dairy and vegetable protein blend compared to single casein, whey, soy, and pea proteins: a double-blind, cross-over trial. Nutrients. 2019;11(11).
20. Tang JE, Moore DR, Kujbida GW, Tarnopolsky MA, Phillips SM. Ingestion of whey hydrolysate, casein, or soy protein isolate: Effects on mixed muscle protein synthesis at rest and following resistance exercise in young men. J Appl Physiol. 2009;107(3):987-92.
21. McClave SA, Taylor BE, Martindale RG, Warren MM, Johnson DR, Braunschweig C, et al. Guidelines for the provision and assessment of nutrition support therapy in the adult critically ill patient: Society of Critical Care Medicine (SCCM) and American Society for Parenteral and Enteral Nutrition (A.S.P.E.N.). J Parenter Enteral Nutr. 2016;40(2):159-211.

22. Singer P, Blaser AR, Berger MM, Alhazzani W, Calder PC, Casaer MP, et al. ESPEN guideline on clinical nutrition in the intensive care unit. Clin Nutr. 2019;38(1):48-79.
23. Campos ACL, Matsuba CST, Aanholt DPJ van, Nunes DSL, Toledo DO. Diretriz Brasileira de Terapia Nutricional. BRASPEN J. 2018.
24. van Zanten ARH, Petit L, de Waele J, Kieft H, de Wilde J, van Horssen P, et al. Very high intact-protein formula successfully provides protein intake according to nutritional recommendations in overweight critically ill patients: a double-blind randomized trial. Crit Care. 2018;22(1):156.
25. Kim MH, Kim H. The roles of glutamine in the intestine and its implication in intestinal diseases. Int J Mol Sci. 2017;18(5):1051.
26. Rao RK, Samak G. Role of glutamine in protection of intestinal epithelial tight junctions. J Epithel Biol Pharmacol. 2012;5:47-54.
27. Heyland DK, Dhaliwal R, Day AG, Muscedere J, Drover J, Suchner U, et al. REducing Deaths due to OXidative Stress (The REDOXS© Study): rationale and study design for a randomized trial of glutamine and antioxidant supplementation in critically-ill patients. Proc Nutr Soc. 2006;65(3):250-63.
28. Smith RJ. Glutamine metabolism and its physiologic importance. J Parent Enteral Nutr. 1990;14(4suppl):40S-44S.
29. Cruzat V, Rogero MM, Keane KN, Curi R, Newsholme P. Glutamine: metabolism and immune function, supplementation and clinical translation. Nutrients. 2018;10:1564.
30. Cruzat VF, Krause M, Newsholme P. Amino acid supplementation and impact on immune function in the context of exercise. J Int Soc Sports Nutr. 2014;11:61.
31. Shah AM, Wang Z, Ma J. Glutamine metabolism and its role in immunity, a comprehensive review. Animals. 2020;10:326.
32. Mariette C. Immunonutrition. J Visceral Surg. 2015;152:S14-7.
33. Martinez JL, Bosco-Garate I, Souza-Gallardo LM, Méndez JD, Juárez-Oropeza MA, Román-Ramos R, et al. Effect of preoperative administration of oral arginine and glutamine in patients with enterocutaneous fistula submitted to definitive surgery: a prospective randomized trial. J Gastrointest Surg. 2020;24(2):426-34.
34. Swails WS, Bell SJ, Borlase BC, Forse RA, Blalckburn GL. Glutamine content of whole proteins: implications for enteral formulas. 1992;7(2):77-80.
35. Silk DBA, Fairclough PD, Clark ML, Hegarty JE, Marrs TC, Addison JM, et al. Use of a peptide rather than free amino acid nitrogen source in chemically defined "elemental" diets. J Pareter Enteral Nutr. 1980; 4:548-53.
36. Calder PC, Adolph M, Deutz NE, Grau T, Innes JK, Klek S, et al. Lipids in the intensive care unit: Recommendations from the ESPEN Expert Group. Clin Nutr. 2018;37:1-18.
37. Munroe C, Frantz D, Martindale RG, McClave SA. The optimal lipid formulation in enteral feeding in critical illness: clinical update and review of the literature. Curr Gastroenterol Rep. 2011;13:368-75.
38. Bach AC, Storck D, Meraihi Z. Medium-chain triglyceride-based fat emulsions: an alternative energy supply in stress and sepsis. J Parenter Enteral Nutr. 1988;12:82S-88S.
39. Roy CC, Bouthillier L, Seidman E, Levy E. New lipids in enteral feeding. Curr Opin Clin Nutr Metab Care. 2004;7(2):117-22.
40. Ochando MS, Villodre PL, Seguí MJM. Soporte nutricional y tratamiento con octreótido del quilotórax. Nutricion Hospitalaria. 2010;25(1):113-9.
41. Sriram K, Meguid RA, Meguid MM. Nutritional support in adults with chyle leaks. Nutrition. 2016;32(2):281-6.
42. Kearsley MW, Dziedzic SZ. Handbook of starch hydrolysis products and their derivatives. Springer; 1995. 275p.
43. Pexe-Machado PA, de Oliveira BD, Dock-Nascimento DB, de Aguilar-Nascimento JE. Shrinking preoperative fast time with maltodextrin and protein hydrolysate in gastrointestinal resections due to cancer. Nutrition. 2013;29(7-8):1054-9.

44. Gustafsson UO, Scott MJ, Hubner M, Nygren J, Demartines N, Francis N, et al. Guidelines for Perioperative Care in Elective Colorectal Surgery: Enhanced Recovery After Surgery (ERAS®) Society Recommendations: 2018. World J Surg. 2019;43:659-95.
45. Thiele RH, Raghunathan K, Brudney CS, Lobo DN, Martin D, Senagore A, et al. American Society for Enhanced Recovery (ASER) and Perioperative Quality Initiative (POQI) joint consensus statement on perioperative fluid management within an enhanced recovery pathway for colorectal surgery. Perioper Med. 2016;5(1):24.
46. Yagci G, Can MF, Ozturk E, Dag B, Ozgurtas T, Cosar A, et al. Effects of preoperative carbohydrate loading on glucose metabolism and gastric contents in patients undergoing moderate surgery: a randomized, controlled trial. Nutrition. 2008;24(3):212-6.
47. Yuill KA, Richardson RA, Davidson HIM, Garden OJ, Parks RW. The administration of an oral carbohydrate-containing fluid prior to major elective upper-gastrointestinal surgery preserves skeletal muscle mass postoperatively: a randomised clinical trial. Clin Nutr. 2005;24(1):32-7.
48. Palacio JC, Rombeau JL. Dietary fiber: a brief review and potential application to enteral nutrition. Nutr Clin Pract. 1990;5:99-106.
49. Zaman MK, Chin KF, Rai V, Majid HA. Fiber and prebiotic supplementation in enteral nutrition: a systematic review and meta-analysis. World J Gastroenterol. 2015;21(17):5372-81.
50. Scheppach W, Burghardt W, Bartram P, Kasper H. Addition of dietary fiber to liquid formula diets: the pros and cons. J Parenter Enteral Nutr. 1990;14:204-9.
51. Cara KC, Beauchesne AR, Wallace TC, Chung M. Safety of using enteral nutrition formulations containing dietary fiber in hospitalized critical care patients: a systematic review and meta-analysis. J Parenter Enteral Nutr. 202145;882-906.
52. Zhao R, Wang Y, Huang Y, Cui Y, Xia L, Rao Z, et al. Effects of fiber and probiotics on diarrhea associated with enteral nutrition in gastric cancer patients. Medicine. 2017;96(43):e8418.
53. Bowling TE, Raimundo AH, Grimble GK, Silk DBA. Reversal by short-chain fatty acids of colonic fluid secretion induced by enteral feeding. Lancet. 1993;342:1266-8
54. dos Reis AM, Fruchtenicht AV, Loss SH, Moreira LF. Use of dietary fibers in enteral nutrition of critically ill patients: A systematic review. Rev Bras Ter Int. 2018;30:358-65.
55. Ojo O, Weldon SM, Thompson T, Crockett R, Wang XH. The effect of diabetes-specific enteral nutrition formula on cardiometabolic parameters in patients with type 2 diabetes: a systematic review and meta–analysis of randomised controlled trials. Nutrients. 2019;11:1905.
56. Pohl M, Mayr P, Mertl-Roetzer M, Lauster F, Lerch M, Eriksen J, et al. Glycaemic control in type II diabetic tube-fed patients with a new enteral formula low in carbohydrates and high in monounsaturated fatty acids: a randomised controlled trial. Eur J Clin Nutr. 2005;59(11):1221-32.
57. Sanz-Paris A, Álvarez Hernández J, Ballesteros-Pomar MD, Botella-Romero F, León-Sanz M, Martín-Palmero Á, et al. Evidence-based recommendations and expert consensus on enteral nutrition in the adult patient with diabetes mellitus or hyperglycemia. Nutrition. 2017;41:58-67.
58. Fiaccadori E, Sabatino A, Barazzoni R, Carrero JJ, Cupisti A, de Waele E, et al. ESPEN guideline on clinical nutrition in hospitalized patients with acute or chronic kidney disease. Clin Nutr. 2021;40(4):1644-68.
59. Plauth M, Bernal W, Dasarathy S, Merli M, Plank LD, Schütz T, et al. ESPEN guideline on clinical nutrition in liver disease. Clin Nutr. 2019;38(2):485-521.
60. Bischoff SC, Bernal W, Dasarathy S, Merli M, Plank LD, Schütz T, et al. ESPEN practical guideline: clinical nutrition in liver disease. Clin Nutr. 2020;39(12):3533-62.
61. Knobel E. Condutas no paciente grave. Rio de Janeiro: Atheneu; 2016.
62. Peterson SJ, McKeever L, Lateef OB, Freels S, Fantuzzi G, Braunschweig CA. Combination of high--calorie delivery and organ failure increases mortality among patients with acute respiratory distress syndrome. Crit Care Med. 2019;47(1):69-75.

63. Cheng Y, Zhang J, Zhang L, Wu J, Zhan Z. Enteral immunonutrition versus enteral nutrition for gastric cancer patients undergoing a total gastrectomy: a systematic review and meta-analysis. BMC Gastroenterology. 2018;18(1).
64. Yu K, Zheng X, Wang G, Liu M, Li Y, Yu P, et al. Immunonutrition vs standard nutrition for cancer patients: a systematic review and meta-analysis (part 1). J Parenter Enteral Nutr. 2020;44:742-67.
65. Aguilar-Nascimento JE. ACElerando a Recuperação TOtal Pós-operatória (ACERTO). 4.ed. Rio de Janeiro: Rubio; 2020.
66. Reintam Blaser A, Padar M, Mändul M, Elke G, Engel C, Fischer K, et al. Development of the Gastrointestinal Dysfunction Score (GIDS) for critically ill patients: a prospective multicenter observational study (iSOFA study). Clin Nutr. 2021;40(8):4932-40.
67. Btaiche IF, Chan LN, Pleva M, Kraft MD. Critical illness, gastrointestinal complications, and medication therapy during enteral feeding in critically ill adult patients. Nutr Clin Prac. 2010;25:32-49.
68. Lanspa MJ, Dickerson J, Morris AH, Orme JF, Holmen J, Hirshberg EL. Coefficient of glucose variation is independently associated with mortality in critically ill patients receiving intravenous insulin. Crit Care. 2014;18(2).
69. da Silva JSV, Seres DS, Sabino K, Adams SC, Berdahl GJ, Citty SW, et al. ASPEN Consensus Recommendations for Refeeding Syndrome. Nutr Clin Prac. 2020;35(2):178-95.
70. Verotti CCG, de Miranda Torrinhas RSM, Cecconello I, Waitzberg DL. Selection of top 10 quality indicators for nutrition therapy. Nutr Clin Prac. 2012;27(2):261-7.

12
Planejamento da terapia nutricional parenteral: prescrição, tipos de insumos e monitoração

Sergio Henrique Loss
Diego Silva Leite Nunes
Adriana Píscopo

INTRODUÇÃO

A terapia nutricional parenteral (TNP) é uma modalidade de terapia nutricional artificial, terminologia sendo substituída nas últimas diretrizes da European Society for Clinical Nutrition and Metabolism (ESPEN) por terapia nutricional médica. Tem papel de terapia suplementar ou substitutiva na insuficiência ou na falência do trato gastrointestinal (TGI), sendo a causa um fator anatômico (p. ex., grandes ressecções intestinais) ou funcional (p. ex., doença inflamatória intestinal descompensada) com o objetivo de oferecer o adequado aporte hidreletrolítico e calórico-proteico estimado para o paciente. Como toda terapia substitutiva, deve-se ponderar o benefício de sua instituição diante de prováveis efeitos adversos que possam advir com seu uso, bem como ter o consentimento do paciente ou do responsável, assegurando sua autonomia e levando-se em conta aspectos culturais e religiosos dentro de metas realistas. Trata-se de uma terapia nutricional complexa associada a efeitos adversos significativos e que pode ter desfechos fatais se não forem adotadas práticas seguras[1].

NUTRIÇÃO PARENTERAL

A nutrição parenteral (NP) é uma solução ou emulsão, composta basicamente de carboidratos, aminoácidos, lipídios, vitaminas e minerais, estéril e livre de pirógenos, acondicionada em recipiente de vidro ou de plástico, destinada à administração intravenosa em pacientes desnutridos ou não, em regime hospitalar, ambulatorial ou domiciliar, visando a síntese ou a manutenção de tecidos, órgãos ou sistemas[2]. A NP 3 em 1 ou total (NPT) foi descrita pela primeira vez em 1974, e essa combinação de glicose, aminoácidos, lipídios, eletrólitos, vitaminas e elementos-traço, que pode conter mais de 40 componentes[3], tem um alto potencial para interações químicas e físico-químicas que podem resultar em problemas de estabilidade em curto e longo prazos[1]. Complexos insolúveis de fosfato de cálcio podem obstruir capilares e causar efeitos deletérios ao cérebro, aos pulmões, aos rins e ao fígado. Há casos de embolia pulmonar e pneumonite intersticial difusa[4,5]. Outras complicações podem ocorrer e serão discutidas neste capítulo.

NP é classificada como medicamento de alta vigilância e, portanto, requer protocolos para a administração segura, bem como para a capacitação das equipes envolvidas. A Sociedade Brasileira de Nutrição Parenteral e Enteral (SBNPE/BRASPEN) por meio da Diretriz BRASPEN de enfermagem em terapia nutricional oral, enteral e parenteral[6] descreve uma série de cuidados em relação à terapia nutricional parenteral, sobretudo no momento de sua administração, uma vez que 35% dos erros relacionados a essa prática ocorrem durante a infusão[3]. Outros aspectos como fotoproteção da bolsa e do equipo de infusão da NP, filtros de linha, interrupções da infusão e lesões teciduais por extravasamento também são discutidos[3]. Deve-se evitar interrupções e ajustes compensatórios na velocidade de infusão[6].

O regulamento técnico para a terapia de nutrição parenteral publicado na Portaria n. 272/98 do Ministério da Saúde destaca a obrigatoriedade de uma equipe multiprofissional de terapia nutricional (EMTN) constituída por médico, farmacêutico, enfermeiro e nutricionista para a execução, a supervisão e a avaliação permanente em todas as etapas da TNP. A indicação, a prescrição e o acompanhamento dos pacientes submetidos à TNP são atribuições do médico, e aspectos relacionados à preparação, à adequação, à concentração e à compatibilidade físico-química dos componentes da NP, bem como esterilidade, mantê-la livre de pirógenos e de partículas, são atribuições do farmacêutico[2]. Orientações em relação às exigências do local de formulação, transporte e conservação também são citadas nessa portaria[2]. As atribuições das equipes de enfermagem e de nutrição são bem descritas[2], destacando-se a importância do trabalho interdisciplinar para o sucesso da terapia nutricional visando atingir benefícios clínicos, minimizar complicações e controlar custos. Estimula-se a certificação de todo o time envolvido na TNP. Assim sendo, embora o médico defina a formulação da NP com bases clínicas e nutricionais, deve seguir orientações e padronizações farmacêuticas, bem como garantir práticas seguras de administração para reduzir erros e efeitos adversos[3]. Tanto os aspectos nutricionais como os de segurança devem ser permanentemente discutidos e atualizados em conjunto com a EMTN.

Indicações e contraindicações

A TNP está indicada quando houver incapacidade de uso do TGI para a nutrição, seja de maneira total seja parcial. As principais indicações e contraindicações[4,7] estão descritas na Tabela 1. Na presença de alterações como instabilidade hemodinâmica, uso de droga vasoativa, hiperglicemia, azotemia, encefalopatia, hiperosmolalidade sérica (> 350 mOsm/kg) e em distúrbios hidreletrolíticos graves, é importante ponderar a capacidade do organismo de tolerar[4] e metabolizar os substratos ofertados na NP sem que haja sobrecarga e prejuízos em uma fase de instabilidade hemodinâmica e metabólica. As Figuras 1 a 4 ilustram situações nas quais não havia tolerância ao uso do TGI para nutrição.

• **TABELA 1** Indicações e contraindicações da terapia nutricional parenteral

Indicações*		Contraindicações
Peritonite	Síndrome do intestino curto Falência intestinal	TGI funcionante de maneira satisfatória*
Hemorragia intestinal	Pós-TCTH/DECH/mucosite	
Obstrução do TGI	Desnutridos graves em pré-operatório eletivo	Terminalidade
Vômitos incoercíveis	Exacerbação de doença inflamatória intestinal	Alergia a algum componente
Íleo paralítico	Paciente crítico em jejum prolongado	
Pancreatite grave	Isquemia mesentérica	Pacientes bem nutridos e com terapia nutricional via TGI insuficiente há menos de 7 dias
Diarreia de mais de 1 L/dia Síndromes disabsortivas	Toxicidade do tratamento oncológico	
Fístulas intestinais	Descontinuidade do TGI em pós-operatório	Instabilidade hemodinâmica e distúrbios metabólicos graves
Síndrome compartimental abdominal		

* Impossibilidade/incapacidade de uso do TGI pela via oral de maneira satisfatória (< 60%[6] a 70%[8] das necessidades estimadas). DECH: doença do enxerto contra o hospedeiro; TCTH: transplante de células-tronco hematopoiéticas; TGI: trato gastrointestinal.

Ainda dentro das indicações da TNP, discute-se qual o momento de início. Deve-se levar em conta o estado nutricional do paciente avaliando a presença de risco nutricional ou desnutrição já instalada, o número de dias de dieta via oral (VO) ou terapia nutricional enteral (TNE) insuficientes e se antecipa-se a incapacidade de aceitar, tolerar (sem dor ou distensão abdominais, náuseas ou vômitos) ou absorver o que será ofertado via TGI pelos próximos dias. A

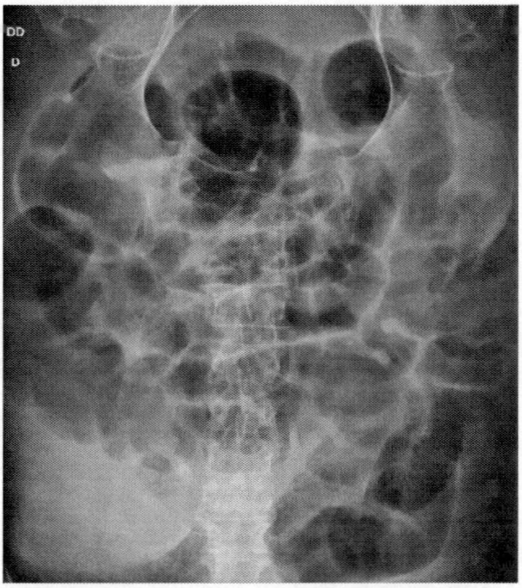

• **FIGURA 1** Distensão de alças intestinais.

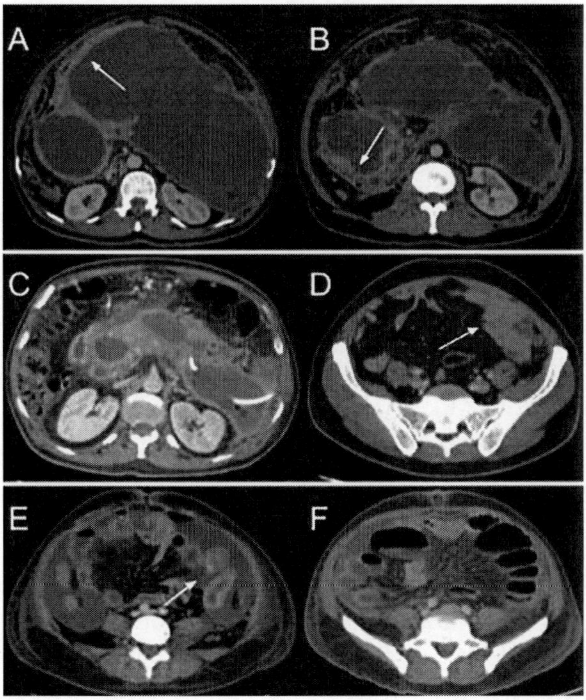

• **FIGURA 2** Pancreatite. Evolução de 3 meses com retardo do esvaziamento gástrico, íleo prolongado e aumento da pressão intra-abdominal; A e B: coleção rechaça estômago e duodeno (setas); C: coleção drenada; D e E: espessamento de alças intestinais (setas); F: nível hidroaéreo em diversos segmentos intestinais.

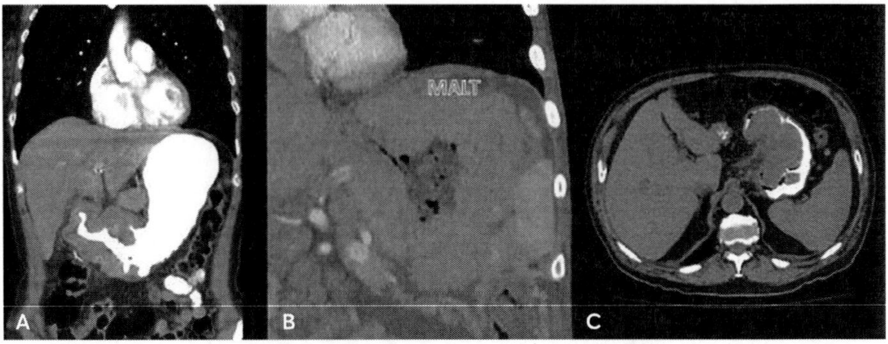

• **FIGURA 3** Neoplasias gástricas. A: Espessamento de antro; B e C: infiltração de grande parte do estômago proporcionando importante redução de seu lúmen.

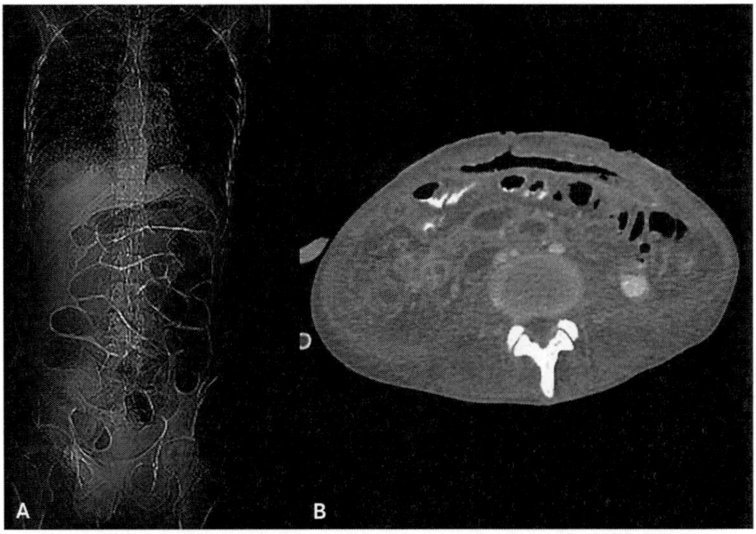

• **FIGURA 4** Doença de Crohn exacerbada. A: Distensão intestinal; B: fístulas intestinais e coleções abdominais.

velocidade de progressão da NPT, o quanto e em quanto tempo atingir a meta calórico-proteica e ainda o tempo que se espera para iniciar a NP suplementar podem variar dependendo das condições nutricional e clínica do paciente, exames laboratoriais e julgamento da equipe assistente. A Diretriz Brasileira de Terapia Nutricional no Paciente Grave[9] traz vários aspectos para discussão e deve ser consultada para o adequado planejamento da TNP individualizada. Em linhas gerais, para pacientes com baixo risco nutricional, incapacidade de manter a ingestão VO ou se a TNE não é possível, a indicação da TNP deve ser feita após 7 dias de admissão na unidade de terapia intensiva (UTI)[10]. Já em pacientes com alto risco nutricional, quando a TNE não é possível, há sugestão de iniciar a TNP assim que possível[10], de maneira precoce e progressiva[4,10] ou ainda dentro de 3 a 7 dias[8,11]. Em relação à TNP suplementar, em pacientes com baixo ou alto risco nutricional, considerar seu uso após 7 a 10 dias se nutrição VO ou TNE insatisfatórias (< 60% das necessidades calórico-proteicas)[10].

Em relação ao pós-operatório de cirurgia de grande porte do TGI superior, a indicação da TNP pode ser postergada por 5 a 7 dias, iniciando-se, se não foi possível manter a aceitação acima de 50% do recomendado, por mais de 7 dias[7]. A indicação ocorre de maneira mais precoce caso haja risco nutricional alto ou tenha sido feito o uso de TNP por 7 a 10 dias no pré-operatório (inferindo-se, portanto, comprometimento nutricional[10] e necessidade de continuar a terapia no pós-operatório até a adequada aceitação via TGI) ou se há expectativa de baixa ingestão VO ou intolerância à TNE[7], bem como nos pós-operatórios complicados, nos quais a função gastrointestinal está prejudicada, e a TNE, contraindicada, até que o problema seja solucionado[4]. Em pacientes críticos, a meta deve ser atingida dentro de 3 a 7 dias[11], evitando iniciar TNP na fase aguda de sepse grave ou choque séptico[11].

Quanto ao suporte nutricional perioperatório, ele é indicado precocemente nos pacientes com risco nutricional alto e desnutrição grave. Detalhes da terapia nutricional perioperatória podem ser consultados na vasta literatura divulgada *on-line* pelos grupos *Enhanced Recovery After Surgery* (ERAS) e Aceleração da Recuperação Pós-operatória (ACERTO).

Em relação ao momento de redução da NP, a decisão deve ser tomada quando um acesso enteral apropriado foi obtido e/ou a função gastrointestinal retornar, assegurando-se a oferta de nutrientes via TGI de maneira confiável[4]. A TNP pode ser reduzida à medida que a tolerância à dieta via TGI aumenta e suspensa quando o paciente atinge 60% das necessidades pela dieta via oral ou enteral[10]. Recomenda-se a redução gradual da velocidade de infusão da NP antes de sua suspensão para adaptação metabólica. Para prevenir hipoglicemia rebote, a NP pode ter sua velocidade de infusão reduzida dentro de 1 a 2 horas. Se houver necessidade de suspensão imediata da NP, soro glicosado (SG) a 10% deveria ser administrado na mesma velocidade de infusão que estava a NP[4]. Também é de bom alvitre a monitoração da glicemia capilar trinta minutos a uma hora após a suspensão da NP, visando identificar hipoglicemia rebote[4]. Na ocorrência de instabilidade hemodinâmica ou distúrbios metabólicos graves a NP deveria ser pausada. A Figura 5 demonstra o fluxograma dos passos para a decisão de usar a TNP.

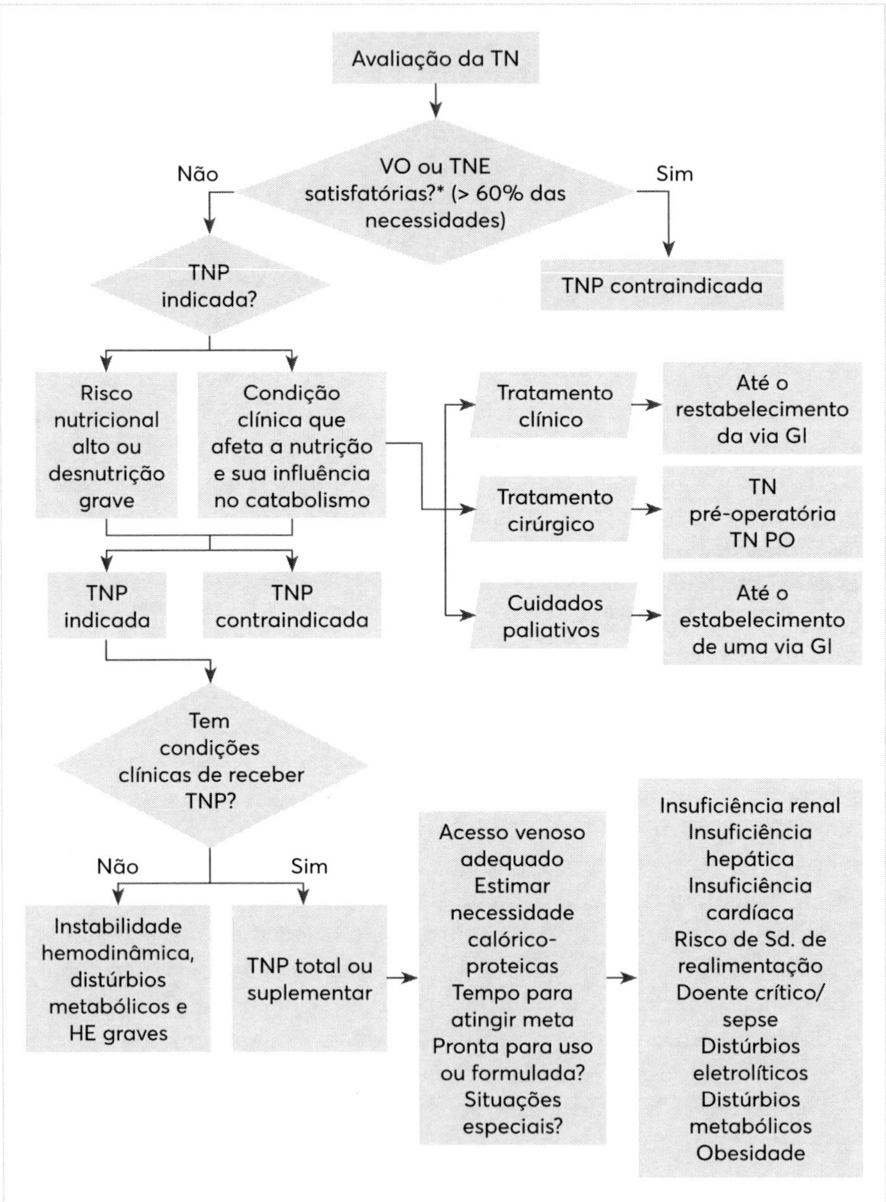

• **FIGURA 5** Fluxograma da TNP; *embora a maior parte da literatura descreva dieta VO ou TNE satisfatórias quando supre > 60% das necessidades[6], também se observa um valor de corte de pelo menos 70%[8].

GI: gastrointestinal; HE: hidreletrolíticos; PO: pós-operatório; Sd: síndrome; TGI: trato gastrointestinal; TN: terapia nutricional; TNE: terapia nutricional enteral; TNP: terapia nutricional parenteral; VO: via oral.

Vias de acesso

A via de acesso para infusão de NP será definida pelo objetivo da terapia nutricional e por sua composição. Uma solução nutritiva completa (e que é idealmente planejada para perdurar por mais tempo) tem elevada osmolaridade (1.300-1.800 mOsm/L) e deve ser obrigatoriamente administrada por via central (subclávia, axilar, jugular, femoral, *peripherally inserted central cateter* – PICC), tendo o cateter uma luz dedicada (exclusiva) a essa finalidade[4] (Figura 6). A via femoral é mais relacionada a infecção/sepse e deve ser sempre que possível evitada como via de alimentação, a via jugular a hematomas (e infecção em pacientes com traqueotomia), enquanto o acesso subclávio é mais relacionado a pneumotórax[12-14]. Importante destacar que a experiência da equipe com determinada técnica de acesso também é importante na aquisição da via.

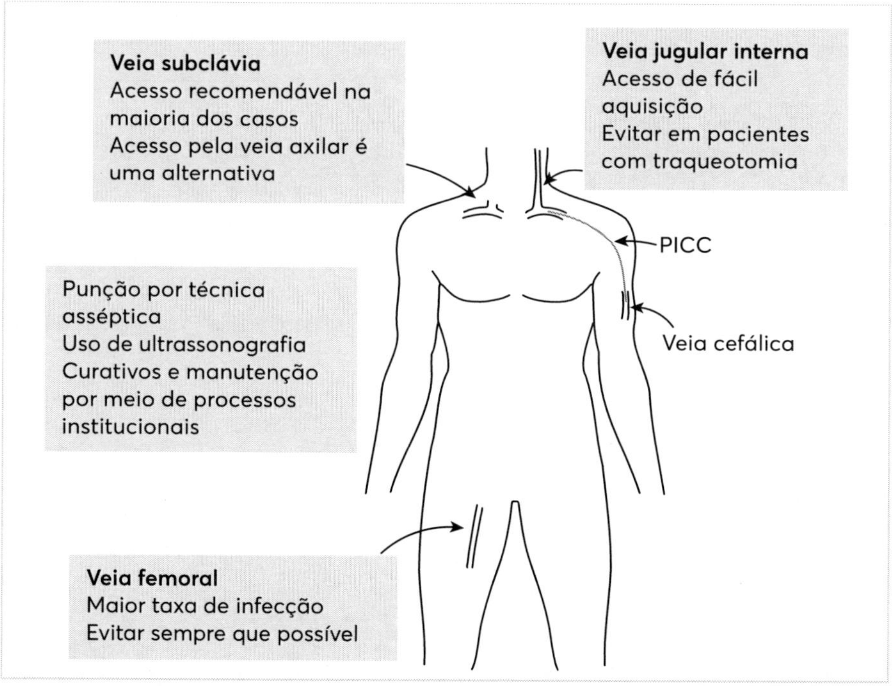

• **FIGURA 6** Cateteres centrais de inserção periférica (PICC) são introduzidos em veia periférica com calibre e pérvia, tipicamente basílica ou cefálica, por enfermeiro pela técnica asséptica e têm o posicionamento confirmado por radiografia (não é considerado cateter de longa permanência). A escolha da via passa pela experiência do executante em termos de técnica de aquisição do acesso e idealmente deve ter orientação por imagem (ultrassonografia).

A NP periférica tem menor osmolaridade (até 900 mOsm/L) e pode ser administrada por veias periféricas. Idealmente, visando a redução de complicações trombóticas nesses vasos, a relação do diâmetro da veia em relação ao diâmetro da cânula de infusão deve ser alta (uma prática antiga buscava aumentar o calibre da veia pela utilização de um adesivo local de nitroglicerina), cânulas de infusão feitas de poliuretano ou silicone. Os pacientes devem ser capazes de tolerar grandes volumes de administração (até 3 L/dia, visando reduzir a osmolaridade da solução) e a terapia nutricional não deve ser prolongada (até 2 semanas, em associação com alimentação pelo trato digestório). Condições clínicas como desnutrição, catabolismo acentuado, necessidade de elevada dose de eletrólitos proscrevem de imediato essa modalidade de nutrição. A NP periférica é pouco utilizada no cenário da terapia intensiva e poderia ser considerada em circunstâncias como pós-operatório com íleo prolongado em paciente com leve perda ponderal e nos quais se antecipa um breve curso de nutrição[4,15].

Formulações

Componentes que constituem uma solução de NP são carboidratos (glicose), proteína (aminoácidos), gordura, eletrólitos, vitaminas e oligoelementos. A solução é estéril (Figura 7) e estável, ou seja, a combinação de inúmeros elementos não determina quebra de fases ou formação de agregados (Figuras 8 e 9) que podem determinar obstruções vasculares ou outras complicações[16,17]. A inspeção da bolsa ocorre durante e no final do processo de manipulação pela enfermagem ao receber e ao instalar a bolsa no doente e nas visitas da equipe multiprofissional.

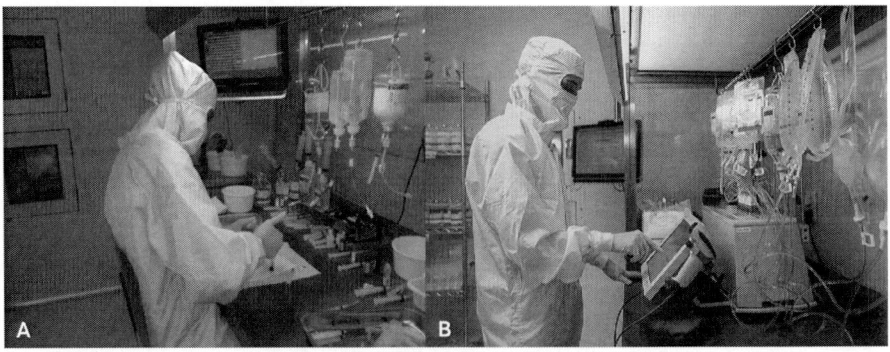

• **FIGURA 7** A: Preparo de bolsas em ambiente estéril e controlado; B: processo com maior segurança em função de automação.
Imagens gentilmente cedidas pelo Laboratório de Insumos Farmacêuticos Estéreis – Lifepharma.

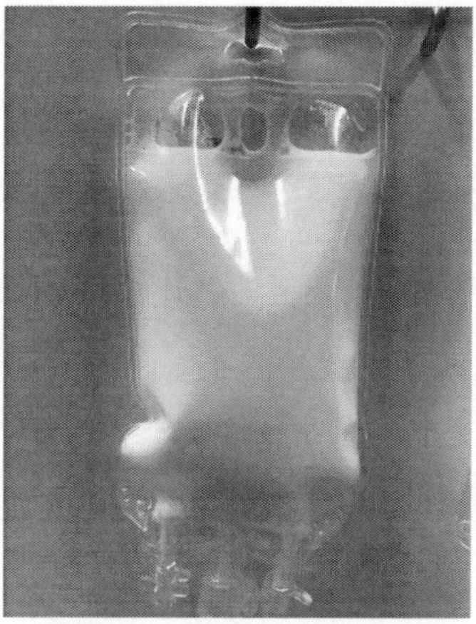

• **FIGURA 8** Solução 3:1 que perdeu estabilidade com presença de dupla coloração.

Imagem gentilmente cedida pelo Laboratório de Insumos Farmacêuticos Estéreis – Lifepharma.

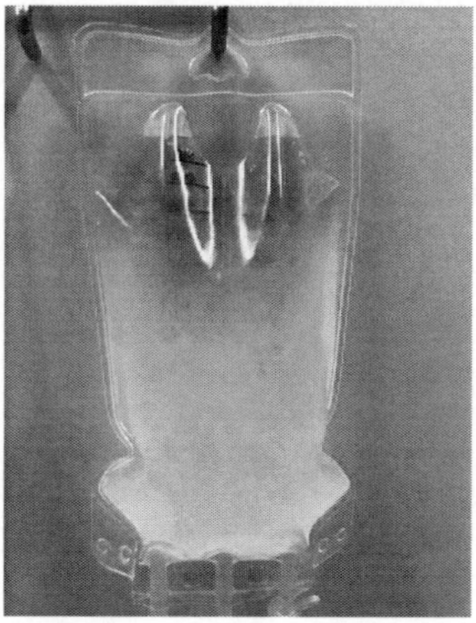

• **FIGURA 9** Solução 2:1 que perdeu estabilidade com presença de aglomerados e alteração de coloração.

Imagem gentilmente cedida pelo Laboratório de Insumos Farmacêuticos Estéreis – Lifepharma.

A bolsa de NP pode ser pronta para uso (PPU) ou manipulada, de maneira que a figura do farmacêutico é indispensável em sua confecção. A Tabela 2 resume as principais diferenças, vantagens/desvantagens entre bolsas PPU e manipuladas[18-22].

A NP pode incluir todos os substratos em uma única bolsa (sistemas 3:1) ou separá-los, com glicose e aminoácidos (sistema 2:1) infundidos à parte de

• **TABELA 2** Comparação entre bolsas prontas para uso (PPU) e bolsas manipuladas

	Vantagens	Desvantagens
Bolsas PPU	Podem ser estocadas Menor manipulação Menor taxa de infecção Menor custo*	Quantidade fixa de nutrientes Não permite ajuste eletrolítico Não atende demanda energética em cenários de intenso catabolismo
Bolsas manipuladas	Permite customização Atende a qualquer cenário	Não podem se estocadas Maior manipulação Maior custo em serviços com menor uso*

PPU: prontas para uso; * em serviços que em média tem menos de 15-20 NP/dia.

lipídios. De fato, não há superioridade de um sistema sobre o outro[1], embora o sistema 3:1 seja mais amplamente utilizado. Isso possivelmente acontece pelo entendimento que nesse sistema a manipulação de insumos é menor (redução da chance de infecção), utiliza menor número de acessos e o processo transcorre com menor custo[23]. A Tabela 3 lista os substratos energéticos em termos de apresentação comercial e quantidade de energia que fornecem[1,4].

• **TABELA 3** Substratos para nutrição parenteral

Substrato	Apresentação	Energia
Proteína	Aminoácidos (em geral 10%)	Em geral considerar no cálculo de oferta energética; 1 g fornece aproximadamente 4 kcal; concentração final nas bolsas 3:1 deve ser igual ou superior a 4%; deve corresponder a 10-20% da oferta calórica
Carboidrato	Glicose (em geral 50%)	Oferta mínima 80-100 g/dia; 1 g fornece aproximadamente 3,4 kcal; concentração final nas bolsas 3:1 deve ser igual ou superior a 10%; deve corresponder a 45-60% da oferta calórica
Lipídios	Triglicerídeos (em geral 20%): TCM; TCL; OO; OP	1 g fornece aproximadamente 10 kcal*; concentração final nas bolsas 3:1 deve ser igual ou superior a 2%; deve corresponder a 30-40% da oferta de calorias

OO: óleo de oliva (monoinsaturada, fonte de lipídio ômega-9); OP: óleo de peixe (poli-insaturado e fonte de lipídio ômega-3); TCL: triglicerídeos de cadeia longa (em geral soja, rico em lipídio ômega-6); TCM: triglicerídeos de cadeia média. A emulsão lipídica pode ter uma desta fontes ou combinar algumas ou todas na mesma bolsa. * Na bula de emulsões lipídicas, em função da concentração de lipídios e da presença de glicerol, é informado o fornecimento de 10 kcal para cada grama de gordura em solução. Entretanto, a regra de 9 kcal para cada grama de lipídio é frequentemente reportada.

Atualmente a opção para a prescrição de lipídios é mais abrangente[24-27] (ver Tabela 3). A Tabela 4 apresenta as diferenças e principais características de emulsões lipídicas referentes a aspectos químicos, contribuição à resposta inflamatória e prevenção de toxicidade hepática relacionada a infusão de lipídios (*parenteral nutrition associated liver disease* – PNALD, Figura 10)[17,24-26,28].

• **TABELA 4** Lipídios e suas características em emulsões lipídicas

Lipídio	Química	Inflamação
TCM	Molécula saturada de até 12 átomos de carbono; sem necessidade do sistema carnitina para transporte mitocondrial e metabolismo	Muito pouco ou nada
Soja	TCL poli-insaturado, com a primeira ligação dupla no carbono 6 (ômega-6); necessita de sistema carnitina para transporte e metabolização; fornece AGE	Intensa
Peixe	TCL poli-insaturado, com a primeira ligação dupla no carbono 3 (ômega-3); relações variadas de DHA e EPA; necessita de sistema carnitina para transporte e metabolização; não fornece AGE	Pouco
Oliva	TCL monoinsaturado, com a primeira ligação dupla no carbono 9 (ômega-9); necessita de sistema carnitina para transporte e metabolização; não fornece AGE	Pouco

AGE: ácidos graxos essenciais; DHA: ácido docosaexaenoico; EPA: ácido eicosapentaenoico; TCL: triglicerídeos de cadeia longa (mais que 12 átomos de carbono); TCM: triglicerídeos de cadeia média.

A NP suplementar (NPS), também denominada *step-up nutrition, top-up nutrition* ou nutrição ponte, pode ser definida como a quantidade de calorias administrada pela via parenteral que completa o planejamento da oferta energética previamente feita ao doente no qual a nutrição enteral exclusiva falha em atender esse planejamento. Essa forma de nutrição é citada e recomendada na diretriz de terapia nutricional de doentes críticos da ESPEN de 2019 e deve ser administrada ao final da primeira semana nos indivíduos que não atingem a meta de calorias e/ou proteínas. Infelizmente não há evidência robusta que associe essa abordagem com redução de mortalidade, embora possa se associar à menor taxa de infecção no curso da evolução dos doentes críticos. A recomendação atual é que a NPS seja iniciada apenas após a primeira semana de evolução nos doentes com disfunção intestinal que impede a plena utilização da via enteral como rota de nutrição[11,29-31].

Definindo a meta calórico-proteica em adultos

A oferta nutricional adequada é um grande desafio. Para que se defina a melhor estratégia nutricional deve-se levar em conta o tempo estimado de utilização da

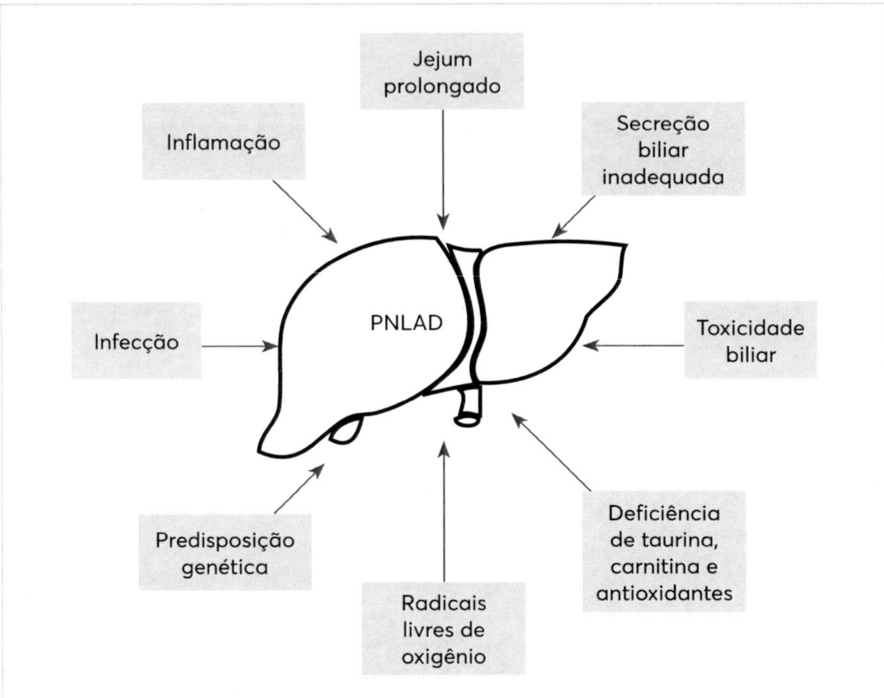

• **FIGURA 10** Causas de toxicidade hepática relacionada a infusão de lipídios (PNALD – *parenteral nutrition associated liver disease*).

terapia nutricional, o gasto energético, a gravidade da doença, o grau de estresse e catabolismo, o grau de resposta inflamatória sistêmica, a presença de disfunção de órgãos, a presença de risco nutricional ou qual o grau de desnutrição instalada, se há obesidade e se há tolerância gastrointestinal, ainda que parcial. É importante seguir as recomendações atuais das sociedades de referência para a determinação das necessidades calóricas e proteicas nos diferentes cenários, dada a heterogeneidade e os diferentes graus de complexidade dos pacientes, necessidades específicas para determinadas doenças e para as fases distintas do tratamento de um mesmo paciente.

A TNP deve ser individualizada, tanto as indicações como as descrições de metas e os exemplos de cálculos descritos a seguir devem servir apenas de guia, não substituindo o exame e o julgamento clínicos do médico assistente, sempre ponderando riscos e benefícios nas várias condições clínicas possíveis. Informações sobre ferramentas para triagem e avaliação nutricional e sobre gasto energético e para a estimativa das necessidades calóricas constam em outra parte deste livro e são descritas em diretrizes nacionais[9] e internacionais[10,11]. A equipe deve atentar para o peso utilizado para os cálculos da TNP, principalmente nos extremos de índice de massa corpórea (IMC). Para desnutridos, deve se utilizar o peso atual (risco de hiperalimentação pelo peso ideal ou usual), e para pacientes com retenção de fluidos (ascite e edema), estimar o peso seco ou usar o peso usual antes de adoecer ou antes da descompensação clínica[8,9]. Para obesos, deve-se seguir as recomendações específicas. Uma recomendação da American Society for Parenteral and Enteral Nutrition (ASPEN) preconiza evitar o uso do peso ajustado para obesos por causa da falta de ampla aceitação e nomenclatura não padronizada em diversos centros[10]. Por sua vez, uma recomendação da ESPEN aconselha sua aplicação, sendo calculado como (peso atual – peso ideal) × 0,33 + peso ideal. Idealmente deve-se levar em conta a quantidade de tecido adiposo e de massa magra, uma vez que a demanda metabólica deles é diferente. O tecido adiposo utiliza 4,5 kcal/kg/dia, e o músculo, 13 kcal/kg/dia (quilocalorias por quilograma de peso por dia)[11].

O cálculo da meta da oferta calórica é um ponto de partida, deve ser sempre reavaliado, principalmente se a calorimetria indireta não está disponível, uma vez que equações preditivas e regras de bolso podem subestimar ou superestimar as necessidades energéticas, devendo prevalecer o julgamento clínico individualizado. A equipe deve estar atenta para a possibilidade de o paciente receber calorias não nutricionais, como na infusão de soro glicosado de manutenção e na diluição de medicamentos, infusão de propofol (equivale a uma emulsão lipídica a 10%) e uso de citrato (3 kcal/g), lactato (3,62 kcal/g) e glicose (3,4 kcal/g) nos procedimentos de diálise/hemofiltração[8]. Igualmente, o time assistencial deve atentar para situações com catabolismo aumentado, como no abdome aberto, nas quais as perdas proteicas podem chegar a 15 a 30 g de proteína/L de exsudato[10], levando a um balanço nitrogenado negativo[32].

A Tabela 5 exemplifica a grande variedade de recomendações em diferentes situações clínicas. Ressalta-se a importância de consultar as diretrizes específicas antes de concluir qual a recomendação mais apropriada para ser utilizada para

• **TABELA 5** Exemplos de recomendações de oferta calórica e proteica em diferentes situações clínicas

Quadro clínico	kcal/kg/dia	g/kg/dia de proteína
Síndrome de realimentação	5-10 inicialmente[33]	Balanceada[33] ou próximo da meta desde o início[4]
Doente crítico – início	10-20[10] (sepse) 15-20[9,10] (primeira semana na UTI)	1,2-2,0[10] 1,3[11] 1,5-2,0[9]
Doente crítico – recuperação	25-30[9,10]	*Vide* anterior

(continua)

• **TABELA 5** Exemplos de recomendações de oferta calórica e proteica em diferentes situações clínicas (*continuação*)

Quadro clínico	kcal/kg/dia	g/kg/dia de proteína
Doente crítico crônico, renal agudo e crônico não crítico	30-35[8]	*Vide* anterior
Paciente oncológico	25-30[9,10]	1,0-1,5[34]
Doença hepática*	30-35[35]	1,2-1,5[35]
Doença hepática em obeso	25 (kg de peso ideal)[35]	2,0-2,5 (kg de peso ideal)[35]
Obeso IMC 30-40 kg/m^2	11-14 (kg de peso atual)[9,10]	2,0 (kg de peso ideal)[9,10] 1,3 (peso ajustado)[11]
Obeso IMC 30-50 kg/m^2	11-14 (kg de peso atual)[9,10]	1,3 (peso ajustado)[11]
Obeso IMC > 40 kg/m^2	11-14 (kg de peso atual até IMC 50)[9,10]	Até 2,5 (kg de peso ideal)[9,10] 1,3 (peso ajustado)[11]
Obeso IMC > 50 kg/m^2	22-25 (kg de peso ideal)[9,10]	Até 2,5 (kg de peso ideal)[9,10] 1,3 (peso ajustado)[11]
Trauma*	20-35[10]	1,2-2,0[10] 1,5-2,0[11] no TCE 1,5-2,5[10]
#Doença renal crônica (DRC) sem doença aguda	30-35[8]	0,6-0,8[8]
#Doença renal crônica em diálise intermitente crônica sem doença aguda	Consultar diretriz específica[8]	> 1,2[8]
#IRA, IRA em DRC sem doença aguda	Consultar diretriz específica[8]	0,8-1,0[8]
#IRA, IRA em DRC, DRC com doença aguda, sem terapia substitutiva	Consultar diretriz específica[8]	Iniciar com 1,0 e progredir até 1,3 se tolerado[8]
Doente crítico com IRA, IRA em DRC, DRC com falência renal em diálise intermitente convencional	Consultar diretrizes específicas[8,10]	1,3-1,5[8]
Doente crítico com IRA, IRA em DRC, DRC com falência renal em diálise contínua ou intermitente prolongada	Consultar diretrizes específicas[8,10]	1,5-1,7[8] ou até 2,5[9,10]

* Depende da fase da doença. # Paciente hospitalizado. DRC: doença renal crônica; IRA: injúria renal aguda; TCE: trauma cranioencefálico; UTI: unidade de terapia intensiva.

cada paciente. É importante avaliar constantemente a meta calórico-proteica para evitar hipo ou hiperalimentação e realimentação e sempre checar a possibilidade de transição para a via mais fisiológica que é o TGI, de maneira total ou parcial.

Definindo a quantidade de eletrólitos e micronutrientes

Os eletrólitos devem ser avaliados antes de se iniciar a TNP. Pacientes com equilíbrio hidreletrolítico devem receber eletrólitos nas quantidades preconizadas para pacientes com NP, sempre lembrando-se de fazer ajustes para extremos inferior e superior de IMC. Ajustes também devem ser feitos com base na monitoração periódica e de acordo com condições clínicas (diarreia, vômitos, fístulas, disfunções orgânicas etc.). É possível fazer reposições eletrolíticas via TNP até que se atinja limites de compatibilidade e estabilidade dentro da NP, caso contrário, devem ser feitas reposições separadamente, as quais ainda permitem o ajuste em curto intervalo de tempo[36].

A Tabela 6 descreve as recomendações diárias de eletrólitos como sugestões.

• **TABELA 6** Recomendações diárias de eletrólitos

Na	1-2 mEq/kg
K	1-2 mEq/kg
Mg	8-20 mEq
P	20-40 mmol
Ca	10-15 mEq

Fonte: Canada e Lord, 2017[5].

A Tabela 7 descreve as principais soluções eletrolíticas comercializadas. O volume a ser ofertado deve ser calculado de acordo com a concentração de eletrólitos por mL da solução disponível. Atentar que algumas recomendações são por quilograma por dia e outras, somente por dia.

Os micronutrientes, as vitaminas e os elementos-traço devem ser repostos na NP, especialmente quando se trata de TNP exclusiva, exceto se houver contraindicações. Em relação às vitaminas, dependendo do produto comercial disponível, uma ou duas ampolas (somente quando se complementam) de polivitamínicos, geralmente de 5 mL, são acrescentadas à NP. Podem ou não conter vitamina K, que em caso negativo deve ser feita separadamente, em geral uma vez por semana. Atentar que interfere na ação de anticoagulantes do tipo cumarínicos (p. ex., varfarina). Os elementos-traço mais conhecidos são cromo, cobre, selênio, zinco, flúor, iodo, ferro, manganês e molibdênio e devem ser administrados na solução de nutrição[37]. Selênio e molibdênio podem também

• **TABELA 7** Principais soluções eletrolíticas disponíveis

Cloreto de sódio	10% – 1,7 mEq de Na/mL
	20% – 3,4 mEq de Na/mL
Fosfato de potássio	2 mEq de K e 1,1 mmol de P/mL
Glicerofosfato de sódio/fosfato orgânico	2 mEq de Na e 1 mmol de P/mL
Cloreto de potássio	10% – 1,3 mEq de K/mL
	19,1% – 2,6 mEq de K/mL
Sulfato de magnésio	10% – 0,8 mEq de Mg/mL
	50% – 4 mEq de Mg/mL
Gluconato de cálcio 10%	0,45 mEq de Ca/mL

Fonte: bulas de fabricantes.

ser considerados elementos ultratraço[37]. Rotineiramente, usa-se apenas zinco, cromo, cobre e manganês na NP. Esses nutrientes são comercializados em uma mesma ampola, chamada oligoelementos, em geral de 2 mL, mas ampolas de micronutrientes estão começando a ser comercializadas no Brasil. É recomendado que o selênio seja adicionado à NP de maneira rotineira[38]. Infere-se que por causa da falta de dados em relação à deficiência de molibdênio, iodo e flúor em pacientes em TNP, provavelmente estão presentes como contaminantes em outras soluções que compõem a NP[39]. Nos Estados Unidos, o selênio foi incluído em alguns produtos comerciais multielementos-traço[39]. Molibdênio, iodo e ferro podem fazer parte de ampolas multielementos-traço em outros países[39]. Por causa da escassez de estudos clínicos, uma dose-padrão geralmente é recomendada porque as necessidades individuais não podem ser determinadas com facilidade[39]. Testes laboratoriais para elementos-traço são caros e de uso prático limitado, sugerindo-se que testes sanguíneos deveriam ser limitados para aqueles pacientes que estão em risco ou com sintomas de toxicidade ou deficiência e que estejam em uso de TNP por 4 meses ou mais. Valores de referência das concentrações sanguíneas diferem entre os laboratórios e exigem, muitas vezes, cuidados como tubos especiais e técnicas diferentes para evitar contaminação da amostra[39]. Dosagens laboratoriais são recomendadas com intervalos de 1, 3 ou 6 meses dependendo dos sintomas, dos sinais de deficiência ou de toxicidade, colestase, insuficiência renal e se estão disponíveis[39]. Sugere-se a correlação com a proteína C-reativa para ajudar na interpretação de resultados laboratoriais. Há controvérsias se os resultados abaixo da normalidade indicam deficiência ou redistribuição/adaptação a um estado clínico atual[39]. É importante conhecer os produtos comerciais disponíveis para prescrevê-los de acordo com as necessidades do paciente.

A suplementação-padrão de vitaminas e elementos-traço pode não ser suficiente em certas circunstâncias clínicas como após transplante de células-tronco hematopoiéticas, pacientes em diálise, grande queimado, encefalopatia de Wernicke, fístulas intestinais etc. O uso de doses farmacológicas deve ser individualizado. A equipe deve estar alerta quanto à toxicidade do manganês, do cobre e do cromo (em razão da quantidade ofertada em ampolas comercializadas poder estar acima das recomendações atuais e por serem contaminantes em outros insumos). Por causa desse risco de toxicidade, considerar a redução e até a omissão da oferta de cobre e manganês em pacientes com colestase e de cromo em pacientes com insuficiência renal[39]. A Tabela 8 descreve as recomendações diárias de vitaminas e elementos-traço para pacientes em TNP.

• **TABELA 8** Recomendação diária de vitaminas e elementos-traço para pacientes em TNP – adulto[40]

Vitamina	Quantidade	Vitamina	Quantidade
B1 tiamina (mg)*	3-6	D colecalciferol (UI)	200
B2 riboflavina (mg)	3,6-5,0	E alfatocoferol (mg)	10
B3 niacina (mg)	40-47	K fitomenadiona (mcg)*	caso a caso
B5 ácido pantotênico (mg)	15-17	A retinol (UI)	3.300-3.500
B6 piridoxina (mg)*	3-6	Zinco (mg)	2,5-6,5
B7 biotina (mcg)	60	Cromo (mcg)	10-15
B9 ácido fólico (mcg)*	400-600	Cobre (mcg)*	300-610
B12 cianocobalamina (mcg)	5-6	Manganês (mcg)	55-100
C ácido ascórbico (mg)*	100-200	Selênio (mcg)*	20-100

* As doses diferem um pouco das recomendações da ASPEN atualizadas pela Food and Drug Administration (FDA) em 2000 (vitamina K: 150 mcg; B1: 6 mg; B6: 6 mg; B9: 600 mcg; Cu: 0,3-0,5 mg; vitamina C: 200 mg; selênio: 20-60 mcg). Fonte: McKeever, 2017[37]; Castro et al., 2021[40].

Definindo o volume total a ser infundido

A necessidade de fluidos para adultos com um estado normal de hidratação pode ser estimada conforme descrito na Tabela 9. Ajustar conforme a avaliação clínica e os exames suplementares.

Quantidades adicionais devem ser ofertadas se houver perdas volumosas em razão de vômitos, diarreia, grandes feridas, sudorese intensa, salivação excessiva, perdas por paracenteses, drenos, fístulas ou ostomias e febre[5]. Considerar que a NPT já representa quantidade de fluido significativa em pacientes críticos. Por sua vez, em pacientes estáveis com NPT exclusiva, sem nenhuma oferta de água por via enteral, principalmente nos meses de verão, a associação de quantidade extra de fluido intravenoso pode ser necessária. Isso pode ser feito com soluções

• **TABELA 9** Estimativa das necessidades diárias de fluidos

Idade (anos)	mL/kg
18-55	35
56-75	30
> 75	25
Necessidade de restrição (insuficiência cardíaca e renal, hipervolemia, edema, desconforto respiratório)	20 ou ≤ 25

Fonte: Canada e Lord, 2017[5].

cristaloides via parenteral em acesso diferente daquele usado para NPT. Quando a NPT for manipulada, as empresas de formulação costumam trazer a opção de adicionar água para injeção no momento do preparo da NPT. Atentar, nesses casos, para a osmolaridade da fórmula e o risco de hiponatremia.

Checklist inicial

1. Indicação adequada.
2. Acesso venoso adequado: cateter venoso central cavoatrial. A Figura 11 demonstra o posicionamento do cateter venoso central (CVC). Infusão em via exclusiva e com bomba de infusão.
3. Exames laboratoriais basais: podem demonstrar deficiências nutricionais e vitamínicas, bem como insuficiências orgânicas, alterações metabólicas e eletrolíticas. Ajudam a programar a estratégia nutricional inicial mais segura e o modo de progressão/agressividade da TNP.
4. Definir a quantidade de macro e micronutrientes, eletrólitos e fluidos a ser ofertada.

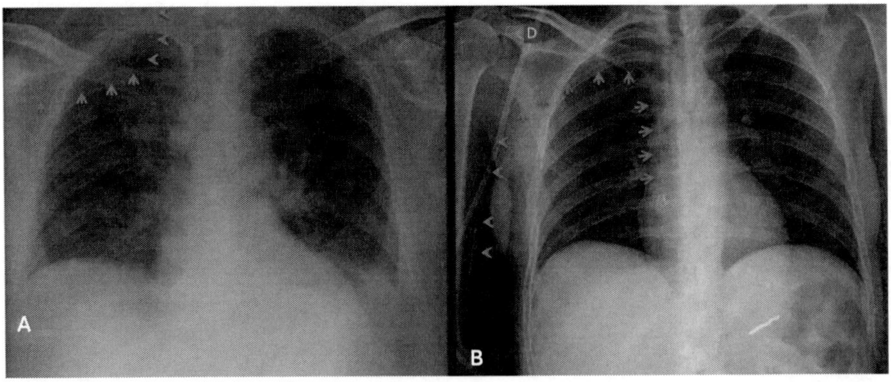

• **FIGURA 11** Cateter venoso central (CVC) e PICC. A: CVC mal posicionado para TNP; B: *peripherally inserted central catheter* (PICC) cavoatrial.

A Tabela 10 descreve a quantidade de calorias ofertadas por grama de cada um dos macronutrientes.

• **TABELA 10** Calorias ofertadas por grama de cada um dos macronutrientes

Carboidrato/glicose hidratada	3,4
Proteína/aminoácidos	4
Gordura/emulsão de lipídios 20% – 2 kcal/mL	10

Fonte: Mirtallo, 2017[4].

Elaborando a prescrição da nutrição parenteral (NP)

Pronta para uso ou formulada?

Antes da elaboração da prescrição da NP, deve-se conhecer os tipos de insumos disponíveis na instituição em que se trabalha. As bolsas de NP podem ser prontas para uso, isto é, industrializadas e disponíveis no ato da prescrição, com quantidades fixas de fluidos e dos demais componentes. Lacres internos separam os macronutrientes no intuito de evitar reações químicas entre eles e proporcionar maior tempo de validade.

Vitaminas e oligoelementos devem ser prescritos separadamente. Para contemplar as necessidades dos pacientes, maneja-se a velocidade de infusão, pois não é possível alterar a quantidade de seus componentes. Sendo assim, torna-se mais difícil adequar as necessidades proteicas à meta calórica, sobretudo em situações especiais como nos obesos e quando a oferta de eletrólitos precisa ser diferenciada, como na insuficiência renal tanto com como sem tratamento dialítico e demais quadros com alterações eletrolíticas. É importante checar a segurança da quantidade de eletrólitos oferecida perante o volume e a velocidade de infusão calculados, de acordo com a condição clínica do paciente; caso contrário, formular uma bolsa individualizada. Já as bolsas formuladas são feitas em farmácia de manipulação após a prescrição individualizada para cada paciente. A composição da maioria dessas bolsas está descrita na Figura 12.

Uma formulação balanceada e que tenha o intuito de fornecer um aporte calórico-proteico total ultrapassa os 900 mOsm/L, osmolaridade tida como segura para infusão em veias periféricas[1,4]. As modalidades de nutrição cíclica e domiciliar, utilizadas em casos selecionados, não serão abordadas, pois merecem avaliação caso a caso e manejo por equipe especializada.

Nutrição parenteral pronta para uso – industrializada

- Conhecer a composição da bolsa disponível: volume (geralmente de 1 a 2 L para adultos), calorias totais, quantidade em gramas de proteína, de glicose

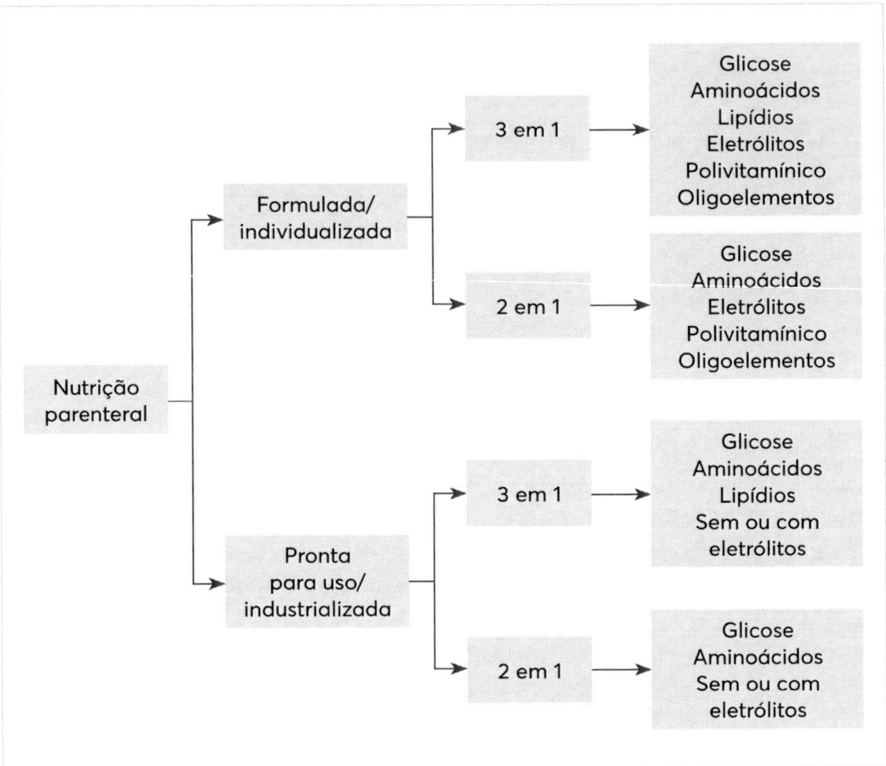

• **FIGURA 12** Tipos de bolsas de nutrição parenteral e seus componentes principais.

e de lipídios se for uma NP 3 em 1, e de eletrólitos se houver. Ler as recomendações na bula de cada fabricante. Mais informações sobre esse sistema serão desenvolvidas mais à frente.

- Calcular a meta calórica e as necessidades proteicas (ver item "definindo a meta calórico-proteica"), e por meio da regra de três obter o volume a ser infundido por dia para a oferta desejada de calorias e proteínas. O volume total a ser infundido é dividido por 24 horas para encontrar quantos mililitros serão infundidos por hora. Checar se para o volume de infusão encontrado a oferta de macronutrientes e de eletrólitos estará satisfatória.
- Lembrar que a TNP deve ser iniciada com uma oferta parcial da meta calórico-proteica estimada, de um terço à metade (ver item "definindo a meta calórico-proteica").
- Caso se trate de NP 2 em 1, determinar e prescrever o volume e a frequência necessária de lipídios para completar as necessidades calóricas e de ácidos graxos essenciais. A emulsão lipídica, quando administrada em "Y" com a

solução 2 em 1, deve obedecer aos critérios clínicos e farmacológicos preconizados pela EMTN da instituição. O tempo de infusão não deve ultrapassar 12 horas[4].

- Deve-se prescrever a reposição de vitaminas e elementos-traço separadamente, como complementos à TNP, sobretudo se exclusiva.
- Checar o polivitamínico padronizado na instituição e seguir orientações de diluição e infusão conforme a bula do fabricante, geralmente em 100 mL de SF 0,9% em 1 hora, uma vez ao dia.
- A vitamina K pode ser prescrita separadamente quando ela não fizer parte do polivitamínico utilizado, geralmente uma vez por semana, para compor a NP. A via de administração depende da formulação padronizada na instituição. Ver situações específicas no item definindo a quantidade de eletrólitos e micronutrientes.
- Checar a ampola de elementos-traço (oligoelementos) padronizada na instituição e seguir orientações de diluição e infusão conforme a bula do fabricante, geralmente em 100 mL de SG 5% em 1 hora, uma vez ao dia. Ver situações específicas no item definindo a quantidade de eletrólitos e micronutrientes.
- Checar se a quantidade de eletrólitos ofertada perante o volume de infusão calculado por dia é satisfatória. Pode ser necessário fazer reposições separadamente.

Nutrição parenteral formulada – individualizada

- Calcular a meta calórica (ver item "definindo a meta calórico-proteica").
- Definir a quantidade de proteína (ver item "definindo a meta calórico-proteica") a ser ofertada em g/kg/dia e, a partir daí, multiplica-se a quantidade em gramas por 4 (quilocalorias ofertadas por cada grama). Desse modo, encontra-se o valor das calorias que serão ofertadas pelas proteínas, priorizando-se esse macronutriente.
- Subtraem-se das calorias totais as calorias referentes às proteínas e assim encontra-se a quantidade de calorias não proteicas a ser ofertada: 70-85% de glicose e 15-30% de lipídios[4], entretanto, nos pacientes críticos, a quantidade de glicose em g/kg/dia (em média até 5 g/kg/dia) e a taxa de infusão da glicose (TIG) em mg/kg/min (geralmente até 3-5 mg/kg/min[4]) devam ser levadas em consideração. Também é importante checar a quantidade de lipídios em g/kg/dia que, embora descrita até 2,5 g/kg/dia[4], em pacientes críticos e sobretudo para emulsões com perfil mais pró-inflamatório não deve exceder 1 g/kg/dia[41], geralmente até 30%[41] das calorias totais estimadas e a velocidade de infusão não deve ultrapassar 0,11 g/kg/h[4]. De maneira geral, pode-se iniciar com uma proporção de calorias não proteicas de 70-60% de glicose e 30-40% de lipídios.

- Neste momento, encontrando-se a quantidade de calorias ofertadas pela glicose, divide-se esse valor por 3,4 (quilocalorias ofertadas por cada grama).
- Da mesma forma, encontrando-se a quantidade de calorias ofertadas pelos lipídios, divide-se por 10 (quilocalorias ofertadas por cada grama).
- Assim, tem-se a quantidade de macronutrientes em quilocalorias e em gramas.
- Uma vez calculada a meta calórico-proteica, lembrar que a TNP deve ser iniciada com uma oferta parcial desse valor, de um terço à metade, aumentando progressivamente (ver tópico "definindo a meta calórico-proteica").
- Acrescentar os eletrólitos, polivitamínico e elementos-traço (ver tópico "definindo a quantidade de eletrólitos e micronutrientes").
- Prescrever a vitamina K separadamente quando ela não fizer parte do polivitamínico utilizado, geralmente uma vez por semana, para compor a NP. Para situações especiais, ver tópico "definindo a quantidade de eletrólitos e micronutrientes".
- Ponderar o uso de selênio e de dose extra de zinco, se necessário.
- Checar a conformidade dos diversos parâmetros farmacológicos que envolvem a prescrição da NP (essa prescrição sempre deve ser validada por um farmacêutico).
- Checar a dose final de cada um dos eletrólitos. Sempre conferir a dose ofertada em mEq/kg/dia e mmol/kg/dia ou mEq/dia e mmol/dia, quando pertinente, e não somente a dose em mL/kg/dia ou mL/dia, por causa das diferentes concentrações de eletrólitos nas soluções disponíveis e, portanto, para o mesmo volume, pode-se oferecer quantidades bem diferentes em mEq ou mmol.
- Checar o volume final da formulação e a velocidade de infusão nas 24 horas. Importante avaliar se o paciente tem condições clínicas de receber o volume final prescrito. Atentar para insuficiências cardíaca, hepática e renal.
- Atentar para a osmolaridade final e a necessidade de infusão em CVC, via exclusiva e com bomba de infusão.

Parâmetros de segurança

A compatibilidade e a solubilidade do gluconato de cálcio e do fosfato de cálcio ou de sódio é menor nas formulações 3 em 1[4]. Se a concentração final de aminoácidos for menor que 4%, a de glicose menor que 10% e a de lipídios menor que 2%, a estabilidade da emulsão 3 em 1 pode estar comprometida e a coalescência de lipídios pode ocorrer[1]. As formulações de NP 3 em 1 podem se tornar instáveis quando a concentração final de lipídios é baixa[4]. Com concentrações reduzidas de aminoácidos e de glicose é difícil predizer limites de solubilidade entre sais de cálcio e fósforo inorgânico. A concentração baixa de aminoácidos pode não permitir a adequada capacidade "tampão" para evitar a desestabilização da NP 3 em 1[4]. Da mesma forma, também é descrito que a baixa concentração final de glicose pode comprometer a estabilidade lipídica, sobretudo em certas concentrações de cátions divalentes[4]. Excesso de cátions, especialmente os divalentes como o cálcio e o magnésio podem influenciar a capacidade dos emulsificantes, permitindo que as partículas de gordura coalesçam. Cátions trivalentes (exemplo ferro) têm importante efeito na desestabilização da emulsão[4]. A estabilidade dificilmente pode ser garantida com combinações específicas de eletrólitos. É importante respeitar os limites farmacológicos entre cálcio e fósforo, CAN (*critical aggregation number,* cujo valor na literatura vai de 700 a 3.000[42] – Hospital de Clínicas e o Hospital Moinhos de Vento em Porto Alegre adotam o valor inferior a 700, baseados na recomendação do Conselho Federal de Farmácia[43]), concentração de macronutrientes, bem como taxas de infusão de glicose, lipídios, sódio e potássio. A concentração final na solução de lipídio, glicose e proteína deve ser respectivamente superior a 2, 10 e 4%. Para utilizar parâmetros diferentes dos citados, sugere-se analisar com o farmacêutico da instituição.

Idealmente, as prescrições deveriam ser feitas em sistemas computadorizados totalmente integrados aos equipamentos de manipulação automatizados[3]. Embora a realidade nacional e mesmo internacional seja de que a grande maioria das prescrições é feita de maneira manual e transcrita para o farmacêutico, o que aumenta muito as chances de erros (cerca de 37% das formulações[3]) e inclusive com casos de morte relatados. A prescrição de componentes não nutricionais dentro das bolsas de NP deve ser evitada[3] e somente feita após a análise de dados farmacêuticos descrevendo compatibilidade físico-química, estabilidade química e efeito terapêutico esperado do medicamento[1]. A equipe deve atentar para as interações fármaco-nutrientes, seja a administração na mesma via seja coadministração em "Y", pois alguns medicamentos podem causar desestabilização da emulsão parenteral. A maioria dos estudos avalia a compatibilidade da inclusão de substâncias ou da administração em "Y" com a NP, porém poucos avaliam a estabilidade[4]. Dada a grande gama de concentrações possíveis nas diferentes prescrições de NP total, predizer estabilidade é muito difícil, pois além de depender da composição propriamente, também depende de fatores externos, como temperatura, exposição à luz e tempo de estocagem. Deve-se ter muito cuidado ao se tentar extrapolar dados de um estudo específico[1]. A análise deve ser feita em cada formulação individualmente e sempre contar com a avaliação especializada em relação aos parâmetros farmacológicos.

Oferecer suporte nutricional adequado é fazer o planejamento da terapia, assegurar a entrega do que foi prescrito, prevenir e detectar complicações, além de monitorar a resposta ao suporte nutricional, identificando tanto realimentação quanto hiperalimentação, deficiências de micronutrientes em pacientes de risco e demais complicações citadas. A TNP é segura e efetiva não se devendo hesitar em utilizá-la quando necessário, porém não superestimando desfechos com seu uso desproporcional. É importante antecipar a possibilidade de complicações. A preocupação com a desnutrição é primordial, mas a terapia nutricional agressiva e mal planejada, sem levar em conta a via de entrega, o momento clínico do paciente e a quantidade dos nutrientes é deletéria. A Figura 13 sugere um resumo das recomendações.

Monitoramento da terapia nutricional com nutrição parenteral

Alguns cuidados precisam ser tomados a fim de evitar complicações relacionadas à nutrição parenteral. Deve-se ter monitoramento rigoroso de alguns parâmetros clínicos e laboratoriais com o objetivo de detecção precoce de complicações, a tempo de intervir antes do surgimento de sintomas. A literatura costuma dividir as complicações em mecânicas, metabólicas e infecciosas. Seguir as exigências das portarias ministeriais e das normas da vigilância sanitária são o primeiro passo para evitar complicações relacionadas à terapia nutricional parenteral. Ter uma equipe constituída, conforme exige a Portaria n. 272, de 8 de novembro de 1998, com profissionais capacitados para organizar rotinas, avaliar pacientes, prescrever e monitorar a nutrição parenteral é passo fundamental para a segurança e o sucesso do tratamento com nutrição parenteral[2].

Complicações mecânicas

Alguns aspectos relacionados à formulação e à estabilidade da solução já foram abordados neste capítulo. Cabe reforçar a necessidade do prescritor avaliar diariamente o aspecto da solução em busca de complicações, como o aspecto não monofásico da solução, a presença de cristalização, a formação de fases na solução, principalmente em formulações 3:1 (contendo emulsão lipídica). Também é necessária a checagem da identificação da bolsa, rastrear a administração inadvertida em acesso não exclusivo ou diferente do programado (central/periférico) e uso também inadvertido de conectores e extensores desnecessários no acesso da NPT. Formulações manipuladas devem ser protegidas da luz e requerem equipo com fotoproteção. Para formulações prontas para uso, seguir orientações do fabricante. Ainda no momento da prescrição em formulações individualizadas, é importante que o sistema de prescrição gere alertas ao prescritor e a formulação seja revisada por farmacêutico experiente.

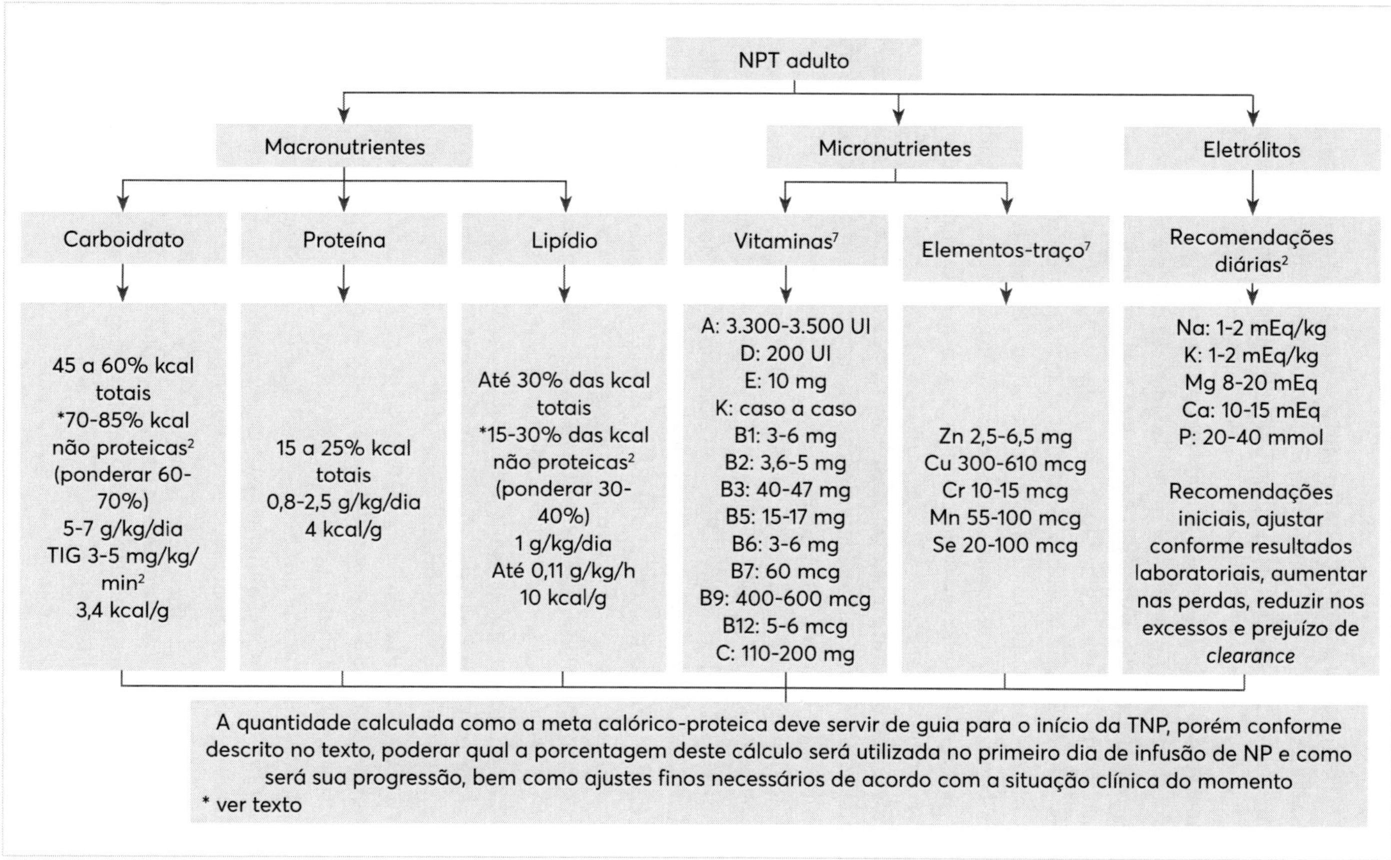

• **FIGURA 13** Nutrição parental total (NPT) adulto.

Quando da utilização das formulações 3:1, a adição de lipídios na solução precisa ter condições garantidas para manter a estabilidade da emulsão lipídica. O pH e a concentração do agente emulsificante (fosfolipídio) são condições que precisam de atenção do prescritor. O pH ideal para estabilidade de emulsão lipídica fica na faixa de 6 a 9[16,44]. Fora dessa faixa, o risco de perder a estabilidade da emulsão é maior e clinicamente perceptível pela perda do aspecto monofásico. Entretanto, em graus menores, a instabilidade não é percebida a olho nu, mas pode provocar embolia gordurosa no paciente. A adição de cargas elétricas por meio da administração de eletrólitos na formulação pode modificar a polarização da superfície da micela e promover aglutinação[44]. Quando for necessário, usar baixas concentrações de lipídios, com o objetivo de garantir a estabilidade da solução. Nas situações em que a estabilidade não pode ser garantida, pode-se usar a estratégia da utilização da formulação 2:1, com a administração de lipídios em acesso separado.

As formulações individualizadas também permitem a administração de eletrólitos, vitaminas e oligoelementos na mesma bolsa dos macronutrientes. Entretanto, em soluções 3:1, concentrações de eletrólitos podem levar à instabilidade de emulsão lipídica. O número crítico de agregação (CAN) é um indicador de estabilidade da emulsão lipídica que considera a soma das cargas dos cátions monovalentes, divalentes e trivalentes e que quando elevado exige correção[43]. De acordo com o cenário clínico, o aumento do volume da bolsa (pacientes não congestos) ou a redução da dose dos cátions de maior valência podem adequar o CAN. Os eletrólitos também podem reagir e causar precipitações quando em solução. Isso pode provocar embolização e comprometer desfechos. O fósforo (na apresentação de fosfato de potássio) pode reagir com cálcio e formar precipitações de fosfato de cálcio. Essa reação depende de relação entre eles. A relação ideal é de 2,6 mEq de cálcio:1 mmol de fósforo. Portanto torna-se importante a monitoração do produto cálcio e fósforo. Muitos serviços modificam as quantidades desses elementos quando seu produto for igual ou maior que 75 mmol/L[43]. Quando se usa o fósforo orgânico no lugar do fosfato de potássio, o risco é muito pequeno e essa relação não é válida, podendo ser uma alternativa quando se quiser usar o cálcio e o fósforo na mesma solução.

Como já previamente comentado, é importante o cálculo e o acompanhamento da osmolaridade. Soluções com osmolaridade acima de 850-900 mOsm/L requerem vasos de alto fluxo de sangue a fim de evitar efeito trombogênico da solução. Por isso, o posicionamento da extremidade do cateter central precisa ser checado com radiografia de tórax. Quando a extremidade distal desse cateter migra para posição diferente da junção cavo-atrial, ele não é adequado para administração de solução com osmolaridade mais elevada. Quando da utilização de nutrição parenteral por via periférica, além do cuidado com a osmolaridade

(< 850 mOsmol/L), o acesso deve ser no vaso periférico de maior calibre possível, evitando zonas de dobras como fossa cubital e usando acessos siliconados. A via também precisa ser exclusiva. Os componentes que reduzem a osmolaridade da nutrição parenteral são a emulsão lipídica e a água para injetáveis.

Cabe lembrar ainda que, apesar de algumas bolsas de nutrição parenteral terem uma via extra de acesso à solução, não é permitido por legislação, respaldada por critérios técnicos, adicionar qualquer componente (sejam eletrólitos, vitaminas, oligoelementos, água, heparina ou insulina) na bolsa de NPT após sua formulação. Além do risco de contaminação, existe o risco de instabilizar a solução e inviabilizá-la para uso.

Outro grupo de complicações mecânicas são as relacionadas à obtenção e à manutenção do acesso venoso central e as complicações venosas trombóticas. O uso da ecografia para guiar a obtenção de acesso central reduz, quando usado por profissional treinado, o risco de acidentes de punção[45]. A utilização da ultrassonografia não dispensa a obtenção de radiografia de tórax para conferência do posicionamento da extremidade distal do acesso central na junção cavo-atrial.

O uso de anticoagulantes com a finalidade de aumentar a durabilidade do cateter de curta permanência não está indicado. Apesar de algumas referências trazerem a possibilidade de uso de anticoagulantes com objetivo de manter a permeabilidade de cateteres de longa permanência em pacientes com nutrição parenteral, essa prática tem sido cada vez menos usada à medida que a qualidade dos dispositivos e das rotinas de cuidado com eles evoluem[46].

Complicações metabólicas

A complicação metabólica mais comum em pacientes com nutrição parenteral é a hiperglicemia, especialmente em pacientes diabéticos e em pacientes críticos. É recomendado corrigir a glicemia antes de iniciar a nutrição parenteral para níveis abaixo de 200 mg/dL. Níveis mais elevados de glicemia podem causar coma hiperosmolar. Em pacientes críticos o uso da insulina regular em infusão endovenosa contínua é a recomendação para evitar flutuações da glicemia e hipoglicemia. Essa administração exige um protocolo de ajuste de vazão conforme os níveis de glicemia capilar horária (aferidas a cada 1 hora) e equipe de enfermagem treinada. A faixa recomendada em pacientes criticamente doentes é de 140 a 180 mg/dL[47]. Atualmente já existem aplicativos de *smartphones* para ajuste da vazão conforme a glicemia. De forma geral, recomenda-se não ultrapassar 5 mg/kg/min de glicose em pacientes hospitalizados[11].

Hipoglicemia é uma complicação pouco comum. Porém, em pacientes com nutrição parenteral exclusiva, portanto sem via enteral associada, a pausa abrupta da infusão de nutrição parenteral pode provocar hipoglicemia. Isso ocorre porque a insulina endógena ainda tem atividade por mais horas, e o aporte de glicose foi abruptamente interrompido (p. ex., perda ou obstrução do cateter ou pausa inadvertida). Para evitar essa complicação, sempre que a nutrição parenteral exclusiva for interrompida em paciente sem via enteral, administra-se glicose 10% na mesma vazão que estava a solução de NPT. Atentar para uso prolongado dessas soluções (acima de 12-24 h) por seu caráter hipotônico e risco de hiponatremia, principalmente em pacientes com risco de edema cerebral (traumatismo cranioencefálico e neurocirúrgicos), em pacientes com insuficiência renal e insuficiência cardíaca[48].

Doses elevadas de nutrição parenteral, seja por superestimava de gasto energético ou alvos generosos de oferta calórica estão relacionados agudamente com hiperglicemia, hiperinsulinemia, consequente redução de eletrólitos no meio extracelular e retenção hídrica. A hiperalimentação pode contribuir para o aumento da produção de CO_2, cujo efeito clínico pode ser sentido em pacientes com hipercapnia relacionada a pneumopatias crônicas ou agudas mais severas. Especial atenção à hiperalimentação deve ser dada aos pacientes com história de desnutrição, alcoolismo ou de longos períodos em jejum antes da nutrição parenteral. Nesses pacientes, consequente elevação da insulina leva ao roubo celular dos eletrólitos potássio, fósforo e magnésio e suas consequentes complicações clínicas como fraqueza muscular e arritmias. Esse quadro é conhecido como síndrome de realimentação. Em especial em pacientes com desnutrição ou submetidos a longos períodos de jejum, ter metas mais modestas de alvo calórico e progredir lentamente o aporte, monitorando e repondo eletrólitos de acordo com o acompanhamento laboratorial[49]. Por sua vez, a exposição a hiperalimentação por período mais prolongado, em pacientes estáveis, pode levar a esteatose hepática. Em pacientes com nutrição parenteral crônica, principalmente domiciliar, uma postura de alto grau de suspeição para o surgimento de esteatose hepática é adequada. Em pacientes com nutrição parenteral exclusiva, mínima oferta de nutrição enteral deve ser administração sempre que possível. Isso evita atrofia intestinal, translocação bacteriana e ainda pode auxiliar no controle glicêmico e na prevenção de esteatose hepática[50]. Em relação ao metabolismo dos lipídios, a hipertrigliceridemia está associada à dose e à velocidade de infusão dos lipídios. Quando os níveis de triglicerídeos estão acima de 400 mg/dL a infusão de lipídios deve ser reconsiderada (suspensa e replanejada quando superior a 800-1.000 mg/dL)[51]. O uso de formulações isentas de lipídios (2:1) por uma a duas semanas, sem administração de fonte de ácidos graxos essenciais, presentes nos triglicerídeos de cadeia longa, pode levar a deficiência e manifestações clínicas: descamação da pele, eczema, queda de cabelo, dificuldade de cicatrização, imunossupressão e doenças hepáticas e ósseas[16,51]. Os triglicerídeos de cadeia média, apesar de serem de mais fácil metabolização, não são fonte de ácidos graxos essenciais. Colestase deve ser avaliada com dosagem de marcadores de lesão e de função hepática: transaminases, bilirrubinas, fosfatase alcalina, gama GT e tempo de protrombina. Eles permitem detectar a presença de colestase e doença hepática associada a nutrição parenteral. Essas complicações são mais frequentes em pacientes em uso prolongado de nutrição parenteral, frequentemente domiciliar, por falência intestinal crônica e na população pediátrica. Existem fatores de risco relacionados e ou não aos nutrientes. A seguir seguem os fatores relacionados com cada causa (Tabela 11)[52].

• **TABELA 11** Causas de colestase

Relacionados à nutrição	Não relacionados à nutrição
Hiperalimentação	Impossibilidade de usar o TGI
Sobrecarga de glicose	Grandes ressecções intestinais
Sobrecarga lipídica	Supercrescimento bacteriano no intestino delgado
Emulsões lipídicas ricas em óleo de soja	Hepatotoxicidade por drogas, vírus e álcool
Infusão contínua	
Contaminação com fitosterol	
Deficiência de antioxidante, colina, carnitina, metionina, taurina e ácidos graxos essenciais	

TGI: trato gastrointestinal.

A Tabela 12 traz recomendações da periodicidade de exames laboratoriais que reflete a opinião dos autores. Essa periodicidade costuma variar conforme a bibliografia de referência e deve ser individualizada pelo prescritor conforme a situação clínica do paciente.

Complicações infecciosas

Com a legislação rigorosa e a industrialização do preparo da nutrição parenteral, as complicações infecciosas mais frequentes são relacionadas ao acesso venoso da nutrição parenteral e pouco frequentemente à contaminação da formulação. Infecção de corrente sanguínea relacionada ao cateter é a complicação infecciosa mais comum. Pode ser agravada se não diagnosticada precocemente com septicemia, choque séptico e disfunção multiorgânica. Sempre que houver sinais clínicos de infecção, hemocultura do cateter pareada com hemocultura periférica deve ser coletada. Na presença de infecção do cateter, o mesmo deve ser trocado e a bolsa e equipo igualmente substituídos.

• **TABELA 12** Periodicidade de exames para monitorar a nutrição parenteral total (NPT)

Laboratório	Paciente crítico	Paciente em enfermaria	Nutrição parenteral domiciliar
Eletrólitos: sódio, potássio, fósforo, magnésio, cálcio*, bicarbonato, cloro	Diário com a rotina da UTI	Diário até estabilização; individualizar conforme o caso	Quinzenal, podendo aumentar o intervalo para mensal conforme estabilização e condições clínicas
Bilirrubinas, transaminases, fosfatase alcalina, gama GT, tempo de protrombina, triglicerídeos, creatinina e ureia	Duas avaliações por semana	Uma avaliação por semana	Uma avaliação mensal
Vitaminas e oligoelementos	Não é feita aferição de rotina, solicitar conforme manifestações clínicas		

UTI: unidade de tratamento intensivo; * cálcio iônico ou cálcio total. Nesse caso, corrigir o valor do cálcio total pela albumina.

A passagem de cateter central para nutrição parenteral deve seguir técnica asséptica, com limpeza do sítio de punção com clorexidina alcoólica 2%, paramentação completa de quem estiver executando a passagem do cateter, uso de gorro e de máscara de todos que estiverem no *box* do paciente durante a passagem. Lavagem das mãos, uso de campos cobrindo todo o paciente, deixando exposto apenas o sítio de punção, uso de capa estéril para o probe do equipamento de ecografia e realização do primeiro curativo pelo executor do procedimento são passos importantes para manter a barreira asséptica e evitar a contaminação do cateter[45].

A secretaria de vigilância sanitária recomenda o uso de um equipo novo a cada troca de bolsa, além de não manipular o cateter, mantendo-o para uso exclusivo da NPT[2].

REFERÊNCIAS

1. Boullata JI, Gilbert K, Sacks G, et al. ASPEN clinical guidelines: parenteral nutrition ordering, order review, compounding, labeling, and dispensing. JPEN J Parenter Enteral Nutr. 2014;38(3):334-77.
2. Brasil. Ministério da Saúde. Secretaria de Vigilância Sanitária. Portaria n. 272, de 8 de abril de 1998. Aprova o Regulamento Técnico para fixar os requisitos mínimos exigidos para a Terapia de Nutrição Parenteral. Diário Oficial da República Federativa do Brasil, Poder Executivo, Brasília, 23 abr. 1998.
3. Ayers P, Adams S, Boullata J, et al. ASPEN parenteral nutrition safety consensus recommendations. JPEN J Parenter Enteral Nutr. 2014;38(3):296-333.
4. Mirtallo JM. Overview of parenteral nutrition. In: Mueller CM, Lord LM, Marian M, McClave S, Miller SJ (eds.). The ASPEN adult nutrition support core curriculum. 3.ed. ASPEN; 2017. p.285-96.
5. Canada TW, Lord LM. Fluids, eletrolytes, and acid-base disorders. In: Mueller CM (ed.). The ASPEN adult nutrition support core curriculum. 3.ed. Silver Spring: Americam Society for Parenteral and Enteral Nutrition; 2017. p.113-37.
6. Matsuba CST, Serpa LF. Diretriz brasileira de enfermagem em terapia nutricional oral, enteral e parenteral. BRASPEN J. 2021;36(Suppl. 3):2-62.
7. Weimann A, Braga M, Carli F, et al. ESPEN practical guideline: clinical nutrition in surgery. Clin Nutr. 2021;40(7):4745-61.
8. Fiaccadori E, Sabatino A, Barazzoni R, et al. ESPEN guideline on clinical nutrition in hospitalized patients with acute or chronic kidney disease. Clin Nutr. 2021;40(4):1644-68.
9. Castro MG, Ribeiro PC, Souza IAO, et al. Diretriz Brasileira de Terapia Nutricional no Paciente Grave. BRASPEN J. 2018;33(supl. 1):2-36.
10. McClave SA, Taylor BE, Martindale RG, et al. Guidelines for the provision and assessment of nutrition support therapy in the adult critically ill patient: Society of Critical Care Medicine (SCCM) and American Society for Parenteral and Enteral Nutrition (ASPEN). JPEN J Parenter Enteral Nutr. 2016;40(2):159-211.
11. Singer P, Blaser AR, Berger MM, et al. ESPEN guideline on clinical nutrition in the intensive care unit. Clin Nutr. 2019;38(1):48-79.
12. Jauch KW, Schregel W, Stanga Z, et al. Access technique and its problems in parenteral nutrition – Guidelines on Parenteral Nutrition. Ger Med Sci. 2009;7:Doc19.
13. Pittiruti M, Hamilton H, Biffi R, MacFie J, Pertkiewicz M, Espen. ESPEN Guidelines on Parenteral Nutrition: central venous catheters (access, care, diagnosis and therapy of complications). Clin Nutr. 2009;28(4):365-77.
14. Practice Guidelines for Central Venous Access 2020: an updated report by the American Society of Anesthesiologists Task Force on Central Venous Access. Anesthesiology. 2020;132(1):8-43.
15. Gura KM. Is there still a role for peripheral parenteral nutrition? Nutr Clin Pract. 2009;24(6):709-17.
16. Patel R. Parenteral nutrition formulations. In: Mueller CM, Lord LM, Marian M, McClave S, Miller SJ (eds.). The ASPEN Adult Nutrition Support Core Curriculum. 3.ed. ASPEN; 2017.
17. Reber E, Messerli M, Stanga Z, Muhlebach S. Pharmaceutical aspects of artificial nutrition. J Clin Med. 2019;8(11).
18. Bozat E, Korubuk G, Onar P, Abbasoglu O. Cost analysis of premixed multichamber bags versus compounded parenteral nutrition: breakeven point. Hosp Pharm. 2014;49(2):170-6.
19. Miller SJ. Bloodstream infections associated with parenteral nutrition preparation methods in the United States: a retrospective, large database analysis. JPEN J Parenter Enteral Nutr. 2012;36(2):155-6.
20. Magee G, Zaloga GP, Turpin RS, Sanon M. A retrospective, observational study of patient outcomes for critically ill patients receiving parenteral nutrition. Value Health. 2014;17(4):328-33.

21. Beattie C, Allard J, Raman M. Comparison between premixed and compounded parenteral nutrition solutions in hospitalized patients requiring parenteral nutrition. Nutr Clin Pract. 2016;31(2):229-34.
22. Alfonso JE, Berlana D, Ukleja A, Boullata J. Clinical, ergonomic, and economic outcomes with multichamber bags compared with (hospital) pharmacy compounded bags and multibottle systems: a systematic literature review. JPEN J Parenter Enteral Nutr. 2017;41(7):1162-77.
23. Slattery E, Rumore MM, Douglas JS, Seres DS. 3-in-1 vs 2-in-1 parenteral nutrition in adults: a review. Nutr Clin Pract. 2014;29(5):631-5.
24. Hippalgaonkar K, Majumdar S, Kansara V. Injectable lipid emulsions-advancements, opportunities and challenges. AAPS PharmSciTech. 2010;11(4):1526-40.
25. Carlson SJ, Nandivada P, Chang MI, et al. The addition of medium-chain triglycerides to a purified fish oil-based diet alters inflammatory profiles in mice. Metabolism. 2015;64(2):274-82.
26. Fell GL, Nandivada P, Gura KM, Puder M. Intravenous lipid emulsions in parenteral nutrition. Adv Nutr. 2015;6(5):600-10.
27. Dai YJ, Sun LL, Li MY, et al. Comparison of formulas based on lipid emulsions of olive oil, soybean oil, or several oils for parenteral nutrition: a systematic review and meta-analysis. Adv Nutr. 2016;7(2):279-86.
28. Tillman EM, Helms RA. Omega-3 long chain polyunsaturated fatty acids for treatment of parenteral nutrition-associated liver disease: a review of the literature. J Pediatr Pharmacol Ther. 2011;16(1):31-8.
29. Bost RB, Tjan DH, van Zanten AR. Timing of (supplemental) parenteral nutrition in critically ill patients: a systematic review. Ann Intensive Care. 2014;4:31.
30. Russell MK, Wischmeyer PE. Supplemental parenteral nutrition: review of the literature and current nutrition guidelines. Nutr Clin Pract. 2018;33(3):359-69.
31. Heidegger CP, Berger MM, Graf S, et al. Optimisation of energy provision with supplemental parenteral nutrition in critically ill patients: a randomised controlled clinical trial. Lancet. 2013;381(9864):385-93.
32. Arvanitakis M, Ockenga J, Bezmarevic M, et al. ESPEN guideline on clinical nutrition in acute and chronic pancreatitis. Clin Nutr 2020;39(3):612-31.
33. National Institute for Health and Clinical Excellence. Nutrition support in adults. Clinical guideline.
34. Muscaritoli M, Arends J, Bachmann P, et al. ESPEN practical guideline: Clinical Nutrition in cancer. Clin Nutr. 2021;40(5):2898-913.
35. Bischoff SC, Bernal W, Dasarathy S, et al. ESPEN practical guideline: Clinical nutrition in liver disease. Clin Nutr. 2020;39(12):3533-62.
36. Biesalski HK, Bischoff SC, Boehles HJ, Muehlhoefer A. Working group for developing the guidelines for parenteral nutrition of The German Association for Nutritional Medicine. Water, electrolytes, vitamins and trace elements – Guidelines on Parenteral Nutrition. Ger Med Sci. 2009;18(7):DOC21.
37. McKeever L. Vitamins and trace elements. In: Mueller CM (ed.). The ASPEN Adult Nutrition Support Core Curriculum. 3.ed. Silver Spring: Americam Society for Parenteral and Enteral Nutrition; 2017. p.139-82.
38. Jin J, Mulesa L, Carrilero Rouillet M. Trace elements in parenteral nutrition: considerations for the prescribing clinician. Nutrients. 2017;9(5).
39. Fessler TA. Trace elements in parenteral nutrition: a practical guide for dosage and monitoring for adult patients. Nutr Clin Pract. 2013;28(6):722-9.
40. Castro MG, Ribeiro PC, Zambelli CMSF, et al. Posicionamento BRASPEN sobre o uso de micronutrientes via parenteral em adultos. BRASPEN J. 2021;36(1):3-19.

41. Hise M, Brown JC. Lipids. In: Mueller CM (ed.). The ASPEN adult nutrition support core curriculum. 3.ed. Silver Spring: American Society for Parenteral and Enteral Nutrition; 2017. p.71-95.
42. Otero-Millan L, Lago Rivero N, Blanco Rodicio A, Garcia Beloso N, Legido Soto JL, Pineiro-Corrales G. Stability of lipid emulsion in total parenteral nutrition: an overview of literature. Clin Nutr ESPEN. 2021;45:19-25.
43. Gastaldi M, Siqueli AG, Silva ACR. Nutrição parenteral total: da produção a administração. Revista Pharmacia Brasileira. 2009.
44. Mirtallo JM, Ayers P, Boullata J, et al. ASPEN lipid injectable emulsion safety recommendations, part 1: background and adult considerations. Nutr Clin Pract. 2020;35(5):769-82.
45. Saugel B, Scheeren TWL, Teboul JL. Ultrasound-guided central venous catheter placement: a structured review and recommendations for clinical practice. Crit Care. 2017;21(1):225.
46. Soriano EA, Chueire FB, Fernandes SL, Suen VMN, Maduro IPNN. Terapia nutrológica parenteral no adulto. In: Ribas Filho D, Suen VMM (eds.). Tratado de nutrologia. Barueri: Manole; 2018. p.239-52.
47. Griesdale DE, de Souza RJ, van Dam RM, et al. Intensive insulin therapy and mortality among critically ill patients: a meta-analysis including NICE-SUGAR study data. CMAJ. 2009;180(8):821-7.
48. Iqbal A, Heller S. Managing hypoglycaemia. Best Pract Res Clin Endocrinol Metab. 2016;30(3): 413-30.
49. McKnight CL, Newberry C, Sarav M, Martindale R, Hurt R, Daley B. Refeeding syndrome in the critically ill: a literature review and clinician's guide. Curr Gastroenterol Rep. 2019;21(11):58.
50. Nowak K. Parenteral nutrition-associated liver disease. Clin Liver Dis (Hoboken). 2020;15(2): 59-62.
51. Raman M, Almutairdi A, Mulesa L, Alberda C, Beattie C, Gramlich L. Parenteral nutrition and lipids. Nutrients. 2017;9(4).
52. Rochling FA. Intravenous lipid emulsions in the prevention and treatment of liver disease in intestinal failure. Nutrients. 2021;13(3).

13
Distúrbios da glicemia e natremia

Valéria Abrahão Schilling Rosenfeld
Katherine Falcone Guerra
Nathália Pelosini Laganaro

INTRODUÇÃO

O conhecimento das complicações da terapia nutricional parenteral e enteral é parte fundamental de qualquer sistema de monitoramento. Nos estágios iniciais da prescrição da terapia nutricional, as complicações podem ser frequentes e graves. Também deve ser mencionado que a oferta de nutrição a pacientes gravemente desnutridos irá expor deficiências subjacentes. Entre os transtornos metabólicos mais comuns, a monitorização da glicemia e da natremia merecem atenção especial.

O monitoramento cuidadoso do paciente e o gerenciamento da equipe multidisciplinar de terapia nutricional são fundamentais para ajudar a detectar, corrigir e tratar esses transtornos.

SÓDIO E OS DISTÚRBIOS DA NATREMIA

O sódio (Na) é um dos elementos mais importantes na manutenção do equilíbrio eletrolítico, sendo o cátion mais importante do espaço extracelular. O sódio mobilizável é aquele que se encontra no fluido extracelular e, por isso, a concentração de sódio no plasma é um importante indicador da osmolaridade plasmática. O sódio é fundamental para inúmeras funções celulares especializadas, como a contração muscular, a transmissão de impulsos nervosos, entre outras. Dessa forma, qualquer problema no controle e na alteração na concentração plasmática de sódio (natremia) pode levar à hiponatremia ou à hipernatremia[1].

Nesse sentido, distúrbios de sódio e de água não devem ser tratados de forma independente, uma vez que existe importante relação entre esses elementos.

Isto é, qualquer anormalidade no balanço da água manifesta-se também como anormalidades da concentração sérica de sódio[2]. Distúrbios do sódio sérico são um dos achados mais comuns em idosos, além de serem uma das principais causas de internações hospitalares e *delirium*, porém, tanto a hipernatremia como a hiponatremia são potencialmente evitáveis[3].

A hiponatremia é caracterizada por Na^+ sérico < 135 mEq/L, sendo considerada de maior gravidade quando os níveis atingem valores < 120 mEq/L, quando se necessita de correção imediata e cuidadosa. É o distúrbio eletrolítico mais comumente encontrado em pacientes instáveis, podendo ser decorrente de uma série de condições. Por sua vez, a hipernatremia é caracterizada por Na^+ sérico > 145 mEq/L, com maior gravidade quando os níveis ultrapassam 150-155 mEq/L, com grande potencial de mortalidade e risco de sequelas. A hipernatremia é um distúrbio eletrolítico frequentemente encontrado no ambiente hospitalar, está associada a hiperosmolaridade plasmática e normalmente é causada por um déficit de água, seja por baixo aporte seja por perdas anormais, podendo estar acompanhada de hipovolemia, euvolemia ou hipervolemia[4-6].

Causas, consequências e tratamento

Hiponatremia

A hiponatremia é o distúrbio hidreletrolítico mais comum em pacientes hospitalizados e sua presença está associada a uma série de desfechos desfavoráveis, como aumento no tempo de permanência hospitalar, necessidade de internamento em UTI, custo da hospitalização e mortalidade. A associação de hiponatremia com aumento na mortalidade é bastante consistente, seja ela adquirida na comunidade, no hospital ou na UTI[7]. Muitas vezes, essa condição representa um desafio diagnóstico ou terapêutico, visto que seu manejo e seu diagnóstico ainda é subótimo. A hiponatremia não é uma doença, mas sim um processo fisiopatológico que indica distúrbios na homeostase da água e, portanto, deve ser classificada para fornecer melhores orientações de diagnóstico e tratamento[8].

Hiponatremias severas são consideradas quando níveis < 115 mEq/L e, a depender da gravidade e velocidade de instalação, pode ser assintomática ou causar sonolência, estupor, convulsão e coma. Por serem inespecíficos, esses sintomas podem ser interpretados como manifestações clínicas da doença de base. No entanto, a velocidade de instalação da hiponatremia é fator determinante na sintomatologia. Por exemplo, uma hiponatremia moderada aguda pode ser mais sintomática que uma severa crônica. Isso porque, na hiponatremia crônica, mecanismos adaptativos entram em ação visando reduzir a osmolaridade intracelular e, consequentemente, minimizar a entrada de água nas células e o edema cerebral[7].

A hiponatremia pode ser dividida em hipotônica (osmolaridade < 275 mOsm/kg de água), isotônica (osmolaridade de 275 a 295 mOsm/kg de água) ou hipertônica (osmolaridade > 295 mOsm/kg de água). As hiponatremias hipertônicas podem ser causadas pela administração de manitol ou radiocontraste hipertônico, mas são mais comumente vistas nas síndromes diabéticas, em que a glicose sérica aumentada exerce seu efeito osmótico, provocando saída da água intracelular para o meio extracelular, causando diluição do sódio sérico e, consequentemente, aparente hiponatremia. As hiponatremias isotônicas em geral correspondem à pseudo-hiponatremia, que resulta de um artefato laboratorial em pacientes com hiperlipidemia ou hiperproteinemia importantes. Já as hiponatremias hipotônicas correspondem, verdadeiramente, aos distúrbios do sódio. Para que seja instituída a terapia, o primeiro passo é determinar o estado volêmico do paciente[8,9].

Geralmente, os sinais clínicos são claros nas hiponatremias hipervolêmicas (presença de edema ou ascite e/ou uma doença de base evidente) e hipovolêmica (fonte clara de perda de líquidos), enquanto a euvolêmica normalmente necessita de mais exames laboratoriais para a determinação da causa. Em geral, as principais causas são[7,9]:

- Hiponatremia hipotônica hipovolêmica: perdas gastrointestinais (vômito e diarreia), perdas para o interstício (obstrução intestinal, pancreatite, trauma muscular, queimaduras), perdas cutâneas (pelo suor com clínica de desidratação por exercício extenuante), perdas renais (terapia com diuréticos, síndrome cerebral perdedora de sal, nefropatia perdedora de sal, bicarbonatúria, glicosúria e cetonúria).
- Hiponatremia hipotônica euvolêmica: secreção inapropriada de hormônio antidiurético (SIADH), hipotireoidismo, insuficiência adrenal, excesso de ingestão de água (polidipsia primária, afogamento em água doce).
- Hiponatremia hipotônica hipovolêmica: insuficiência cardíaca congestiva (ICC), cirrose, síndrome nefrótica e alteração da função renal.

Na hiponatremia, o diagnóstico etiológico é essencial para a escolha da melhor abordagem terapêutica, uma vez que o manejo inadequado de um paciente hiponatrêmico pode causar graves danos neurológicos ou até mesmo a morte. Por isso, sempre que possível, deve-se procurar remover a causa dessa condição, ao reverter hipovolemia, suspender medicamento suspeito, interromper ingestão excessiva de água, repor um hormônio que esteja deficitário (hipotireoidismo, insuficiência suprarrenal e hipopituitarismo) ou otimizar a doença de base (ICC, cirrose)[7-9].

O tratamento adequado da hiponatremia requer a consideração de diversos fatores, como a velocidade de instalação, a gravidade, a sintomatologia e o diagnóstico etiológico. Salvo nos casos em que a hiponatremia se desenvolve em ambiente hospitalar (por exemplo, pós-operatório), torna-se difícil determinar a duração do distúrbio[7,9].

Hipernatremia

A hipernatremia é um distúrbio eletrolítico comum, definido por concentração sérica de sódio > 145 mEq/L, que reflete um desequilíbrio no balanço hídrico, muitas vezes resultante de maior perda de água livre em comparação com a excreção de sódio, sendo raramente baseado na ingestão excessiva de sódio. Para que a hipernatremia seja sustentada, é necessário que haja um defeito no mecanismo da sede ou falta de acesso à água. Notavelmente, a hipernatremia na UTI é a apresentação predominante, com as causas mais comuns a falta de fornecimento de água livre suficiente, a carga hipertônica de sódio que ocorre durante a ressuscitação volêmica, a administração de bicarbonato hipertônico, o fornecimento diário de água livre abaixo do ideal e a conservação de água renal prejudicada por causa de lesão renal aguda e/ou terapia diurética[5].

Essa condição pode ser resultado de perda de água (por exemplo, *diabetes insipidus*), perda de fluido hipotônico (diarreia osmótica) ou ganho de fluido hipertônico (fluidos contendo Na^+). A hipernatremia ocorre frequentemente em pacientes pediátricos, geriátricos e em estado crítico e induz diversos efeitos em múltiplos sistemas orgânicos, com mortalidade em curto prazo de aproximadamente 50 a 60%. Mesmo a hipernatremia leve ($[Na^+] < 150$ mEq/L) confere mortalidade em 30 dias > 20%[5].

A apresentação clínica é frequentemente caracterizada por disfunção do sistema nervoso central (confusão e coma) e sede pronunciada (em pacientes acordados). Além da história médica, o estado volêmico do paciente e a osmolalidade da urina são fatores que levam ao diagnóstico diferencial. Normalmente, o tratamento da hipernatremia – além de abordar a causa básica – é substituir a perda (absoluta ou relativa) de água livre por infusões hipotônicas, ou em caso de *diabetes insipidus*, pela administração de fármacos análogos da vasopressina para redução da produção de urina. Como mudanças rápidas na concentração sérica de sódio podem ter consequências deletérias (síndrome de desmielinização osmótica), os controles laboratoriais rigorosos são importantes. Para hipernatremia aguda (< 24 horas), a hemodiálise é uma opção eficaz para normalizar rapidamente os níveis séricos de sódio[10].

A avaliação e o tratamento dessa condição baseiam-se na compreensão da terminologia-chave, na composição e distribuição normais dos fluidos corporais e na regulação do equilíbrio hídrico e de sódio, combinados com uma história completa, exame clínico e exames laboratoriais ajudam a estabelecer a etiologia da hipernatremia[2,5]. O manejo requer compreensão abrangente do mecanismo predisponente e é direcionado para tratamento do fator desencadeante e correção da hiperosmolalidade. Uma abordagem passo a passo é útil para abordar várias considerações e pode ser resumida pelos seguintes pontos:

- Identificar e iniciar o tratamento para o fator predisponente.
- Determinar se a hipernatremia é aguda ou crônica.
- Determinar a quantidade de fluido a ser substituída.
- Avaliar a necessidade de ressuscitação volêmica.
- Calcular o déficit hídrico.
- Avaliar quaisquer perdas contínuas que precisem ser substituídas.
- Selecionar o tipo e a taxa de solução de substituição[5].

Síndrome da alimentação por sonda e terapia nutricional

A alimentação por sonda enteral é amplamente utilizada para fornecer suporte nutricional para pacientes que são incapazes de consumir calorias e proteínas suficientes. No entanto, complicações metabólicas que acompanham o uso de alimentação por sonda enteral são frequentes e podem ser graves, caso não sejam avaliadas periodicamente[11].

A síndrome da alimentação por sonda é uma condição resultante de um regime de alimentação com alta carga de solutos (principalmente nitrogênio e sódio) e ingestão insuficiente de água para sua excreção. O resultado é um balanço hídrico negativo e, em menos de 1 semana, desidratação significativa. A síndrome da alimentação por sonda pode ser fatal, mas é facilmente evitável com uma prescrição que siga padrões aceitos para estimar as necessidades calóricas, proteicas e hídricas e com instruções adequadas. As seguintes práticas podem ajudar a evitar essa complicação[12-15]:

- Um componente crucial das dietas enterais no desenvolvimento dessa síndrome é o teor de proteína. Por isso, dietas contendo mais de 70 g/L de proteína devem ser administradas com cuidado e atenção, principalmente em pacientes idosos.
- Incluir recomendações de hidratação junto às orientações da alimentação por sonda; caso o valor calórico da dieta seja alto, é indicado 1 mL/kcal; alto valor calórico geralmente envolve alto teor de proteína e, para isso, água

adicional é necessária para a excreção; certas condições médicas podem ditar as necessidades de água acima ou abaixo da norma.

- O paciente ou cuidador devem ser instruídos (de maneira clara e simples, por escrito ou de forma verbal ou visual) sobre a alimentação por sonda e orientações de hidratação, enfatizando que água adicional é necessária mesmo que a alimentação por sonda seja líquida; mais água deve ser ofertada de acordo com orientação da equipe de saúde responsável pelo tratamento.
- O monitoramento deve incluir determinações dos níveis de nitrogênio ureico no sangue, creatinina sérica, eletrólitos, hematócrito, diurese e peso corporal, principalmente para pacientes inconscientes ou que, por outras razões, não podem sentir sede e nos quais as perdas de líquidos podem ser difíceis de avaliar, assim como aqueles que não conseguem comunicar sua sede ou que não conseguem engolir líquidos.
- O estado de hidratação deve ser monitorado periodicamente, assim como outros parâmetros de tolerância à alimentação por sonda, mesmo depois que o paciente estiver estável e, inclusive, no pós-alta.

Na síndrome de alimentação por tubo, os sintomas podem ser mínimos e a sede geralmente é mascarada por causa da adaptação do corpo à hipertonicidade. Como a desidratação de início é principalmente intracelular, os sinais clínicos podem estar ausentes, refletindo-se apenas na perda de peso, aumento do hematócrito e da osmolalidade sérica. A progressão dessa síndrome levará à deterioração mental, à febre e à taquicardia. Em última análise, a irritabilidade neuromuscular e a hiper-reflexia progridem para coma, colapso vascular e morte[14].

O objetivo do tratamento é restaurar com segurança – e não rapidamente – o equilíbrio fisiológico de sódio e água. Isso é alcançado em especial pela expansão dos fluidos corporais com água por 24 a 48 horas e eliminando ou reduzindo a ingestão de sódio e proteína. A velocidade com que a água é administrada pode ser importante em casos de hipernatremia grave, uma vez que com uma rápida redução na concentração de sódio do líquido extracelular, o diferencial osmótico ocasionado pelo atraso no transporte para fora do sódio aumentado pode causar edema cerebral. A diálise e a administração de diuréticos não são indicadas no tratamento da hipernatremia relacionada à alimentação por sonda, a menos que o problema primário seja o aumento do sódio corporal total[13].

Assim, fica evidente que a desidratação é um risco sério para o paciente alimentado por sonda em longo prazo que não tem permissão para ingestão oral, tem um estado mental alterado, é incapaz de se comunicar, é idoso ou tem restrição de líquidos. Fontes "ocultas" de ingestão de líquidos, como o teor de água de alimentos sólidos e água gerada pela oxidação de nutrientes, e fontes "ocultas" de saída de líquidos, como perdas por evaporação, devem ser consideradas nos cálculos do balanço hídrico[15].

DISTÚRBIOS DA GLICEMIA

A hiperglicemia em pacientes com e sem diabetes em internação hospitalar está associada a um aumento substancial na morbidade, na mortalidade e em complicações e custos de saúde[16]. Estima-se que em 38% das admissões hospitalares ocorram hiperglicemia durante a internação, em que 1/3 desse total sem antecedentes de diabetes. Se for analisado o cenário de UTI, 80% dos pacientes graves apresentam, no mínimo, um episódio de hiperglicemia (parâmetro acima de 110 mg/dL) durante a internação[17].

Tal como acontece com a hiperglicemia, a hipoglicemia em pacientes hospitalizados também está associada a resultados desfavoráveis e maiores taxas de comorbidades[16].

Hiperglicemia em pacientes hospitalizados

A hiperglicemia é definida como a manifestação de alterações metabólicas e hormonais associadas às respostas ao estresse e à injúria. Os hormônios contrarreguladores geram diversas alterações no metabolismo dos carboidratos, incluindo resistência à insulina, comprometimento de produção de insulina, aumento da gliconeogênese hepática e prejuízo na utilização periférica de glicose[18].

A hiperglicemia pode surgir em pacientes com diabetes estabelecido ou ainda não diagnosticado e mesmo em pacientes previamente normoglicêmicos, em decorrência do estresse da doença aguda ou do uso de terapêuticas com potencial hiperglicemiante, como glicocorticoides, octreotide, imunossupressores, nutrição enteral e parenteral[18].

Entre os pacientes com hiperglicemia, a etiologia das complicações é multifatorial e há comprometimento de vários sistemas[18]. Apesar disso, a maioria dessas anormalidades é reversível com a normalização dos níveis de glicose. Os efeitos deletérios decorrentes incluem comprometimento da imunidade e cicatrização, aumento do estresse oxidativo, disfunção endotelial, aumento de fatores pró-inflamatórios e pró-trombóticos, aumento da mitogênese, alterações hidreletrolíticas e potencial exacerbação de isquemia miocárdica e cerebral. Evidências atuais apontam a hiperglicemia como fator de risco independente para o aumento da mortalidade hospitalar[18].

Hiperglicemia de estresse em pacientes críticos

A doença ou a lesão aguda pode resultar em hiperglicemia, resistência à insulina e intolerância à glicose, coletivamente denominada hiperglicemia de estresse[19,20]. A hiperglicemia de estresse é um estado de desregulação da glicose sanguínea que ocorre durante o período de estresse fisiológico agudo, caracteristicamente transitória e observada com frequência em pacientes críticos, sem considerar seu estado de diabetes preexistente[19,21]. A incidência é alta, de difícil definição, mas gira em torno de 40 a 90% dos pacientes críticos, dependendo do limiar utilizado para definir níveis anormais de glicose[22].

Numerosos estudos observacionais revelaram uma associação significativa entre as concentrações de glicose no sangue nas unidades de terapia intensiva (UTI) e desfechos negativos. A presença de hiperglicemia nesses pacientes foi positivamente correlacionada com mortalidade, morbidade, tempo de internação, infecções e complicações gerais[19-21]. A relação segue um padrão em forma de U ou J, com menor risco de mortalidade associado às concentrações de glicose no sangue na faixa de jejum saudável, em especial em pacientes não diabéticos diabéticos[19].

Fisiopatologia

Os mecanismos subjacentes ao desenvolvimento de hiperglicemia na doença crítica incluem a liberação de hormônios contrarreguladores do estresse (corticosteroides, catecolaminas e glucagon), os mediadores pró-inflamatórios e a administração de corticosteroides exógenos, vasopressores e soluções parenterais contendo glicose, porém, a gliconeogênese parece ser o fator contribuinte mais importante para a hiperglicemia de estresse[17,22].

O metabolismo da glicose é majoritariamente regulado por hormônios, com base na contribuição de fatores locais e neurais, sendo a insulina o principal hormônio anabólico que controla a liberação hepática de glicose, favorecendo a utilização pelos tecidos sensíveis à insulina e o estoque da glicose. Já os hormônios catabólicos, cujos principais representantes são o glucagon, a adrenalina e o cortisol, são os componentes com ação contrária à da insulina, que promovem a redução da captação de glicose nos tecidos e o aumento da liberação de glicose hepática. Assim, o metabolismo da glicose é, basicamente, regulado pelo equilíbrio entre insulina e hormônios catabólicos[23].

A doença crítica promove resposta característica de estresse agudo, que acompanha a secreção de hormônios catabólicos e estimula a produção de glicose endógena (glicogenólise), além de reduzir a ação da insulina nos tecidos sensíveis à insulina. Além disso, os níveis elevados de cortisol estimulam o catabolismo proteico muscular, aumentam a gliconeogênese hepática e reduzem a utilização de glicose muscular, o que produz um estado de hiperglicemia associado à resistência à insulina nos tecidos e à hiperinsulinemia. A doença crítica também acompanha frequentemente algum dano tecidual e/ou infecção, situações que estimulam a secreção de mediadores inflamatórios, como fator de necrose tumoral alfa, interleucinas 1, 2 e 6, que contribuem para reduzir a sensibilidade à insulina durante a inflamação[23].

Como consequência da secreção dos hormônios catabólicos e das citocinas inflamatórias por tempo prolongado, o paciente crítico apresenta níveis plasmáticos elevados tanto de glicemia, como insulina no jejum, provenientes de uma elevada produção hepática de glicose e resistência à insulina. Paralelamente a isso, ocorre o aumento de catabolismo de proteína endógena, que atua como substrato para a gliconeogênese hepática. Essas reações em longo prazo levam à proteólise, acompanhada de perda de massa magra e disfunções orgânicas, além de elevada concentração sanguínea de glicose, associada a piores respostas clínicas e risco aumentado de infecção[23].

Importância do controle glicêmico

Vários estudos mostraram que controlar as oscilações glicêmicas no sangue durante o estado crítico tem benefícios de sobrevivência durante doenças agudas, como infarto agudo do miocárdio (IAM), acidente vascular encefálico e sepse[21]. Na prática clínica, vários aspectos devem ser levados em consideração no manejo desses pacientes, incluindo metas de glicemia, história de *diabetes mellitus*, via de nutrição (enteral ou parenteral) e equipamentos de monitoramento disponíveis[22]. O controle rigoroso da glicose é seguro e eficaz, associado a um monitoramento preciso e um protocolo de insulina confiável. As evidências recomendam prevenir hiperglicemia grave, hipoglicemia e grandes flutuações de glicose em todos os pacientes de UTI[19].

A prática de se realizar rigoroso controle dos níveis de glicose sanguínea durante o período intraoperatório também recebeu substancial atenção nos últimos anos. A hiperglicemia perioperatória e pós-operatória em pacientes de cirurgia geral com e sem diabetes foi associada a um risco quase 2 vezes maior de infecção, mortalidade hospitalar e complicações operatórias. Vale ressaltar que a hiperglicemia é comum em pacientes submetidos à cirurgia, assim como a resistência à insulina não diagnosticada identificada no dia da cirurgia[24,25].

A presença de hiperglicemia perioperatória tem sido associada a complicações pós-operatórias em variados tipos de cirurgias, com evidências em cirurgia vascular, mastectomias, neurocirurgias, cirurgia de coluna, cirurgia de transplante, cirurgia colorretal, cirurgia hepatobiliar-pancreática, colecistectomia e outras.

Kwon e colegas mostraram taxas de mortalidade intra-hospitalar, tempo de internação hospitalar, reoperações e infecções significativamente maiores entre aqueles que tinham hiperglicemia. Além de taxas de infecção do sítio cirúrgico, é documentado também maior ocorrência de infarto do miocárdio e acidente vascular encefálico[25]. Quando se analisa o período pós-operatório, a ocorrência de glicemia superior a 140 mg/dL está presente em até 40% dos pacientes de cirurgia não cardíaca, com 25% desses pacientes com nível de glicose sanguínea superior a 180 mg/dL[24,26].

A hiperglicemia é um preditor modificável, independente e possivelmente fator causal de desfechos adversos em pacientes diabéticos, apesar do monitoramento e do controle glicêmico serem frequentemente negligenciados entre os pacientes de cirurgia geral[24]. Ao analisar a importância do controle glicêmico, as taxas de eventos adversos compostos são menores em pacientes que alcançaram o controle da glicose relacionado à insulina do que naqueles que não iniciaram a insulina e a administração de insulina pareceu mitigar a associação de hiperglicemia com resultados adversos[24]. O uso de insulina foi associado à redução da mortalidade hospitalar e das taxas de infecção entre os pacientes diabéticos, diminuindo suas taxas para a de pacientes não diabéticos[27-29]. Esses dados mostram a importância do monitoramento e do controle glicêmico em pacientes cirúrgicos com e sem diabetes e trazem resultados significantes desse controle e da terapia insulínica na redução de desfechos pós-operatórios negativos.

A hiperglicemia, associada a outros fatores relacionados a essa condição – como complicações micro e macrovasculares – também faz parte dos possíveis mecanismos que impedem ou dificultam a cicatrização de feridas e úlceras de pressão[30]. Isso ocorre pois a hiperglicemia pode influenciar negativamente no processo de cicatrização, aumentando o risco de infecção, aumentando a produção de citocinas inflamatórias e agravando a resposta inflamatória. De maneira geral, esses prejuízos irão aumentar o risco de bacteremia e fungemia, a inflamação da ferida, as dificuldades de enxerto, consequentemente trazendo atraso na cicatrização e piores resultados clínicos. Além disso, a hiperglicemia crônica poderá inibir a formação de fibroblastos, importante produtor de colágeno e elastina, componentes essenciais para uma cicatrização completa e eficaz[31-33].

O controle glicêmico é, portanto, considerado um componente básico do tratamento da cicatrização de feridas em pacientes com úlceras por pressão e pé diabético. A úlcera do pé diabético é uma das complicações mais comuns do diabetes, com uma incidência estimada ao longo da vida de 15 a 25% na população com diabetes e que leva a altas taxas de amputação e alta mortalidade[30].

O controle glicêmico pode ser feito pelo monitoramento da oferta de glicose – via oral, enteral ou parenteral – e pela administração de insulina exógena, via endovenosa ou subcutânea[17,18].

A insulinoterapia no paciente não agudo pode ser recomendada para o tratamento da hiperglicemia persistente a partir de níveis de glicemia de 180 mg/dL. Geralmente, a glicemia pré-prandial deve ser mantida < 140 mg/dL e a aleatória < 180 mg/dL, contanto que essas metas sejam atingidas com segurança. Visando evitar hipoglicemias, o reajuste das doses de insulina deve ser considerado em caso de glicemias < 100 mg/dL[18,34,35]. A modificação do esquema insulínico é necessária em caso de glicemias < 70 mg/dL, a não ser que o evento possa ser facilmente explicado por outros fatores, como ausência de dieta[18].

Alguns estudos com grande população de UTI, como o Nice-Sugar[36], mostraram que o controle estrito da glicemia dobra o risco de hipoglicemia, incluindo o risco de hipoglicemia grave (< 40 mg/dL) e associação com mortalidade tardia, sobretudo por causas cardiovasculares. Com isso, regimes mais rígidos (70 a 110 mg/dL) podem representar risco, principalmente em pacientes neurológicos, e as recomendações indicam a manutenção na faixa de 140 a 150 mg/dL em pacientes críticos, sendo valores a partir de 110 mg/dL, seguros. A glicemia acima de 180 mg/dL não deve ser tolerada e deve ser evitada em qualquer condição[17].

Em 2009, o consenso entre Associação Americana de Diabetes (ADA) e Associação Americana de Endocrinologistas Clínicos (AACE) recomendaram atingir concentração de glicose de 140 a 180 mg/dL para a maioria dos pacientes críticos com hiperglicemia e um intervalo-alvo de glicose mais baixo de 110 a 140 mg/dL para alguns pacientes de UTI selecionados, como aqueles em centros de ampla experiência e suporte de enfermagem apropriado[34]. Da mesma forma, a Sociedade de Medicina Intensiva[35] recomenda iniciar a terapia de controle glicêmico para pacientes de UTI com uma concentração de glicose no sangue de 8,3 mmol/L (150 mg/dL) ou superior e manter as concentrações de glicose abaixo de 10 mmol/L com estratégias que minimizar o risco de hipoglicemia.

A administração insulínica pode ser contínua ou intermitente, sendo as duas eficazes na redução glicêmica. As escalas que ajustam a velocidade de infusão contínua via venosa levam a uma queda gradual de glicemia, e, em geral, é utilizada uma quantidade menor de insulina para atingir a meta glicêmica, quando comparada com escalas de infusão em *bolus*. Por isso, se se considerar a necessidade reduzida de unidades de insulina, menor variabilidade glicêmica, menor tempo de atingimento da meta terapêutica, a infusão contínua pode ser a melhor escolha. Por sua vez, o método intermitente tem suas vantagens, por exemplo, dispensar o uso de bomba de infusão contínua e requerer menor demanda de cuidados de enfermagem, que tornam a prática intermitente menos dispendiosa[17].

Diretrizes de práticas anteriores sobre o manejo de hiperglicemia e diabetes em pacientes hospitalizados contrarrecomendam o uso de medicamentos não insulínicos no ambiente hospitalar por causa de questões de segurança e eficácia.

Em contrapartida, apesar dessas recomendações, o uso de antidiabéticos orais em pacientes com diabetes tipo 2 não é incomum na prática clínica de pacientes internados. Ao analisar dados recentes de ensaios clínicos randomizados e estudos observacionais, há indicativos de que o uso de medicamentos não insulínicos, no hospital e/ou após a alta hospitalar, pode ser eficaz na melhoria do controle glicêmico em pacientes gerais e cirúrgicos com diabetes tipo 2 que apresentam hiperglicemia leve ou moderada e está associado a um baixo risco de hipoglicemia[16].

Manejo nutricional

Quando se pensa em suporte nutricional, não há uma recomendação direta de qual a melhor abordagem no paciente com hiperglicemia no cenário agudo (presença de inflamação), mas ao analisar do ponto de vista fisiológico, a oferta enteral parece oferecer vantagens em relação à via parenteral, visando manter os valores de glicemia baixos[17]. O momento de indicação também não tem uma definição clara, mas depende de uma avaliação clínica sobre estresse, diabetes prévio ou recém-instalado e *overfeeding* para avaliar a necessidade e a forma de administração de uma dieta especializada.

No cenário de terapia nutricional enteral, a quantidade de carboidrato ofertada é fator relacionado à resposta glicêmica do paciente, altas quantidades de carboidrato contribuem para uma liberação rápida de glicose para a corrente sanguínea[37,38]. O uso de dietas com maior aporte lipídico, substituindo parcialmente o conteúdo de carboidratos como fonte calórica, mostra-se eficiente em reduzir o pico glicêmico pós-prandial, assim como reduz a necessidade de insulina exógena no controle glicêmico de pacientes com diabetes tipo 2. Há um consenso também de que pacientes inflamados se beneficiem de fórmulas hiperproteicas, visando atenuar o balanço nitrogenado negativo. Outras possíveis estratégias são a priorização de carboidratos de baixo índice glicêmico e adição de fibras nessas formulações[17].

REFERÊNCIAS

1. Évora PRB, Reis CL dos, Ferez MA, Conte DA, Garcia LV. Distúrbios do equilíbrio hidroeletrolítico e do equilíbrio acidobásico: uma revisão prática. Medicina. 1999;32:451-69.
2. Whitmire SJ. Nutrition-focused evaluation and management of dysnatremias. Nutr Clin Pract. 2008;23(2):108-21.
3. Morley JE. Dehydration, hypernatremia, and hyponatremia. Clin Geriatr Med. 2015;31(3):389-99.
4. Barbosa AP, Sztajnbok J. Distúrbios hidroeletrolíticos. J Pediatr. 1999;75(Supl.2):S223-33.
5. Muhsin SA, Mount DB. Diagnosis and treatment of hypernatremia. Best Pract Res Clin Endocrinol Metab. 2016;30(2):189-203.
6. Qian Q. Hypernatremia. Clin J Am Soc Nephrol. 2019;14(3):432-4.

7. Rocha PN. Hiponatremia: conceitos básicos e abordagem prática. J Bras Nefrol. 2011;33(2):248-60.
8. Hoorn EJ, Zietse R. Diagnosis and treatment of hyponatremia: compilation of the guidelines. J Am Soc Nephrol. 2017;28:1340-9.
9. Dutra VF, Tallo FS, Rodrigues FT, Vendrame LS, Lopes RD, Lopes AC. Desequilíbrios hidroeletrolíticos na sala de emergência. Rev Bras Clin Med. 2012;10(5):410-9.
10. Arndt C, Wulf H. Hypernatremia: diagnostics and therapy. Anasthesiol Intensivmed Notfallmed Schmerzther. 2016;51(5):308-15.
11. Vanlandingham S, Simpson S, Daniel P, Newmark SR. Metabolic abnormalities in patients supported with enteral tube feeding. JPEN J Parenter Enteral Nutr. 1981;5(4):322-4.
12. Pardoe EM. Tube feeding syndrome revisited. Nutr Clin Pract. 2001;16:144-6.
13. Gault MH, Dixon ME, Doyle M, Cohen WM. Hypernatremia, azotemia, and dehydration ue to high-protein tube feeding. Ann Intern Med. 1968;68(4):778-91.
14. Walike JW. Tube feeding syndrome in head and neck surgery. Arch Otolaryngol. 1969;89(3):533-6.
15. Dickerson RN, Brown RO. Long-term enteral nutrition support and the risk of dehydration. Nutr Clin Pract. 2005;20(6):646-53.
16. Pasquel FJ, Lansang MC, Dhatariya K, Umpierrez GE. Management of diabetes and hyperglycaemia in the hospital. Lancet Diabetes Endocrinol. 2021;9(3):174-88.
17. Nunes ALB, Koterba E, Alves VGF, Abrahão V, Correia MITD. Controle glicêmico no paciente grave. In: Rosenfeld R et al. Terapia nutricional no paciente grave. CMIB; 2014. 23.
18. Leal CL, Pisi PCB, Figueiredo AB, Almeida SCL, Moriguti JC. Manejo da hiperglicemia no paciente hospitalizado não crítico. Medicina (Ribeirão Preto) 2010;43(2):134-42.
19. Gunst J, Bruyn AD, Berghe GVD. Glucose control in the ICU. Curr Opin Anaesthesiol. 2019;32(2): 156-62.
20. Marik PE, Bellomo R. Stress hyperglycemia: an essential survival response! Crit Care. 2013;17(2):305.
21. Scheen M, Giraud R, Bendjelid K. Stress hyperglycemia, cardiac glucotoxicity, and critically ill patient outcomes current clinical and pathophysiological evidence. Physiol Rep. 2021;9(2):e14713.
22. Viana MV, Moraes RB, Fabbrin AR, Santos MF, Gerchman F. Assessment and treatment of hyperglycemia in critically ill patients. Rev Bras Ter Intensiva. 2014;26(1):71-6.
23. Tappy L. Metabolismo do carboidrato. In: Sobotka L (ed.). Bases da nutrição clínica. Rio de Janeiro: Rubio; 2008.
24. Kwon S, Thompson R, Dellinger P, Yanez D, Farrohki E, Flum D. Importance of perioperative glycemic control in general surgery a report from the surgical care and outcomes assessment program. Ann Surg. 2013;257(1):8-14.
25. Kotagal M, Symons RG, Hirsch IB, Umpierrez GE, Dellinger EP, Farrokhi ET, et al. Perioperative hyperglycemia and risk of adverse events among patients with and without diabetes. Ann Surg. 2015;261(1):97-103.
26. Guedes AA. A importância do controle glicêmico perioperatório. Rev Med Minas Gerais. 2010;20(1):S3-S6.
27. Schmeltz LR et al. Redução da mortalidade e morbidade cirúrgica em pacientes diabéticos submetidos à cirurgia cardíaca com uma estratégia combinada de administração de insulina por via intravenosa e subcutânea. Cuidados Diabéticos. 2007;30:823-8.
28. Furnary AP et al. A infusão contínua de insulina reduz a mortalidade em pacientes com diabetes submetidos à cirurgia de revascularização do miocárdio. J Thorac Cardiovasc Surg. 2003;125:1007-21.
29. Furnary AP et al. A infusão intravenosa contínua de insulina reduz a incidência de infecção profunda da ferida esternal em pacientes diabéticos após procedimentos cirúrgicos cardíacos. Ann Thorac Surg. 1999;67:352-60.
30. Xiang J, Wang S, He Y, Xu L, Zhang S, Tang Z. Reasonable glycemic control would help wound healing during the treatment of diabetic foot ulcers. Diabetes Ther. 2019;10:95-105.

31. Soriano JV, Perez EP. Nutrição e feridas crônicas. Grupo nacional para el estudio y asesoramiento em ulceras por presión y heridas cronicas. Documento tecnico GNEAUPP, n.XII, 2011.
32. Ritz P, Krempf M, Cloarec D, Champ M, Charbonnel B. Comparative continuous-indirect-calorimetry study of two carbohydrates with different glycemic indices. Am J Clin Nutr. 1991;54(5):855-9.
33. Lochs H, Allison SP, Meier R, Pirlich M, Kondrup J, Schneider St, et al. Introductory to the ESPEN Guidelines on Enteral Nutrition. Clin Nutr. 2006;25:180-6.
34. Moghissi ES, Korytkowski MT, DiNardo M, Einhorn D, Hellman R, Hirsch IB, et al.; American Association of Clinical Endocrinologists; American Diabetes Association. American Association of Clinical Endocrinologists and American Diabetes Association consensus statement on inpatient glycemic control. Diabetes Care. 2009;32(6):1119-31.
35. Umpierrez GE, Hellman R, Korytkowski MT, Kosiborod M, Maynard GA, Montori VM, et al; Endocrine Society. Management of hyperglycemia in hospitalized patients in non-critical care setting: an endocrine society clinical practice guideline. J Clin Endocrinol Metab. 2012;97(1):16-38.
36. The NICE-SUGAR Study Investigators. Intensive versus conventional glucose control in critically ill patients. N Engl J Med. 2009;360(13):1283-97.
37. Silva FM, Steemburgo T, Azevedo MJ, Mello VD. Glycemic index and glycemic load in the prevention and treatment of type 2 diabetes mellitus. Arq Bras Endocrinol Metabol. 2009;53(5):560-71.
38. Thomas D. Low glycaemic index, or low glycaemic load, diets for diabetes mellitus. Cochrane Database Syst Rev. 2009;2009(1):CD006296.

14
Uso de droga vasoativa e nutrição enteral

Paulo Cesar Ribeiro

BENEFÍCIOS DA NUTRIÇÃO ENTERAL PRECOCE EM PACIENTES CRÍTICOS

Há muito se discute o papel central do intestino na patogênese da doença crítica e na causa e na perpetuação da insuficiência de múltiplos órgãos. Hoje está bem estabelecido que, já nas primeiras horas de internação de um paciente grave de dUTI, há um colapso dos mecanismos da barreira epitelial intestinal. A camada de muco se torna mais fina e esparsa, as junções intercelulares se alargam, os enterócitos são levados à apoptose e há redução da produção de butirato em 90%[1,2]. Também são muito precoces as distorções da flora do microbioma. Muito precocemente essa flora perde a diversidade e é substituída por poucas cepas de bactérias patogênicas que promovem a inflamação da mucosa intestinal e pervertem a imunidade local. O resultado final é a perda da função do intestino na imunidade local e sistêmica, o aumento da permeabilidade de sua parede com translocação de bactérias intestinais para órgãos a distância, como pulmão e cérebro, causando inflamação e colaborando para o déficit de sua função[3,4]. Além disso, algumas drogas que normalmente se usa na UTI, como drogas vasoativas vasopressoras (DVAV) e opioides, aumentam a agressividade de bactérias como a *Pseudomonas aeruginosa*, tornando-as ainda mais patogênicas. A falta de alimento na luz intestinal também aumenta a agressividade da flora na tentativa de conseguir alimento nas camadas mais profundas da parede intestinal[5].

A nutrição enteral (NE) precoce, mesmo em pequenas quantidades suficientes para atender a 15 a 20% da meta pretendida, mostrou-se benéfica em minimizar as alterações anatômicas e funcionais da barreira epitelial e as distorções na flora bacteriana, atenuar a resposta inflamatória e ajudar a manter a imunidade local e sistêmica. Tanto a administração precoce da nutrição enteral como a possibilidade de se continuar nutrindo o paciente grave por via enteral são fundamentais para melhor desfecho[1,6].

QUANDO INICIAR A NUTRIÇÃO ENTERAL (NE) EM PACIENTES COM AMINAS? QUANDO INTERROMPER A NE EM PACIENTES CRÍTICOS?

Alguns estudos experimentais e clínicos mostram que a NE pode ajudar a preservar o fluxo sanguíneo esplâncnico durante situações de comprometimento hemodinâmico, justamente por atrair sangue para seu território[7-9].

Porém, durante uma situação limítrofe de fluxo sanguíneo, como no choque, o organismo lança mão do fluxo sanguíneo do território esplâncnico, dos rins e da pele, desviando-o para sistemas orgânicos prioritários para a sobrevivência.

Portanto, em pacientes recebendo drogas vasoativas vasopressoras (DVAV), o uso de NE pode precipitar isquemia intestinal que chamamos não oclusiva (IINO) porque ocorre sem a oclusão de vasos. A causa é o desequilíbrio entre oferta sanguínea disponível e a demanda de fluxo sanguíneo para o território esplâncnico exigido pela NE, a qual não pode ser atendida em situações hemodinamicamente limítrofes. Esse risco aumenta de acordo com o tipo e a dose da droga vasopressora, com o grau de comprometimento hemodinâmico e com o uso conjunto da via pós-pilórica para administrar a NE[10,11]. É provável que a necrose gástrica seja muito mais rara, uma vez que a irrigação arterial do estômago é muito mais rica que a do intestino delgado. Embora a IINO seja uma entidade rara descrita em 0,3 a 8,5% dos casos, sua mortalidade varia de 46 a 100%, justamente porque seu diagnóstico não é fácil e exige alto grau de suspeita[10].

A epinefrina e a vasopressina, principalmente em doses mais altas, levam à hipoperfusão esplâncnica quando comparadas com a norepinefrina e a dobutamina[10,12,13].

Portanto, deve-se iniciar a NE precoce em um paciente com comprometimento hemodinâmico, apenas quando as medidas de ressuscitação empregadas conseguem estabilizá-lo, ou seja, quando a quantidade de DVAV não seja extremamente alta ou crescente e quando os parâmetros laboratoriais e clínicos de perfusão tecidual estejam adequados. Os parâmetros mais usados para avaliar a perfusão tecidual na prática clínica são pressão arterial média > 5 a 6 mmHg, o lactato sérico que deve estar normal ou apresentar níveis progressivamente decrescentes no sangue, o pH superior a 7,25, a diferença de bases dentro do normal, ou seja –2 a +2, assim como a saturação venosa central de oxigênio superior a 65%[1].

Enquanto não houver a estabilização hemodinâmica do paciente, a NE não deve ser iniciada, assim como deve ser interrompida quando as condições hemodinâmicas piorarem segundo os parâmetros citados anteriormente.

Uma dose de norepinefrina menor ou próxima a 0,1 mcg/kg/minuto é considerada ótima, de 0,1 a 0,3 mcg/kg/minuto é aceitável e superior a 0,3-0,5 mcg/kg/minuto é considerada arriscada. Doses mais altas de norepinefrina não são uma contraindicação formal para o uso de NE, uma vez que pacientes distintos exigem doses distintas de DVAV para estabilizar sua microcirculação. No entanto, quanto maior a dose de norepinefrina usada maior a cautela em se administrar NE, que deve se iniciar em volume bastante reduzido em um tempo mais longo de administração e sob observação estreita de sinais e sintomas que possam nos fazer suspeitar de isquemia intestinal. Doses pequenas, até 12,5 mcg/minuto ou intermediárias de DVAV principalmente norepinefrina e/ou dobutamina relacionam-se com maior tolerância à NE e melhores desfechos com NE precoce[1,14-16].

Drogas como epinefrina, vasopressina e dopamina relacionam-se com pior tolerância à NE[1].

Deve-se, portanto, iniciar a administração da NE em pequeno volume como 20 mL/h e progredir lentamente observando a tolerância digestiva. Os seguintes sinais de alerta para intolerância à NE e eventualmente isquemia intestinal não oclusiva são: distensão abdominal, resíduo gástrico aumentado, vômito, dor abdominal crescente, aumento progressivo e não explicado do lactato sérico, hipertensão abdominal. Nessas situações, a NE também deve ser interrompida[1].

• **TABELA 1** Métodos baseados em evidência para implementar nutrição enteral (NE) em pacientes sob drogas vasopressoras[1]

Vasopressor	Dose	Parâmetros de perfusão tecidual	Estratégia de nutrição	Sinais de intolerância
Noradrenalina	< 0,1 mcg/kg/min ótima	Dose estável ou decrescente	Progrida lentamente NE a partir de 20 mL/h	Distensão abdominal
	0,1-0,3 mcg/kg/min aceitável	Concentração venosa central de O_2 normal ou elevada	Considere fórmula oligomérica	Náusea Vômito
	> 0,3-0,5 mcg/kg/min Muita cautela em usar NE ou optar por não utilizar	Requerimento de fluidos para estabilizar hemodinâmica	Considere fórmula oligomérica quando for usar NE	Dor abdominal nova

QUAIS OS BENEFÍCIOS DO USO DE FÓRMULAS ENTERAIS POLIMÉRICAS EM PACIENTES NA UTI?

De forma geral não há contraindicação para se usar fórmulas poliméricas em pacientes graves de UTI, mesmo como escolha inicial. As fórmulas poliméricas estimulam melhor o trofismo intestinal e atingem porções mais baixas do trato gastrointestinal, onde a flora bacteriana é mais numerosa e, portanto, auxilia na preservação da flora autóctone. Muitas fórmulas poliméricas contêm prebióticos que também minimizam as distorções do microbioma e ajudam a preservar a barreira intestinal[17].

Hoje, sabe-se por meio de inúmeros estudos clínicos e principalmente experimentais que o produto metabólico produzido pela microbiota a partir de prebióticos como fibras solúveis é fundamental para o desfecho de casos graves relacionados à sepse. Esses produtos metabólicos são denominados pós-bióticos, como o butirato, os indóis e os produtos do metabolismo do triptofano[18,19].

Embora em um primeiro momento de necessidade de DVAV as fibras não devam ser usadas, assim que possível, quando os parâmetros de perfusão tecidual estejam solidamente estáveis, deve-se lembrar de trocar a fórmula sem fibras por uma com fibras ou acrescentar módulo de fibras à estratégia nutricional do paciente crítico.

As fórmulas oligoméricas devem ser reservadas para situações especiais, como diarreia de difícil controle, que não sejam causadas por falta de fibras, síndromes disabsortivas, colites de qualquer tipo, inclusive por *Clostridioides difficile* e imediatamente após uma situação de grande prejuízo hemodinâmico recentemente controlada, uma vez que exige menor consumo de oxigênio para ser absorvida[1].

A migração para uma fórmula polimérica deve ser feita assim que possível e para uma fórmula que contenha prebióticos sempre que a situação permita.

REFERÊNCIAS

1. Wischmeyer P. Enteral nutrition can be given to patients on vasopressors. Crit Care Med. 2020;48(1):122-5.
2. Deitch EA. Gut origin sepsis an evolution of a concept. Surgeon. 2012;10(6):350-6.
3. Singer BH, Dickson RP, Denstaedt SJ, Newstead MW, Kim K, Falkowski NR, et al. Bacterial dissemination to the brain in sepsis. Am J Respir Crit Care Med. 2018;197(6):747-56.
4. Dickson RP, Singer BH, Michael W, Newstead MW, Falkowski NR, Erb-Downward JR, et al. Enrichment of the lung microbiome with gut bacteria in sepsis and the acute respiratory distress syndrome. Nat Microbiol. 2016;1(10):16113.
5. Morowitz MJ, Carlisle E, Alverdy JC. Contributions of intestinal bacteria to nutrition and metabolism in the critically ill. Surg Clin North Am. 2011;91(4):771-85.

6. Blaser AR, Starkopf J, Alhazzani W, Berger MM, Casaer MP, Deane AM, et al. Early enteral nutrition in critically ill patients: ESICM clinical practice guidelines. Intensive Care Med. 2017;43:380-98.
7. Kazamias P, Kotzampassi K, Koufogiannis D, Eleftheriadis E. Influence of enteral nutrition-induced splanchnic hyperemia on the septic origin of splanchnic ischemia. World J Surg. 1998;22:6-11.
8. Gosche JR, Garrison RN, Harris PD, Cryer HG. Absorptive hyperemia restores intestinal blood flow during Escherichia coli sepsis in the rat. Arch Surg. 1990;125:1573-6.
9. Revelly JP, Tappy L, Berger MM, Gersbach P, Cayeux C, Chioléro R. Early metabolic and splanchnic responses to enteral nutrition in postoperative cardiac surgery patients with circulatory compromise. Intensive Care Med. 2001;27:540-7.
10. Bruns BR, Kozar RA. Feeding the postoperative patient on vasopressor support: feeding and pressor support. Nutr Clin Pract. 2016;31:14-7.
11. Piton G, Cypriani B, Regnard J, Patry C, Puyraveau M, Capellier. Catecholamine use is associated with enterocyte damage in critically ill patients. Shock. 2015;43:437-42.
12. Meier-Hellmann A, Reinhart K, Bredle DL, Specht M, Spies CD, Hannemann L. Epinephrine impairs splanchnic perfusion in septic shock. Crit Care Med. 1997;25:399-404.
13. Nygren A, Thorén A, Ricksten SE. Vasopressors and intestinal mucosal perfusion after cardiac surgery: norepinephrine vs. phenylephrine. Crit Care Med. 2006;34:722-9.
14. Khalid I, Doshi P, DiGiovine B. Early enteral nutrition and outcomes of critically ill patients treated with vasopressors and mechanical ventilation. Am J Crit Care. 2010;19:261-8.
15. Patel JJ, Kozeniecki M, Biesboer A, Peppard W, Ray AS, Thomas S, et al. Early trophic enteral nutrition is associated with improved outcomes in mechanically ventilated patients with septic shock: a retrospective review. J Intensive Care Med. 2016;31:471-7.
16. Mancl EE, Muzevich KM. Tolerability and safety of enteral nutrition in critically ill patients receiving intravenous vasopressor therapy. JPEN J Parenter Enteral Nutr. 2013;37:641-51.
17. Chowdhury AH, Adiamah A, Kushairi A, Varadhan KK, Krznaric Z, Kulkarni AD, et al. Perioperative probiotics or synbiotics in adults undergoing elective abdominal surgery: a systematic review and meta-analysis of randomized controlled trials. Ann Surg. 2020;271:1036-47.
18. Toni T, Alverdy J, Gershuni V. Re-examining chemically defined liquid diets through the lens of the microbiome. Nat Rev Gastroenterol Hepatol. 2021;18(12):903-11.
19. Guo H, Chou WC, Lai Y, Liang K, Tam JW, Brickey WJ, et al. Multi-omics analyses of radiation survivors identify radioprotective microbes and metabolites. Science. 2020;370(6516):eaay9097.

15
Terapia nutricional e disfunção renal

Rodrigo Costa Gonçalves

INTRODUÇÃO

Pacientes hospitalizados que cursam com injúria renal aguda (IRA) são geralmente os mais graves. Quando esses pacientes necessitam de terapia reposição renal (TRR), apresentam ainda maiores risco de mortalidade, podendo chegar a 60%, geralmente em um cenário de sepse e falência de múltiplos órgãos[1-2]. Essa alta mortalidade tem reduzido pouco nos últimos 30 anos, principalmente porque os pacientes são agora mais idosos e apresentam mais comorbidades[2]. Os pacientes com doença renal crônica (DRC) apresentam alta chance de piora da função renal (DRC com IRA) diante de um quadro de internação hospitalar, em virtude da possibilidade de alterações hemodinâmicas ou exposição a nefrotoxinas, em especial medicamentos e contraste[3].

Atualmente, a definição padronizada para IRA é a do *Kidney Disease Improving Global Outcomes* (KDIGO) que harmoniza as diferenças entre as definições anteriores (Tabela 1)[4].

NECESSIDADES PROTEICAS

O catabolismo desses pacientes é multifatorial e relacionado com a gravidade da doença atual, uremia, acidose metabólica, aporte proteico e com as perdas extras de aminoácidos no sistema de diálise.

A meta proteica nos pacientes com IRA e DRC com IRA é definida de acordo com o grau de catabolismo do paciente. Pacientes hipercatabólicos devem receber ofertas proteicas superiores a 1,3-1,5 g/kg/dia[5].

• **TABELA 1** Critérios de injúria renal aguda (IRA) – KDIGO 2012[4]

Critérios de IRA	Aumento na creatinina sérica de ≥ 0,3 mg/dL dentro de 48 h
	Aumento na creatinina sérica por ≥ 1,5 vezes o valor basal que sabidamente ou presumivelmente ocorreu antes dentro de 7 dias
	Volume urinário < 0,5 mL/kg/h por 6 h
Estadiamento	Estádio 1: aumento da creatinina sérica 1,5 a 1,9 vezes o valor basal, ou aumento da creatinina sérica de ≥ 0,3 mg/dL, ou redução no volume urinário para < 0,5 mL/kg/h por 6 a 12 h
	Estádio 2: aumento na creatinina sérica para 2,0 a 2,9 vezes o valor basal ou redução no volume urinário para < 0,5 mL/kg/h por ≥ 12 h
	Estádio 3: aumento na creatinina sérica para 3,0 vezes o valor basal, ou aumento da creatinina sérica para ≥ 4,0 mg/dL, ou redução no volume urinário para < 0,3 mL/kg/h por ≥ 24 h, ou anúria por ≥ 12 h ou início da terapia de reposição renal (TRR)

Proteínas não devem ser restringidas para pacientes hipercatabólicos com o objetivo de retardar início de TRR, podendo agravar a desnutrição. No entanto, pode ser controlada para aqueles não catabólicos e sem TRR, com recomendação entre 0,8 e 1,0 g/kg/dia[5].

Um estudo randomizado e capitaneado por Doig avaliou 474 pacientes críticos, metade dessa população recebeu suplementação de aminoácido endovenosa para alcançar 2 g/kg/dia de proteína. Apesar de o resultado não ter melhorado o desfecho primário (tempo de disfunção renal), houve melhora na diurese e no *clearance* estimado de creatinina no grupo suplementado[6].

Pacientes com IRA estão em alto risco de desnutrição. Como desnutrição está associada a aumento de mortalidade em pacientes críticos, faz-se necessária a oferta proteica suficiente para manter o balanço metabólico.

Não existem *trials* robustos que associam melhores desfechos clínicos à oferta proteica em pacientes com IRA. Uma avaliação *post hoc* de um grande estudo randomizado com 1.457 pacientes não demonstrou redução de desfechos clínicos, mas a média de oferta proteica no estudo foi de 0,5 g/kg/dia e somente 10% dos pacientes atingiram oferta proteica maior que 1 g/kg/dia[7].

Um estudo prospectivo observacional realizado em 199 pacientes críticos com câncer e IRA tratados em hemodiálise estendida (SLED) apontou que balanços nitrogenados maiores estavam associados à melhor sobrevida[8].

Metas proteicas mais elevadas são assim recomendadas com base em estudos prospectivos antigos, em diálise contínua, cujo balanço nitrogenado se torna menos negativo com ofertas maiores que 1,5-1,8 g/kg/ dia[9,10].

Em modalidades dialíticas contínuas, aproximadamente 0,2 de aminoácidos são perdidos por litro de ultrafiltrado, totalizando 10 a 15 g/dia. Nessas modalidades, suplementação adicional de 0,2 g/kg/dia deve ser considerada até o máximo de 2,5 g/kg/dia. Ofertas proteicas iguais ou maiores que 2,5 g/kg/dia resultam em maior geração de ureia e necessidade de intensificação na dose de diálise[11].

Formulações de aminoácidos *standard* devem ser utilizadas. O uso isolado de aminoácidos essenciais não mostrou superioridade em desfechos clínicos e laboratoriais[12].

Estudo multicêntrico (REDOX) mostrou que a suplementação precoce de glutamina, particularmente em doses elevadas, teve relação com o aumento da mortalidade de pacientes com IRA[13]. Metanálise com estudos randomizados e controlados de pacientes adultos críticos recomendou que a suplementação de glutamina seja realizada, apenas, por via enteral em pacientes grande queimados[14]. Dessa forma, até que novos estudos mostrem segurança em relação à dose, a suplementação de glutamina via enteral ou parenteral não é recomendada para pacientes com IRA.

NECESSIDADES ENERGÉTICAS

Em pacientes críticos com IRA, hipermetabolismo e hipercatabolismo podem estar presentes, como parte de um complexo de doença grave (sepse, choque, trauma, cirurgia de grande porte) e provavelmente não diretamente relacionados à IRA[5].

Estudo realizado em 68 adultos sépticos em ventilação mecânica com e sem IRA realizou calorimetria indireta (CI) dentro de 72 horas após o diagnóstico de sepse e sete dias após o primeiro exame. Não encontrou diferenças significativas no gasto energético de repouso (GER) entre pacientes sépticos com IRA ou sem IRA[15].

Uma coorte prospectiva mediu por CI o GER de 100 pacientes, antes e durante diferentes modalidades de diálise e avaliou a influência do procedimento dialítico no GER. Foram avaliadas somente modalidades dialíticas intermitentes (hemodiálise convencional, hemodiálise estendida e diálise peritoneal de alto volume). Não houve diferença significativa entre GER pré-dialítico e durante a diálise nas diferentes modalidades[16].

A estimativa do GER por CI, em 125 pacientes com IRA, foi comparada a 9 equações preditivas e nenhuma dessas equações foi capaz de estimar com acurácia o GER desses pacientes, a maioria subestimando as necessidades energéticas[17]. O GER medido por CI foi comparado ao gasto energético basal (GEB) pela fórmula Harris-Benedict em estudo com 124 pacientes com IRA em hemodiálise (HD): 62% dos pacientes foram identificados como hipermetabólicos (GER/GEB > 1,3) e 14% como hipometabólicos (GER/GEB < 0,9). Uso de vasopressores e menor idade foram associados ao hipermetabolismo[18]. Dessa forma a calorimetria indireta é recomendada aos pacientes com IRA[19-20].

Na ausência de CI, utilizam-se as recomendações de oferta energética geral para pacientes críticos: 20 a 30 kcal/kg/dia[5].

Segundo a European Society for Clinical Nutrition and Metabolism (ESPEN), para pacientes em terapia intensiva, a necessidade calórica deve ser mensurada pela CI, na fase aguda não ofertar > 70% do gasto energético mensurado. Após o terceiro dia, a oferta calórica pode ser aumentada para 80-100% do mensurado. Se equações preditivas são utilizadas, não ofertar > 70% do estimado na primeira semana na UTI[19].

As necessidades energéticas devem ser calculadas pelo peso usual ou pelo peso ideal, e não pelo peso atual do paciente, já que na IRA o peso é muito influenciado pelo balanço de água[20].

Para cálculo da oferta calórica devem ser levados em conta as calorias não nutricionais. Quando utilizadas soluções de diálise sem glicose, pode haver perda de 80 g/dia de glicose pelo dialisato. O citrato tem sido utilizado como um anticoagulante, substituto da heparina, por permitir a anticoagulação apenas do circuito extracorpóreo. No entanto, a sua metabolização pode propiciar suplementação calórica de 100 a 200 kcal/dia. As soluções com citrato e glicose (soluções ACD) podem aumentar ainda mais esse aporte energético, em torno de 500 kcal a cada 24 h[21].

Particularidades adicionais do suporte nutricional

A oferta hídrica deve ser individualizada e ajustada ao volume urinário residual e ao balanço hídrico desejado. Nos casos de necessidade de redução de aporte hídrico, podem ser necessárias dietas com maior densidade calórica.

Pacientes com IRA sem necessidade de terapias de reposição renal podem apresentar hiperpotassemia e hiperfosfatemia, enquanto concentrações baixas desses eletrólitos são frequentes em terapias dialíticas. Hipofosfatemia pode atingir 65% dos pacientes em modalidades contínuas e pode contribuir para atraso no desmame da ventilação mecânica[22]. Dessa forma, os eletrólitos devem ser monitorizados.

Vitaminas hidrossolúveis em especial vitamina C, B1, B6 e ácido fólico, além de oligoelementos como cobre, selênio e zinco, têm perda importante durante as sessões de diálise, principalmente em modalidades contínuas[23]. Para compensar essas perdas, não há consenso nas doses para reposição. Alguns estudos sugerem reposição de 265 mcg de ácido fólico, 100 mg de vitamina C e tiamina, além do dobro da dose-padrão de oligoelementos, ainda que a suplementação de vitaminas e oligoelementos não tenham mostrado benefício em aumento de sobrevida desses pacientes. Sugere-se não suplementar a vitamina A em doses acima das habituais[24].

A IRA é fator de risco para hipertrigliceridemia durante uso de nutrição parenteral em virtude da redução de atividade da lipase lipoproteica hepática e periférica[25]. Níveis de triglicérides séricos devem ser frequentemente monitorizados. Estudos mostram que a utilização de emulsão lipídica de múltiplas fontes, contendo ômega 3, melhora o *clearance* lipídico reduzindo a trigliceridemia[26].

Em pacientes sob diálise peritoneal, as perdas de proteína são também importantes, variando entre 5 e 15 g/dia e aumentam no caso de peritonite. Há também perdas importantes de oligoelementos e vitaminas hidrossolúveis[27].

Para os pacientes críticos crônicos em reabilitação e com IRA em recuperação, não há estudos que definam a segurança da oferta proteica. Essa deverá ser calculada de forma individualizada, monitorando a evolução da função renal, ganho de massa muscular, força e funcionalidade.

RESUMO

- Pacientes com IRA são geralmente graves e hipermetabólicos. As necessidades energéticas são semelhantes as de outros pacientes críticos e deve ser guiada preferencialmente por calorimetria indireta. A oferta proteica, em pacientes hipercatabólicos varia de 1,3 a 2,5 g/kg/dia. O manejo hídrico, eletrolítico e de micronutrientes requer atenção especial.

REFERÊNCIAS

1. B Machado FR, Cavalcanti AB, Bozza FA, Ferreira EM, Angotti Carrara FS, Sousa JL, et al.; SPREAD Investigators; Latin American Sepsis Institute Network. The epidemiology of sepsis in Brazilian intensive care units (the Sepsis PREvalence Assessment Database, SPREAD): an observational study. Lancet Infect Dis. 2017;17(11):1180-9.
2. Rewa O, Bagshaw SM. Acute kidney injury-epidemiology, outcomes and economics. Nat Rev Nephrol. 2014;10(4):193-207.
3. Hsu CY, Ordoñez JD, Chertow GM, Fan D, McCulloch CE, Go AS. The risk of acute renal failure in patients with chronic kidney disease. Kidney Int. 2008;74(1):101-7.
4. Kidney Disease: Improving Global Outcomes (KDIGO) Acute Kidney Injury Work Group. KDIGO Clinical Practice Guideline for Acute Kidney Injury. Kidney Inter. 2012;2:1-138.
5. Zambelli CMSF, Gonçalves RC, Alves JTMA et al. Diretriz BRASPEN de terapia nutricional no paciente com doença renal. BRASPEN J. 2021;36(2o Supl 2):2-22.
6. Doig GS, Simpson F, Bellomo R, Heighes PT, Sweetman EA, Chesher D, et al. Intravenous amino acid therapy for kidney function in critically ill patients: a randomized controlled trial. Intensive Care Med. 2015;41:1197-208.

7. Bellomo R et al. Daily protein intake and patient outcomes in severe acute kidney injury: findings of the randomized evaluation of normal versus augmented level of replacement therapy (RENAL) trial. Blood Purif. 2014;37:325-34.
8. Salahudeen AK, Kumar V, Madan N, Xiao L, Lahoti A, Samuels J, et al. Sustained low efficiency dialysis in the continuous mode (C-SLED): dialysis efficacy, clinical outcomes, and survival predictors in critically ill cancer patients. Clin J Am Soc Nephrol. 2009;4:1338-46.
9. Macias WL, Alaka KJ, Murphy MH, Miller ME, Clark WR, Mueller BA. Impact of the nutritional regimen on protein catabolism and nitrogen balance in patients with acute renal failure. JPEN J. 1996;20(1):56-62.
10. Bellomo R, Seacombe J, Daskalakis M, Farmer M, Wright C, Parkin G, et al. A prospective comparative study of moderate versus high protein intake for critically ill patients with acute renal failure. Ren Fail. 1997;19(1):111-20.
11. McClave SA, Taylor BE, Martindale RG, Warren MM, Johnson DR, et al. Guidelines for the Provision and Assessment of Nutrition Support Therapy in the Adult Critically Ill Patient: Society of Critical Care Medicine (SCCM) and American Society for Parenteral and Enteral Nutrition (A.S.P.E.N.). JPEN J. 2016;40(2):159-211.
12. Brown RO, Compher C. ASPEN Clinical Guidelines: Nutrition Support in Adult Acute and Chronic Renal Failure. JPEN J. 2010;34(4):366-77.
13. Heyland D, Muscedere J, Wischmeyer PE, Cook D, Jones G, Albert M, et al. A randomized trial of glutamine and antioxidants in critically ill patients. N Engl J Med. 2013;368(16):1489-97.
14. Sun Y, Zhu S, Li S, Liu H. Glutamine on critical-ill patients: a systematic review and meta-analysis. Ann Palliat Med. 2021;10(2):1503-20.
15. Sanches ACS, Goes CR, Berbel MN, Balbi AL, Ponce D. Does acute kidney injury alter energy metabolism of septic patients? Arch Ren Dis Manag. 2016;2:19-23.
16. Goes CR, Vogt BP, Sanches ACS, Balbi AL, Ponce D. Influence of different dialysis modalities in the measurement of resting energy expenditure in patients with acute kidney injury in ICU. Clin Nutr. 2017;36:1170-4.
17. Goes CR, Berbel-Bufarah MN, Sanches ACS, Xavier OS, Balbi AL, Ponce D. Poor agreement between predictive equations of energy expenditure and measured energy expenditure in critically ill acute kidney injury patients. Ann Nutr Metab. 2016;68:276-84.
18. Goes CR, Balbi AL, Ponce D. Evaluation of factors associated with hypermetabolism and hypometabolism in critically ill AKI patients. Nutrients. 2018;10:505.
19. Singer P, Blaser AR, Berger MM, Alhazzani W, Calder PC, Casaer MP, et al. ESPEN guideline on clinical nutrition in the intensive care unit. Clin Nutr. 2019;38(1):48-79.
20. Fiaccadori E, Sabatino A, Barazzoni R, Carrero JJ, Cupisti A, De Waele E, et al. ESPEN guideline on clinical nutrition in hospitalized patients with acute or chronic kidney disease. Clin Nutr. 2021;40(4):1644-68.
21. Nystrom EM, Nei AM. Metabolic support of the patient on continuous renal replacement therapy. Nutr Clin Pract. 2018;33(6):754-66.
22. Alsumrain MH, Jawad SA, Imran NB. Association of hypophosphatemia with failure-to-wean from mechanical ventilation. Ann Clin Lab Sci. 2010;40(2):144-8.
23. Kamel AY, Dave NJ, Zhao VM, Griffith DP, Connor MJ Jr, Ziegler TR. Micronutrient alterations during continuous renal replacement therapy in critically ill adults: a retrospective study. Nutr Clin Pract. 2018;33(3):439-46.
24. Honoré PM, Waele E, Jacobs R, Mattens S, Rose T, Joannes-Boyau O, et al. Nutritional and metabolic alterations during continuous renal replacement therapy. Blood Purif. 2013;35:279-84.
25. Mateu-de Antonio J, Florit-Sureda. New strategy to reduce hypertriglyceridemia during parenteral nutrition while maintaining energy intake. JPEN J. 2016;40(5):705-12.

26. Piper SN, Schade I, Beschmann RB, Maleck WH, Boldt J, Röhm KD. Hepatocellular integrity after parenteral nutrition: comparison of a fish-oil-containing lipid emulsion with an olive-soybean oil--based lipid emulsion. Eur J Anaesthesiol. 2009;26(12):1076-82.
27. Cano N, Fiaccadori E, Tesinsky P, Toigo G, Druml W, Kuhlmann M, et al. ESPEN Guidelines on enteral nutrition: adult renal failure. Clin Nutr. 2006;25(2):295-310.

16

Situação específicas: paciente crítico

Liane Brescovici Nunes de Matos
Susana da Rocha Dias
Victor de Sá Guimaraes Fleury Machado

INTRODUÇÃO

A desnutrição é frequente dentro da UTI, como consequência da gravidade da doença, do grau de inflamação aguda, da disfunção do trato gastrointestinal e do desbalanço entre oferta e consumo energético. A desnutrição é muito comum no ambiente hospitalar, sobretudo no Brasil, e está relacionada ao maior tempo de internação, morbidade, mortalidade e custos. Nos pacientes críticos, a presença ou o desenvolvimento de desnutrição podem agravar ainda mais o quadro, estando associados ao maior risco de infecções, à sarcopenia e à menor funcionalidade[1].

Em pacientes críticos, o estado nutricional está intimamente ligado aos desfechos. A fisiopatologia da desnutrição durante a doença crítica pode ser vista sob duas perspectivas principais no mínimo: catabolismo agudo e ingestão nutricional inadequada.

SEPSE, INFLAMAÇÃO E RESPOSTA METABÓLICA AO TRAUMA

A sepse é caracterizada por uma resposta catabólica aguda que leva à mobilização das reservas de energia à medida que as reservas de músculo, de glicogênio e de lipídios são utilizadas para aumentar a produção de glicose. Isso contribui para a rápida perda de massa corporal magra, contribuindo para a perda de massa muscular, a fraqueza e a perda da função física comumente conhecida como fraqueza adquirida na UTI ou síndrome pós-UTI[2,3].

Na fase aguda da doença crítica, hormônios catabólicos (como glucagon, cortisol e catecolaminas) são secretados como resposta à inflamação e mobilizam as reservas nutricionais do corpo (músculo e tecido adiposo) para a geração de substrato energético endógeno (glicose, aminoácidos e gordura livre). Ocorre uma priorização desses substratos energéticos a órgãos vitais, como o cérebro e o coração. A Figura 1 ilustra a fisiopatologia da inflamação no paciente crítico e a mobilização dos macronutrientes. Ao mesmo tempo, citocinas pró-inflamatórias como a interleucina (IL) – IL-1 e IL-6 – e o fator de necrose tumoral alfa também são liberados em resposta ao insulto agudo e exacerbam ainda mais o processo de catabolismo. Durante esses estados inflamatórios, o fornecimento de nutrição não é capaz de reverter completamente a perda de massa celular corporal, porém é capaz de minimizar[2,3].

Estudos mostram que até 35% dos pacientes estão desnutridos no momento da admissão na UTI, e que entre os que se internam com estado nutricional adequado, até 40% evoluem com perda ponderal maior que 10 kg durante o período de terapia intensiva[4,5]. Assim faz-se necessário um acompanhamento multiprofissional do paciente grave, avaliando e reavaliando seu estado nutricional, fornecendo adequadamente calorias, proteínas e reabilitação adequadas, objetivando que ele retorne a seu estado funcional prévio à internação.

CHOQUE

O choque circulatório (cardiogênico, distributivo, hipovolêmico) é uma das causas mais comuns de admissão na UTI. Ocorre uma alteração de perfusão

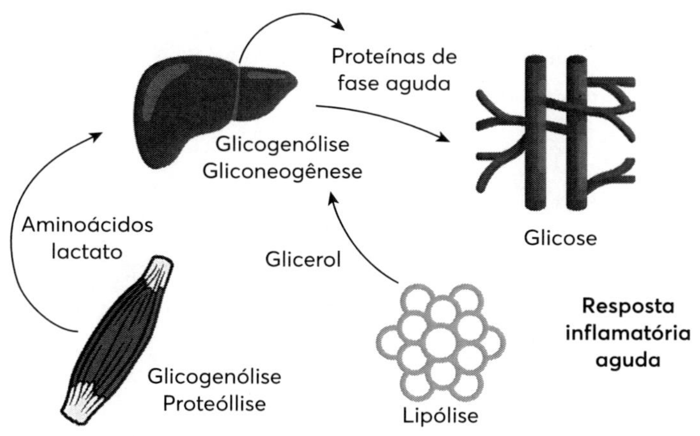

• **FIGURA 1** Mobilização dos estoques de macronutrientes e inflamação.
Fonte: adaptada de Wischmeyer, 2018[6].

tecidual sistêmica, com priorização de fluxo sanguíneo para órgãos considerados nobres, como cérebro, coração e suprarrenal. Quanto ao sistema digestório, há uma alteração significativa local, especialmente associada ao hipofluxo sanguíneo: a integridade da mucosa é prejudicada e há aumento de permeabilidade dos enterócitos. Além disso, as bactérias intestinais induzem fatores de virulência, mudando o ecossistema de um microbioma simbiótico para um patobioma disbiótico. A disbiose subsequente, juntamente com a hiperpermeabilidade dos enterócitos, altera a função imune, favorecendo a pró-inflamação em detrimento de anti-inflamação[7,8].

Neste contexto, as vantagens fisiológicas da nutrição enteral são a manutenção da mucosa intestinal e da barreira gastrointestinal, a modulação de uma reação inflamatória e a redução da resistência à insulina. Em caso de comprometimento hemodinâmico, existe uma preocupação com a isquemia mesentérica ou intestinal não oclusiva por causa do aumento da demanda de fluxo sanguíneo intestinal. Não há estudos randomizados controlados que abordem esse ponto. No estudo NUTRIREA-2, incluindo 2.410 pacientes, a introdução precoce de dieta enteral não reduziu a mortalidade ou o risco de infecções secundárias, mas foi associada a risco maior de complicações digestivas em comparação com a nutrição parenteral isocalórica precoce[9].

No conceito de "nutrição trófica mínima", recomenda-se iniciar a NE com uma taxa de fluxo baixa (10-20 mL/h). O início cauteloso de nutrição enteral em pacientes com uso de vasopressores pode ser considerado, desde que se respeite a avaliação clínica de sinais de boa perfusão tecidual sistêmica como: lactato, acidose, perfusão periférica, saturação venosa central de oxigênio, diferença arteriovenosa de gás carbônico (CO_2). O exame clínico abdominal minucioso deve ser realizado, e a meta calórica progredida conforme tolerância na primeira semana de UTI. O jejum enteral deve ser evitado sempre que possível, sendo melhor manter dieta trófica e não evoluir caso o paciente não tolere a nutrição plena[9].

CALORIAS NÃO NUTRICIONAIS

O paciente crítico recebe inúmeras soluções endovenosas ao longo do dia. Soro glicosado como diluição de medicamentos, antibióticos ou mesmo no soro de "manutenção", sedativos, analgésicos, drogas vasoativas, além da dieta enteral ou parenteral. Assim, recomenda-se que o cálculo da ingestão calórica total deve incluir a ingestão de calorias não nutricionais (especialmente propofol, citrato na anticoagulação da hemofiltação contínua e soro glicosado)[9].

Por exemplo, o propofol utilizado como sedativo pode representar uma parcela significativa da ingestão calórica total. As apresentações de 1 e 2% de propofol contêm 0,1 g de gordura/mL. O propofol é composto de ômega-6, lipídio pró-inflamatório e agora em apresentações mais modernas um misto de ômega-6 e triglicérides de cadeia média. Um estudo com 687 pacientes críticos mostrou que o uso de propofol resultou em uma ingestão calórica adicional de cerca de 146 kcal/dia, correspondendo a 17% da ingestão calórica total[10].

O citrato trissódico é comumente usado para a anticoagulação regional durante a terapia de substituição renal. O número de calorias efetivas fornecidas pelo citrato depende da concentração de citrato/taxa de infusão, da taxa de fluxo sanguíneo, da fração de filtração do ultrafiltrado por unidade de tempo e do tipo de filtro. Por exemplo, uma solução de citrato trissódico pode conter 0,59 kcal/mmol. Uma taxa de infusão de 11-20 mmol/h de acordo com 3 kcal/g resultaria em uma ingestão calórica de 150-280 kcal/dia[9].

Um estudo retrospectivo de 146 pacientes críticos mostrou que a contribuição mediana de propofol e citrato para a ingestão calórica total foi de 6 a 18% durante os primeiros sete dias após a admissão na UTI. Porém em alguns casos, essa fração pode aumentar até um terço da ingestão total de calorias[11]. Outro estudo recente com 177 pacientes críticos em ventilação mecânica mostrou que 24% dos pacientes receberam calorias do citrato. Os pacientes receberam cerca de 331 kcal de citrato, 492 kcal de propofol e 992 kcal de glicose por dia de UTI, o que leva ao maior risco de hiperalimentação, especialmente nos primeiros 7 dias de internação[12].

VITAMINAS E IMUNONUTRIENTES

O estresse oxidativo, definido como um desequilíbrio entre o aumento das espécies reativas de oxigênio, nitrogênio *versus* antioxidantes, acontece em condições agudas na UTI, especialmente em pacientes graves em ventilação mecânica, no choque séptico, na pancreatite grave, na síndrome da angústia respiratória do adulto, nos grandes queimados e no trauma. Isso está associado a danos oxidativos às proteínas e aos lipídios. Os micronutrientes antioxidantes, e em particular cobre, selênio, zinco e vitaminas E e C, são considerados antioxidantes primários e seus níveis séricos encontram-se reduzidos nessas situações críticas agudas, conforme comprovado por diversos estudos[13,14].

As diretrizes atuais da Sociedade Europeia de Nutrição e Metabolismo (ESPEN) e da Sociedade Brasileira de Terapia Nutricional Parenteral e Enteral (BRASPEN) não recomendam a administração de micronutrientes e vitaminas em doses acima da recomendação diária do adulto em pacientes críticos, a fim de obter-se um efeito antioxidante ou imunomodulador[13,14].

A glutamina é o aminoácido livre mais abundante do organismo. Em situações clínicas fisiológicas não é um aminoácido essencial, mas apresenta o ritmo de produção endógena (em especial, na musculatura esquelética). Nos pacientes graves, contudo, ela torna-se condicionalmente essencial, e seus níveis plasmáticos decrescem rapidamente durante a doença grave prolongada. A concentração plasmática baixa de glutamina está associada a desfechos clínicos desfavoráveis[14].

Um ensaio clínico chamado REDOX, incluindo 1.223 pacientes adultos em 40 UTI no mundo, dividiu os pacientes em quatro grupos: placebo, glutamina (enteral e parenteral), antioxidantes (selênio IV e oral, zinco, betacaroteno, vitamina E e ácido ascórbico) e a combinação de glutamina com antioxidantes. Os resultados demonstraram que a mortalidade foi significativamente maior no hospital e nos seis meses seguintes nos pacientes que receberam a glutamina, em comparação com os que não receberam. Porém, deve-se considerar que os piores resultados ocorreram nos pacientes que receberam as concentrações mais elevadas de glutamina, nas fases agudas da doença crítica, com falência orgânica múltipla (especialmente hepático e renal) e em choque, necessitando de aminas vasopressoras[14,15].

Uma revisão sobre o emprego da nutrição parenteral em pacientes graves mostrou que em vários ensaios clínicos controlados e randomizados não houve benefícios ou malefícios com o aumento das concentrações de aminoácidos e, também, das calorias, assim como ratificaram os efeitos maléficos da administração da glutamina na fase precoce da doença grave. Essas evidências seriam explicadas pela supressão induzida da autofagia com a nutrição precoce[14].

Assim, a BRASPEN recomenda que o uso parenteral de glutamina esteja contraindicado em pacientes com disfunção orgânica múltipla, disfunção renal, disfunção hepática ou instabilidade hemodinâmica. Em outras situações, em associação com a NP bem indicada e elaborada, pode trazer benefícios clínicos aos pacientes graves, podendo ser considerada caso a caso[14].

TRIAGEM NUTRICIONAL

As ferramentas de triagem nutricional são fundamentais para detecção dos pacientes em risco nutricional que se beneficiariam de intervenção precoce[16]. Entre as diversas ferramentas de triagem disponíveis, as mais utilizadas em unidade de terapia intensiva (UTI) são: *Nutritional Risk Screening* (NRS-2002) e *Nutrition Risk in the Critically ill* (NUTRIC *Score*), que levam também em consideração a gravidade da doença. O Nutric *Score* tem como variáveis idade, pontuação de APACHE II e SOFA, número de comorbidades, dias de internação antes da UTI e níveis séricos de interleucina-6. Já na NRS 2002 são contemplados dados referentes ao índice de massa corpórea (IMC), à perda de peso não intencional, à ingestão alimentar, à gravidade da doença e à idade acima de 70 anos. Pacientes considerados de alto risco nutricional são os com pontuação ≥ 3 na NRS 2002 e ≥ 5 no NUTRIC *Score*[16].

A NRS 2002, quando associada à avaliação subjetiva global (ASG), eleva a capacidade de predizer a desnutrição em relação a desfechos clínicos negativos[16]. A triagem nutricional pode ser realizada em até 48 horas da admissão hospitalar do paciente, porém recomenda-se que, em razão da rápida deterioração do estado nutricional do doente crítico, seja realizada nas primeiras 24 horas da admissão[12,13].

AVALIAÇÃO NUTRICIONAL

As principais sociedades de terapia nutricional discordam sobre a melhor maneira de se avaliar o paciente grave. Enquanto a Sociedade Americana de Nutrição Enteral e Parenteral (ASPEN) sugere o uso de uma ferramenta subjetiva, a Sociedade Europeia de Nutrição e Metabolismo (ESPEN) propõe um modelo objetivo focado no índice de massa corporal (IMC), no índice de massa livre de gordura (IMLG) e na perda ponderal. Os dois modelos possuem limitações quanto à aplicabilidade, o modelo subjetivo considera dados dependentes de memória, e o modelo objetivo considera o IMLG que não é amplamente utilizado em UTI[12,17].

A perda muscular no doente crítico está relacionada ao aumento da morbidade e perda funcional em longo prazo. Apesar de não haver ferramenta validada para avaliação da massa muscular no doente crítico, o uso de métodos de avaliação, como ultrassom do reto femoral, tomografia computadorizada e bioimpedância elétrica, pode contribuir para um acompanhamento mais preciso da perda de massa muscular no paciente em UTI[13,14].

Até que um instrumento específico para pacientes em UTI seja validado, recomenda-se que a avaliação nutricional utilizada deve contemplar anamnese, relato de perda de peso não intencional ou diminuição do desempenho físico antes da admissão na UTI, exame físico e, se possível, avaliação da composição corporal e força muscular[14].

Entre os métodos subjetivos, a avaliação subjetiva global (ASG) apresentou validade preditiva para reconhecer a desnutrição de pacientes em UTI, entretanto, a necessidade de padronização de um diagnóstico ainda existe[14].

No doente crítico obeso, além da avaliação habitual, recomenda-se incluir na avaliação marcadores de síndrome metabólica, como glicemia, triglicerídeos, colesterol total e frações, presença de hipertensão arterial e circunferência abdominal[14].

TEMPO DE INÍCIO DA TERAPIA NUTRICIONAL ENTERAL

A terapia nutricional precoce é fundamental para prevenir efeitos negativos associados à desnutrição e amenizar o estresse catabólico presente em pacientes críticos. Em um estudo realizado, Santos et al.[20] evidenciaram que o início precoce da terapia nutricional enteral teve associação com menor desfecho de óbito e menor tempo de permanência hospitalar total e na UTI. A literatura também mostra que a terapia nutricional precoce é primordial para prevenir efeitos negativos da desnutrição e amenizar o estresse catabólico comum em doentes críticos[19,20].

As sociedades de terapia nutricional norte-americana (ASPEN), europeia (ESPEN) e brasileira (BRASPEN) recomendam o início precoce entre 24 e 48 horas para pacientes que não estiverem em condições clínicas para alimentação por via oral e que estejam hemodinamicamente estáveis. Pacientes com uso de doses estáveis de droga vasoativa ou doses decrescentes, com parâmetros perfusionais adequados, podem iniciar a terapia nutricional enteral com volume baixo (10-20 mL/h) e observar tolerância[13,14,18].

Algumas situações sinalizam contraindicação para o início da terapia nutricional enteral, como: intolerância gastrointestinal, isquemia intestinal, oclusão intestinal, síndrome compartimental abdominal, acidose, hiperlactatemia com má perfusão tecidual, hipoxemia refratária, instabilidade hemodinâmica grave com doses crescentes de catecolaminas e alto débito de resíduo gástrico (> 500 mL em 6 horas)[13].

TEMPO DE INÍCIO DA TERAPIA NUTRICIONAL PARENTERAL

A nutrição parenteral total precoce está indicada para pacientes desnutridos ou com risco nutricional elevado (triados, por exemplo, com NRS 2002 > 3 entre outras ferramentas de triagem), impossibilitados de receber nutrição por via oral ou enteral. Nesses casos recomenda-se início o quanto antes, desde que o paciente esteja compensado clinicamente. Em pacientes considerados baixo risco nutricionais, o início da terapia nutricional parenteral, como via exclusiva de alimentação, está indicado na impossibilidade do uso da via oral ou enteral, de 3 a 7 dias da admissão, desde que o paciente seja compensado clinicamente[13,14].

A terapia nutricional parenteral suplementar deve ser considerada somente após 5 a 7 dias, independentemente do estado nutricional do paciente, e se a via enteral for incapaz de atender mais de 60% das necessidades calóricas e proteicas[14].

CÁLCULO DE METAS NUTRICIONAIS

Entre os três mais comumente utilizados para calcular as necessidades nutricionais, a calorimetria indireta (CI), as fórmulas preditivas e as fórmulas de bolso, a CI é considerada método padrão-ouro, porém por ser o método de maior custo e menos disponível na prática clínica hospitalar, é pouco utilizada. Na impossibilidade do uso da CI, as diretrizes nacionais e internacionais recomendam o uso das fórmulas de bolsopor sua simplicidade e fácil aplicabilidade em comparação com as equações preditivas. As fórmulas de bolso utilizam um valor fixo de caloria/kg de peso/dia e proteína/kg de peso/dia[13,14].

A meta calórica do doente crítico deve ser capaz de oferecer a energia mínima para manutenção do metabolismo basal, com o objetivo de amenizar os efeitos prejudiciais do catabolismo presente em situações de estresse[11,12].

A meta proteica tem como objetivo oferecer aporte ideal para síntese de proteínas endógenas, recuperação celular, manutenção de massa magra e redução da proteólise. Em pacientes obesos, devido a maior suscetibilidade de complicações decorrentes do *overfeeding*, recomenda-se dieta hipocalórica e hiperproteica, objetivando minimizar complicações e favorecer o anabolismo adequado, preservando a massa muscular[9].

Tão importante quanto o cálculo das necessidades nutricionais adequadas, é o tempo que se leva para atingir as metas estabelecidas. Recomenda-se, para pacientes de alto risco nutricional, o alcance de metas de modo progressivo, com início de baixo valor calórico e monitoramento rigoroso dos indicativos para síndrome de realimentação. A orientação de início de terapia nutricional encontra-se na Figura 2.

• **TABELA 1** Necessidades calóricas

Eutróficos	25 a 30 kcal/kg/peso atual
Obesos com IMC 30-50	11-14 kcal/kg/dia de peso atual
Obesos com IMC > 50	22-25 kcal/kg/dia de peso ideal
Desnutrição grave	Iniciar com < 20 kcal/kg ou 80% da meta calórica Progressão lenta Atentar a síndrome de realimentação
Queimados	Usar calorimetria indireta Iniciar em 4-6 horas, se possível Se CI indisponível, utilizar fórmulas específicas (Curreri, Toronto e Harris-Benedict)
Hepatopatas	Utilizar peso seco ou habitual para cálculos
Anasarca	Utilizar peso seco ou habitual para cálculos

Fonte: adaptada de McClave et al., 2016[18]; Castro et al., 2018[14].

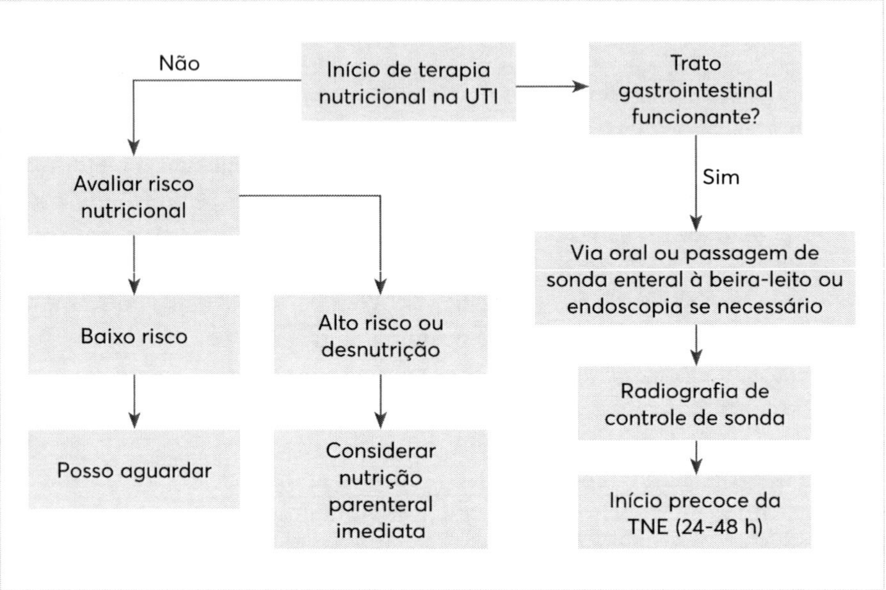

• **FIGURA 2** Fluxograma de início de terapia nutricional na unidade de terapia intensiva.

• **TABELA 2** Necessidades proteicas

Eutróficos	1,2 a 2,0 g/kg/dia de peso atual
Obesos IMC 30-40 kg/m^2	2 g/kg/dia de peso ideal
Obesos IMC ≥ 40 kg/m^2	2,5 g/kg/dia de peso ideal
Queimados	1,5 a 2,0 g/kg/dia de peso atual
Pacientes em hemodiálise	Até 2,5 g/kg/dia de peso seco

Fonte: adaptada de McClave et al., 2016[18]; Castro et al., 2018[14].

CONSIDERAÇÕES FINAIS

A terapia nutricional no paciente crítico continua sendo um desafio. Os pacientes de UTI são um grupo heterogêneo e demanda acompanhamento interprofissional. Deve-se triar e avaliar o paciente e, sempre que possível, considerar o início de terapia nutricional após a estabilização clínica, objetivando o alcance das metas propostas conforme a evolução clínica.

RESUMO

- A desnutrição é frequente dentro das unidades de terapia intensiva (UTI), como consequência da gravidade da doença, do grau de inflamação aguda, da disfunção do trato gastrointestinal e do desbalanço entre oferta e consumo energético.
- Estudos mostram que até 35% dos pacientes estão desnutridos no momento da admissão na UTI, e que entre os que internam com estado nutricional adequado, até 40% evoluem com perda ponderal maior que 10 kg durante o período de terapia intensiva.
- Na fase aguda da doença crítica, hormônios catabólicos (como glucagon, cortisol e catecolaminas) são secretados como resposta à inflamação e mobilizam as reservas nutricionais do corpo (músculo e tecido adiposo) para a geração de substrato energético endógeno (glicose, aminoácidos e gordura livre).
- As ferramentas de triagem nutricional são fundamentais para detecção dos pacientes em risco nutricional que se beneficiariam de intervenção precoce.
- A terapia nutricional precoce é fundamental para prevenir efeitos negativos associados à desnutrição e amenizar o estresse catabólico presente em pacientes críticos. Deve ser iniciada em 24 a 48 horas da admissão na UTI.
- Recomenda-se, para pacientes de alto risco nutricional, o alcance de metas de modo progressivo, com início de baixo valor calórico e monitoramento rigoroso dos indicativos para a síndrome de realimentação.

REFERÊNCIAS

1. Toledo DO, Pinto LM, Nogueira PBP. Indicação. In: Piovacari SMF, Toledo DO, Figueiredo EJA (ed.). Equipe multiprofissional de terapia nutricional. São Paulo: Atheneu; 2018. p.93-103.
2. Lee ZY, Heyland DK. Determination of nutrition risk and status in critically ill patients: what are our considerations? Nutr Clin Pract. 2019;34(1):96-111.
3. van Zanten ARH, De Waele E, Wischmeyer PE. Nutrition therapy and critical illness: practical guidance for the ICU, post-ICU, and long-term convalescence phases. Crit Care. 2019;23(1):368.
4. Santana MMA, Vieira LL, Dias DAM, Braga CC, Costa RM. Inadequação calórica e proteica e fatores associados em paciente grave. Rev Nutr. 2016;29:645-54.
5. Lee JC, Williams GW, Kozar RA, Kao LS, Mueck KM, Emerald AD, et al. Multitargeted feeding strategies improve nutrition outcome and are associated with reduced pneumonia in a level 1 trauma intensive care unit. J Parenter Enteral Nutr. 2018;42:529-37.
6. Wischmeyer PE. Nutrition therapy in sepsis. Crit Care Clin. 2018;34(1):107-25.
7. Shukla A, Chapman M, Patel JJ. Enteral nutrition in circulatory shock: friend or foe? Curr Opin Clin Nutr Metab Care. 2021;24(2):159-64.
8. Patel JJ, Rice T, Heyland DK. Safety and outcomes of early enteral nutrition in circulatory shock. JPEN J Parenter Enteral Nutr. 2020;44(5):779-84.
9. Hill A, Elke G, Weimann A. Nutrition in the intensive care unit-a narrative review. Nutrients. 2021;13(8):2851.
10. Charriere M, Ridley E, Hastings J, Bianchet O, Scheinkestel C, Berger MM. Propofol sedation substantially increases the caloric and lipid intake in critically ill patients. Nutrition. 2017;42:64-8.

11. Bousie E, van Blokland D, Lammers HJ, van Zanten AR. Relevance of non-nutritional calories in mechanically ventilated critically ill patients. Eur J Clin Nutr. 2016;70(12):1443-50.
12. Li P, Huang Y, Wong A. An analysis of nonnutritive calories from propofol, dextrose, and citrate among patients who are critically ill that are receiving continuous renal replacement therapy. JPEN J Parenter Enteral Nutr. 2022;46(8):1883-91.
13. Singer P, Blaser AR, Berger MM, Alhazzani W, Calder PC, Casaer MP, et al. ESPEN guideline on clinical nutrition in the intensive care unit. Clin Nutr. 2019;38(1):48-79.
14. Castro MG, Ribeiro PC, Souza IAO, Cunha HFR, Silva MHN, Rocha EEM, et al. Sociedade Brasileira de Nutrição Enteral e Parenteral. Diretriz brasileira de terapia nutricional no paciente grave. BRASPEN J. 2018;33(Supl 1):2-36.
15. Heyland D, Muscedere J, Wischmeyer PE, Cook D, Jones G, Albert M, et al. A randomized trial of glutamine and antioxidants in critically ill patients. N Engl J Med. 2013;368(16):1489-97.
16. Sorensen J, Kondrup J, Prokopowicz J, Schiesser M, Krahenbuhl L, Meier R, et al. EuroOOPS: an international, multicentre study to implement nutritional risk screening and evaluate clinical outcome. Clin Nutr. 2008;27(3):340-9.
17. Raslan M, Gonzalez MC, Dias MCG, Paes-Barbosa FC, Cecconello I, Waitzberg DL. Aplicabilidade dos métodos de triagem nutricional no paciente hospitalizado. Rev Nutr. 2008;21(5):553-61.
18. McClave SA, Taylor BE, Martindale RG, Warren MM, Johnson DR, McCarthy MS, et al. Guidelines for the provision and assessment of nutrition support therapy in the adult critically ill patient: society of critical care medicine (SCCM) and American society for parenteral and enteral nutrition (ASPEN). J Parenter Enteral Nutr. 2016;40:159-211.
19. Rubinsky MD, Clark AP. Early enteral nutrition in critically ill patients. Dimens Crit Care Nurs. 2012;31:267-74.
20. Santos HVD, Araújo IS. Impacto do aporte proteico e estado nutricional no desfecho clínico de pacientes oncológicos. Rev Bras Ter Intensiva. 2019;31:210-6.

17

Situação específicas: paciente cirúrgico

Antonio Carlos Ligocki Campos
Leticia Fuganti Campos

INTRODUÇÃO

Com a notável evolução da cirurgia nas últimas duas décadas, em especial com a cirurgia minimamente invasiva e a robótica, hoje grande parte das operações é segura, o que resulta em baixas taxas de complicações. Entretanto, grandes procedimentos abdominais, principalmente por câncer do aparelho digestivo, ainda se associam com elevados índices de morbidade, chegando a 30 a 50% dos casos e mortalidade de 1 a 3%. Os pacientes submetidos a cirurgias por câncer gastrointestinal estão expostos a risco elevado de complicações por diversos motivos: procedimentos extensos e longos, necessidade de transfusão sanguínea, terapia neoadjuvante precedendo a cirurgia, história prévia de etilismo e/ou tabagismo e idade avançada. Entretanto, um achado comum nesses pacientes é a desnutrição, por causa da ingestão oral deficiente, alterações na absorção de nutrientes pela presença do tumor, suboclusão intestinal e presença de comorbidades frequentes nesses pacientes pela alta faixa etária[1,2].

Embora a cirurgia seja feita dentro dos mais elevados princípios técnicos, ela não deixa de ser um procedimento invasivo, que causa trauma, o qual suscita a ativação de diversos mecanismos de defesa, incluindo resposta catabólica com consequente inflamação, catabolismo de proteínas e perdas de nitrogênio. Essa resposta está presente em praticamente todas as cirurgias e é proporcional à magnitude do procedimento. A resposta hipermetabólica se caracteriza por uma série de reações no organismo, como a liberação de mediadores pró-inflamatórios e o aumento de catecolaminas, cortisol, glucagon e hormônios de crescimento, além de uma cascata de citocinas pró-inflamatórias e pode ser prejudicial ao paciente, sobretudo nos desnutridos[3,4]. Todos esses hormônios e citocinas contribuem para neutralizar os efeitos da insulina e aumentar sua resistência, que associados à redução da captação periférica de glicose resultam, com frequência, em hiperglicemia, que também contribui para aumentar as complicações, principalmente infecciosas, bem como o tempo de internação. Por fim, a cirurgia pode deprimir a imunidade e aumentar as chances de complicações, em especial infecciosas[1,2,4].

O manejo da terapia nutricional (TN) é fundamental para o paciente cirúrgico e deve incluir medidas de avaliação e intervenção já no momento do diagnóstico, o que é denominado hoje pré-habilitação em cirurgia, o preparo perioperatório, a abreviação de jejum, a realimentação precoce e em muitos casos o uso da imunonutrição – esses tópicos serão abordados neste capítulo.

DESENVOLVIMENTO

Conceito de pré-habilitação em cirurgia

A pré-habilitação cirúrgica envolve um conjunto de medidas que buscam melhorar a aptidão física e mental do paciente no período pré-operatório, de modo a acelerar sua recuperação, reduzindo os índices de morbidade e mortalidade após o procedimento. Basicamente, um programa de pré-habilitação inclui exercícios cardiovasculares e de resistência, avaliação e aconselhamento nutricional, como será visto em detalhes mais adiante, tratamento da anemia pré-operatória, orientação psicológica para trabalhar a ansiedade e apoio à interrupção do tabagismo. A revisão dos medicamentos em uso também é muito importante, particularmente o controle do *diabetes mellitus*, da hipertensão arterial e de doenças cardíacas. Pode-se comparar a cirurgia, sobretudo aquelas de maior complexidade, a uma maratona, na qual o "atleta" necessita de uma preparação estratégica adequada para ser bem-sucedido. Há um consenso de que a duração ideal de um programa de pré-habilitação cirúrgica deve ser de 4 a 8 semanas, desde que a cirurgia possa ser postergada. Um período inferior pode não ter a eficácia desejada, enquanto um tempo superior a oito semanas de atividades pode dificultar a adesão do paciente. Um programa de pré-habilitação deve ter uma característica multimodal, unindo atividade física, nutrição e apoio psicossocial. É importante a contribuição de profissionais de diversas áreas dentro de uma equipe multidisciplinar de saúde. Isso inclui nutricionistas, fisioterapeutas, psicólogos e educadores físicos, além de médicos-cirurgiões e anestesistas.

Estado nutricional e cirurgia

O estado nutricional é um dos fatores independentes que mais influencia os resultados pós-operatórios em operações eletivas. Pacientes com comprometimento do estado nutricional que são candidatos a operações eletivas podem apresentar pior resposta orgânica ao trauma operatório, o que influencia negativamente os resultados[5]. A perda proteica, quando ocorre em grande magnitude, pode interferir na cicatrização de feridas, função de órgãos e sistemas e na resposta imune, e essa perda pode chegar a 1,2 a 2,4 kg de músculo esquelético após cirurgia abdominal aberta, mesmo em pacientes previamente saudáveis. Em pacientes com resistência à insulina, essa perda proteica pode aumentar em 50%. Melhorar o aporte proteico, otimizar o estado nutricional, atenuar a resistência insulínica e estimular a resposta imune são estratégias que podem reduzir complicações pós-operatórias[1,2].

A associação entre desnutrição e maior risco cirúrgico é conhecida há muitas décadas – já em 1936 a publicação de Studley[6] demonstrou maior mortalidade em pacientes cirúrgicos submetidos à cirurgia para o tratamento de úlcera péptica que tinham mais de 20% de perda de peso no pré-operatório quando comparado com aqueles que apresentavam perda de peso pré-operatória menos expressiva. Pacientes desnutridos submetidos a tratamento cirúrgico apresentam maior probabilidade de complicações, maior tempo de internação, aumento dos custos hospitalares e taxas mais elevadas de mortalidade[7].

Diversos fatores estão associados com a desnutrição nos pacientes cirúrgicos, incluindo disfunção do TGI e alterações metabólicas de doenças inflamatórias ou neoplásicas, sendo altamente prevalente nos portadores de câncer do trato digestivo e de cabeça e pescoço. A anorexia secundária ao câncer e ao uso de quimioterapia e radioterapia, assim como a presença de náuseas, vômitos e saciedade precoce, diminui a ingestão alimentar. Ainda, vias metabólicas alteradas podem levar à caquexia, e perdas anormais contribuem para que esses pacientes apresentem risco elevado de deficiências nutricionais. Estima-se que a desnutrição acometa 30 a 50% dos pacientes com câncer digestivo no momento do diagnóstico e que esteja presente na quase totalidade dos pacientes no momento do óbito[7].

O conceito de desnutrição foi ampliado pelos diversos graus de comprometimento do estado nutricional conhecidos, além da desnutrição é fundamental avaliar também a sarcopenia e a obesidade sarcopênica[3]. A sarcopenia, definida como doença muscular com diminuição de força associada a baixa massa muscular[8], está associada com desfechos cirúrgicos negativos, como prejuízo na cicatrização, na resposta imune, na mobilidade e na função respiratória[3,8-14]. A sarcopenia é extremamente prevalente em pacientes idosos e oncológicos e com frequência é subestimada e subtratada, sobretudo em pacientes obesos[8-11] – a obesidade sarcopênica exige atenção para essa associação entre baixa força e massa muscular com elevada adiposidade corporal[3]. A obesidade está associada com altas taxas de infecções nosocomiais e de sítio cirúrgico, desencadeada pelo estado de inflamação crônica de baixo grau, resposta imune prejudicada e alterações metabólicas[12], que quando associadas aos prejuízos da sarcopenia podem resultar em desfechos cirúrgicos ainda mais inadequados[3,9,12].

Em razão da íntima relação entre o estado nutricional inadequado e desfechos cirúrgicos indesejados, é fundamental que os pacientes submetidos a cirurgias de grande porte sejam avaliados no período pré-operatório e reavaliados constantemente no pós-operatório. Ao identificar o risco nutricional, o paciente deve ser submetido a uma avaliação nutricional que deve considerar a aceitação dietética e a adiposidade subcutânea e visceral do paciente e da massa muscular esquelética. Esta deve ser realizada utilizando medidas antropométricas, como circunferência do braço e espessura da dobra cutânea; força de preensão manual, como teste de função muscular; e índice de Barthel ou teste de caminhada de 6 minutos, como medida da capacidade funcional[3,15].

O diagnóstico nutricional pode ser feito pelos critérios estabelecidos pela American Society of Parenteral and Enteral Nutrition (ASPEN) ou pela European Society of Parenteral and Enteral Nutrition (ESPEN), conforme descritos na Tabela 1.

• **TABELA 1** Critérios estabelecidos pela American Society of Parenteral and Enteral Nutrition (ASPEN) e pela European Society of Parenteral and Enteral Nutrition (ESPEN)

ASPEN	ESPEN
A presença de pelo menos 2 dos seguintes fatores indica desnutrição: 1. Consumo calórico insuficiente 2. Perda de peso 3. Perda de massa magra 4. Perda de gordura subcutânea 5. Edema localizado ou generalizado 6. Diminuição do *status* funcional avaliado por dinamômetro	A presença de pelo menos 1 dos seguintes fatores indica desnutrição: 1. IMC < 18,5 kg/m² 2. Perda de peso > 10% em período indeterminado ou > 5% nos últimos 3 meses a) IMC < 20 kg/m² (idade < 70 anos) ou IMC < 22kg/m² (idade > 70 anos) ou b) Massa livre de gordura < 15 kg/m² em mulheres ou IMC < 17 kg/m² em homens

IMC: índice de massa corporal. É calculado dividindo-se o peso corporal pela altura em metros ao quadrado: IMC = peso (kg)/altura (m²).
Fonte: adaptada de Chakraborty e Balakrishnan, 2022[16].

O diagnóstico de sarcopenia deve incluir a avaliação da massa muscular associada com força muscular ou desempenho físico. Na Tabela 2 são apresentados alguns métodos para a avaliação desses parâmetros que podem servir como indicadores adicionais da eficácia do suporte nutricional[16].

• **TABELA 2** Avaliação de sarcopenia

Massa muscular	Força muscular	Desempenho físico
Antropometria DEXA Tomografia computadorizada Impedância bioelétrica	Força de aperto de mão Teste de levantar-se da cadeira	Tempo de levantar-se e ir Bateria rápida de desempenho físico Teste de velocidade de marcha

Fonte: adaptada de Chakraborty e Balakrishnan, 2022[16].

Nutrição perioperatória

A nutrição compreende uma das etapas fundamentais para o preparo do paciente para a cirurgia e visa assegurar recuperação efetiva, rápida e sem complicações. Essa recuperação depende de cicatrização adequada, sistema imune eficiente para combater infecção, coagulação sanguínea e sistema cardiovascular e respiratório efetivos para manter as funções vitais. A desnutrição é fator de risco cirúrgico modificável, que pode ser controlado para reduzir substancialmente os riscos[1,2], e para essas várias estratégias podem ser utilizadas: nutrição enteral pré-operatória e/ou pós-operatória, uso de suplementos nutricionais orais (hiperproteicos e hipercalóricos) e suplementos nutricionais enriquecidos com imunonutrientes. Raramente a nutrição parenteral pré-operatória e/ou pós-operatória será utilizada, a menos que a via enteral esteja totalmente inviabilizada. A abreviação do jejum pré-operatório com o uso de bebida rica em carboidratos, com ou sem fonte nitrogenada, pode ser ofertada até duas horas antes da cirurgia[1,2] e deve repetida no pós-operatório com a maior brevidade possível, assim que o paciente esteja totalmente consciente e os riscos de broncoaspiração sejam minimizados.

A terapia nutricional perioperatória tem como objetivos[1,3,16-20]:

- Minimizar os efeitos do estado nutricional comprometido no pré-operatório, sobretudo estimulando a cicatrização de feridas.
- Minimizar a resposta inflamatória aguda.
- Estimular o sistema imune de maneira a favorecer a redução das complicações, particularmente as infecciosas.
- Minimizar a perda excessiva de massa magra.

- Auxiliar na melhora do desempenho funcional (em associação com atividade física).
- Contribuir para o anabolismo no pós-operatório.
- Prevenir a desnutrição pós-operatória (é importante destacar que o hipermetabolismo pode durar semanas após uma cirurgia de grande porte).
- Reduzir o tempo de internação.
- Reduzir custos globais do tratamento.

No período pré-operatório, é preconizada uma intervenção nos pacientes desnutridos que não atinjam suas necessidades nutricionais somente com a alimentação oral mediante o uso de suplemento nutricional oral ou nutrição enteral. A nutrição parenteral deve ser reservada para os pacientes nos quais a via digestiva esteja inviável. A via oral é preferida em relação à nutrição enteral, e essa em relação à nutrição parenteral. O uso de suplemento nutricional é indispensável em pacientes com alto risco nutricional ou desnutridos que serão submetidos à cirurgia abdominal de grande porte[3,20].

O uso de suplementos nutricionais orais resulta em aumento do aporte proteico e energético, com consequente redução da morbidade e da mortalidade pós-operatória. Estudos que comparam o uso de suplementos nutricionais orais com a nutrição parenteral no pré-operatório mostram, de maneira geral, que os suplementos orais são superiores porque são capazes de manter a fisiologia do trato gastrointestinal, reduzindo a translocação bacteriana, assegurando síntese proteica adequada, além de terem o custo reduzido quando comparados à nutrição parenteral[1,2].

Na revisão sistemática e na metanálise de Zhang et al.[21], diferentes estratégias de intervenção nutricional no perioperatório foram avaliadas. A revisão incluiu estudos randomizados que avaliaram os efeitos dos suplementos nutricionais *versus* controle na ocorrência de complicações pós-operatórias, sobretudo complicações infecciosas, além do tempo de internação. Foram selecionados 56 artigos, totalizando 6.370 pacientes, e o resultado foi o uso de suplementos nutricionais perioperatórios reduzir o risco de complicações infecciosas (RR 0,74, 95% de intervalo de confiança (IC) (0,69-0,80). Ocorreram complicações infecciosas em 27,2% dos pacientes do grupo-controle e em 18,9% no grupo intervenção. Também houve redução das complicações não infecciosas (RR 0,79, 95% IC 0,71-0,87). A permanência hospitalar se reduziu em 1,58 dia no grupo que recebeu suplementação nutricional. Todas essas diferenças foram significativas a favor do uso de suplementos nutricionais.

Outro ponto fundamental no preparo pré-operatório é a redução do jejum prolongado antes de uma cirurgia, recomendado historicamente com o objetivo de reduzir o conteúdo gástrico e consequentemente o risco de aspiração. Entretanto, esse risco teórico raramente se materializa na prática[22]. Vários estudos já demonstraram que o jejum superior a 6 horas para sólidos e a 2 horas para líquidos é desnecessário e resulta em aumento da resistência à insulina que pode durar semanas após a cirurgia, favorece a hiperglicemia com seus riscos inerentes e pode levar à maior necessidade de insulina exógena e prejudicar o anabolismo, tendo estreita relação com complicações no pós-operatório[18,19].

Os protocolos multimodais de aceleração da recuperação pós-operatória, como o *Enhanced Recovery After Surgery* (ERAS) ou o Aceleração da Recuperação Total pós-operatória (ACERTO), no Brasil, recomendam abreviar o jejum pré-operatório e fornecer bebida rica em carboidrato complexo (em geral, maltodextrina entre 230 e 280 mL) até duas horas antes da cirurgia. Essa estratégia tem se associado à redução da resistência insulínica e, consequentemente, contribui para reduzir as complicações pós-operatórias e o tempo de permanência hospitalar[1,2,18,19]. A administração de bebida contendo carboidrato deve ser ofertada para a maioria dos pacientes, exceto aqueles submetidos à cirurgia de emergência ou com retardo de esvaziamento gástrico[15,18,19,22]. As cirurgias que mais apresentam evidência e recomendação forte são as cirurgias abdominais e colorretais, ginecológicas, urológicas, cardiotorácidas e bariátrica[22]. Ainda não existe consenso sobre o uso de carboidratos no pré-operatório em pacientes com *diabetes mellitus*[22]. Além de aumentar a sensibilidade à insulina, que resulta em menos complicações no pós-operatório, essa estratégia também contribui com a diminuição da fome, da sede e da ansiedade no pré-operatório[15,18,19,22]. Atualmente têm sido investigados os benefícios da adição de uma fonte proteica à bebida contendo carboidratos. A mais utilizada tem sido a proteína do soro do leite. Essa estratégia tem sido empregada tanto no pré-operatório como no pós-operatório imediato.

No período pós-operatório, os protocolos multimodais ERAS e ACERTO preconizam a mobilização e a alimentação precoce no pós-operatório como fatores que podem contribuir para aumentar a sensibilidade à insulina[1,2,18,19]. Na maioria dos casos, a ingestão via oral (incluindo dieta hospitalar e suplemento nutricional oral) deve ser iniciada imediatamente após a cirurgia, sem interrupção. A nutrição oral precoce está associada com redução da taxa de complicações e de permanência hospitalar. A dieta hospitalar deve ser adaptada de acordo com a tolerância individual e com o tipo de cirurgia, com atenção especial à população idosa[1].

Ainda, as diretrizes atuais recomendam a continuidade da terapia nutricional (oral, enteral ou parenteral, conforme a via possível de alimentação), se for prevista a insuficiência da alimentação por 5 a 7 dias no pós-operatório ou se a baixa aceitação da dieta oral se mantiver, nos casos em que o paciente não consiga ingerir pelo menos de 50% de suas necessidades[3,20].

Recentemente, a ESPEN atualizou suas diretrizes de cuidados nutricionais no paciente cirúrgico dentro do conceito de cuidados multimodais ERAS[1]. O objetivo dessas diretrizes foi discutir as intervenções nutricionais do ERAS e as necessidades especiais de nutrição nos pacientes candidatos à cirurgia de grande porte, particularmente por câncer, bem como naqueles que apresentam complicações pós-operatórias. Do ponto de vista nutricional e metabólico, a recomendação mais importante é integrar os cuidados nutricionais aos cuidados perioperatórios gerais do paciente, incluindo evitar longos períodos de jejum no pré-operatório, reiniciar precocemente a dieta após a cirurgia, iniciar terapia nutricional quando houver risco nutricional evidente, estimular síntese proteica e função muscular mediante cuidados nutricionais e metabólicos e mobilização precoce visando o reestabelecimento da função gastrointestinal[1].

Algumas recomendações citadas possuem nível de evidência elevado e bem estabelecido na literatura e tiveram alto grau de concordância entre os especialistas, entre elas[1]:

- Avaliação nutricional de rotina dos pacientes candidatos à cirurgia de grande porte.
- Abreviação do jejum pré-operatório para 6 horas (sólidos) e 2 horas (líquidos).
- Administração oral de bebida rica em carboidratos até duas horas antes da cirurgia com o objetivo de reduzir a resistência insulínica.
- Reintrodução da dieta via oral precocemente no pós-operatório sempre que possível, adaptada à aceitabilidade do paciente.
- Indicação de suplementação nutricional nos pacientes desnutridos ou em risco nutricional, bem como naqueles em que se antecipar jejum por 5 dias ou mais no pós-operatório ou naqueles que não conseguirem manter a ingestão superior a 50% do recomendado por mais de 7 dias após a cirurgia. Nesses casos, o uso de nutrição enteral ou de suplementos nutricionais orais está recomendado.

A nutrição parenteral deve ficar reservada somente nos casos em que a via oral/enteral esteja inviável, como nas fístulas digestivas de alto débito, obstrução intestinal ou íleo prolongado, choque grave, isquemia intestinal ou hemorragia intestinal grave. Nesses casos, deve ser dada preferência às formulações parenterais 3 em 1, contendo lipídios, que podem ser industrializadas (prontas para uso) ou manipuladas. Nos pacientes desnutridos, a indicação de terapia nutricional pré-operatória deve ser mantida mesmo que se tenha de retardar a cirurgia por 10 a 14 dias[1].

Imunonutrição

A imunonutrição é a oferta de nutrientes com atividade não somente nutricionais, mas com propriedade farmacológica de modulação das respostas metabólica, imune e anti-inflamatória, além da função de otimizar a cicatrização[1,2]. Na última década, a adição de imunonutrientes, sobretudo glutamina, arginina, ácidos graxos, ômega-3 e nucleotídeos aos suplementos nutricionais e às fórmulas de nutrição enteral e parenteral vêm sendo estudada com o objetivo de melhorar inúmeras vias metabólicas e reduzir a injúria causada pelo trauma da cirurgia. A grande maioria dos estudos encontrados na literatura avalia a utilização de fórmulas imunomoduladoras combinadas, e não a utilização de cada imunonutriente de maneira isolada.

Vários estudos randomizados[23,24] documentaram claramente os resultados positivos com a terapia nutricional perioperatória com fórmulas imunomoduladoras. Há hoje, na literatura, mais de 50 estudos prospectivos randomizados sobre o tema e que foram objeto de várias metanálises. Braga e colaboradores revisaram algumas metanálises existentes e confirmaram que em desnutridos graves ou moderados a terapia nutricional pré-operatória por 7 a 14 dias está associada à redução de infecções pós-operatórias e do tempo de internação[25].

A TN imunomoduladora deve ser implementada no pré-operatório, preferencialmente por via oral ou enteral, em pacientes desnutridos candidatos a grandes procedimentos cirúrgicos do trato digestivo ou de cabeça e pescoço. Há evidências de que os pacientes com estado nutricional preservado também se beneficiam com formulações contendo imunonutrientes administradas no perioperatório.

Em consonância com essas evidências, as diretrizes brasileiras de TN no perioperatório recomendam que a TN pré-operatória com imunomoduladores seja indicada por um período de 7 a 14 dias em pacientes com risco nutricional grave, candidato a operações eletivas de médio e grande porte (A). Em pacientes desnutridos, submetidos a operações para tratamento de câncer do aparelho digestório e de cabeça e pescoço, recomenda-se a TN pré-operatória com imunonutrientes por 7 a 14 dias, e a TN deve ser continuada no pós-operatório por mais 5 a 7 dias (A)[26].

Em operações de grande porte para ressecção de câncer, mesmo não havendo desnutrição grave, a TN pré-operatória com suplementos contendo imunonutrientes está indicada por 5 a 7 dias e deve ser continuada no pós-operatório (A)[26]. Recomendação similar é feita pela ASPEN[27] e pela ESPEN[28]. As Diretrizes da ESPEN para Oncologia de 2016 conferem grau de recomendação "forte" para imunonutrição por via oral ou enteral em pacientes com câncer do aparelho digestório alto, candidatos a cirurgia[28]. A imunonutrição perioperatória é parte integrante do Projeto ACERTO.

Com relação ao custo, estudo recente estimou economia de 1.000 a 3.000 dólares por paciente tratado com suplementos orais enriquecidos com imunonutrientes no pré-operatório, com base na redução da permanência hospitalar e na diminuição de complicações infecciosas. Isso apoia o uso de imunonutrição pré-operatória, pois parece ser uma medida de custo efetiva em pacientes com câncer, resultando na redução geral das despesas hospitalares[29].

RESUMO

- A extensão e a magnitude do estresse cirúrgico pioram o catabolismo e, consequentemente, o desfecho da cirurgia.
- É evidente a associação entre desnutrição, sarcopenia e piores resultados cirúrgicos.
- A presença de obesidade pode mascarar a sarcopenia, caracterizando a chamada obesidade sarcopênica, a qual pode comprometer acentuadamente os resultados cirúrgicos.
- A avaliação nutricional dos pacientes candidatos à cirurgia de grande porte deve fazer parte da rotina da avaliação pré-operatória, incluindo a detecção de obesidade sarcopênica.
- O jejum pré-operatório prolongado deve ser evitado – considerar 6 horas para alimentos sólidos e 2 horas para líquidos. Quando se associa fonte proteica à maltodextrina, a recomendação é de 3 horas de jejum pré-operatório.
- A administração oral de bebida rica em carboidratos até duas horas antes da cirurgia deve ser feita com o objetivo de reduzir a resistência insulínica; fonte de nitrogênio pode ser adicionada, particularmente proteína do soro do leite, potencializando os efeitos benéficos dessa prática.
- A reintrodução da dieta via oral precoce no pós-operatório deve ser imediata, sempre que possível, e adaptada à aceitabilidade do paciente.
- A suplementação nutricional nos pacientes desnutridos ou em risco nutricional deve ser sempre ofertada, bem como naqueles em que o jejum antecipar 5 dias ou mais no pós-operatório ou naqueles em que não conseguirem manter a ingestão superior a 50% do recomendado por mais de 7 dias após a cirurgia. Nesses casos, o uso de nutrição enteral ou de suplementos nutricionais orais está recomendado.
- As fórmulas imunomoduladoras devem ser implementadas no pré-operatório em pacientes desnutridos graves ou moderados, candidatos a grandes procedimentos cirúrgicos por 7 a 14 dias, e o seu uso está associado à redução de infecções pós-operatórias e do tempo de internação.
- Há evidências de que os pacientes com estado nutricional preservado também se beneficiam com formulações contendo imunonutrientes administradas no perioperatório.
- As estratégias nutricionais citadas têm sido estudadas isoladamente na literatura, mas como não são estratégias excludentes, seria oportuno empregar todas essas estratégias simultaneamente, como proposto nos protocolos multimodais.

REFERÊNCIAS

1. Weimann A, Braga M, Carli F, Higashiguchi T, Hübner M, Klek S, et al. ESPEN practical guideline: Clinical nutrition in surgery. Clin Nutr. 2021;40(7):4745-61.
2. Zhang B, Najarali Z, Ruo L, Alhusaini A, Solis N, Valencia M, et al. Effect of perioperative nutritional supplementation on postoperative complications – systematic review and meta-analysis. J Gastrointest Surg. 2019;23(8):1682-93.
3. Lobo DN, Gianotti L, Adiamah A, Barazzoni R, Deutz NEP, Dhatariya K, et al. Perioperative nutrition: recommendations from the ESPEN expert group. Clin Nutr. 2020;39(11):3211-27.
4. Ljungqvist O. Insulin resistance in surgery, In: CAMPOS, ACL (ed.). Tratado de nutrição e metabolismo em cirurgia. Rio de Janeiro: Rubio; 2013. p.84-8.
5. Bozzetti F, Gianotti L, Braga M, Di Carlo V, Mariani L. Postoperative complications in gastrointestinal cancer patients: the joint role of the nutritional status and the nutritional support. Clin Nutr. 2007;26(6):698-709.
6. Studley HO. Percentage of weight loss: a basic indicator of surgical risk in patients with chronic peptic ulcer. JAMA. 1936;106:458-60.
7. Campos AC, Meguid MM. A critical appraisal of the usefulness of perioperative nutritional support. Am J Clin Nutr. 1992;55:117-30.
8. Barazzoni R, Bischoff SC, Boirie Y, Busetto L, Cederholm T, Dicker D, et al. Sarcopenic obesity: time to meet the challenge. Clin Nutr. 2018;37(6 Pt A):1787-93.
9. Simonsen C, de Heer P, Bjerre ED, Suetta C, Hojman P, Pedersen BK, et al. Sarcopenia and postoperative complication risk in gastrointestinal surgical oncology: a meta-analysis. Ann Surg. 2018;268(1):58-69.
10. Cruz-Jentoft AJ, Bahat G, Bauer J, Boirie Y, Bruyère O, Cederholm T, et al.; Writing Group for the European Working Group on Sarcopenia in Older People 2 (EWGSOP2), and the Extended Group for EWGSOP2. Sarcopenia: revised European consensus on definition and diagnosis. Age Ageing. 2019;48(1):16-31.
11. Tan BH, Birdsell L, Martin L, Baracos VE, Fearon KCH. Sarcopenia in an overweight or obese patient is an adverse prognostic factor in pancreatic cancer. Clin Cancer Res. 2009;15:6973-9.
12. Quante M, Dietrich A, ElKhal A, Tullius SG. Obesity-related immune responses and their impact on surgical outcomes. Int J Obes (Lond). 2015;39(6):877-83.
13. Bongers BC, Dejong CHC, den Dulk M. Enhanced recovery after surgery programmes in older patients undergoing hepatopancreatobiliary surgery: what benefits might prehabilitation have? Eur J Surg Oncol. 2021;47(3 Pt A):551-9.
14. Pichard C, Kyle UG, Morabia A, Perrier A, Vermeulen B, Unger P. Nutritional assessment: lean body mass depletion at hospital admission is associated with an increased length of stay. Am J Clin Nutr. 2004;79(4):613-8.
15. Fiaccadori E, Sabatino A, Barazzoni R, Carrero JJ, Cupisti A, De Waele E, et al. ESPEN guideline on clinical nutrition in hospitalized patients with acute or chronic kidney disease. Clin Nutr. 2021;40(4):1644-1668.
16. Chakraborty A, Balakrishnan A. Prehabilitation for cancer surgery. Springer; 2022.
17. Gillis C, Wischmeyer PE. Pre-operative nutrition and the elective surgical patient: why, how and what? Anaesthesia. 2019;74(Suppl 1):27-35.
18. Evans DC, Martindale RG, Kiraly LN, Jones CM. Nutrition optimization prior to surgery. Nutr Clin Pract. 2014;29(1):10-21.
19. Ljungqvist O, Jonathan E. Rhoads lecture 2011: insulin resistance and enhanced recovery after surgery. JPEN J Parenter Enteral Nutr. 2012;36(4):389-98.

20. Fiaccadori E, Sabatino A, Barazzoni R, Carrero JJ, Cupisti A, De Waele E, et al. ESPEN guideline on clinical nutrition in hospitalized patients with acute or chronic kidney disease. Clin Nutr. 2021;40(4):1644-68.
21. Zhang B, Najarali Z, Ruo L, Alhusaini A, Solis N, Valencia M, et al. Effect of perioperative nutritional supplementation on postoperative complications: systematic review and meta-analysis. J Gastrointest Surg. 2019:23(8):1682-93.
22. Ackerman RS, Tufts CW, DePinto DG, Chen J, Altshuler JR, Serdiuk A, et al. How sweet is this? A review and evaluation of preoperative carbohydrate loading in the enhanced recovery after surgery model. Nutr Clin Pract. 2020;35(2):246-53.
23. Gianotti L, Braga M, Nespoli L, Radaelli G, Beneduci A, Di Carlo V. A randomized controlled trial of preoperative oral supplementation with a specialized diet in patients with gastrointestinal cancer. Gastroenterology. 2002;122:1763-70.
24. Braga M, Gianotti L, Vignali A, Carlo VD. Preoperative oral arginine and omega-3 fatty acid supplementation improves the immunometabolic host response and outcome after colorectal resection for cancer. Surgery. 2002;132:805-14.
25. Braga M, Wischmeier P, Drover J, Heyland D. Clinical evidence for pharmaconutrition in major elective surgery. J Parent Ent Nut. 2013;37(Suppl 1):66-72.
26. Aguilar-Nascimento JE, Campos AC, Borges A, Correia MID. Terapia nutricional no perioperatório. Cap. 23, DITEN; 2011.
27. Martindale RG, McClave SA, Kozar RA, Heyland DK. Perioperative nutrition therapy: North American Surgical Nutrition Summit Reports; JPEN. 2013;37(5Suppl5S-105S).
28. Arends J, Bachmann P, Baracos V, Barthelemy N, Bertz H, Bozzetti F, et al. ESPEN guidelines on nutrition in cancer patients. Clin Nutrition. 2016;1-38.
29. Sánchez-Guillén L, Arroyo A. Immunonutrition in patients with colon cancer. Immunotherapy. 2020;12(1):5-8.

18
Situações específicas: paciente idoso

Thiago José Martins Gonçalves

INTRODUÇÃO

O envelhecimento populacional é um dos fenômenos mais experimentados do século XXI. A taxa de crescimento da população idosa mundial é de 3% ao ano e estima-se que, em 2050, essa população será composta de 2,1 bilhões de pessoas[1]. Até 2050, todas as regiões do mundo, exceto a África, terão um quarto de suas populações componentes dessa faixa etária. Igualmente no Brasil, 15% de sua população relativa correspondem a pessoas com mais de 60 anos, e esse índice deve chegar a 30% em 2050[1].

A população idosa é heterogênea apresentando necessidades de cuidados individualizados. Diversas são as modificações que ocorrem no organismo que envelhece, e elas necessitam ser conhecidas, para que se possa diferenciar os padrões normais do envelhecimento (senescência), daquelas associadas ao envelhecimento patológico (senilidade) que podem cursar com maior fragilidade e maior morbidade e mortalidade[2,3].

O processo de envelhecimento traz consigo modificações fisiológicas, como alterações no paladar, no olfato, digestivas (menor motilidade do tubo digestório e menor secreção gástrica), polifarmácia e toda consequência da cascata medicamentosa, além das modificações na composição corporal com redução da massa magra e aumento do tecido adiposo, lentificando o metabolismo energético de repouso[3,4].

Os sinais de desnutrição em indivíduos idosos podem ser difíceis de distinguir daqueles resultantes do processo natural de envelhecimento por causa das alterações na composição corporal[4]. Todavia, se essa condição não for detectada, pode contribuir para o agravamento de manifestações clínicas associadas a inúmeras doenças crônicas e para o aumento da mortalidade. Dados atuais apontam para uma prevalência de desnutrição em idosos domiciliados entre 1 e 15%, para idosos internados nos hospitais entre 35 e 65% e para os idosos institucionalizados detecta-se desnutrição em 25 a 60%[4].

A síndrome da fragilidade também é altamente prevalente e é definida como diminuição na reserva fisiológica em vários órgãos e sistemas, levando a aumento da vulnerabilidade a estressores externos[5]. A prevalência da fragilidade tem sido variável nos estudos em função da definição utilizada e da população estudada, com média de 10,7% estimada para idosos (65 anos ou mais) residentes na comunidade, com maior frequência no sexo feminino e crescente com o avançar da idade, chegando a taxas de 26,1% após os 85 anos[5].

Sendo assim, estima-se que a prevalência de idosos com comorbidades e doenças crônico-degenerativas aumente à medida que a população envelheça, o que requer maior conhecimento sobre triagem e avaliação nutricional e o cálculo das necessidades calórico-proteicas adequadas nas diversas situações que transitam a população idosa[2-4]. Portanto, a intervenção da terapia nutricional nesse processo se torna essencial e deve ser orientada de forma individual, em função da multicomplexidade clínica e das mudanças biológicas e psicológicas associadas à necessidade de manutenção da capacidade funcional do idoso para um envelhecimento saudável e ativo.

AVALIAÇÃO GERIÁTRICA AMPLA

A saúde e a qualidade de vida dos idosos, mais do que em outros grupos etários, sofrem influência de múltiplos fatores: físicos, psicológicos, sociais e culturais, de tal forma que avaliar e promover a saúde do idoso significa considerar variáveis de distintas formas, em uma atuação interdisciplinar e multidimensional. Nesse contexto, os modelos assistenciais referentes à saúde do idoso devem se adequar a essa nova e grandiosa demanda, compreendendo o processo de envelhecimento e suas características básicas para que se obtenha uma rede de apoio eficaz aos cuidados centrados no idoso[6].

Desse modo, faz-se necessário que os profissionais de saúde tenham compreensão ampla sobre as complexas e específicas situações de saúde do idoso para uma efetiva assistência interdisciplinar a essa população, que demanda cuidados diferenciados[5,6].

O instrumento de triagem de fragilidade mais operacionalizado é conhecido como fenótipo da fragilidade ou fenótipo de Fried[6] (Tabela 1), que se caracteriza pela presença de três ou mais dos seguintes critérios: perda de peso involuntária (5 kg no último ano); autorrelato de exaustão; fraqueza muscular; baixo nível de atividade física e lentificação da marcha. A presença de três ou mais parâmetros define o “idoso frágil”, e a presença de um ou dois parâmetros, “pré-frágil”. Os idosos que não apresentam nenhum desses parâmetros são considerados idosos robustos[6].

Acredita-se que a utilização de uma avaliação geriátrica eficiente e completa, a custos razoáveis, torna-se cada vez mais importante nesse cenário. Sendo assim, a avaliação geriátrica ampla (AGA) pode ser entendida como um conjunto de avaliações composto de testes, cuja finalidade é avaliar o estado funcional e nutricional, a mobilidade, a cognição e o humor do paciente idoso, visando assim o diagnóstico precoce dos problemas de saúde e a orientação de serviços de apoio nos casos que se façam necessários[7].

• **TABELA 1** Operacionalização do fenótipo de fragilidade (fenótipo de Fried)

Critérios de fragilidade	Características clínicas
Perda de peso não intencional	Perda de mais de 4,5 kg no último ano ou maior que 5% do peso anterior
Fraqueza	Redução de 20% na força de preensão palmar de acordo com o sexo
Exaustão; baixa resistência	Exaustão autorrelatada
Lentidão	Redução de 20% no tempo de caminhada
Baixa atividade física	Redução de 20% do gasto energético semanal de acordo com o sexo
• Idoso frágil: ≥ 3 critérios • Idoso pré-frágil: 1 ou 2 critérios • Idoso robusto: nenhum critério	

Fonte: adaptada de Fried et al., 2001[6].

Os princípios da AGA[7] relacionam o grau de complexidade nos cuidados do idoso sob os seguintes domínios:

- Função cognitiva: realizada por meio de um miniexame do estado mental (MEEM) para triagem das dificuldades cognitivas em orientação, registro, atenção, cálculo, recordação e linguagem. É um teste de rastreio que varia de 0 a 30 pontos e que possibilita classificar o idoso como normal ou com possível síndrome demencial (< 24 pontos)[7].
- Mobilidade e equilíbrio: avaliação da mobilidade por meio do *Timed Up and Go* (TUG) e avaliação de risco de quedas pelo teste de Tinetti (TT). O TUG inicia com o idoso sentado em uma cadeira com assento a 45 cm do solo e assim é submetido a uma caminhada de 3 metros até um objeto, ida e volta, o que é devidamente cronometrado até sua volta à cadeira. Uma boa mobi-

lidade ocorre quando o tempo medido é de até 20 segundos, e a mobilidade está prejudicada com valores acima de 20 a 30 segundos. O TT compreende 16 parâmetros que avaliam a mobilidade levando em consideração risco de queda pelos pilares do equilíbrio (9 itens) e marcha (7 itens). O escore varia de 0 a 28 pontos, quando a pontuação está menor que 19 pontos o idoso possui alto risco de queda[7].

- Condições emocionais: os distúrbios psiquiátricos no idoso, principalmente a depressão, está presente em até 5 a 20% e podem interferir na aceitação e na aderência às estratégias terapêuticas, no manejo dos efeitos colaterais e nos cuidados pessoais de autonomia e independência. A avaliação do humor no idoso é realizada por questionário de 15 perguntas chamado Escala de Depressão Geriátrica (EDG-15). Pontuações entre 5 e 10 pontos indicam síndrome depressiva e entre 11 e 15 pontos indicam depressão grave[7].
- Risco nutricional: a miniavaliação nutricional (MAN) é uma abordagem validada para verificar a possibilidade de risco nutricional e/ou desnutrição, problema comum entre 15 e 60% dos idosos com doenças crônicas durante internações hospitalares e com rede de apoio social inadequada. Os componentes do MAN, em sua versão reduzida, incluem a avaliação de perda de peso não intencional nos últimos 3 meses, a redução da ingestão alimentar, a mobilidade alterada, o estresse psicológico ou a doença aguda, os distúrbios neuropsicológicos e a avaliação do índice de massa corporal (IMC). Pontuação entre 0 e 7 pontos indicam desnutrição, e entre 8 e 11 pontos, risco nutricional[7].
- Polifarmácia: as interações medicamentosas pelo uso de inúmeros medicamentos prescritos e não prescritos, especialmente analgésicos e psicotrópicos, podem favorecer o risco de eventos adversos e a cascata medicamentosa entre idosos. As alterações envolvidas na polifarmácia (uso de 5 ou mais medicamentos diários) podem aumentar o risco de quedas, a perda de equilíbrio, o declínio cognitivo e o risco de desnutrição[7].

Essa avaliação faz parte de um processo valioso para desenvolver um plano coordenado e integrado nos cuidados do paciente idoso, melhorando a sobrevida global e a qualidade de vida[7,8]. Diante dos benefícios da utilização da AGA, urge-se, na prática assistencial, o conhecimento desse importante instrumento de avaliação por parte de todos os profissionais da saúde, que tenham contato com idosos, tendo em vista o acompanhamento do paciente em razão da possibilidade de comparação dos testes quantitativos ao longo do tempo, sugerindo ao profissional o grau de eficácia de suas escolhas terapêuticas[8,9].

TRIAGEM E AVALIAÇÃO NUTRICIONAL

No ambiente hospitalar, todos os idosos devem passar pela triagem de risco nutricional logo na internação ou nas primeiras 24 horas, e a informação deve ser anotada no prontuário do paciente[10]. Considerando que muitos idosos apresentam alterações do estado nutricional e/ou da capacidade funcional com o processo de envelhecimento, triar inicialmente o indivíduo idoso deve ser a primeira etapa do tratamento nutricional[10,11].

Essa rotina pode ser realizada tanto na unidade hospitalar como na atenção primária de idosos domiciliados. O objetivo da triagem nutricional é diagnosticar os pacientes em risco de desnutrição e diante disso iniciar imediatamente um tratamento nutricional preventivo para evitar a piora clínica, o surgimento de complicações, bem como prejuízos na capacidade funcional e no estado nutricional[11]. O que também reforça a rotina de triar o idoso precocemente é o fato de o envelhecimento também poder levar à desnutrição em razão de vários fatores, como perda de apetite, comprometimento oral do paladar e do olfato, interações medicamentosas e isolamento social. Nessa fase da vida, muitos idosos também apresentam doenças crônicas não transmissíveis associadas ou carências nutricionais específicas[12].

Para idosos em ambiente hospitalar, independentemente do diagnóstico que motivou a internação, fazem parte do cuidado nutricional várias etapas, sendo a primeira a triagem nutricional com alguma ferramenta validada para essa população. Entre as ferramentas disponíveis, a mais utilizada para esse fim é a miniavaliação nutricional (MAN), que também tem sua forma reduzida (MAN-VR)[13-15].

Em complementação à triagem-padrão (avaliação de perda peso, redução na ingestão alimentar e presença de doença), é importante lembrar das doenças e das síndromes comuns para essa faixa etária. Essas podem contribuir para o surgimento da desnutrição e da imobilização prolongada e ainda para o surgimento de doenças neurofisiológicas[13]. Para os idosos portadores de alguma demência, que estão em tratamento domiciliar, a MAN para a a triagem também está indicada segundo as diretrizes da European Society of Clinical Nutrition and Metabolism (Espen)[15].

Para idosos hospitalizados ou institucionalizados, o MAN é a ferramenta mais indicada pela literatura por sua excelente sensibilidade e especificidade. Ela é dividida em categorias que analisam a história dietética, a autopercepção de saúde, os dados antropométricos e o estado nutricional. Já sua versão reduzida (MAN-VR) contempla dados antropométricos e avaliação global, além de manter a mesma exatidão diagnóstica da ferramenta original[14,15].

A MAN-VR tem maior sensibilidade e especificidade, além de ser também uma ferramenta validada e indicada pelas diretrizes da American Society of Parenteral and Enteral Nutrition (Aspen) e da Espen[14,15]. Por sua vez, a triagem de risco nutricional (*Nutritional Risk Screening* 2002 – NRS-2002) também pode ser utilizada para avaliar o paciente idoso. Essa triagem é fácil e rápida e muito difundida e utilizada na prática clínica e classifica os pacientes em risco nutricional quando o escore for ≥ 3 pontos. Assim para os idosos em risco nutricional, a próxima etapa é a avaliação detalhada do estado nutricional[15].

Após a triagem nutricional, os idosos em risco nutricional devem passar pela avaliação nutricional minuciosa dentro das primeiras 24 horas. O objetivo é confirmar se o paciente apresenta apenas risco nutricional ou se já apresenta desnutrição. A reavaliação nutricional do idoso modifica-se de acordo com a gravidade e as características individuais[12-15].

Para os idosos hospitalizados, a avaliação nutricional deve ser repetida semanalmente e anotada em prontuário. Para os institucionalizados ou domiciliados, a reavaliação pode ser mensal ou de acordo com a condição clínica e nutricional do idoso. Os profissionais devem ficar atentos à necessidade de reavaliações mais próximas para evitar a piora da condição nutricional e a responsabilização por agravos na condição geral do paciente idoso[12-15].

A avaliação nutricional deve contemplar: modificações do peso corporal, alterações da ingestão alimentar, bem como a anamnese alimentar, a presença de sinais e sintomas, distúrbios do trato digestório, revisão dos sistemas, hábitos gerais, gasto energético relacionada à doença principal, exame físico principalmente para avaliar perda de massa magra e de gordura corporal[12]. Também a capacidade funcional deve fazer parte da avaliação nutricional do idoso[12].

Após a identificação do risco nutricional ou da desnutrição, deve-se definir os objetivos individuais do plano nutricional. As intervenções precisam ser implementadas, verificadas quanto à sua eficácia e ajustadas até os objetivos do tratamento serem alcançados.

SARCOPENIA PRIMÁRIA

A sarcopenia é um distúrbio muscular esquelético progressivo e generalizado que está associada a uma maior probabilidade de resultados adversos, incluindo quedas, fraturas, incapacidade física e mortalidade. Em idosos, esse processo acontece lentamente com o avanço da idade, denominada sarcopenia primária ou relacionada à idade (*age-related*), ou seja, aquela relacionada diretamente ao processo de envelhecimento e não à presença de processos patológicos[16].

Por sua vez, a sarcopenia pode ocorrer de forma secundária a uma doença sistêmica, em particular às associadas a processos inflamatórios, malignidade ou falência de órgãos. A inatividade física também contribui para o desenvolvimento da sarcopenia, em razão de um estilo de vida sedentário, à imobilidade ou à incapacidade relacionada à doença[17,18].

O processo de envelhecimento determina uma perda lenta e progressiva da massa muscular. Essa perda se dá às custas de redução do número de fibras musculares do tipo 1 e 2, e em idades mais avançadas ocorre também redução (atrofia) do tamanho das fibras do tipo 2 (ação rápida). As fibras musculares são substituídas por tecido fibroso (miofibrose) e gordura (mioesteatose), modificando as características do músculo e reduzindo o tecido funcional contrátil[19]. Essas alterações determinam uma diminuição na qualidade muscular, que pode preceder a perda da massa muscular propriamente dita[19].

A quantidade da massa muscular esquelética atinge seu pico entre a 2ª e a 4ª décadas de vida. A partir de então, diminui progressivamente durante o processo do envelhecimento, sendo essa diminuição mais evidente a partir da 5ª década. A perda muscular não é uniforme em todos os grupos musculares, e a taxa de perda de musculatura nos membros inferiores é mais que o dobro da taxa de perda observada nos membros superiores[20].

Existem divergências quanto à velocidade de perda muscular na literatura, dependendo do tipo de estudo e do método utilizado para a avaliação da massa muscular. Estudos longitudinais sugerem que ocorre uma perda anual (mediana) de 0,37 e 0,47% em mulheres e homens, respectivamente, e essa perda se torna mais acentuada a partir dos 75 anos, passando para 0,64 a 0,70% em mulheres por ano e 0,80 a 0,98% em homens por ano. Esses valores são considerados uma estimativa mais realística do que as reportadas anteriormente (1-2% ao ano)[20,21].

A qualidade muscular é um termo relativamente novo, recentemente incorporado na avaliação da sarcopenia. O conceito de qualidade muscular está baseado na função muscular produzida por unidade de massa muscular e estaria associada com as alterações estruturais que ocorrem no músculo durante o processo do envelhecimento, em especial, a mioesteatose[21].

As mudanças estruturais das fibras musculares, decorrentes do processo de envelhecimento, determinarão alterações na qualidade muscular; alterações essas que são responsáveis pela associação não linear entre a perda de massa muscular e a perda da força e/ou do desempenho. Assim como ocorre aumento da gordura corporal durante o envelhecimento, também ocorre aumento da quantidade de gordura interposta entre as fibras musculares (gordura intermuscular ou ainda infiltração gordurosa); ou dentro das fibras musculares (gordura intramuscular ou mioesteatose). A mioesteatose está associada com uma diminuição na força muscular, resultando em aumento da incapacidade física[19-21].

RASTREAMENTO DA SARCOPENIA (SARC-F)

O SARC-F é um instrumento de triagem de sarcopenia proposto por dois pesquisadores norte-americanos e é, sem dúvida, a ferramenta mais aceita como base da estratégia de rastreio populacional da doença. Trata-se de um questionário composto de cinco questões objetivas, que aborda a autopercepção do idoso a respeito de temas relacionados à funcionalidade muscular. Proporcionalmente ao grau de prejuízo associado, cada resposta é pontuada em 0 (nenhum prejuízo), 1 ou 2 (prejuízo máximo); e a soma dos cinco valores obtidos constitui o resultado do teste (0 a 10 pontos), sendo os valores ≥ 4 pontos como positivos para o risco de sarcopenia (Tabela 2)[22].

Por meio de tradução, adaptação transcultural e identificação de pontos de corte, o instrumento possui versões validadas em vários países, entre eles, o Brasil. Em termos prognósticos, sua capacidade em predizer desfechos negativos cirúrgicos relacionados à sarcopenia, como complicações infecciosas e deiscência de ferida operatória, já está bem estabelecida e pode ser utilizada como triagem de risco pré-operatório no idoso com o objetivo de traçar uma estratégia de pré-habilitação em idosos com risco positivo ou sarcopenia confirmada[23].

• **TABELA 2** Questionário SARC-F para rastreamento de sarcopenia

Componente	Pergunta	Pontuação
Força	Qual a dificuldade para levantar 5 kg?	Nenhuma: 0 Alguma: 1 Muita ou incapaz: 2
Ajuda para caminhar	Tem dificuldade de atravessar um cômodo?	Nenhuma: 0 Alguma: 1 Muita ou incapaz: 2
Levantar-se da cadeira	Tem dificuldade de levantar-se da cama e/ou da cadeira?	Nenhuma: 0 Alguma: 1 Muita ou incapaz: 2
Subir escadas	Tem dificuldade de subir 10 degraus da escada?	Nenhuma: 0 Alguma: 1 Muita ou incapaz: 2
Quedas	Quantas vezes você caiu no último ano?	Nenhuma: 0 1 a 3 quedas: 1 4 ou mais quedas: 2
Somatório: 0-10 pontos • 0-3 pontos: sem sinais sugestivos de sarcopenia (reavaliação periódica) • 4-10 pontos: sugestivo de sarcopenia (seguir investigação diagnóstica)		

Fonte: adaptada de Malmstrom et al., 2013[22].

AVALIAÇÃO DA FORÇA MUSCULAR

Após a realização do SARC-F com somatório de pontos sugestiva de sarcopenia, considera-se prosseguir a investigação diagnóstica com mensuração da força muscular e após a avaliação da massa muscular. O principal método recomendado para a avaliação da força muscular é invariavelmente a avaliação da força de preensão palmar por meio da dinamometria manual. Com o idoso sentado e através do posicionamento de braço e antebraço em ângulo de 90º, realiza-se três medidas consecutivas da força de preensão palmar, considere o melhor valor de força. Por meio de um estudo brasileiro robusto, já há pontos de corte de baixa força muscular validados para nossa população (< 16 kgf e < 30 kgf, para mulheres e homens, respectivamente)[24].

Apesar de envolver instrumental específico e, de certa forma, dispendioso, o teste é visto como simples e rápido e é comprovadamente associado a desfechos negativos como aumento do número de hospitalizações, limitações funcionais, diminuição da qualidade de vida e mortalidade. Como alternativa, também se sugere o teste de "sentar-se/levantar-se" (baseado no tempo levado pelo indivíduo para sentar-se e levantar-se cinco vezes de uma cadeira) como método de avaliação de força muscular em membros inferiores[24].

AVALIAÇÃO DA MASSA MUSCULAR

As medidas antropométricas, como índice de massa corporal (IMC), circunferência média do braço, circunferência da panturrilha (CP) e espessura da dobra cutânea são relativamente fáceis de medir em um ambiente clínico normal; no entanto, nem todas essas medidas são recomendadas para o diagnóstico de sarcopenia, uma vez que elas estão sujeitas a erros.

A CP tem sido utilizada como marcador de massa muscular para análises de prevalência de sarcopenia em vários estudos populacionais, inclusive em nosso país, utilizando pontos de corte validados para essa população (≤ 33 e ≤ 34 cm para mulheres e homens, respectivamente)[25] conforme descritos na Tabela 3.

A absorciometria de duplo feixe de raios X (DXA) pode avaliar corretamente a composição corporal com boa precisão e baixa exposição à radiação. Porém vale lembrar que a DXA não avalia a massa muscular esquelética, mas a massa magra corporal. Para melhorar a acurácia do exame, pode-se avaliar exclusivamente a massa magra apendicular que é composta, em sua maior parte, de músculo esquelético, bem como de pele, tecido conectivo e gordura intramuscular. Contudo, o aumento desses dois últimos componentes durante o envelhecimento pode mascarar a diminuição da massa muscular, levando à superestimativa da massa muscular esquelética apendicular[26].

Sendo assim, existe certa relutância por parte de alguns autores em aceitar a DXA como padrão-ouro para essa finalidade. Apesar dessas limitações, estão disponíveis pontos de corte específicos para diferentes populações com o objetivo da identificação de baixa massa muscular pela utilização do índice de Baumgartner, que é a soma da massa magra de membros inferiores e membros superiores dividido pela altura ao quadrado (< 5,5 e < 7,0 kg/m^2 para mulheres e homens, respectivamente)[26].

A análise de bioimpedância (BIA) é um método fácil de utilizar e reproduzível, considerado portátil alternativa para a DXA. A BIA também é um dos métodos mais amplamente disponíveis, o que pode ser explicado por seu relativo baixo custo (em comparação aos demais métodos) e sua facilidade técnica de execução e portabilidade[27]. Existem vários aparelhos disponíveis no mercado, possibilitando o exame em pacientes cirúrgicos acamados ou ambulatoriais. Dependendo do método utilizado no desenvolvimento da equação/do algoritmo pelo aparelho, diferentes compartimentos corporais podem ser estimados pela BIA, por exemplo, a massa livre de gordura e a massa muscular esquelética total ou apendicular[27-29].

As imagens da ressonância magnética e da tomografia computadorizada podem distinguir, de forma direta e indireta respectivamente, a gordura da musculatura esquelética, podem fornecer detalhes anatômicos e, em particular, podem ser usadas para avaliar volume e qualidade muscular. Eles permitem o cálculo de segmentos e massa muscular total além da avaliação da infiltração de gordura no músculo (mioesteatose), que impacta na qualidade muscular e no desenvolvimento da perda de força. Por essas razões, a tomografia computadorizada e a ressonância magnética são consideradas o "padrão-ouro" para avaliar a massa muscular esquelética[26].

Outro ponto a favor da tomografia computadorizada é que está frequentemente disponível para o cirurgião que necessita de imagens pré-operatórias (exame "oportunístico" ou de "conveniência") para planejar o tratamento cirúrgico oncológico ou não oncológico. O cirurgião pode utilizar as imagens para avaliar a área muscular e a densidade dos músculos (geralmente no corte transversal do músculo psoas no nível L3 da coluna vertebral)[26].

Alguns estudos já publicaram valores de corte de referência oriundos de indivíduos saudáveis por meio do cálculo do índice de massa muscular esquelética (IME) que é a área muscular esquelética em L3 pela tomografia dividido pela altura ao quadrado (< 32,0 e < 41,6 cm^2/m^2 para mulheres e homens, respectivamente). A densidade muscular também pode ser mensurada pela tomografia por meio da atenuação radiológica do músculo esquelético em unidades de Hounsfield (< 22,0 e < 29,3 UH para mulheres e homens, respectivamente)[30].

• **TABELA 3** Pontos de corte para baixa muscularidade em pacientes idosos

Método de avaliação da composição corporal	Homens	Mulheres
Circunferência da panturrilha	≤ 34 cm	≤ 33 cm
Absorciometria com duplo feixe de RX Índice de músculo esquelético apendicular	< 7,0 kg/m^2	< 5,5 kg/m^2
Bioimpedância elétrica Índice de músculo esquelético	< 8,50 kg/m^2	< 5,75 kg/m^2
Tomografia computadorizada Índice de músculo esquelético Densidade muscular	 < 41,6 cm^2/m^2 < 29,3 UH	 < 32,0 cm^2/m^2 < 22,0 UH

AVALIAÇÃO DA FUNCIONALIDADE

Por sua simplicidade e rapidez de execução, a velocidade de marcha é amplamente aceita como principal método de avaliação do desempenho muscular. Considera-se o tempo levado pelo idoso para completar um percurso preestabelecido em linha reta, e, dessa forma, a velocidade de caminhada é calculada pela razão entre a distância percorrida (em metros) e o tempo gasto para completar o trajeto (em segundos)[26].

Pela praticidade, a distância de quatro metros é frequentemente utilizada, e a incapacidade de completar esse percurso em menos de 5 segundos (ou seja, uma velocidade < 0,8 m/s) é indicativo de baixo desempenho muscular. O ponto de corte adotado é preconizado por sua comprovada associação a desfechos negativos relacionados à sarcopenia[26].

Como alternativas, testes como o *Short Physical Performance Battery* (SPPB) e o *Timed Up & Go* (TUG) também podem ser utilizados para a avaliação do desempenho muscular. Porém, a aplicação desses testes é consideravelmente mais complexa, e, dessa forma, os mesmos motivos que impossibilitariam a avaliação pelo teste da velocidade de marcha também inviabilizariam os demais[26].

NECESSIDADES CALÓRICAS, PROTEICAS E HÍDRICAS NO IDOSO

A necessidade energética diária indicada para pacientes idosos é de 30 a 35 kcal/kg de peso corporal; em idosos desnutridos estáveis, a recomendação deve ser calculada entre 32 e 38 kcal/kg. Essa quantidade deve ser individualizada e é uma estimativa aproximada das necessidades totais de energia. Por isso, para uma adequada necessidade calórica é necessário considerar outros fatores relevantes, como gênero, estado nutricional, atividade física e condição clínica[31].

Além disso, sendo o objetivo da nutrição, tanto pela via oral como por terapia nutricional enteral ou parenteral, garantir a ingestão e a tolerância ao suporte nutricional, existe uma grande heterogeneidade e variação individual das necessidades energéticas, mesmo tratando-se de idosos saudáveis[31].

Sendo assim, a adequação da ingestão calórico-proteica, que comumente é baixa em idosos institucionalizados ou internados nas unidades hospitalares, precisa ser monitorada diariamente por meio do controle do peso corporal (levando-se em consideração a retenção ou a perda de água), da capacidade funcional e dos sinais e sintomas a fim de garantir que as necessidades nutricionais sejam totalmente alcançadas[31].

Vale lembrar que o processo natural de envelhecimento está associado à perda gradual e progressiva de massa muscular, força e desempenho muscular. A boa nutrição, especialmente uma ingestão adequada de proteínas, ajuda a limitar e tratar os declínios funcionais relacionados à perda de massa muscular durante o processo de envelhecimento. Nos idosos, é esperado o benefício do aumento da ingestão proteica, especialmente em relação àqueles com anorexia e ingestão alimentar reduzida, juntamente com maiores necessidades em razão do catabolismo das condições inflamatórias[32].

Há também muitas outras razões pelas quais idosos têm aumento de suas necessidades proteicas, como a resistência anabólica que prejudica a síntese proteica limitando a manutenção e o crescimento da massa muscular. Além disso, outros fatores estão envolvidos e resultam na necessidade de maior ingestão de proteínas como: diminuição da disponibilidade de aminoácidos pós-prandiais, menor perfusão muscular, diminuição da captação muscular de aminoácidos da dieta, redução da sinalização anabólica para síntese proteica e capacidade digestiva reduzida por menor secreção da mucosa gástrica[32].

Sendo assim, a recomendação tradicional de proteínas de 0,8 g/kg de peso corporal ao dia para adultos independentemente da idade foi recentemente discutida para indivíduos idosos. Assim com base nas evidências, os idosos necessitam de quantidades maiores de proteína para a preservação da massa magra, das funções fisiológicas e da saúde. Por isso, a recomendação atual de proteínas para os idosos saudáveis deve ser de 1,0 a 1,2 g/kg/dia, não esquecendo que essa quantidade deve ser individualizada e considerando o que já foi citado[32].

Por sua vez, para os pacientes idosos com doença aguda ou crônica, a necessidade proteica é maior, variando entre 1,2 e 1,5 g/kg/dia, podendo chegar a 2,0 g/kg/dia, na presença de doença grave cuja perda proteica é maior por causa do elevado catabolismo proteico[32].

O consumo de líquidos em idosos é necessário para compensar as perdas diárias normais como respiração, transpiração, urina e fezes. As bebidas correspondem a 70 a 80% dos líquidos consumidos diariamente. Por isso, recomenda-se uma ingestão adequada de líquidos totais (combinação de água, alimentos e bebidas) de 2,0 L/dia para mulheres e 2,5 L/dia para homens de todas as idades. Supondo que 80% dessas recomendações sejam provenientes de bebidas, as mulheres necessitam em torno de 1,6 L/dia e homens de 2,0 L/dia[31].

A desidratação refere-se a uma falta de água (fluidos) no organismo, sendo uma das principais causas de internação clínica em idosos. Isso pode ocorrer por causa da baixa ingestão de líquidos ou do excesso de perdas por sangramentos, vômitos, diarreia ou uma combinação de ambos. A desidratação leva a perda de fluídos intracelular e extracelular, elevando a osmolaridade em ambos os compartimentos[31].

As necessidades de líquidos também estão relacionadas com o consumo de energia, as perdas de água e a função renal. Portanto, em locais de temperaturas elevadas e em contexto de maior intensidade de atividade física, essas recomendações possuem variações que devem ser avaliadas individualmente. Em contrapartida, situações clínicas específicas como insuficiência renal e cardíaca podem necessitar de uma restrição da ingestão de líquidos[31].

SUPLEMENTAÇÃO NUTRICIONAL ORAL

A orientação/o aconselhamento nutricional é a primeira linha de terapia nutricional e deve ser um processo contínuo de diálogo com o paciente para o desenvolvimento da compreensão de suas necessidades e de suas metas nutricionais. A associação de diferentes estratégias no cuidado nutricional, como o enriquecimento calórico e proteico da dieta, a oferta de suplementos nutricionais orais (SNO) e o aconselhamento até três meses após a alta hospitalar, refletem em efeitos positivos na ingestão calórico-proteica[33].

Muitos idosos sofrem restrições em sua capacidade de comer e beber de forma independente por causa das limitações funcionais e cognitivas, assim as estratégias nutricionais devem abranger, além da personalização da refeição, a assistência no consumo dela e fatores ambientais (local, ambientação, sons e companhia durante a refeição). Um exemplo é a importância do posicionamento adequado em uma mesa e a solicitação verbal no direcionamento da assistência física para levar alimentos e líquidos até a boca[34].

As características sensoriais dos alimentos (aparência, variedade de sabor, cor, aroma e textura) desempenham papel importante nas preferências pessoais do idoso. O nutricionista deve ficar atento ao cardápio, à consistência das preparações e às preferências ou às aversões relatadas. A adaptação do plano alimentar a fim de estimular o desejo e o prazer na alimentação devem fazer parte do cuidado nutricional[33,34].

Para idosos desnutridos ou com risco de desnutrição, o fornecimento de lanches intermediários e porções reduzidas (*finger food*) pode facilitar o consumo e alcance das necessidades nutricionais. A dificuldade na mastigação e na deglutição é muito comum nessa faixa etária. Isso aliado a perda da elasticidade do tecido conectivo do trato digestório superior, a redução na produção de saliva e a menor sensibilidade de paladar e olfato limita a capacidade de ingestão e aumenta o risco de desnutrição em idosos. Assim, as preparações com textura modificada, saborosas e adequadas a cada paciente auxiliam na ingestão oral além de tornar o processo de deglutição mais seguro para o idoso disfágico, evitando a broncoaspiração[34,35].

Assim, o cuidado nutricional compreende diversas abordagens, incluindo a orientação nutricional, enriquecimento das refeições, fornecimento de lanches intermediários e de suplementos nutricionais orais (SNO). A suplementação ou o enriquecimento da dieta pode ser realizada adicionando alimentos naturais ou nutrientes específicos às refeições (p. ex., módulos de proteína em pó, maltodextrina, triglicérides de cadeia média etc.), podendo aumentar a densidade calórica e proteica de refeições e bebidas, sem grande aumento no volume[35].

Quando prescritos, os SNO podem fornecer uma quantidade de até 400 kcal e 30 g de proteínas ao dia. Garantir um consumo de proteína para os idosos é fundamental, e as recomendações atuais sugerem que os SNO forneçam em torno 30 g de proteína ou 0,4 g por kg/refeição. Essa quantidade parece ser a dose ótima para a resposta anabólica, gerando maior disponibilidade de aminoácidos musculares[32].

Em idosos com risco de desnutrição, o uso de SNO orientado por nutricionistas resultou em maior ganho de peso e menor risco de quedas, quando comparado ao grupo que recebeu somente a visita nutricional. Em idosos institucionalizados, o consumo de calorias aumentou 30% entre os que receberam lanches intermediários e 50% para os que receberam SNO[36]. O uso de SNO hiperproteicos resultou em menor risco de complicações, menor número de readmissões hospitalares, maior força de preensão palmar, maior ingestão proteica energética e em melhora no peso corporal. Recomenda-se que o SNO forneça pelo menos 400 kcal com até 30% de calorias oriundas de fontes proteicas[36].

Para determinar a frequência da suplementação nutricional também é importante considerar os conceitos de fracionamento proteico e crononutrição. O estudo PROTAGE sugere que 25 a 30 g de proteína por refeição seja uma boa estratégia para vencer a resistência anabólica, e a suplementação nutricional pode auxiliar os idosos a atingirem essa recomendação[32]. Em revisão de Franzke et al., os autores também concluíram que a otimização do tempo e da distribuição da ingestão proteica com uma ingestão de pelo menos 25 a 30 g de proteína por refeição e com uma proximidade temporal com atividade física parece ser uma estratégia promissora para promover envelhecimento muscular saudável em idosos[37].

TERAPIA NUTRICIONAL ENTERAL

A redução na ingestão de proteínas, calorias e líquidos agrava o estado nutricional, o que aumenta o risco de comorbidades, ocasionando piores desfechos clínicos e qualidade de vida. Os efeitos deletérios da desnutrição e da sarcopenia nos idosos já são bem reconhecidos. A perda de massa muscular acarreta maior fragilidade, perda do desempenho físico, agravo do declínio cognitivo e, por fim, elevação da taxa de infecções e mortalidade[38].

Além disso, diversos problemas podem acabar comprometendo a ingestão de alimentos por via oral, por exemplo, as doenças neurodegenerativas em que o declínio cognitivo prejudica a dinâmica dos horários de alimentação, além de resultar na perda da capacidade de mastigar e deglutir de forma eficaz e segura[39].

A disfagia também é muito prevalente nos idosos. Estudos mostraram uma prevalência que pode chegar a 57% na presença de demência, sendo a pneumonia aspirativa uma causa comum de morte em idosos com alterações cognitivas importantes[40-42].

Uma vez que o alvo terapêutico seja melhorar o desfecho clínico, e dentro do contexto de um agravo ou uma doença, muitas vezes faz-se necessário otimizar a oferta calórica e proteica por terapia nutricional enteral (TNE), seja de forma exclusiva seja de forma a complementar à alimentação oral. Nesses casos, estudos mostraram ganho de peso e melhora nutricional em pacientes idosos[43].

Assim a TNE deve ser indicada para pacientes idosos nas seguintes situações[38-44]:

- Quando a ingestão de alimentos/suplementos por via oral for insuficiente para atender às necessidades de energia e proteínas.
- Diante de quadros clínicos específicos que necessitam de grande oferta de nutrientes para promover a recuperação do estado de saúde e que não estão adequadamente supridas pela alimentação oral (p. ex., estado crítico, cicatrização de feridas, grandes cirurgias, sarcopenia, queimaduras extensas).
- Quando a oferta de energia e calorias é necessária para melhorar a qualidade de vida.
- Quando a ingestão de alimentos por via oral é impossível (p. ex., lesões graves de cavidade oral, cirurgias de face e/ou cabeça e pescoço, obstruções completas de trato gastrointestinal e fístulas de alto débito).
- Quando a alimentação por via oral pode expor e aumentar o risco de broncoaspiração e pneumonia aspirativa.

Idosos com doenças clínicas ou cirúrgicas, agudas e/ou crônicas que apresentam distúrbios disfágicos com risco para broncoaspiração, tempo prolongado para completar suas refeições, perda de peso involuntária, função respiratória em declínio, desidratação e necessitam de TNE por longo prazo (mais de 4 semanas), têm indicação de gastrostomia[45]. A autorização prévia do procedimento pelo próprio paciente e/ou por seu responsável legal deve fazer parte do processo. Recomenda-se gastrostomia endoscópica percutânea (GEP) precocemente antes que ocorra agravamento do estado nutricional e/ou comprometimento da função respiratória[45-47].

Os benefícios da GEP, bem como os potenciais riscos, devem ser explicados ao paciente e a seus cuidadores/familiares, sempre ressaltando os prejuízos nutricionais que podem ocorrer caso o procedimento seja adiado. Um estudo prospectivo mostrou que pacientes com GEP apresentaram melhor sobrevida e menor taxa de aspiração quando comparados a indivíduos com sonda nasoenteral por longo período[46,47]. Kurien et al. avaliaram 1.327 pacientes com gastrostomia e encontraram que a GEP precoce favoreceu uma menor taxa de óbito quando comparada aos que adiaram o procedimento[48].

Todavia, dados disponíveis na literatura sobre uso da GEP em idosos ainda são conflitantes. Uma revisão sistemática não encontrou diferença na incidência de pneumonia aspirativa e outras complicações entre os pacientes com sonda nasoenteral e GEP. Pacientes idosos com demência avançada, submetidos a GEP, não apresentaram melhores resultados nutricionais nem na sobrevida, quando comparados a outros pacientes que necessitaram de GEP por outras patologias[49].

TERAPIA NUTRICIONAL PARENTERAL

A terapia nutricional parenteral (TNP) é um procedimento terapêutico seguro e eficaz, que é utilizado para o fornecimento de todos os macronutrientes e micronutrientes por meio de um acesso vascular central ou periférico. Quando indicada, seu objetivo é permitir uma nutrição adequada para pacientes que necessitam de suporte nutricional, e ainda quando a via oral e/ou enteral é contraindicada ou não consegue atender às suas necessidades nutricionais do paciente idoso[50,51].

A idade, por si só, não deve ser um fator para contraindicar a TNP. Quando indicada, a TNP deve ser iniciada imediatamente para reduzir o risco de desnutrição e a perda de massa magra pode ser grave em períodos longos de jejum especialmente em pacientes com maior fragilidade[50-52].

Diversos estudos documentaram que a TNP é um método viável e de sucesso, para suporte nutricional em idosos, não apenas em ambiente hospitalar, mas também em domicílio. A administração de nutrição parenteral domiciliar em idosos com idade avançada teve efeito protetor contra infecção de corrente sanguínea associada ao cateter e, assim, concluíram que a idade não deve ser vista como fator de contraindicação da TNP[53].

Os critérios para a indicação da TNP são os mesmos para os adultos jovens: quando há impossibilidade de dieta oral e/ou TNE ou quando a dieta oral e/ou enteral é insuficiente (menor de 50 a 60% nas necessidades energéticas).

A TNP não está indicada em situações em que não se esperam benefícios ao paciente. Por exemplo, para os idosos em cuidados paliativos, a indicação deve ser baseada no prognóstico da doença, portanto, devem ser considerados o estado nutricional, a ingestão alimentar e a expectativa de vida. A tomada de decisão deve ser sempre em conjunto com o paciente, os familiares e a equipe interdisciplinar, sendo o conforto do paciente a maior prioridade[54].

SÍNDROME DE REALIMENTAÇÃO

A conscientização sobre desnutrição na população idosa está bem estabelecida, ao passo que o potencial risco provocado pela síndrome de realimentação (SR) é muito menos conhecido, especialmente em pacientes idosos. A triagem de risco para a SR não é comumente aplicada[55]. Mesmo quando há desnutrição, o risco é geralmente negligenciado entre pacientes hospitalizados ou institucionalizados[55,56].

Os fatores de risco conhecidos para a SR são IMC reduzido, perda de peso significativa e involuntária, ausência de ingestão de nutrientes por vários dias, baixas concentrações plasmáticas de fósforo, magnésio e potássio e história de abuso de drogas ou álcool. Esses são também os fatores de risco mais comumente observados entre pacientes idosos[57].

A SR, cuja fisiopatologia exata ainda não está clara, ocorre principalmente nas primeiras 72 horas após o início da TNE ou da TNP, quando esta é iniciada de forma plena e agressiva[55-57]. A hipofosfatemia, um dos critérios laboratoriais mais comuns da síndrome, pode cursar com alterações neuromusculares, neurológicas, respiratórias e/ou hematológicas[57].

As consequências clínicas incluem sobrecarga de volume por desequilíbrio dos fluidos e do sódio, redistribuição e maior fluxo intracelular de fósforo, potássio e magnésio com consequente depleção sérica, fraqueza muscular generalizada por redução aguda da força, deficiência de vitaminas, especialmente tiamina (vitamina B1), anemia e, em casos mais graves, insuficiência respiratória grave e falência de múltiplos órgãos[58].

Friedli et al. criaram um algoritmo para a prevenção, o diagnóstico e o tratamento da SR em pacientes idosos hospitalizados. O diagnóstico foi baseado na hipofosfatemia, definida como uma diminuição nos valores de fósforo > 30% abaixo do valor inicial ou < 0,6 mmol/L (1,8 mg/dL), ou ainda quando potássio e magnésio estavam abaixo dos valores normais, após o início da terapia nutricional[59].

As diretrizes do National Institute for Health and Care Excellence (NICE) mostraram que idosos frágeis ou que vivem sozinhos fazem parte do grupo de risco mais propenso à SR. O estado de hidratação também é um ponto-chave no gerenciamento da SR. O peso corporal (ou balanço hídrico) deve ser verificado diariamente no início da terapia nutricional para idosos em risco, pois um aumento de 0,3 a 0,5 kg/dia (1,5 kg/semana) pode ser um sinal de retenção hídrica patológica consequente à instalação da síndrome[60].

Assim, a prevenção da SR inicia-se com uma oferta calórica reduzida, ou seja, menor que 50% do planejado, podendo ser até com 5 a 10 kcal/kg de peso corporal ao dia. A evolução deve ser lenta e progressiva durante as primeiras 72 horas associada à dosagem e à reposição do fósforo sérico quando necessário, a fim de evitar a ocorrência da síndrome. Ainda para a prevenção e o tratamento é fundamental que o paciente em risco seja acompanhado por uma equipe interdisciplinar e que seja realizado o monitoramento laboratorial dos níveis séricos de fósforo, magnésio e potássio, de forma prévia e nos primeiros dias da terapia nutricional, independentemente de sua via (TNE e/ou TNP)[61].

RESUMO

- Necessidades energéticas: 30 a 35 kcal/kg/dia (desnutridos: 32 a 38 kcal/kg/dia).
- Necessidades proteicas: 1,0 a 1,2 g/kg/dia (sem estresse metabólico) e 1,2 a 1,5 g/kg/dia (com estresse metabólico e catabolismo).
- Necessidades hídricas: 30 mL/kg/dia (média de 2,0 L para homens e 1,6 L para mulheres idosas).
- Avaliação da fragilidade e da sarcopenia é essencial para individualizar a terapia nutricional no paciente idoso.
- Triagem e avaliação nutricional em todos os âmbitos de atendimento (ambulatorial, hospitalar e domiciliar): MAN-VR é a ferramenta de escolha.
- A suplementação nutricional oral deve fornecer uma quantidade de até 400 kcal e 30 g de proteínas ao dia.
- Idosos com doenças clínicas agudas e/ou crônicas que apresentam distúrbios disfágicos com risco para broncoaspiração e necessitam de TNE por longo prazo (mais de 4 semanas) têm indicação de gastrostomia (avaliar risco x benefício).
- Os idosos têm alta prevalência e fatores de risco para a síndrome de realimentação: IMC reduzido, perda de peso significativa e involuntária, ausência de ingestão de nutrientes por vários dias, baixas concentrações plasmáticas de fósforo, magnésio e potássio e história de abuso de drogas ou álcool.

REFERÊNCIAS

1. United Nations. World populations prospects 2022. Disponível em https://population.un.org/wpp/.
2. Willis H. Causes, assessment and treatment of malnutrition in older people. Nurs Older People. 2017;29(2):20-5.
3. Cesari M, Marzetti E, Thiem U, Perez-Zepeda MU, Abellan Van Kan G, Landi F, et al. The geriatric management of frailty as paradigm of "The end of the disease era". Eur J Intern Med. 2016;31:11-4.
4. Studenski S. Improving care for community dwelling frail elders through patient and provider engagement. J Nutr Health Aging. 2014;18(5):455-6.
5. Hickson M. Malnutrition and ageing. Postgrad Med J. 2006;82(963):2-8.
6. Fried LP, Tangen CM, Walston J, Newman AB, Hirsch C, Gottdiener J, et al. Cardiovascular health study collaborative research group. Frailty in older adults: evidence for a phenotype. J Gerontol A Biol Sci Med Sci. 2001;56(3):M146-56.
7. Ellis G, Gardner M, Tsiachristas A. Comprehensive geriatric assessment for older adults admitted to hospital. Cochrane Database Syst Rev. 2017;9(9):CD006211.
8. Brett L, Georgiou A, Jorgensen M, Siette J, Scott G, Gow E, et al. Ageing well: evaluation of social participation and quality of life tools to enhance community aged care (study protocol). BMC Geriatr. 2019;19(1):78.
9. Pinotti E, Montuori M, Borrelli V, Giuffrè M, Angrisani L. Sarcopenia: what a surgeon should know. Obes Surg. 2020;30(5):2015-20.
10. Roediger MA, Marucci MF, Santos BZ, Dourado DA, Silva ML, Dourado DAQS. Systematic review of nutritional screening methods for elderly Brazilians living at home. Cien Saude Colet. 2019;24(6):2307-16.
11. Kondrup J, Allison SP, Elia M, Vellas B, Plauth M. ESPEN guidelines for nutrition screening 2002. Clin Nutr. 2003;22(4):415-21.
12. Isautier JMJ, Bosnic M, Yeung SSY, Trappenburg MC, Mesker CGM, Whittaker AC, et al. Validity of nutritional screening tools for community-dwelling older adults: a systematic review and meta-analysis. J Am Med Dir Assoc. 2019;20:1351.e13-1351.e25.
13. Cederholm T, Jensen GL, Correia M, Gonzalez MC, Fukushima R, Higashiguchi T, et al. GLIM criteria for the diagnosis of malnutrition – a consensus report from the global clinical nutrition community. J Cachexia Sarcopenia Muscle. 2019;10(1):207-17.
14. Mueller C, Compher C, Ellen DM. A.S.P.E.N. clinical guidelines: Nutrition screening, assessment, and intervention in adults. JPEN J. 2011;35(1):16-24.
15. Volkert D, Chourdakis M, Faxen-Irving G, Fruhwald T, Landi F, Suominen MH, et al. ESPEN guidelines on nutrition in dementia. Clin Nutr. 2015;34(6):1052-73.
16. Cruz-Jentoft AJ, Baeyens JP, Bauer JM, Boirie Y, Cederholm T, Landi F, et al. Sarcopenia: European consensus on definition and diagnosis: Report of the European Working Group on Sarcopenia in Older People. Age Ageing. 2010;39(4):412-23.
17. Mijnarends DM, Koster A, Schols JM, Meijers JM, Halfens RJ, Gudnason V, et al. Physical activity and incidence of sarcopenia: the population-based AGES-Reykjavik Study. Age Ageing. 2016;45(5):614-20.
18. Aversa Z, Zhang X, Fielding RA, Lanza I, LeBrasseur NK. The clinical impact and biological mechanisms of skeletal muscle aging. Bone. 2019;127:26-36.
19. Mitchell WK, Williams J, Atherton P, Larvin M, Lund J, Narici M. Sarcopenia, dynapenia, and the impact of advancing age on human skeletal muscle size and strength; a quantitative review. Front Physiol. 2012;3:260.
20. Tieland M, Trouwborst I, Clark BC. Skeletal muscle performance and ageing. J Cachexia Sarcopenia Muscle. 2018;9(1):3-19.

21. Lee K, Shin Y, Huh J, Sung YS, Lee IS, Yoon KH, et al. Recent Issues on Body Composition Imaging for Sarcopenia Evaluation. Korean J Radiol. 2019;20(2):205-17.
22. Malmstrom TK, Morley JE. SARC-F: a simple questionnaire to rapidly diagnose sarcopenia. J Am Med Dir Assoc. 2013;14(8):531-2.
23. Barbosa-Silva TG, Menezes AM, Bielemann RM, Malmstrom TK, Gonzalez MC. Enhancing SARC-F: improving sarcopenia screening in the clinical practice. J Am Med Dir Assoc. 2016;17(12):1136-41.
24. Bielemann RM, Gigante DP, Horta BL. Birth weight, intrauterine growth restriction and nutritional status in childhood in relation to grip strength in adults: from the 1982 Pelotas (Brazil) birth cohort. Nutrition. 2016;32(2):228-35
25. Barbosa-Silva TG, Bielemann RM, Gonzalez MC, Menezes AMB. Prevalence of sarcopenia among community-dwelling elderly of a medium-sized South American city: results of the COMO VAI? Study. J Cachexia Sarcopenia Muscle. 2016;7(2):136-43.
26. Cruz-Jentoft AJ, Bahat G, Bauer J, Boirie Y, Bruyère O, Cederholm T, et al. Sarcopenia: revised European consensus on definition and diagnosis. Age Ageing. 2019;48(1):16-31.
27. Gonzalez MC, Barbosa-Silva TG, Heymsfield SB. Bioelectrical impedance analysis in the assessment of sarcopenia. Curr Opin Clin Nutr Metab Care. 2018;21:366-74.
28. Gonzalez MC, Orlandi SP, Santos LP, Barros AJD. Body composition using bioelectrical impedance: Development and validation of a predictive equation for fat-free mass in a middle-income country. Clin Nutr. 2019;38:2175-9.
29. Janssen I. Skeletal muscle cutpoints associated with elevated physical disability risk in older men and women. Am J Epidemiol. 2004;159(4):413-21.
30. van der Werf A, Langius JAE, de van der Schueren MAE, Nurmohamed SA, van der Pant KAMI, Blauwhoff-Buskermolen S, et al. Percentiles for skeletal muscle index, area and radiation attenuation based on computed tomography imaging in a healthy Caucasian population. Eur J Clin Nutr. 2018;72(2):288-96.
31. Volkert D, Beck AM, Cederholm T, Cruz-Jentoft A, Goisser S, Hooper L, et al. ESPEN guideline on clinical nutrition and hydration in geriatrics. Clin Nutr. 2019;38(1):10-47.
32. Bauer J, Biolo G, Cederholm T, Cesari M, Cruz-Jentoft AJ, Morley JE, et al. Evidence-based recommendations for optimal dietary protein intake in older people: a position paper from the PROTAGE Study Group. J Am Med Dir Assoc. 2013;14(8):542-59.
33. Arends J, Baracos V, Bertz H, Bozzetti F, Calder PC, Deutz NEP, et al. ESPEN expert group recommendations for action against cancer-related malnutrition. Clin Nutr. 2017;36(5):1187-96.
34. Sura L, Madhavan A, Carnaby G, Crary MA. Dysphagia in the elderly: management and nutritional considerations. Clin Interv Aging. 2012;7:287-98.
35. Baijens LW, Clave P, Cras P, Ekberg O, Forster A, Kolb GF, et al. European Society for Swallowing Disorders – European Union Geriatric Medicine Society white paper: oropharyngeal dysphagia as a geriatric syndrome. Clin Interv Aging. 2016;11:1403-28.
36. Baum JI, Kim IY, Wolfe RR. Protein consumption and the elderly: what is the optimal level of intake? Nutrients. 2016;8(6):359.
37. Franzke B, Neubauer O, Cameron-Smith D, Wagner KH. Dietary protein, muscle and physical function in the very old. Nutrients. 2018;10(7):935.
38. Miller SL, Wolfe RR. The danger of weight loss in the elderly. J Nutr Health Aging. 2008;12(7):487-91.
39. Newman AB, Yanez D, Harris T, Duxbury A, Enright PL, Fried LP. Weight change in old age and its association with mortality. J Am Geriatr Soc. 2001;49(10):1309-18.
40. Gillette-Guyonnet S, Nourhashemi F, Andrieu S, de Glisezinski I, Ousset PJ, Riviere D, et al. Weight loss in Alzheimer disease. Am J Clin Nutr. 2000;71(2):637s-42s.

41. Albanese E, Taylor C, Siervo M, Stewart R, Prince MJ, Acosta D. Dementia severity and weight loss: a comparison across eight cohorts. The 10/66 study. Alzheimers Dement. 2013;9(6):649-56.
42. Blanc-Bisson C, Fonck M, Rainfray M, Soubeyran P, Bourdel-Marchasson I. Undernutrition in elderly patients with cancer: target for diagnosis and intervention. Crit Rev Oncol Hematol. 2008;67(3):243-54.
43. Sanchez-Rodriguez D, Marco E, Ronquillo-Moreno N, Miralles R, Vazquez-Ibar O, Escalada F, et al. Prevalence of malnutrition and sarcopenia in a post-acute care geriatric unit: applying the new ESPEN definition and EWGSOP criteria. Clin Nutr. 2017;36(5):1339-44.
44. Vetta F, Gianni W, Ronzoni S, Donini LM, Palleschi L, Peppe T, et al. Role of aging in malnutrition and in restitution of nutritional parameters by tube feeding. Arch Gerontol Geriatr. 1996;22(Suppl 1):599-604.
45. Oh DJ, Kim B, Lee JK, Kang HW, Kim JH, Lim YJ, et al. Can percutaneous endoscopic gastrostomy be carried out safely in the elderly? Geriatr Gerontol Int. 2016;16(4):481-5.
46. Rahnemai-Azar AA, Rahnemaiazar AA, Naghshizadian R, Kurtz A, Farkas DT. Percutaneous endoscopic gastrostomy: indications, technique, complications, and management. World J Gastroenterol. 2014;20(24):7739-51.
47. Dwolatzky T, Berezovski S, Friedmann R, Paz J, Clarfield AM, Stessman J, et al. A prospective comparison of the use of nasogastric and percutaneous endoscopic gastrostomy tubes for long-term enteral feeding in older people. Clin Nutr. 2001;20(6):535-40.
48. Kurien M, Leeds JS, Delegge MH, Robson HE, Grant J, Lee FK, et al. Mortality among patients who receive or defer gastrostomies. Clin Gastroenterol Hepatol. 2013;11(11):1445-50.
49. Ayman AR, Khoury T, Cohen J, Chen S, Yaari S, Daher S, et al. PEG insertion in patients with dementia does not improve nutritional status and has worse outcomes as compared with PEG insertion for other indications. J Clin Gastroenterol. 2017;51(5):417-20.
50. Hearnshaw SA, Thompson NP. Use of parenteral nutrition in hospitals in the North of England. J Hum Nutr Diet. 2007;20(1):14-23;quiz 4-6.
51. Violante G, Alfonsi L, Santarpia L, Cillis MC, Negro G, De Caprio C, et al. Adult home parenteral nutrition: a clinical evaluation after a 3-year experience in a Southern European centre. Eur J Clin Nutr. 2006;60(1):58-61.
52. Bond A, Soop M, Taylor M, Purssell H, Abraham A, Teubner A, et al. Home parenteral nutrition and the older adult: experience from a national intestinal failure unit. Clin Nutr. 2020;39:1418-22.
53. Mateu-de Antonio J, Berlana D, Pons-Bussom M, Badia-Tahull MB, Miana-Mena MT, Martinez--Castro B, et al. Multicenter study of parenteral nutrition in non-critically ill elderly patients compared to younger patients – study IAIOS-PN (Incidence and Assessment of Iatrogenesis in Older Subjects receiving Parenteral Nutrition). Nutr Hosp. 2018;35(2):252-8.
54. Sobotka L, Schneider SM, Berner YN, Cederholm T, Krznaric Z, Shenkin A, et al. ESPEN Guidelines on Parenteral Nutrition: geriatrics. Clin Nutr. 2009;28(4):461-6.
55. Aubry E, Friedli N, Schuetz P, Stanga Z. Refeeding syndrome in the frail elderly population: prevention, diagnosis and management. Clin Exp Gastroenterol. 2018;11:255-64.
56. Pourhassan M, Cuvelier I, Gehrke I, Marburger C, Modreker MK, Volkert D, et al. Prevalence of risk factors for the refeeding syndrome in older hospitalized patients. J Nutr Health Aging. 2018;22(3):321-7.
57. Sorensen J, Kondrup J, Prokopowicz J, Schiesser M, Krahenbuhl L, Meier R, et al. EuroOOPS: an international, multicentre study to implement nutritional risk screening and evaluate clinical outcome. Clin Nutr. 2008;27(3):340-9.
58. Henderson S, Boyce F, Sumukadas D, Witham MD. Changes in serum magnesium and phosphate in older hospitalised patients – correlation with muscle strength and risk factors for refeeding syndrome. J Nutr Health Aging. 2010;14(10):872-6.

59. Friedli N, Stanga Z, Sobotka L, Culkin A, Kondrup J, Laviano A, et al. Revisiting the refeeding syndrome: Results of a systematic review. Nutrition. 2017;35:151-60.
60. National Collaborating Centre for Acute C. National Institute for Health and Clinical Excellence: Guidance. Nutrition support for adults: oral nutrition support, enteral tube feeding and parenteral nutrition. London: National Collaborating Centre for Acute Care (UK) National Collaborating Centre for Acute Care; 2006.
61. Marinella MA. The refeeding syndrome and hypophosphatemia. Nutr Rev. 2003;61(9):320-3.

19
Situações específicas: paciente oncológico

Thais Manfrinato Miola
Liane Brescovici Nunes de Matos

INTRODUÇÃO

A desnutrição acomete aproximadamente 70% dos pacientes com câncer durante o curso da doença, e sua prevalência varia de acordo com o sítio tumoral, o estadiamento e o tratamento. A perda de peso é importante sinal da desnutrição e está presente em 15 a 40% dos pacientes ainda no momento do diagnóstico oncológico. Além disso, pacientes com diagnóstico de tumores de cabeça e pescoço, trato gastrointestinal alto e pulmão devem ser considerados de alto risco nutricional, uma vez que apresentam maiores variações de perda de peso[1-5].

A causa da desnutrição é multifatorial e engloba alterações metabólicas da doença, obstrução tumoral e toxicidade do tratamento. Essa condição piora os resultados clínicos como aumento de taxas de complicações pós-operatórias, toxicidade do tratamento, tempo de internação e mortalidade[4,6-8]. A Figura 1 ilustra as consequências da inflamação sistêmica causada pela doença.

Além da desnutrição, o paciente oncológico pode apresentar outras condições nutricionais como sarcopenia e caquexia. Embora as definições e os métodos diagnósticos sejam distintos, todas essas condições apresentam baixa massa muscular como característica comum (Figura 2 e Tabela 1)[9-11].

A baixa massa muscular é fator de risco para o aumento da toxicidade do tratamento e está relacionada à redução da sobrevida global e sobrevida livre de doença e ocorre por causa da sinergia entre aumento do gasto calórico de repouso, baixa ingestão alimentar, redução do estímulo anabólico pelo exercício físico, presença de inflamação sistêmica, tratamento e progressão da doença[3,4,6,7,13-16].

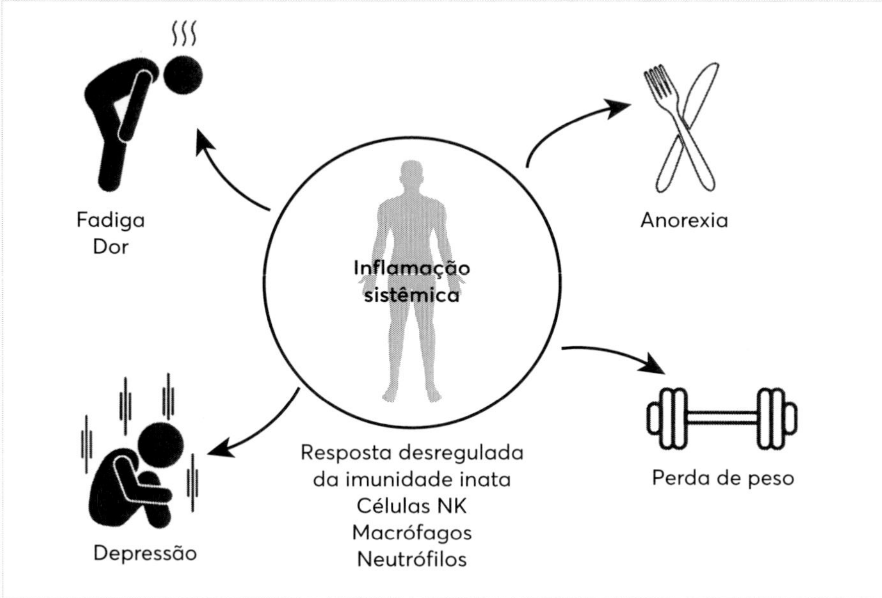

• **FIGURA 1** Inflamação sistêmica e câncer.
Fonte: adaptada de Arends et al. 2017[12].

Desnutrição relacionada à doença com inflamação	Sarcopenia	Caquexia
Resultado da ativação do sistema inflamatório por uma doença de base, como o câncer. A resposta inflamatória causa anorexia e quebra dos tecidos, resultando em perda de peso, alterações na composição corporal e redução da capacidade física	Distúrbio progressivo e generalizado do músculo esquelético associado ao aumento da probabilidade de desfechos adversos, incluindo quedas, fraturas, incapacidade física e mortalidade	Síndrome multifatorial com perda contínua de massa muscular (com ou sem perda de tecido adiposo), que não pode ser totalmente revertida com a TN convencional, levando o organismo a um comprometimento funcional progressivo

• **FIGURA 2** Definições das condições nutricionais.
Fonte: adaptada de Cederholm et al., 2017[9].

• **TABELA 1** Diferenças entre desnutrição, sarcopenia e caquexia

	Desnutrição	Sarcopenia	Caquexia
Perda de peso	X	?	X
Perda de massa muscular	X	X	X
Perda de tecido adiposo	X	?	?
Inflamação	X	?	X
Sintomas de impacto nutricional	X	–	X
Baixa ingestão alimentar	X	–	X

X: sim; ?: não necessariamente presente; –: ausente. Fonte: adaptada de Prado et al., 2021[10].

TRIAGEM E AVALIAÇÃO NUTRICIONAL

O objetivo da triagem nutricional é detectar o risco nutricional e indicar a avaliação nutricional detalhada para os pacientes selecionados. As ferramentas de triagem validadas e que podem ser utilizadas com o paciente oncológico são: Triagem de Risco Nutricional 2002 (NRS-2002), Instrumento Universal de Triagem de Desnutrição (MUST), Instrumento de Triagem de Desnutrição (MST) e Miniavaliação Nutricional versão reduzida (MNA-SF)[10,11,17].

Na aplicação da triagem nutricional já é possível avaliar a perda de peso, sendo esta independentemente associada ao pior prognóstico, além de influenciar na composição corporal, reduzindo principalmente tecido muscular, mas também tecido adiposo e redução na força muscular e função respiratória[11,18]. Considera-se perda de peso grave quando: > 2% em 1 semana, > 5% em 1 mês, > 7,5% em 3 meses e > 10% em 6 meses[18].

Já a avaliação nutricional, composta de avaliação da ingestão dietética, da composição corporal, do nível de atividade física e do padrão metabólico do indivíduo, determina o estado nutricional. Diversos métodos podem ser utilizados, no entanto, a Avaliação Subjetiva Global Produzida pelo Paciente (ASG-PPP) é o método padrão-ouro para pacientes com câncer, além de ser uma ferramenta simples, de baixo custo e de fácil aplicabilidade na prática clínica[10,17,19].

Para a avaliação da composição corporal, recomendam-se antropometria, bioimpedância elétrica (BIA) e métodos de imagem como a absorciometria de raio-x de dupla energia (DEXA) e a tomografia computadorizada (TC). A TC é considerada o método padrão-ouro para a análise da composição corporal em pacientes oncológicos, uma vez que todos os pacientes realizam o exame para estadiamento e seguimento, tornando-o um método de conveniência. A análise do corte transversal da terceira vértebra lombar (L3) apresenta forte correlação com o tecido muscular e adiposo do corpo todo[20-22].

Em relação à avaliação de sarcopenia, é indicado iniciar com a triagem de risco SARC-F ou SARC-Calf[23,24]. Os pacientes que apresentarem sinais sugestivos de sarcopenia na triagem devem ser submetidos à avaliação de força muscular, por meio da força de preensão manual (*handgrip*) ou teste do sentar-se e levantar-se da cadeira. Se a força estiver inadequada, recomenda-se a avaliação da quantidade e/ou qualidade da massa muscular por BIA, DEXA, TC ou ressonância magnética (RM). Quando a força e a massa muscular apresentarem valores baixos, deve-se analisar a funcionalidade, podendo utilizar teste de velocidade de marcha, teste de caminhada, *timed up and go* (TUG) ou *Short Physical Performance Battery* (SPPB) (Figura 3). O paciente é classificado com pré-sarcopenia quando a força muscular estiver baixa; sarcopenia quando a força e a massa muscular estiverem inadequadas; e sarcopenia grave quando apresentar inadequação na força, na massa muscular e na funcionalidade (Tabela 2)[24].

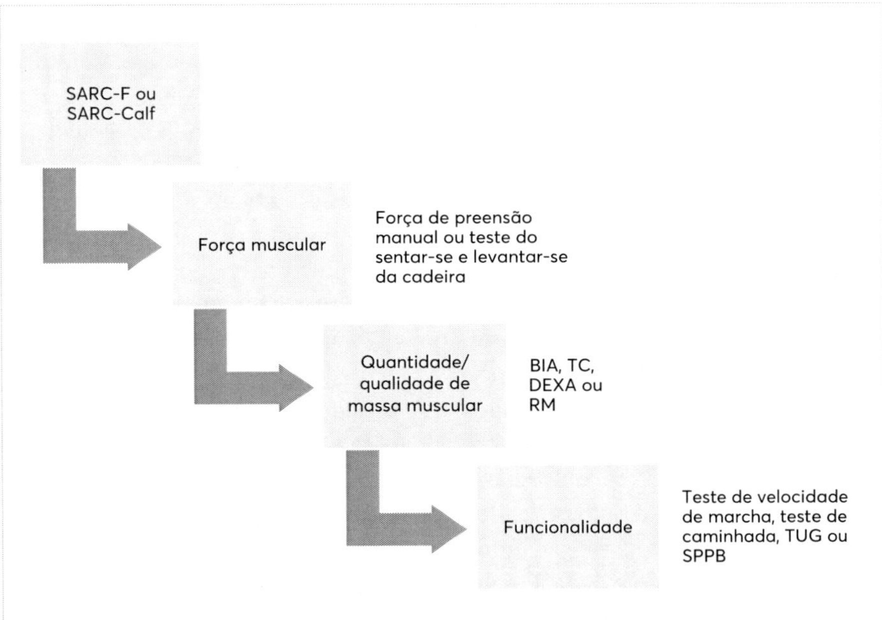

• **FIGURA 3** Fluxograma para avaliação de sarcopenia.

BIA: bioimpedância elétrica; DEXA: densitometria por dupla emissão de raio-X; RM: ressonância magnética; TC: tomografia computadorizada.

Fonte: adaptada de Cruz-Jentoft et al., 2019[24].

• **TABELA 2** Classificação da sarcopenia

Critério	Classificação
Baixa força muscular	Pré-sarcopenia
Baixa força muscular e massa muscular	Sarcopenia
Baixa força muscular, massa muscular e função	Sarcopenia grave

Fonte: adaptada de Cruz-Jentoft et al., 2019[24].

INTERVENÇÃO NUTRICIONAL

A intervenção nutricional inclui aconselhamento dietético e terapia nutricional oral, enteral e parenteral. O aconselhamento dietético é a primeira linha de intervenção e consiste em orientações e manejos de toxicidade, objetivando administrar os sintomas e melhorar a ingestão nutricional[17,25].

O aconselhamento dietético pode ser conduzido com base em três perspectivas: a quantidade de alimentos ingeridos deve ser aumentada, a composição da comida deve ser equilibrada visando a oferta de todos os nutrientes e os suplementos nutricionais orais devem ser considerados[26].

As estratégias nutricionais para os principais sintomas de impacto nutricional decorrente dos tratamentos antineoplásicos são apresentadas na Tabela 3.

Suplementos nutricionais orais auxiliam na melhor tolerância ao tratamento e reduzem tempo de internação e custos hospitalares, melhorando a qualidade de vida. Isso ocorre por causa da melhora da ingestão alimentar com o aumento do consumo calórico-proteico e consequentemente recuperação do estado nutricional. São indicados para pacientes desnutridos ou em risco nutricional, mas vale ressaltar que pacientes com diagnóstico de tumores de cabeça e pescoço, trato gastrointestinal alto e pulmão apresentam risco nutricional somente pelo diagnóstico, devendo receber esse tipo de intervenção independentemente do estado nutricional. Além disso, pacientes em tratamento sistêmico também se beneficiam da intervenção precoce para garantir a oferta nutricional[11,27-30].

O uso de suplemento nutricional na apresentação líquida e com maior densidade energética têm melhor adesão pelos pacientes quando comparado com fórmulas em pó[28]. No entanto, cabe ao profissional nutricionista avaliar qual a fórmula mais adequada para cada paciente e alinhar com ele as formas de apresentação, assim como sabores, e incrementar receitas com esses produtos.

A intervenção com suplementos nutricionais apresenta melhores resultados quando aliada ao aconselhamento dietético e ao acompanhamento regular do paciente. A eficácia da terapia nutricional oral para ganho de massa e força musculares é visível com, no mínimo, 12 semanas de intervenção[15,29,31,32].

• **TABELA 3** Estratégias nutricionais para manejo das toxicidades

Disfagia e odinofagia	Xerostomia	Disgeusia	Náuseas e vômitos
Encaminhar para fonoaudiologia e modificar a consistência da dieta oral de acordo com grau de disfagia Aumentar o aporte calórico e proteico das refeições Indicar suplemento nutricional oral Evitar alimentos secos e duros Preferir alimentos umedecidos Manter cabeceira elevada para alimentar-se Indicar terapia nutricional enteral para disfagia grave	Ingerir líquidos, em pequena quantidade, durante as refeições para facilitar a mastigação e a deglutição Consumir alimentos umedecidos, adicionando caldos e molhos às preparações Usar gotas de limão nos alimentos e nas bebidas (se ausência de mucosite oral) Usar balas cítricas e mentoladas sem açúcar	Estimular a ingestão dos alimentos preferidos Preparar pratos mais coloridos e visualmente apetitosos Usar ervas e especiarias para acentuar o sabor dos alimentos	Oferecer bebidas à base de gengibre Realizar refeições em ambientes tranquilos com pequenas porções de alimentos Alimentar-se em locais arejados, longe de odores forte de comida Preferir alimentos secos e sem alto teor de gordura Preferir alimentos cítricos e gelados Evitar ingestão de líquidos durante as refeições e consumi-los de 30 a 60 minutos antes e depois de comer
Mucosite oral	**Inapetência e anorexia**	**Diarreia**	**Constipação intestinal**
Modificar a consistência da dieta, de acordo com o grau de mucosite Reduzir o consumo de sal e condimentos das preparações Indicar suplemento nutricional oral Evitar alimentos secos, duros, cítricos e picantes Evitar alimentos em extremos de temperatura Encaminhar para o estomatologista	Aconselhamento nutricional por profissional especializado em nutrição oncológica Aumentar a densidade calórica e proteica dos alimentos Orientar dietas hipercalóricas e hiperproteicas fracionadas e em pequenas porções Indicar suplemento nutricional oral	Evitar alimentos ricos em lactose, glúten e sacarose Evitar alimentos e preparações gordurosas e condimentadas Aumentar a ingestão de líquidos Orientar dieta pobre em fibra insolúvel e adequada em fibra solúvel Por causa da dieta restrita, indicar suplemento nutricional oral	Estimular o consumo de alimentos, preparações e sucos ricos em fibras e com característica laxativa Estimular a ingestão hídrica Realizar atividade física se não houver contraindicação médica

Fonte: adaptada de Braspen, 2019[17].

A terapia nutricional enteral está indicada para pacientes com ingestão alimentar abaixo de 60% de suas necessidades nutricionais por no mínimo 2 semanas e/ou com desnutrição grave. A via de acesso, por sonda nasoenteral, gastrostomia ou jejunostomia, dependerá das condições clínicas do paciente e do tempo de utilização. Assim como a fórmula enteral mais indicada, que depende, além das condições clínicas, da capacidade digestiva e absortiva e do estado nutricional e metabólico[17,33]. Vale ressaltar que a nutrição enteral deve ser iniciada em pacientes com câncer de cabeça e pescoço e pulmão quando ocorrer obstrução tumoral, disfagia grave e mucosite oral grave induzida por radioterapia[11].

Já quando o trato digestório não está funcionante e deve permanecer em repouso, a indicação é de nutrição parenteral. Quadros de diarreia grave e mucosite oral grave, que não há possibilidade de passagem de sonda nasoenteral também terão indicação da nutrição parenteral. Essa terapia pode ser utilizada de forma suplementar se o paciente não tolerar a nutrição enteral em quantidades superiores a 60% de suas metas nutricionais por mais de uma semana[17,33].

NUTRIENTES

A oferta proteica varia de 1,0-1,5 g/kg de peso/dia, com alvo de oferta de 1,2 g/kg de peso/dia, podendo chegar a 2,0 g/kg de peso/dia para pacientes com câncer sarcopênicos e com inflamação presente, resistência à secreção de insulina e sedentarismo, sendo distribuída ao longo do dia com 20-30 g de proteínas por refeição[11,15,17]. Com relação à qualidade da proteína, há extensa discussão na literatura, em que estudos mostram que aminoácidos de cadeia ramificada, como a leucina, traz benefícios, uma vez que são um dos principais sinalizadores do anabolismo proteico, assim como a oferta do seu metabólito, HMB (beta-hidroxi-betametilbutirato)[11,15,17,34]. Além disso, as proteínas de origem animal devem ser priorizadas, pois apresentam maior potencial anabólico[35].

O ômega-3 é outro nutriente de grande importância em oncologia. Estudos mostram que sua suplementação reduz a inflamação sistêmica, aumenta a ingestão alimentar, o peso corporal e a massa muscular e melhora o desempenho[11,30,36-38].

A melhora da composição corporal com o uso do ômega-3 pode ocorrer por mecanismos diretos e indiretos. O ômega-3 pode auxiliar na redução da resistência à insulina, contribuindo para maior ativação da via mTOR, uma das principais vias de síntese proteica, além de reduzir a proteólise por meio da redução da expressão de subunidades de proteossoma e consequentemente menor ativação do sistema ubiquitina-proteossoma e diminuição da produção de citocinas pró-inflamatórias[39,40]. A recomendação é de 2,0 a 2,2g de EPA e 1,5 g de DHA por dia[15].

O uso de nutrientes imunomoduladores também apresenta benefícios para os pacientes oncológicos em tratamento cirúrgico e sistêmico. A oferta de arginina, nucleotídeos e ômega-3 combinados reduz as taxas de complicações no pós-operatório e tempo de internação de pacientes cirúrgicos, sendo indicada 5 a 7 dias antes da cirurgia para pacientes bem nutridos e 10 a 14 dias para pacientes desnutridos. No pós-operatório é recomendado por 5 a 7 dias, independentemente do estado nutricional[11,17,41-43]. Já no tratamento sistêmico é observada a redução da gravidade das toxicidades, de marcadores inflamatórios e de estresse oxidativo e menor perda de peso[44-47].

IMUNOTERAPIA

A imunoterapia consiste em hiperestimular a imunidade contra as células tumorais ou inibir a imunotolerância que permite a evasão da apoptose pelo sistema imune[48], sendo um dos pilares terapêuticos do tratamento oncológico. Além da recomendação para tratamento de melanoma e câncer de pulmão, atualmente é indicada para tratamento de tumores de rim, bexiga, mama, cabeça e pescoço, esôfago, neoplasias hematológicas, entre outras, em que as taxas de respostas variam de 10 a mais de 50%[49].

Os efeitos adversos mais comuns são fadiga (18,2%), prurido (10,6%) e diarreia (9,4%)[49]. Para sintomas de impacto nutricional, as estratégias nutricionais devem seguir as recomendações para manejo de toxicidade em quimioterapia (Tabela 3).

MICROBIOTA E CÂNCER

A microbiota humana pode ser definida como sendo bactérias, fungos, protozoários e vírus que coexistem no organismo, habitando as superfícies epiteliais do corpo humano. É composta de cerca de 100 trilhões de microrganismos, que normalmente convivem em uma simbiose harmônica com seu hospedeiro. A microbiota afeta funções fisiológicas, metabolismo, funções neurológicas e cognitivas, hematopoiese, inflamação e imunidade em seu hospedeiro.

A microbiota e seu hospedeiro representam um "superorganismo" no qual a interação entre eles é necessária para a saúde, a sobrevivência e a regulação das funções fisiológicas em nível local e sistêmico. Com base nessa simbiose, desenvolvem-se processos entrelaçados de nutrição e metabolismo. Essa interação promove diversos efeitos em proliferação celular, inflamação e resposta imune, podendo influenciar o câncer em nível de predisposição, instabilidade gênica, suscetibilidade à resposta imune do hospedeiro, progressão da doença, evolução e resposta à terapia oncológica[50-52].

Alguns estudos mostram que a microbiota intestinal interfere em aspectos do metabolismo de drogas, farmacocinética, efeito anticancerígeno e toxicidade. A taxa de absorção e de biodisponibilidade de muitos medicamentos, incluindo terapias contra o câncer, depende de sua exposição intestinal a enzimas do hospedeiro e bacterianas antes de entrar na circulação. Assim, a microbiota teria associação com regulação da resposta a diferentes tipos de quimioterapia, afetando seu mecanismo de ação e toxicidade. As mais bem caracterizadas até o momento são a oxaliplatina e a ciclofosfamida[53].

Apesar de bastante promissor, o estudo e a reposição da microbiota em disbiose com prebióticos e probióticos ainda são bastante incipientes. Os estudos são desafiadores, os ensaios clínicos com probióticos em pacientes com câncer têm limitações como: pequeno tamanho da amostra, tempo de duração do tratamento, falta de dados para análise, efeito em longo prazo, além do uso de cepas variadas. Aguardam-se mais estudos para a avaliação do uso de probiótico em pacientes com câncer, porém acredita-se ser um caminho importante no futuro do tratamento medicamentoso e nutricional[50,53].

RESUMO

- A desnutrição acomete aproximadamente 70% dos pacientes com câncer durante o curso da doença, e a perda de peso é importante sinal da desnutrição.
- A desnutrição é multifatorial e engloba alterações metabólicas da doença, obstrução tumoral e toxicidade do tratamento.
- A baixa massa muscular é fator de risco para o aumento da toxicidade do tratamento e está relacionada à redução da sobrevida global e sobrevida livre de doença.
- A triagem e a avaliação nutricionais são imprescindíveis para a estratificação do risco nutricional e são o ponto de partida para traçar o plano de cuidados nutricionais do paciente, durante a jornada do tratamento oncológico.
- A intervenção nutricional inclui aconselhamento dietético e terapia nutricional oral, enteral e parenteral. A terapia nutricional enteral está indicada para pacientes com ingestão alimentar abaixo de 60% de suas necessidades nutricionais por no mínimo 2 semanas e/ou com desnutrição grave. Quando não é possível utilizar o trato gastrointestinal deve ser indicado a nutrição parenteral.
- A microbiota dos pacientes com câncer parece ter papel fundamental no tratamento, mas ainda são necessários mais estudos.

REFERÊNCIAS

1. Władysiuk MS, Mlak R, Morshed K, Surtel W, Brzozowska A, Małecka-Massalska T. Bioelectrical impedance phase angle as a prognostic indicator of survival in head-and-neck cancer. Curr Oncol. 2016;(5):e481-7.
2. Baracos VE. Cancer-associated malnutrition. Eur J Clin Nutr. 2018;72(9):1255-9.
3. Muscaritoli M, Arends J, Aapro M. From guidelines to clinical practice: a roadmap for oncologists for nutrition therapy for cancer patients. Ther Adv Med Oncol. 2019;11(6):1758835919880084.
4. Ravasco P. Nutrition in cancer patients. J Clin Med. 2019;8(8):924-5.
5. Prado CM, Laviano A, Gillis C, Sung AD, Gardner M, Yalcin S, et al. Examining guidelines and new evidence in oncology nutrition: a position paper on gaps and opportunities in multimodal approaches to improve patient care. Support Care Cancer. 2022;30(4):3073-83.
6. Muscaritoli M, Molfino A, Gioia G, Laviano A, Rossi Fanelli F. The "parallel pathway": a novel nutritional and metabolic approach to cancer patients. Intern Emerg Med. 2011;6(2):105-12.
7. Laviano A, Di Lazzaro L, Koverech A. Nutrition support and clinical outcome in advanced cancer patients. Proc Nutr Soc. 2018;77(4):388-93.
8. Penna F, Ballarò R, Beltrà M, De Lucia S, García Castillo L, Costelli P. The skeletal muscle as an active player against cancer cachexia. Front Physiol. 2019;10:41.
9. Cederholm T, Barazzoni R, Austin P, Ballmer P, Biolo G, Bischoff SC, et al. ESPEN guidelines on definitions and terminology of clinical nutrition. Clin Nutr. 2017;36(1):49-64.
10. Prado C, Mota A, Miola TM. Avaliação inicial do paciente. In: Mathias C, Chaves ALF. Guia de nutrição para o oncologista – Sociedade Brasileira de Oncologia Clínica. 2021. p.10-8.
11. Muscaritoli M, Arends J, Bachmann P, Baracos V, Barthelemy N, Bertz H, et al. ESPEN practical guideline: Clinical Nutrition in cancer. Clin Nutr. 2021;40(5):2898-913.
12. Arends J, Baracos V, Bertz H, Bozzetti F, Calder PC, Deutz NEP, et al. ESPEN expert group recommendations for action against cancer-related malnutrition. Clin Nutr. 2017;36(5):1187-96.
13. Baracos V, Kazemi-Bajestani SM. Clinical outcomes related to muscle mass in humans with cancer and catabolic illnesses. Int J Biochem Cell Biol. 2013;45(10):2302-8.
14. Chindapasirt J. Sarcopenia in cancer patients. Asian Pac J Cancer Prev. 2015;16(18):8075-7.
15. Prado CM, Purcell SA, Laviano A. Nutrition interventions to treat low muscle mass in cancer. J Cachexia Sarcopenia Muscle. 2020;11(2):366-80.
16. Bozzetti F. Chemotherapy-induced sarcopenia. Curr Treat Options Oncol. 2020;21(1):7.
17. BRASPEN. Diretriz Braspen de Terapia Nutricional no Paciente com Câncer. Braspen J. 2019; 34(Supl 3):2-32.
18. INCA. Ministério da Saúde. Instituto Nacional do Câncer José Alencar Gomes da Silva. Inquérito Brasileiro de Nutrição Oncológica. Rio de Janeiro. 2013.
19. Gonzalez MC, Borges LR, Silveira DH, Assunção MCF, Orlandi SP. Validação da versão em português da avaliação subjetiva global produzida pelo paciente. Rev Bras Nutr Clin. 2010;25(2):102-8.
20. Prado CMM, Heymsfield SB. Lean tissue imaging: A new era for nutritional assessment and intervention. J Parenter Enter Nutr. 2014;38(8):940-53.
21. Andreoli A, Garaci F, Cafarelli FP, Guglielmi G. Body composition in clinical practice. Eur J Radiol. 2016;85(8):1461-8.
22. Anjanappa M, Corden M, Green A, Roberts D, Hoskin P, McWilliam A, et al. Sarcopenia in cancer: Risking more than muscle loss. Tech Innov Patient Support Radiat Oncol. 2020;16:50-7.
23. Barbosa-Silva TG, Menezes AM, Bielemann RM, Malmstrom TK, Gonzalez MC; Grupo de Estudos em Composição Corporal e Nutrição (COCONUT). Enhancing SARC-F: Improving Sarcopenia Screening in the Clinical Practice. J Am Med Dir Assoc. 2016;17(12):1136-41.
24. Cruz-Jentoft AJ, Bahat G, Bauer J, Boirie Y, Bruyère O, Cederholm T, et al.; Writing Group for the European Working Group on Sarcopenia in Older People 2 (EWGSOP2), and the Extended Group

for EWGSOP2. Sarcopenia: revised European consensus on definition and diagnosis. Age Ageing. 2019;48(1):16-31.

25. Mello AT, Borges DS, Lima LP, Pessini J, Kammer PV, Trindade EBSM. Effect of oral nutritional supplements with or without nutritional counselling on mortality, treatment tolerance, and quality of life in head and neck cancer patients receiving (chemo)radiotherapy: a systematic review and meta-analysis. Br J Nutr. 2021;125:530-47.
26. Baldwin C, Weekes CE. Dietary advice with or without oral nutritional supplements for disease-related malnutrition in adults. Cochrane Database Syst Rev. 2011;2011(9):CD002008.
27. de Las Peñas R, Majem M, Perez-Altozano J, Virizuela JA, Cancer E, Diz P, et al. SEOM clinical guidelines on nutrition in cancer patients (2018). Clin Transl Oncol. 2019;21(1):87-93.
28. Yalcin S, Gumus M, Oksuzoglu B, Ozdemir F, Evrensel T, Sarioglu AA, et al. Nutritional aspect of cancer care in medical oncology patients. Clin Ther. 2019;41(11):2382-96.
29. de van der Schueren MAE. Use and effects of oral nutritional supplements in patients with cancer. Nutrition. 2019;67-68:110550.
30. Miola TM, Oliveira GS, Podestá OG, Prado C. Terapia nutricional oral. In: Mathias C, Chaves ALF. Guia de nutrição para o oncologista – Sociedade Brasileira de Oncologia Clínica. 2021. p.40-2.
31. Cruz-Jentoft AJ, Landi F, Schneider SM, Zúñiga C, Arai H, Boirie Y, et al. Prevalence of and interventions for sarcopenia in ageing adults: a systematic review. Report of the International Sarcopenia Initiative (EWGSOP and IWGS). Age Ageing. 2014;43:748-59.
32. Lee JLC, Leong LP, Lim SL. Nutrition intervention approaches to reduce malnutrition in oncology patients: a systematic review. Support Care Cancer. 2016;24(1):469-80.
33. Ozorio GA, Souza MTP, Goastico SSV, Waitzberg DL. Dieta enteral e parenteral. In: Mathias C, Chaves ALF. Guia de nutrição para o oncologista – Sociedade Brasileira de Oncologia Clínica. 2021. p.22-8.
34. Kanarek N, Petrova B, Sabatini DM. Dietary modifications for enhanced cancer therapy. Nature. 2020;579:507-17.
35. Ford KL, Arends J, Atherton PJ, Engelen MPKJ, Gonçalves TJM, Laviano A, et al. The importance of protein sources to support muscle anabolism in cancer: An expert group opinion. Clin Nutr. 2022;41(1):192-201.
36. Pappalardo G, Almeida A, Ravasco P. Eicosapentaenoic acid in cancer improves body composition and modulates metabolism. Nutrition. 2015;31(4):549-55.
37. Mattox TW. Cancer cachexia: cause, diagnosis, and treatment. Nutr Clin Pract. 2017;32(5):599-606.
38. Shirai Y, Okugawa Y, Hishida A, Ogawa A, Okamoto K, Shintani M, et al. Fish oil-enriched nutrition combined with systemic chemotherapy for gastrointestinal cancer patients with cancer cachexia. Sci Rep. 2017;7(1):4826.
39. Murphy RA, Yeung E, Mazurak VC, Mourtzakis M. Influence of eicosapentaenoic acid supplementation on lean body mass in cancer cachexia. Br J Cancer. 2011;105(10):1469-73.
40. Dupont J, Dedeyne L, Dalle S, Koppo K, Gielen E. The role of omega-3 in the prevention and treatment of sarcopenia. Aging Clin Exp Res. 2019;31(6):825-36.
41. Miola TM. Terapia nutricional no perioperatório. In: Mathias C, Chaves ALF. Guia de nutrição para o oncologista – Sociedade Brasileira de Oncologia Clínica. 2021. p.19-21.
42. de-Aguilar-Nascimento JE, Salomão AB, Waiztberg DL, Dock-Nascimento DB, Correa MITD, Campos ACL, et al. Diretriz ACERTO de intervenções nutricionais no perioperatório em cirurgia geral eletiva. Rev Col Bras Cir. 2017;44(6):633-48.
43. Weimann A, Braga M, Carli F, Higashiguchi T, Hübner M, Klek S, et al. ESPEN practical guideline: clinical nutrition in surgery. Clin Nutr. 2021;40(7):4745-61.

44. Vasson MP, Talvas J, Perche O, Dillies AF, Bachmann P, Pezet D, et al. Immunonutrition improves functional capacities in head and neck and esophageal cancer patients undergoing radiochemotherapy: a randomized clinical trial. Clin Nutr. 2014;33(2):204-10.
45. Talvas J, Garrait G, Goncalves-Mendes N, Rouanet J, Vergnaud-Gauduchon J, Kwiatkowski F, et al. Immunonutrition stimulates immune functions and antioxidant defense capacities of leukocytes in radiochemotherapy-treated head & neck and esophageal cancer patients: A double-blind randomized clinical trial. Clin Nutr. 2015;34(5):810-7.
46. Prieto I, Montemuiño S, Luna J, de Torres MV, Amaya E. The role of immunonutritional support in cancer treatment: current evidence. Clin Nutr. 2017;36(6):1457-64.
47. Zheng X, Yu K, Wang G, Liu M, Li Y, Yu P, Yang M, et al. Effects of immunonutrition on chemoradiotherapy patients: a systematic review and meta-analysis. JPEN J Parenter Enteral Nutr. 2020;44(5):768-78.
48. Pereira ATAR. Princípios da quimioterapia. In: Miola TM, Pires FRO. Nutrição em oncologia. Barueri: Manole; 2020. p.100-11.
49. Mathias CMC, Munhoz RR, Clara RO, Harada G. Atualização das Diretrizes Brasileiras de Manejo de Toxicidades Imunomediadas Associados ao Uso de Bloqueadores de Correceptores Imunes. Sociedade Brasileira de Oncologia Clínica. 2021.
50. Roy S, Trinchieri G. Microbiota: a key orchestrator of cancer therapy. Nat Rev Cancer. 2017;17(5):271-85.
51. Dai Z, Zhang J, Wu Q, Chen J, Liu J, Wang L, et al. The role of microbiota in the development of colorectal cancer. Int J Cancer. 2019;145(8):2032-41.
52. Herremans KM, Riner AN, Cameron ME, Trevino JG. The microbiota and cancer cachexia. Int J Mol Sci. 2019;20(24):6267.
53. Cheng WY, Wu CY, Yu J. The role of gut microbiota in cancer treatment: friend or foe? Gut. 2020;69(10):1867-76.

20
Nutrientes específicos: fibras

Leticia Fuganti Campos
Antonio Carlos Ligocki Campos

INTRODUÇÃO

As fibras alimentares são resíduos de paredes celulares e de tecidos de sustentação de vegetais, considerados carboidratos não digeridos, solúveis ou insolúveis, com 3 ou mais unidades monoméricas capazes de agregar efeitos fisiológicos benéficos à saúde humana[1,2].

A classificação clássica de fibras se baseia em sua condição de solubilidade, entre fibras solúveis e insolúveis. As fibras solúveis são compostos hidratáveis que formam géis no trato digestório, e muitos dos efeitos fisiológicos se devem a essa característica, como retardo no esvaziamento gástrico e redução da absorção de nutrientes no intestino delgado. Ao chegar ao cólon, as fibras solúveis são fermentadas pelas bactérias, produzindo AGCC (acetato, propionato, butirato). O butirato é utilizado pelas células epiteliais intestinais do cólon como principal fonte de energia, enquanto o propionato e o acetato são metabolizados no fígado e podem ser transportados para os tecidos periféricos, onde são utilizados como fonte de energia. As fibras insolúveis desempenham importante papel na formação do bolo fecal e, consequentemente, ativam o trânsito intestinal, aumentando o volume das fezes e reduzindo seu tempo de trânsito[3]. As recomendações de uso de fibras variam na literatura e no contexto do indivíduo[1,2].

As fibras foram introduzidas nas formulações de nutrição enteral (NE) ao longo do tempo com base no acúmulo de evidências de seu importante papel na manutenção da função intestinal e imune, além de modular os níveis de glicose e lipídios no sangue[4]. Estudos mostram ainda que as fibras têm grandes efeitos na estrutura e na função da microbiota, ajudando a manter a diversidade e levando ao aumento da produção de ácidos graxos de cadeia curta (AGCC)[5].

DESENVOLVIMENTO

Fibras e nutrição enteral

As fórmulas de NE consideradas sem fibras devem apresentar quantidade inferior a 0,1 g de fibras/100 kcal. As consideradas fontes de fibras devem fornecer quantidade superior a 1,5 g de fibras/100 kcal e as classificadas como alto teor de fibras devem fornecer 3 g ou mais de fibras/kcal[6]. Atualmente, o mercado brasileiro apresenta 18 formulações de NE classificadas como padrão sem fibras e 17 formulações padrão com fibras, cuja composição se assemelha às formulações sem fibras, exceto pela adição desse nutriente – que varia de 12 a 22 g/L[7].

Além do conteúdo total de fibras presente nas fórmulas de NE, o tipo da fibra existente na composição também é relevante[1]. As fontes de fibras solúveis disponíveis nas fórmulas de NE disponíveis no mercado nacional são fibra de aveia, goma guar parcialmente hidrolisada, inulina, goma arábica e fruto-oligossacarídeos, e as fontes de fibras insolúveis disponíveis são fibras de soja, de trigo e de celulose microcristalina[7].

Grande parte dos estudos disponíveis na literatura avalia o efeito da mistura de fibras solúveis e fibras insolúveis. É importante destacar, entretanto, que a segurança do uso de fibras solúveis é mais definida, enquanto ainda há divergências na literatura especializada no que diz respeito ao uso de fibras insolúveis, principalmente em pacientes graves[1,7].

Indicações de fibras na nutrição enteral em algumas afecções gastrointestinais

As revisões sistemáticas mostram resultados conflitantes sobre os efeitos de formulações de NE contendo fibras dietéticas na diarreia e em outras disfunções gastrointestinais (GI)[3,4].

Com relação à constipação, as fibras solúveis são viscosas e facilmente fermentáveis no intestino grosso, sendo fundamentais no tratamento dessa alteração funcional por sua capacidade de reter maior quantidade de água e, assim, aumentar a massa fecal e estimular os movimentos peristálticos, diminuindo o tempo de trânsito intestinal. As fibras insolúveis atuam na prevenção e no tratamento da constipação por promoverem desvio hídrico para a luz intestinal. Com isso, contribuem com a formação, o amolecimento e a eliminação do bolo fecal[1,3,8].

Com relação à diarreia, as fibras solúveis têm demonstrado ser efetivas para prevenção e tratamento da diarreia associada com a NE[5]. O uso de 10 a 20 g de fibras solúveis por dia, em pacientes hemodinamicamente estáveis, quando o diagnóstico de diarreia persistente é confirmado parece ser importante[9]. As dietas enterais ricas em fibras trazem benefícios na prevenção do quadro diarreico mesmo em pacientes críticos, desde que não apresentem instabilidade hemodinâmica[1,7,9-11].

A NE é comumente associada com diarreia em pacientes internados, mas essa ocorrência é frequentemente hiperestimada. Ela só deve ser considerada após a exclusão de outras causas. A NE com a adição de fibras é muito mais uma possibilidade terapêutica para diarreia do que causa de diarreia. Entre as estratégias utilizadas para atenuar essa complicação estão a modalidade de infusão, se contínua ou intermitente, o ajuste da velocidade da administração, o tipo de proteína e a presença ou ausência de fibras[1,9,10].

Fibras e paciente crítico

Revisão sistemática recente que incluiu 19 estudos publicados até abril de 2020 mostrou um risco 39% menor de complicações GI em geral para os grupos que receberam fibras em comparação com grupos que não receberam fibras (RR agrupado: 0,61; IC 95%, 0,47-0,79), mas sem diferenças de grupo para complicações GI individuais, mortalidade e tempo de internação hospitalar ou tempo em UTI. Análises estratificadas por intervenções de fibras solúveis ou mistas reduziram a heterogeneidade nos modelos, mas mostraram conclusões idênticas. As fórmulas de NE com inclusão de fibras podem ajudar a reduzir a incidência e a gravidade da diarreia e das complicações GI em geral em pacientes críticos, sem aumentar o risco de outros eventos adversos, mas os *Guidelines* trazem como ressalva para seu uso o paciente não ter dismotilidade grave e/ou risco de isquemia mesentérica. O viés entre medidas GI específicas indica que mais estudos de alta qualidade são necessários para verificar essas conclusões[4].

De maneira similar, revisão sistemática publicada no Brasil também analisou o uso de fibras em NE em pacientes graves. A revisão incluiu oito estudos e teve como base diarreia, outros sintomas GI, como distensão abdominal, volume gástrico residual, vômitos e constipação, microbiota intestinal, tempo de permanência na UTI e óbito. Os autores concluíram que o uso de fibras solúveis nos pacientes graves que se encontram hemodinamicamente estáveis é seguro e pode ser considerado benéfico para a redução dos sintomas GI, em especial a diarreia[1].

Paciente críticos são submetidos com frequência à antibioticoterapia, o que interfere negativamente na microbiota intestinal. Para avaliar se o uso de fibras pode ser benéfico para esses pacientes, um estudo recente comparou 20 pacientes de UTI em uso de antibióticos IV de amplo espectro que receberam NE com e sem fibras. O grupo intervenção recebeu NE com fibra mista derivada de soja e aveia (14,3 g de fibra/L), e o grupo-controle recebeu NE similar em calorias e micronutrientes com 0 g/L de fibra. Foram colhidas amostras microbianas com *swabs* retais e fezes inteiras coletadas no início e nos dias 3, 7, 14 e 30. A conclusão do estudo foi de que a fibra enteral foi associada à tendência não significativa de aumento da abundância relativa de bactérias produtoras de ácidos graxos de cadeia curta (AGCC) e aumento dos níveis desses ácidos em pacientes de UTI que receberam antibióticos IV de amplo espectro[12].

Fibras e controle glicêmico

As fibras podem impactar positivamente no controle glicêmico por diversos motivos: as fibras não são digeridas e exercem função pela passagem no trato GI, com retardo na absorção de carboidratos no intestino delgado. Além disso, elas modulam a microbiota intestinal e agem sobre os hormônios intestinais, alterando a secreção de insulina e sua sensibilidade. As fibras solúveis e insolúveis atuam de maneira diferente nas funções metabólicas, por isso a sinergia de seu consumo é importante[3,13-16].

As fibras solúveis parecem apresentar efeito superior na redução do índice glicêmico (IG), além de apresentar efeito maior na redução do colesterol total e LDL, da pressão arterial e do esvaziamento gástrico. O efeito que as fibras apresentam na redução do IG é importante no controle da glicemia pós-prandial, e, por aumentar o tempo de trânsito intestinal e consequentemente de absorção da glicose, as fibras reduzem o risco de hipoglicemia tardia[3,13-16].

Tanto as fibras solúveis como as insolúveis atuam na melhora de parâmetros metabólicos pela fermentação no cólon, que aumenta a produção de AGCC. A produção de AGCC contribui para o aumento da produção de GLP-1, o que impacta positivamente no melhor controle glicêmico por melhorar a secreção de insulina glicose-dependente, além de reduzir a endotoxemia metabólica por melhorar a função da barreira intestinal e reduzir a translocação de lipopolissacarídeos (LPS) e inflamação, bem como melhorar a resistência insulínica. Ainda, a produção de AGCC reduz a prevalência de bactérias Gram-negativas produtoras de LPS[13-19].

Metanálise recente incluindo 27 estudos mostrou que 20 desses estudos relataram efeitos benéficos das fibras nos biomarcadores metabólicos e inflamatórios; 19, melhora no controle glicêmico; e 15, melhora em marcadores cardiovasculares[20].

Baseado nos benefícios citados, formulações especializadas para o controle glicêmico devem fornecer fibras para melhorar o controle metabólico de pacientes com diabetes ou com hiperglicemia por estresse[21,22].

RESUMO

- As fibras apresentam papel fundamental na manutenção da microbiota intestinal e, consequentemente, na função imune e devem estar incluídas na nutrição enteral.
- Tanto as fibras solúveis como as insolúveis atuam na prevenção e no tratamento da constipação.
- As dietas enterais ricas em fibras solúveis trazem benefícios na prevenção e no tratamento do quadro diarreico do paciente, mesmo críticos, desde que hemodinamicamente estáveis e sem risco de isquemia mesentérica.
- Em pacientes críticos, as fórmulas de NE com inclusão de fibras podem ajudar a reduzir a incidência e a gravidade de complicações GI, sem aumentar o risco de outros eventos adversos. Ressalva para seu uso em paciente com dismotilidade grave e/ou risco de isquemia mesentérica.
- Tanto as fibras solúveis como as insolúveis contribuem para o controle glicêmico e lipídico, além de melhorarem a secreção de insulina e reduzirem a resistência insulínica, e, portanto, devem fazer parte da composição das fórmulas especializadas para controle glicêmico.

REFERÊNCIAS

1. Reis AM, Fruchtenicht AV, Loss SH, Moreira LF. Uso de fibras dietéticas em nutrição enteral de pacientes graves: uma revisão sistemática. Rev Bras Ter Intensiva. 2018;30(3):358-65.
2. Stephen AM, Champ MM, Cloran SJ, Fleith M, van Lieshout L, Mejborn H, et al. Dietary fibre in Europe: current state of knowledge on definitions, sources, recommendations, intakes and relationships to health. Nutr Res Rev. 2017;30(2):149-90.
3. Almaraz RS, Fuentes MM, Milla SL, Plaza BL, López LMB, Candela CG. Indicaciones de diferentes tipos de fibra em distintas patologias. Nutr Hosp. 2015;31(6):2372-83.
4. Cara KC, Beauchesne AR, Wallace TC, Chung M. Safety of using enteral nutrition formulations containing dietary fiber in hospitalized critical care patients: a systematic review and meta-analysis. JPEN J Parenter Enteral Nutr. 2021;45(5):882-906.
5. Tanes C, Bittinger K, Gao Y, Friedman ES, Nessel L, Paladhi UR, et al. Role of dietary fiber in the recovery of the human gut microbiome and its metabolome. Cell Host Microbe. 2021;29(3):394-407.
6. Brasil. RDC n. 21, de 13 de maio de 2015. Brasília: Ministério da Saúde; 2015.
7. Cardoso MGC, Prates SMS, Anastácio LR. Fórmulas para nutrição enteral padrão e modificada disponíveis no Brasil: levantamento e classificação. BRASPEN J. 2018;33(4):402-17.
8. Morais LS, Silva LMA, Nunes NR, Vasconcelos VMS, Santos ACA, Chagas LR, et al. Manejo nutricional na constipação intestinal em terapia de nutrição enteral: um guia de orientações. Res Soc Develop. 2022;11(2):e48011225801.
9. Pitta MR, Campos FM, Monteiro AG, Cunha AGF, Porto JD, Gomes RR. Tutorial on diarrhea and enteral nutrition: a comprehensive step-by-step approach. JPEN J Parenter Enteral Nutr. 2019;43(8):1008-19.
10. Zaman MK, Chin KF, Rai V, Majid HA. Fiber and prebiotic supplementation in enteral nutrition: a systematic review and meta-analysis. World J Gastroenterol. 2015;21(17):5372-81.
11. Yagmurdur H, Leblebici F. Enteral nutrition preference in critical care: Fiber-enriched or fibre-free? Asia Pac J Clin Nutr. 2016;25(4):740-6.

12. Freedberg DE, Messina M, Lynch E, Tess M, Miracle E, Chong DH, et al. Impact of fiber-based enteral nutrition on the gut microbiome of ICU patients receiving broad-spectrum antibiotics: a randomized pilot trial. Crit Care Explor. 2020;2(6):e0135.
13. Vuksan V, Rogovik AL, Jovanovski E, Jenkins AL. Fiber facts: benefits and recommendations for individuals with type 2 diabetes. Curr Diab Rep. 2009;9(5):405-11.
14. Reynolds AN, Akerman AP, Mann J. Dietary fibre and whole grains in diabetes management: systematic review and meta-analyses. PLoS Med. 2020;17(3):e1003053.
15. Larraufie P, Martin-Gallausiaux C, Lapaque N, Dore J. SCFAs strongly stimulate PYY production in human enteroendocrine cells. Sci Rep. 2018;8(1):74.
16. Farrarese R, Ceresola ER, Preti A, Cansucci F. Probiotics, prebiotics and symbiotic for weight loss and metabolic syndrome in the microbiome era. Eur Rev Med Pharmacol Sci. 2018;22(21):7588-605.
17. Zhao L, Zhang F, Ding X, Wu G, Lam YY, et al. Gut bacteria selectively promoted by dietary fibers alleviate type 2 diabetes. Science 2018;359(6380):1151-6.
18. Holst JJ. From the incretin concept and the discovery of GLP-1 to today's diabetes therapy. Front Endocrinol (Lausanne). 2019;10:260.
19. Hartstra AV, Bouter KE, Bäckhed F, Nieuwdorp M. Insights into the role of the microbiome in obesity and type 2 diabetes. Diabetes Care. 2015;38(1):159-65.
20. Colantonio AG, Werner SL, Brown M. The effects of probiotics and substances with prebiotic properties on metabolic and inflammatory biomarkers in individuals with type 2 diabetes mellitus: a systematic review. J Acad Nutr Diet. 2020;120(4):587-607.
21. Campos LF, Hafez VCB, Barreto PA, Gonzalez MC et al. Diretriz BRASPEN de Terapia Nutricional no Diabetes Mellitus. BRASPEN J. 2020;35(Supl 4).
22. Sociedade Brasileira de Diabetes. Princípios gerais da orientação nutricional no diabetes mellitus. In: Diretrizes da Sociedade Brasileira de Diabetes 2019-2020. São Paulo: Clannad; 2019.

21
Nutrientes específicos: glutamina

Diana Borges Dock-Nascimento
José Eduardo de Aguilar-Nascimento

INTRODUÇÃO

A glutamina (GLN) é o mais abundante aminoácido (AA) no plasma, no músculo esquelético e no *pool* de aminoácidos livres[1]. Em 1873 esse AA foi considerado uma molécula biologicamente importante e um componente estrutural das proteínas. Entretanto apenas em 1930, sir Hans Adolf Krebs, pela primeira vez, mostrou que tecidos de mamíferos podiam hidrolisar e sintetizar glutamina[2]. A GLN é combustível essencial para células de replicação rápida, como enterócitos, fibroblastos e leucócitos, além de ser precursora de peptídeos, proteínas, nicotinamida adenina dinucleotídeo fosfato (NADPH), antioxidantes, purinas e pirimidinas[3,4]. É um L-alfa-aminoácido classificado como não essencial, com pH neutro, composta de cinco carbonos e peso molecular de 146,15 kDa. Sua composição orgânica compreende carbono (41,09%), hidrogênio (6,90%), oxigênio (32,84%) e nitrogênio (19,17%)[5]. Esse AA possui dois grupos aminos que permitem transportar o nitrogênio e carrear o NH_3. Embora classicamente a GLN seja um AA não essencial ela é considerada condicionalmente essencial em estados catabólicos, como trauma, sepse, cirurgias, câncer e outras infecções[6]. Também nos exercícios físicos prolongados ocorre redução dos níveis de GLN[7]. Nessas situações as concentrações plasmáticas são reduzidas de sua concentração normal de 500-800 µmol/L para 300-400 µmol/L[8]. Nesses estados de hiperinflamação, as células intestinais, renais e do sistema imune utilizam grandes quantidades de GLN, assim os níveis no plasma e no músculo são marcadamente reduzidos, excedendo sua produção endógena[9-11]. As baixas concentrações plasmáticas de GLN alteram todo o equilíbrio orgânico influenciando na produção de vários componentes dependentes de nitrogênio. A persistência do elevado consumo e da degradação de GLN resulta em imunossupressão[12].

Esse nobre AA desempenha papéis fisiologicamente importantes em vários processos, como na síntese da glutationa e de neurotransmissores[13,14]. Além disso, contribui para a desintoxicação da amônia e para o equilíbrio ácido-base[15]. Tem papel fundamental na barreira intestinal[16] e no sistema imune[17,18]. Em relação ao mecanismo de ação, além de ser o principal combustível para os enterócitos e para as células do sistema imune, a GLN age como precursora da síntese proteica, regula a expressão de vários genes do metabolismo celular, atua na defesa e na regeneração celular, ativa vias de sinalização intracelular como a fosforilação e ainda é importante regulador da função leucocitária[5,6,19]. Uma outra importante ação da GLN durante situações de estresse metabólico é sua potente ação na melhora do estresse oxidativo por meio da glutationa peroxidase (GSH). Por exemplo, em situações inflamatórias agudas, como sepse ou infecção viral, há aumento do estado redox intracelular, e todos os compartimentos celulares ficam vulneráveis ao estresse oxidativo. Nessas situações a GLN atua reduzindo o estresse oxidativo por meio da síntese da GSH[20,21]. Assim a GLN torna-se ainda mais importante, pois sua baixa disponibilidade leva a uma piora do estresse oxidativo.

Também nessas condições agudas inflamatórias, esse AA tem ação protetora em nível celular, atuando na expressão das proteínas citoprotetoras denominadas *heat shock protein* (HSP)[22]. Nesse cenário, estudos mostram que a disponibilidade de GLN mantém a homeostase celular reduzindo a apoptose no ambiente de elevado estresse imunoinflamatório oxidativo por meio da proteção aprimorada mediada por níveis intracelular de HSP[23-25].

Síntese e concentração da glutamina

A síntese de GLN ocorre pela glutamina sintetase e é dependente da disponibilidade do glutamato. Por sua vez, os AA de cadeia ramificada, principalmente a leucina, são os principais responsáveis pela síntese do glutamato (Figura 1)[26,27]. Dessa forma, a concentração e a disponibilidade de GLN dependem do equilíbrio entre a síntese, a liberação e a absorção pelos órgãos e pelos tecidos. Os pulmões, o fígado, o cérebro, os músculos esqueléticos e o tecido adiposo sintetizam a GLN. Já as células do intestino delgado (enterócitos), os leucócitos e os túbulos renais utilizam a GLN como fonte de energia.

Em contrapartida, em situações de estresse metabólico, baixa ingestão de proteínas e de carboidratos, o fígado é o órgão-alvo que mais consome a GLN e a musculatura esquelética reduz sua síntese[28,29]. Um indivíduo saudável de 70 kg possui aproximadamente 70 a 80 g de GLN distribuídos em todo o corpo[30]. No plasma sua concentração varia entre ~500 e 800 μM/L (valores registrados

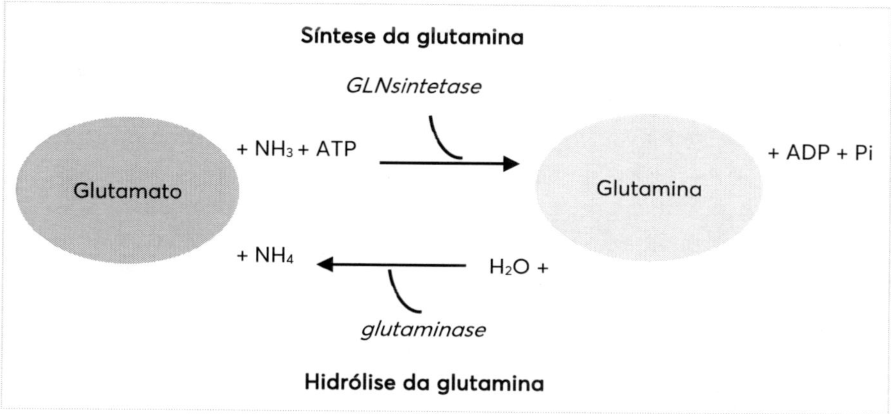

• **FIGURA 1** Síntese da glutamina.

após 12 horas em jejum), o que representa cerca de 20% do *pool* total de aminoácidos livres no sangue[5].

Já no fígado e nos músculos esqueléticos, sua concentração é muito maior que no plasma, representando cerca de 40 a 60% do *pool* total de AA[31,32].

Tanto no plasma como nos tecidos, a concentração é 10 a 100 vezes superior a qualquer outro AA e, por esse motivo, é considerada o AA mais abundante do corpo humano[33-35].

Glutamina e o intestino

Tanto o intestino delgado como o grosso são capazes de metabolizar grandes quantidades de GLN provenientes da dieta e/ou da corrente sanguínea[36,37]. Entre os vários tecidos, o intestino utiliza cerca de 30% da GLN total[38], indicando que é um nutriente-chave para esse órgão. Aproximadamente 10% do total da GLN encontrada no intestino é utilizada para a produção de prolina, ornitina e citrulina. Outros 10 a 15% são incorporados ao tecido intestinal e cerca de 75% são metabolizadas no ciclo de Krebs[39,40]. No final dos anos 1980 e início de 1990, Newsholme mostrou que a maior parte da GLN consumida oralmente não chega à corrente sanguínea e permanece no lúmen intestinal sendo consumida pelos enterócitos[41]. A GLN influencia uma série de vias de sinalização que regulam a proliferação do ciclo de células epiteliais especializadas, incluindo enterócitos, *tight junction*, células caliciformes, células de Paneth, o que permite a manutenção da integridade intestinal[42]. Estudos em adultos saudáveis mostraram que três quartos da GLN, fornecida por via enteral, são absorvidas nos tecidos esplâncnicos, e a maior parte absorvida é metabolizada no intestino[43,44]. Nesse sentido, o intestino compete com outros órgãos e sistemas pela GLN[45]. E ainda, um quarto da GLN presente no plasma é absorvida pelo intestino delgado[46]. Assim esse nobre AA contribui com a integridade da mucosa intestinal, com a manutenção da função de barreira, suprime as vias de sinalização pró-inflamatória, regula as respostas ao estresse e ainda protege contra a apoptose e o estresse celular durante condições normais e patológicas[47-49]. Além disso, a suplementação da GLN auxilia no tratamento das doenças inflamatórias intestinais[50,51]. Estudos recentes mostraram a importância do glutamato no metabolismo do nitrogênio em bactérias entéricas, como *Bacteroides thetaiotaomicron*. A hipótese é que os níveis plasmáticos e fecais de glutamato são influenciados pela composição da microbiota intestinal[52].

Glutamina e sistema imune

Embora a glicose seja um metabólito vital e o principal combustível para um grande número de células, as do sistema imune utilizam a GLN como fonte de energia. Entretanto isso só foi relatado em meados de 1980 quando Newsholme mostrou que a GLN era importante modulador da função leucocitária, como dos linfócitos[53] e macrófagos[54]. Os linfócitos, neutrófilos e macrófagos são ávidos consumidores de GLN em situações de elevado estresse metabólico como sepse, grandes queimaduras, cirurgias de grande porte, desnutrição, além de exercícios físicos de alta intensidade[8,18]. Também foi nos anos 1980 que Eric Newsholme criou o conceito de "imunometabolismo"[34]. Por sua vez, a expressão de vários genes das células do sistema imune também é amplamente dependente da disponibilidade desse AA[34]. Por exemplo, a concentração adequada leva à expressão de marcadores de superfície de células linfocitárias-chave, como CD25, CD45RO e CD71, e à produção de citocinas, como interferona-gama (IFN-gama), TNF-alfa e interleucina 6 (IL-6)[12,33,55,56]. Assim, a GLN atua como um substrato energético para os leucócitos e desempenha papel essencial na proliferação celular, na atividade do processo de reparo tecidual e nas vias intracelulares associadas ao reconhecimento de patógenos. Por essa razão, a GLN é considerada um "combustível para o sistema imune". Contudo, na presença de infecção grave ou de elevado estresse metabólico, as células do sistema imune consomem grande quantidade de GLN, o que leva a uma redução de sua disponibilidade. Em contrapartida, sua síntese está reduzida pelos músculos esqueléticos (principal local de síntese). Dessa forma, linfócitos, macrófagos e neutrófilos têm sua função e seu desempenho prejudicados por causa da falta de sua fonte primária de combustível. Consequentemente, observa-se menor explosão de neutrófilos, declínio em algumas populações de linfócitos T, comprometimento da capacidade proliferativa das células T e menor capacidade fagocitária dos macrófagos resultando em imunossupressão[4,57,58]. E ainda, dependendo da condição clínica, essa baixa concentração plasmática pode contribuir para o agravamento das doenças e das infecções, aumentar o risco de novos quadros de infecção o que resulta em piores desfechos[59] e no aumento da mortalidade[20].

Glutamina na prática clínica

A GLN é encontrada em concentrações relativamente altas em alimentos à base de proteínas vegetais e animais (Tabela 1). Portanto, uma dieta balanceada fornece GLN e outros AA essenciais e não essenciais para a homeostase, o crescimento e a manutenção da saúde. Contudo, em indivíduos saudáveis com dieta balanceada, a suplementação de GLN não aumenta a eficácia imunológica[60].

• **TABELA 1** Composição de proteína, glutamina, glutamato e leucina (100 g de alimento) em alimentos de origem animal e vegetal[84]

Gramas por cada 100 g de alimento	Carne vermelha	Leite desnatado	Arroz polido	Milho	Tofu	Ovo
Proteína total	25,9	3,4	2,7	2,5	6,6	12,6
Glutamina	1,2	0,3	0,3	0,4	0,6	0,6
Glutamato	2,7	0,4	0,2	0,05	0,7	1,0
Leucina	2,2	0,4	0,2	0,4	0,5	0,9

Em contrapartida, durante doença grave e/ou crítica, seguidos de proteólise muscular intensa como sepse, trauma, grandes queimaduras, pós-operatórios ou situações que resultam em déficits na condição nutricional, a homeostase da GLN está prejudicada e os níveis plasmáticos caem levando a piores desfechos clínicos[60,61].

O músculo esquelético sintetiza, armazena e libera a GLN para ser utilizada por órgãos e células, como órgãos linfoides e leucócitos[62], porém, durante a resposta metabólica ao trauma, a massa muscular esquelética é gravemente depletada, por isso os níveis e a disponibilidade da GLN estão reduzidos no plasma. Nessas situações de depleção de GLN há uma redução na proliferação de linfócitos, piora do estresse oxidativo, prejuízos na expressão de proteínas, maior produção de citocinas e aumento da apoptose celular[5].

Dessa maneira a GLN é essencial para a homeostase celular nessas situações, e as células não podem sobreviver e/ou proliferar em um ambiente pobre nesse nutriente. Por isso, nessas situações graves, conforme citado anteriormente, a GLN passa a ser um AA condicionalmente essencial. No entanto, a correlação entre a concentração de GLN no plasma e no tecido variam significativamente entre pacientes hipercatabólicos[63]. Por exemplo, a GLN muscular é drasticamente reduzida em pacientes submetidos à cirurgia abdominal, mas nenhuma alteração ocorre no plasma[64]. Assim como em pacientes críticos, há uma elevada queda da GLN muscular, mas apenas uma leve variação plasmática[63]. Outros locais como o intestino e o fígado podem mostrar redução concomitante no plasma e nos tecidos, ou mesmo uma relação inversa durante a doença grave[65-67]. Assim o baixo nível de GLN plasmática denominado hipoglutaminemia é geralmente usado como parâmetro para indicar a necessidade de sua suplementação nutricional por via oral, enteral ou parenteral[60]. Dessa maneira, a GLN pode ser suplementada em sua forma livre com L-GLN (via oral ou enteral) ou na forma de dipeptídeo, ou seja, ligada a um outro aminoácido para ser administrada por via venosa (nutrição parenteral).

Na prática clínica e segundo as diretrizes atuais, a GLN pode ser ofertada tanto pela via oral/enteral como pela parenteral. A quantidade a ser administrada pode variar entre de 20 e 35 g/24 h ou 0,3 e 0,5 g/kg de peso corporal/dia[68].

Embora a via mais fisiológica para a alimentação seja a oral/enteral, a administração de GLN via parenteral mostra-se superior quando comparada à via oral/enteral[16,69]. Isso é explicado uma vez que os enterócitos consomem grande parte da GLN administrada pela via oral/enteral, o que resulta em uma baixa disponibilidade plasmática da GLN[16]. Contudo mais estudos randomizados bem desenhados são necessários para explorar a relação específica entre as mudanças plasmáticas da GLN em diferentes situações clínicas. Embora haja uma grande quantidade de estudos realizados com vários modelos clínicos, com GLN ofertada por diferentes vias de nutrição, em sua forma livre ou como dipeptídeo, os resultados são sempre questionáveis, confusos e controversos[69,70,71].

Em contrapartida, em 2019 Wischmeyer em uma revisão sistemática[72] baseada em três metanálises[68,73,74] realizadas com pacientes cirúrgicos críticos, grandes queimados, sépticos, vítima de trauma, diagnosticado com pancreatite, em que a quantidade de GLN ficou entre 0,19 e 0,57 g/kg via NPT conclui que a suplementação de GLN em doses "nutricionais, baseadas nas principais diretrizes" é segura, reduz a mortalidade e melhora alguns desfechos. E ainda, conclui que os grandes queimados, as vítimas de trauma e os pacientes em pós-operatório podem se beneficiar da oferta de GLN via parenteral quando a dose administrada for menor que 0,35 g/kg/dia ou via enteral com menos de 0,5 g/kg/dia[73]. Conforme definido pelos resultados do estudo REDOXs[75], os grupos de pacientes que não devem receber GLN atualmente incluem: sepse e choque séptico, com instabilidade hemodinâmica, com doses crescentes de vasopressores e os com insuficiência renal (sobretudo sem diálise ou terapia de substituição renal contínua)[76]. Assim, diante da evidência atual e baseado em várias diretrizes publicadas recentemente, a Tabela 2 mostra as recomendações do uso da GLN em diferentes situações clínicas.

• **TABELA 2** Evidência do uso da glutamina via enteral ou parenteral de acordo com as principais diretrizes atuais

Condição clínica	Evidência
GLN nas enterites, diarreias por radioterapia[76]	Não há dados clínicos consistentes suficientes para recomendar GLN para prevenir enterite ou diarreia induzida por radiação, estomatite, esofagite ou toxicidade cutânea
GLN na quimioterapia convencional ou em doses elevadas[80]	Não há dados clínicos consistentes suficientes para recomendar a suplementação de GLN durante a terapia citotóxica convencional ou direcionada
GLN para paciente cirúrgico com nutrição parenteral[77]	A suplementação parenteral de GLN pode ser considerada em pacientes que não podem se alimentar adequadamente por via enteral e, portanto, necessitam de nutrição parenteral exclusiva
GLN para paciente cirúrgico via oral ou enteral[81]	Atualmente, não há nenhuma recomendação em relação à suplementação de GLN oral ou enteral para o paciente cirúrgico
GLN para paciente crítico[78]	GLN via nutrição parenteral (NP) *vs.* NP-padrão 1. A suplementação de GLN intravenosa pode estar associada à redução da mortalidade, a complicações infecciosas, ao tempo de internação na UTI e no hospital, porém, esse efeito foi observado em estudos pequenos realizado em um único centro. 2. Não há diferença entre a suplementação de GLN intravenosa ofertada como GLN livre *vs.* dipeptídeos ou alimentação isonitrogenada *vs.* não isonitrogenada 3. A suplementação de GLN intravenosa não tem efeito sobre a qualidade de vida em pacientes críticos GLN via NP combinada com GLN via nutrição enteral (NE) 1. Está associada a um aumento na mortalidade hospitalar, em 28 dias, 3 meses e 6 meses, e pode estar associada a um aumento na mortalidade em 14 dias 2. Sem efeito sobre complicações infecciosas, pneumonia associada à ventilação mecânica ou duração da ventilação mecânica 3. Pode estar associada a um aumento no tempo de internação na UTI, mas não tem efeito no tempo de internação hospitalar GLN via NE *vs.* GLN via NP 1. Sem efeito na mortalidade na UTI ou na mortalidade em 6 meses 2. Sem efeito no tempo de internação na UTI e em ambiente hospitalar 3. Sem efeito em complicações infecciosas e no tempo de ventilação mecânica

(continua)

• **TABELA 2** Evidência do uso da glutamina via enteral ou parenteral de acordo com as principais diretrizes atuais (*continuação*)

Condição clínica	Evidência
GLN nas doenças inflamatórias intestinais[79]	Fórmulas contendo GLN ou GLN isolada, não são recomendadas via NE ou NP para pacientes com doença inflamatória intestinal
GLN na pancreatite aguda grave (PAG)[80]	Quando a NE não for viável ou contraindicada e a NP for indicada, a GLN parenteral deve ser suplementada na quantidade de 0,20 g/kg/dia
GLN para paciente crítico por trauma[81]	No trauma grave, doses adicionais de NE de GLN (0,2-0,3 g/kg/dia) podem ser administradas nos primeiros 5 dias de NE. Em caso de cicatrização complicada, pode ser administrada por um período mais longo de 10-15 dias
GLN para pacientes queimados[82]	Em pacientes queimados com mais de 20% de superfície corporal queimada, doses enterais adicionais de GLN (0,3-0,5 g/kg/dia) devem ser administradas por 10-15 dias assim que a NE for iniciada
GLN para o paciente crítico em geral[82]	Em pacientes críticos (exceto grandes queimados e de traumas) a GLN enteral adicional não está indicada Em pacientes críticos com insuficiência hepática e/ou renal, o dipeptídeo GLN via parenteral não está indicado
GLN na terapia enteral para o paciente crítico[82]	Não é recomendado o uso rotineiro da suplementação de GLN enteral para pacientes críticos. Em pacientes de trauma e queimados, o uso de GLN enteral pode ser considerado
GLN na terapia parenteral para o paciente crítico[83]	O uso parenteral de GLN está contraindicado em pacientes com falência múltipla orgânica ou renal, ou hepática, ou com instabilidade hemodinâmica. Em outras condições clínicas via NP, pode ser considerada, porém a avaliação deve ser criteriosa para cada caso
GLN na abreviação do tempo de jejum pré-operatório de 3 horas antes da indução anestésica[83]	Bebidas contendo carboidratos (maltodextrina) associados a uma fonte proteica como GLN ou proteína do soro do leite podem ser ofertadas com segurança até 3 horas antes da indução anestésica

GLN: glutamina; NE: nutrição enteral; NP: nutrição parenteral; UTI: unidade de terapia intensiva.

REFERÊNCIAS

1. Calder P. Glutamine and the immune system. Clin Nutr. 1994;13:2-8.
2. Krebs HA. Metabolism of amino-acids: the synthesis of glutamine from glutamic acid and ammonia, and the enzymic hydrolysis of glutamine in animal tissues. Biochem J. 1935;29:1951-69.
3. Aledo JC. Glutamine breakdown in rapidly dividing cells: waste or investment? Bioessays. 2004;26:778-85.

4. Curi R, de Siqueira Mendes R, de Campos Crispin LA, Norata GD, Sampaio SC, Newsholme P. A past and present overview of macrophage metabolism and functional outcomes. Clin Sci. 2017;131:1329-42.
5. Roth E. Nonnutritive effects of glutamine. J Nutr. 2008;138:2025S-31S.
6. Lacey JM, Wilmore DW. Is glutamine a conditionally essential amino acid? Nutr Rev. 1990;48:297-309.
7. Leite JS, Raizel R, Hypolito TM, Rosa TS, Cruzat VF, Tirapegui J. L-glutamine and l-alanine supplementation increase glutamine-glutathione axis and muscle hsp-27 in rats trained using a progressive high-intensity resistance exercise. Appl Physiol Nutr Metab. 2016;41:842-9.
8. Cruzat VF, Krause M, Newsholme P. Amino acid supplementation and impact on immune function in the context of exercise. J Int Soc Sports Nutr. 2014;11:61.
9. Wischmeyer PE. Glutamine: mode of action in critical illness. Crit Care Med. 2007;35:S541-S4.
10. Karinch AM, Pan M, Lin CM, Strange R, Souba WW. Glutamine metabolism in sepsis and infection. J Nutr. 2001;131:2535S-8S.
11. Askanazi J, Carpentier YA, Michelsen CB, Elwyn DH, Furst P, Kantrowitz LR, et al. Muscle and plasma amino acids following injury. Influence of intercurrent infection. Ann Surg. 1980;192:78-85.
12. Curi R, Lagranha CJ, Doi SQ, Sellitti DF, Procopio J, Pithon-Curi TC. Glutamine-dependent changes in gene expression and protein activity. Cell Biochem Funct. 2005;23:77-84.
13. Albrecht J, Sidoryk-Wegrzynowicz M, Zielinska M, Aschner M. Roles of glutamine in neurotransmission. Neuron Glia Biol. 2010;6:263-76.
14. Amores-Sanchez MI, Medina MA. Glutamine, as a precursor of glutathione, and oxidative stress. Mol Genet Metab. 1999;67:100-5.
15. Patience JF. A review of the role of acid-base balance in amino acid nutrition. J Anim Sci. 1990;68:398-408.
16. Novak F, Heyland DK, Avenell A, Drover JW, Su X. Glutamine supplementation in serious illness: A systematic review of the evidence. Crit Care Med. 2002;30:2022-9.
17. Newsholme P, Curi R, Pithon Curi TC, Murphy CJ, Garcia C, Melo MP. Glutamine metabolism by lymphocytes, macrophages, and neutrophils: Its importance in health and disease. J Nutr Biochem. 1999;10:316-24.
18. Newsholme P. Why is L-glutamine metabolism important to cells of the immune system in health, postinjury, surgery or infection? J Nutr. 2001;131:2515S-22S.
19. Lagranha CJ, Hirabara SM, Curi R, Pithon-Curi TC. Glutamine supplementation prevents exercise-induced neutrophil apoptosis and reduces p38 mapk and jnk phosphorylation and p53 and caspase 3 expression. Cell Biochem Funct. 2007;25:563-9.
20. Rodas PC, Rooyackers O, Hebert C, Norberg A, Wernerman J. Glutamine and glutathione at ICU admission in relation to outcome. Clin Sci. 2012;122:591-7.
21. Cruzat VF, Bittencourt A, Scomazzon SP, Leite JSM, Bittencourt Jr PIH, Tirapegui J. Oral free and dipeptide forms of glutamine supplementation attenuate oxidative stress and inflammation induced by endotoxemia. Nutrition. 2014;30;602-11.
22. Leite JSM, Cruzat VF, Krause M, omem de Bittencourt PI. Physiological regulation of the heat shock response by glutamine: Implications for chronic low-grade inflammatory diseases in age-related conditions. Nutrire. 2016;41:17.
23. Hamiel C R, Pinto S, Hau A, Wischmeyer PE. Glutamine enhances heat shock protein 70 expression via increased hexosamine biosynthetic pathway activity. Am J Physiol Cell Physiol. 2009;297:C1509-19.
24. Raizel R, Leite JS, Hypolito TM, Coqueiro AY, Newsholme P, Cruzat VF, et al. Determination of the anti-inflammatory and cytoprotective effects of l-glutamine and l-alanine, or dipeptide, supplementation in rats submitted to resistance exercise. Br J Nutr. 2016;116:470-9.

25. Singleton KD, Serkova N, Beckey VE, Wischmeyer PE. Glutamine attenuates lung injury and improves survival after sepsis: role of enhanced heat shock protein expression. Crit Care Med. 2005;33:1206-13.
26. Ardawi MSM, Newsholm EA. Maximum activities of some enzymes of glycolysis, the tricarboxylic acid cycle and ketone-body and glutamine utilization pathways in lymphocytes of the rat. Biochem J. 1982;208:743-8.
27. Holecek M. Branched-chain amino acids in health and disease: Metabolism, alterations in blood plasma, and as supplements. Nutr Metab. 2018;15:33.
28. Cooney G, Curi R, Mitchelson A, Newsholme P, Simpson M, Newsholme EA. Activities of some key enzymes of carbohydrate, ketone-body, adenosine and glutamine-metabolism in liver, and brown and white adipose tissues of the rat. Biochem Biophys Res Commun. 1986;138:687-92.
29. Tan HWS, Sim AYL, Long YC. Glutamine metabolism regulates autophagy-dependent mtorc1 reactivation during amino acid starvation. Nat Commun. 2017;8:338.
30. Newsholme EA, Parry-Billings M. Properties of glutamine release from muscle and its importance for the immune system. J Parenter Enter Nutr. 1990;14:63S-67S.
31. Labow BI, Souba WW, Abcouwer SF. Mechanisms governing the expression of the enzymes of glutamine metabolism Glutaminase and glutamine synthetase. J Nutr. 2001;131:2467S-86S.
32. Cruzat VF, Newsholme P. An introduction to glutamine metabolism. In: Glutamine. Boca Raton: CRC; 2017. p.1-18.
33. Curi R, Lagranha CJ, Doi SQ, Sellitti DF, Procopio J, Pithon-Curi TC, et al. Molecular mechanisms of glutamine action. J Cell Physiol. 2005;204:392-401.
34. Curi R, Newsholme P, Marzuca-Nassr GN, Takahashi HK, Hirabara SM, Cruzat V, et al. Regulatory principles in metabolism-then and now. Biochem J. 2016;473:1845-57.
35. Cruzat VF, Pantaleao LC, Donato Jr, Bittencourt Jr PIH, Tirapegui J. Oral supplementations with free and dipeptide forms of l-glutamine in endotoxemic mice: effects on muscle glutamine-glutathione axis and heat shock proteins. J Nutr Biochem. 2014;25:345-52.
36. Wernerman J. Feeding the gut: How, when and with what – the metabolic issue. Curr Opin Crit Care. 2014;20:196-201.
37. Beutheu S, Ouelaa W, Guérin C, Belmonte L, Aziz M, Tennoune N, et al.Glutamine supplementation, but not combined glutamine and arginine supplementation, improves gut barrier function during chemotherapy-induced intestinal mucositis in rats. Clin Nutr. 2014;33:694-701.
38. Wu G. Intestinal mucosal amino acid catabolism. J Nutr. 1998;128:1249-52.
39. Labow BI, Souba WW, Abcouwer SF. Mechanisms governing the expression of the enzymes of glutamine metabolism glutaminase and glutamine synthetase. J Nutr. 2001;131:2467S-86S.
40. Souba WW, Smith RJ, Wilmore DW. Glutamine metabolism by the intestinal tract. J Parenter Enter Nutr. 1985;9:608-17.
41. Newsholme EA. Biochemical mechanisms to explain immunosuppression in well-trained and overtrained athletes. Int J Sports Med. 1994;15(Suppl. 3):S142-S147.
42. Zhang W, Liu HT. MAPK signal pathways in the regulation of cell proliferation in mammalian cells. Cell Res. 2002;12:9-18.
43. Newsholme EA, Carrie AL. Quantitative aspects of glucose and glutamine metabolism by intestinal cells. Gut. 1994; 35:S13-S17.
44. Dechelotte P, Darmaun D, Rongier M, Hecketsweiler B, Rigal O, Desjeux JF. Absorption and metabolic effects of enterally administered glutamine in humans. Am J Physiol. 1991;260:G677-G82.
45. Evans MA, Shronts EP. Intestinal fuels: Glutamine, short-chain fatty acids, and dietary fiber. J Am Diet Assoc. 1992;92:1239-46.
46. Hankard RG, Darmaun D, Sager BK, D'Amore D, Parsons WR, Haymond M. Response of glutamine metabolism to exogenous glutamine in humans. Am J Physiol. 1995; 269:E663-E70.

47. Wang B Wu G, Zhou Z, Dai Z, Sun Y, Ji Y, et al. Glutamine and intestinal barrier function. Amino Acids. 2015;47:2143-54.
48. McCauley R, Kong SE, Hall J. Glutamine and nucleotide metabolism within enterocytes. J. Parenter Enter Nutr. 1998;22:105-11.
49. Kim MH, Kim H. The roles of glutamine in the intestine and its implication in intestinal diseases. Int J Mol Sci. 2017;18:1051.
50. Kim H. Glutamine as an immunonutrient. Yonsei Med J. 2011;52:892-7.
51. Soeters PB, Grecu I. Have we enough glutamine and how does it work? A clinician's view. Ann Nutr Metab. 2012;60:17-26.
52. Liu R, Hong J, Xu X, Feng Q, Zhang D, Gu Y, et al. Gut microbiome and serum metabolome alterations in obesity and after weight-loss intervention. Nat Med. 2017;23:859-68.
53. Ardawi MSM, Newsholme EA. Maximum activities of some enzymes of glycolysis, the tricarboxylic acid cycle and ketone-body and glutamine utilization pathways in lymphocytes of the rat. Biochem J. 1982;208:743-8.
54. Newsholme P, Curi R, Gordon S, Newsholme EA. Metabolism of glucose, glutamine, long-chain fatty-acids and ketone-bodies by murine macrophages. Biochem J. 1986;239:121-5.
55. Roth E, Oehler R, Manhart N, Exner R, Wessner B, Strasser E, et al. Regulative potential of glutamine – relation to glutathione metabolism. Nutrition. 2002;18:217-21.
56. Hiscock N, Petersen EW, Krzywkowski K, Boza J, Halkjaer-Kristensen J, Pedersen BK. Glutamine supplementation further enhances exercise-induced plasma il-6. J Appl Physiol. 2003;95:145-8.
57. Bassit RA, Sawada LA, Bacurau RF, Navarro F, Martins Jr E. Santos RVT, et al. Branched-chain amino acid supplementation and the immune response of long-distance athletes. Nutrition. 2002;18:376-9.
58. Rogeri P, Rosa L. Plasma glutamine concentration in spinal cord injured patients. Life Sci. 2005;77:2351-60.
59. Oudemans-van Straaten HM, Bosman RJ, Treskes M, Spoel HJVD, Zadstra DF. Plasma glutamine depletion and patient outcome in acute ICU admissions. Intensive Care Med. 2001;27:84-90.
60. Cruzat V, Macedo Rogero M, Noel Keane K, Curi R, Newsholme P. Glutamine: metabolism and immune function, supplementation and clinical translation. Nutrients. 2018;10(11):1564.
61. Hermans G, Van den Berghe G. Clinical review: intensive care unit acquired weakness. Crit Care. 2015;19:274.
62. Newsholme EA, Newsholme P, Curi R. The role of the citric acid cycle in cells of the immune system and its importance in sepsis, trauma and burns. Biochem Soc Symp. 1987;54:145-62.
63. Smedberg M, Wernerman J. Is the glutamine story over? Crit Care. 2016;20:361.
64. Hammarqvist F, Wernerman J, Ali R, von der Decken A, Vinnars E. Addition of glutamine to total parenteral nutrition after elective abdominal surgery spares free glutamine in muscle, counteracts the fall in muscle protein synthesis, and improves nitrogen balance. Ann Surg. 1989;209:455-61.
65. Helling G, Wahlin S, Smedberg M, Pettersson L, Tjäder I, Norberg A, et al. Plasma glutamine concentrations in liver failure. PLoS One. 2016;11:e0150440.
66. Souba WW, Herskowitz K, Klimberg VS, Salloum RM, Plumley DA, Copeland EM. The effects of sepsis and endotoxemia on gut glutamine metabolism. Ann Surg. 1990; 211:543-51.
67. Bode BP, Fuchs BC, Hurley BP, Conroy JL, Suetterlin JE, Tanabe KK, et al. Molecular and functional analysis of glutamine uptake in human hepatoma and liver-derived cells. Am J Physiol Gastrointest Liver Physiol. 2002;283:G1062-G1073.
68. Stehle P, Ellger B, Kojic D, Feuersenger A, Schneid C, Stover J, et al. Glutamine dipeptide-supplemented parenteral nutrition improves the clinical outcomes of critically ill patients: A systematic evaluation of randomised controlled trials. Clin. Nutr ESPEN. 2017;17:75-85.
69. Melis GC, Boelens PG, van der Sijp JRM, Popovici T, De Bandt JP, Cynober L, et al. The feeding route (enteral or parenteral) affects the plasma response of the dipetide Ala-Gln and the amino

acids glutamine, citrulline and arginine, with the administration of Ala-Gln in preoperative patients. Br J Nutr. 2005;94:19-26.

70. Smedberg M, Wernerman J. Is the glutamine story over? Crit Care. 2016;20:361.
71. Gunst J, Vanhorebeek I, Thiessen SE, Van den Berghe G. Amino acid supplements in critically ill patients. Pharmacol Res. 2018;130:127-31.
72. Wischmeyer PE. The glutamine debate in surgery and critical care. Curr Opin Crit Care. 2019;25(4):322-8.
73. Wischmeyer PE, Dhaliwal R, McCall M, et al. Parenteral glutamine supplementation in critical illness: a systematic review. Crit Care. 2014;18:R76.
74. Bollhalder L, Pfeil AM, Tomonaga Y, Schwenkglenks M. A systematic literature review and meta-analysis of randomized clinical trials of parenteral glutamine supplementation. Clin Nutr. 2013;32:213-23.
75. Heyland D, Muscedere J, Wischmeyer PE, Cook D, Jones G, Albert M, et al., Canadian Critical Care Trials Group. A randomized trial of glutamine and antioxidants in critically ill patients. New Engl J Med. 2013;368:1489-97.
76. Muscaritoli M, Arends J, Bachmann P, Baracos V, Barthelemy N, Bertz H, et al. ESPEN practical guideline: Clinical Nutrition in cancer. Clin Nutr. 2021;40(5):2898-913.
77. Weimann A, Braga M, Carli F, Higashiguchi T, Hübner M, Klek S, et al. ESPEN practical guideline: Clinical nutrition in surgery. Clin Nutr. 2021;40(7):4745-61.
78. Heyland D. Critical care nutricion systematic reviews. Crit Care Nutrition.
79. Bischoff SC, Escher J, Hébuterne X, Klek S, Krznarc Z, Schneider S, et al. ESPEN practical guideline: Clinical Nutrition in inflammatory bowel disease. Clin Nutr. 2020;39(3):632-53.
80. Arvanitakis M, Ockenga J, Bezmarevic M, Gianotti L, Krznaric Z, Lobo DN, et al. ESPEN guideline on clinical nutrition in acute and chronic pancreatitis. Clin Nutr. 2020;39(3):612-31.
81. Singer P, Blaser AR, Berger MM, Alhazzanni W, Calder PC, Casaer MP, et al. ESPEN guideline on clinical nutrition in the intensive care unit. Clin Nutr. 2019;38(1):48-79.
82. Castro MG, Ribeiro PC, Souza IAO, et al., Diretriz BRASPEN de Terapia Nutricional no Paciente Grave. BRASPEN J. 2023;38(2):1-46.
83. de-Aguilar-Nascimento JE, Salomão AB, Waitzberg DL, Dock-Nascimento DB, Correa MITD, et al. ACERTO guidelines of perioperative nutritional interventions in elective general surgery. Rev Col Bras Cir. 2017;44(6):633-48.
84. Lenders CM, Liu S, Wilmore DW, Sampson L, Dougherty LW, Spiegelman D, et al. Evaluation of a novel food composition database that includes glutamine and other amino acids derived from gene sequencing data. Eur J Clin Nutr. 2009;63:1433-9.

22
Nutrientes específicos: probióticos

Bianca Depieri Balmant
Dan Linetzky Waitzberg

INTRODUÇÃO

A terapia nutricional enteral e parenteral faz parte integral dos cuidados da maioria dos pacientes críticos. Esses pacientes geralmente apresentam mudanças prejudiciais na composição da microbiota intestinal comensal por múltiplos fatores. Entre eles se encontram alterações metabólicas, isquemia intestinal, administração de antibióticos de amplo espectro, profilaxia para gastropatia de estresse, agentes vasoativos, alterações na motilidade e entrega de nutrientes luminais abaixo do ideal[1-3].

Atualmente, ainda existem controvérsias quanto à recomendação de probióticos para pacientes críticos. Contudo, o reequilíbrio da composição da microbiota intestinal (MI) desses pacientes poderia conferir benefícios à saúde, como diminuição da inflamação e modulação do sistema imune. Portanto, será apresentado neste capítulo o panorama geral da utilização de probióticos em pacientes com terapia nutricional enteral.

IMPACTO DAS ALTERAÇÕES DA MICROBIOTA INTESTINAL

O intestino humano hospeda trilhões de microrganismos, predominantemente bactérias, que em conjunto são denominados microbiota intestinal (MI). A MI, quando adequada, coexiste em equilíbrio dinâmico com o hospedeiro, pela disponibilidade de uma conversação, molecular e imunológica, cruzada permanente influenciada pela troca de nutrientes, metabólitos e interações entre proteínas[4]. A identificação da composição da MI, por técnicas de sequenciamento genético, pode apontar mudanças em filos, gêneros, espécies, riqueza e diversidade que têm sido associadas às doenças bem descritas nos últimos anos[5].

Quando comparados com indivíduos considerados saudáveis, os pacientes criticamente enfermos abrigam microrganismos patogênicos que podem competir com espécies comensais da MI[6]. Esse desequilíbrio pode ocorrer em função da resposta do hospedeiro ao estresse patofisiológico e aos tratamentos médicos invasivos e farmacológicos prescritos (por exemplo, antibióticos, inserção de sondas de alimentação, cirurgia etc.)[7,8].

A composição alterada da MI no paciente crítico pode favorecer apoptose, maior permeabilidade intestinal, menor proliferação de células da barreira intestinal e menor integridade de muco intestinal. Além disso, o sistema linfático associado ao intestino tem sua função prejudicada, o que permite translocação de toxinas da luz intestinal para órgãos distantes[9,10].

Um estudo com 301 pacientes críticos descobriu que a maior participação de *Enteroccocus* (> 30% de abundância relativa) na MI se associou com aumento de 19% na probabilidade de morte após a correção estatística da gravidade da doença[11]. Outros estudos observacionais descreveram associações entre composição da MI alterada (com base na exposição a antibióticos ou doenças associadas à disbiose) e subsequente aumento do risco de sepse[12,13].

Nesse sentido, o intestino pode ser considerado condutor de complicações infecciosas e disfunção orgânica (Figura 1), por causa da deterioração subjacente do epitélio intestinal, alteração da função imune e infiltração da MI[10], o que pode aumentar o risco de complicações clínicas, o tempo de internação, a mortalidade e o custo adicional para os sistemas públicos de saúde[14,15].

O manuseio da MI em pacientes críticos tem sido objeto de estudos clínicos. Diferentes estratégias associadas à MI foram propostas para lidar com eventos adversos em pacientes críticos, entre elas, a administração de probióticos isoladamente ou em combinação com prebióticos (simbióticos)[16].

USO DE PROBIÓTICOS EM PACIENTES COM TERAPIA NUTRICIONAL ENTERAL

Probióticos são definidos pela Organização Mundial da Saúde e pela Organização das Nações Unidas para Agricultura e Alimentação como "microrganismos viáveis que, quando ingeridos em quantidades adequadas, podem ser benéficos para a saúde"[17].

Os agentes probióticos têm mecanismos de ação específicos da espécie e da cepa, que incluem inibição competitiva do crescimento bacteriano patogênico e fixação epitelial de patógenos invasivos, eliminação de toxinas patogênicas, aumento da barreira epitelial intestinal e modulação favorável da resposta in-

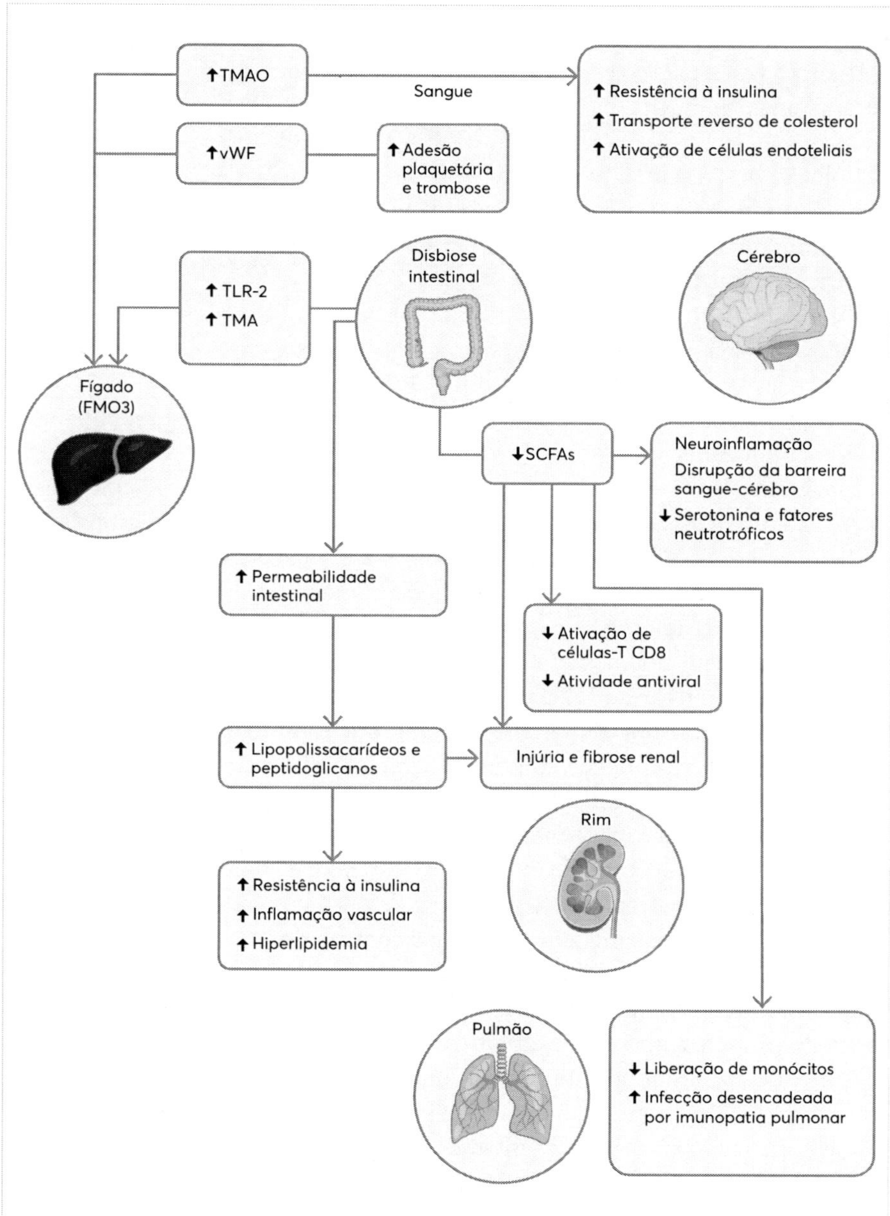

• **FIGURA 1** Ligações entre disbiose e disfunção orgânica.

FMO3: mono-oxigenase-3 contendo flavina; SCFAs: ácidos graxos de cadeia curta; TLR-2: *Toll-like receptor-2*; TMA: trimetilamina; TMAO: trimetilamina-N-óxido; vWF: fator de von Willebrand.
Fonte: adaptada de Ho et al., 2020[10].

flamatória do hospedeiro[18]. Dessa forma, os probióticos poderiam reconstituir a MI alterada de pacientes críticos em terapia nutricional, por meio de dois mecanismos principais:

- Inibição do crescimento de patógenos ou substituição de bactérias patogênicas por bactérias não patogênicas (os probióticos), criando um ambiente microbiano mais favorável e evitando a translocação de bactérias intestinais para o sangue e órgãos distantes[19].
- Influência positiva nas respostas imunes extraintestinais, com produção de metabólitos imunomoduladores[20].

No entanto, os mecanismos exatos de ação da maioria dos probióticos ainda não são conhecidos.

Metanálise envolvendo 30 estudos (2.972 pacientes críticos) indicou que os probióticos estão associados à redução significativa nas infecções adquiridas na unidade de terapia intensiva (UTI), incluindo a pneumonia associada à ventilação mecânica, que é a complicação infecciosa mais comum nesses pacientes. Além disso, houve tendência para redução do tempo de permanência na UTI, embora o uso de probióticos não tenha influenciado outros desfechos clínicos[21].

Outro estudo envolveu 112 pacientes politraumatizados, com expectativa de ventilação mecânica por pelo menos 10 dias, que foram designados aleatoriamente para receber profilaxia com uma fórmula probiótica (consistindo em *L. acidophilus*, *L. plantarum*, *B. lactis* e *Saccharomyces boulardii*) ou placebo, duas vezes ao dia por quinze dias. A incidência de pneumonia associada à ventilação mecânica, à sepse, ao tempo de internação hospitalar e na UTI foi significativamente menor no grupo probiótico[23].

Outras revisões sistemáticas de estudos controlados e randomizados comparando probiótico *versus* placebo em doentes com nutrição enteral também encontraram redução na incidência de pneumonia associada à ventilação mecânica no grupo tratado com probiótico[21,23-25].

Em contrapartida, no estudo randomizado e multicêntrico denominado Prospect, 2.653 pacientes críticos com expectativa de ventilação mecânica por pelo menos 72 horas, foram divididos em dois grupos. Um grupo recebeu 1×10^{10} unidades formadoras de colônias de *L. rhamnosus GG* e o outro recebeu placebo, ambos duas vezes ao dia, por um período de 60 dias ou até a alta. A intervenção probiótica não diminuiu a incidência de pneumonia associada à ventilação mecânica[26].

A discrepância entre esses achados e resultados de outras pesquisas pode ser um produto da heterogeneidade entre os estudos em termos de desenho e população de pacientes, ou diferenças entre as fórmulas probióticas.

Mesmo que a heterogeneidade dos estudos e a escolha do probiótico limitem a indicação como rotina em pacientes com terapia nutricional, a Sociedade Brasileira de Nutrição Enteral e Parenteral, em Diretriz para pacientes graves, considera possível incluir probióticos em protocolos de prevenção de complicações infecciosas e pneumonia associada à ventilação mecânica, em associação com outras medidas profiláticas já comprovadas para esse tipo de infecção[27].

Em relação à diarreia associada ao uso de antibióticos e à causada por *Clostridioides difficile*, a suplementação de probióticos aponta resultados ainda contraditórios. Na metanálise de Manzanares et al., não foi demonstrado benefício do tratamento com probióticos na diarreia[21]. Da mesma forma, Johnstone et al. não encontraram diferenças na incidência de diarreia associada a antibióticos ou infecção por *C. difficile*[26]. No entanto, a suplementação do probiótico VSL#3 em pacientes críticos com terapia nutricional enteral reduziu 50% dos episódios de fezes líquidas em comparação com o grupo placebo[29]. Outros estudos também mostraram efeitos positivos no uso de probióticos para reduzir o risco de diarreia por infecção por *C. difficile*[30].

No geral, as evidências atuais não apoiam inequivocamente o uso de probióticos para a prevenção ou o tratamento de diarreia associada a antibióticos e infecção por *C. difficile* em pacientes críticos. A identificação de subgrupos que poderiam se beneficiar dos probióticos é um importante desafio futuro[29].

Em relação a outros desfechos clínicos, Malik et al.[31] conduziram um estudo controlado e randomizado unicêntrico em pacientes críticos com terapia nutricional por sonda enteral exclusiva. Os pacientes que receberam alimentação enteral suplementada com probióticos (*Lactobacillus casei*, *Lactobacillus lactis*, *Bifidobacterium bifidum*, *Bifidobacterium longum* e *Bifidobacterium infantis*) obtiveram retorno mais rápido da função intestinal e necessitaram menor duração da ventilação mecânica e menor tempo de permanência na UTI.

Em estudo prospectivo, randomizado, monocêntrico e duplo-cego realizado em 80 pacientes após duodenopancreatectomia com preservação do piloro, Rayes et al.[32] utilizaram o produto comercial – Synbiotic-Forte 2000 (Medifarm®, Suécia), consistindo em 10^{10} unidades formadoras de colônia de *Pediococcus pentoseceus*, *Leuconostoc mesenteroides*, *Lactobacillus paracasei subsp paracasei* e *Lactobacillus plantarum*, além de 2,5 g de inulina, farelo de aveia, pectina e amido resistente. Os pacientes do grupo experimento receberam a terapia no dia anterior à cirurgia e continuaram por 8 dias, concomitante a nutrição enteral no pós-operatório. Os autores observaram redução significativa da incidência de infecções bacterianas pós-operatórias, em relação ao grupo placebo, que recebeu apenas fibras e nutrição enteral no pós-operatório imediato.

Adicionalmente, metanálise recente encontrou tendência à redução da mortalidade geral (RR 0,88, IC 95% 0,73, 1,07, p = 0,20, teste de heterogeneidade I^2

= 23%) em pacientes críticos com adição de probióticos à alimentação enteral[33]. Além disso, essa metanálise apontou redução de complicações infecciosas usando probióticos em altas doses (≥ 5 x 109 UFC/dia), e em baixas doses (< 5 x 109 UFC/dia), e a utilização de *L. plantarum* sozinho ou em combinação com outros probióticos se associou com redução significativa em infecções gerais, mas não houve diferenças significativas na inclusão de *Lactobacillus rhamnosus GG*[33].

Embora esses resultados sejam animadores, a administração precoce e mantida de *L. plantarum 299v* não melhorou um desfecho composto por morte, tempo de internação hospitalar e readmissões hospitalares[34]. Johnstone et al. também não encontraram diferenças no tempo de permanência na UTI e no hospital ou ainda na mortalidade[26].

EFEITOS ADVERSOS DO USO DE PROBIÓTICOS EM PACIENTES COM TERAPIA NUTRICIONAL ENTERAL

Existem preocupações relacionadas com a identificação de pacientes doentes que poderiam se beneficiar do uso de probióticos em terapia nutricional enteral[35]. Essa preocupação deve-se, em grande parte, aos resultados negativos do estudo Propatria, que testou o uso de uma mistura de probióticos em pacientes com pancreatite aguda desde o momento do diagnóstico, concomitante ao uso de via de acesso pós-pilórica para a administração de fórmula de dieta enteral contendo fibras. Apesar de observar a redução no número de infecções, o estudo revelou aumento de mortalidade no grupo intervenção por isquemia intestinal[36,37].

Embora outros estudos clínicos randomizados tenham encontrado resultados favoráveis ao uso de probióticos especificamente na pancreatite aguda, contrariando os achados do estudo Propatria[38,39], o uso indiscriminado de probióticos em pacientes graves com terapia nutricional pode, raramente, ser acompanhado de complicações graves e indesejáveis[40].

A preocupação de segurança mais citada em torno dos probióticos é a possibilidade de bacteremia e fungemia associada a seu uso em grupos de alto risco. Os efeitos adversos dos probióticos não são, em geral, descritos em estudos, mas há relatos de casos de infecção possivelmente relacionados ao uso concomitante de probióticos[41]. A maioria dessas infecções ocorreu em grupos "vulneráveis" e, embora sua segurança geral tenha sido confirmada em metanálises, ainda é necessário ter cautela em determinadas situações[40,41].

Os fatores de risco para infecção por cepas probióticas já foram descritos há alguns anos e estão relacionados na Tabela 1[41]. É valido ressaltar que a infecção mediada por bactérias probióticas não ocorre necessariamente por translocação, mas por contaminação, principalmente por causa da lavagem das mãos dequada, após a manipulação do probiótico próxima ao paciente com cateter oso central, por broncoaspiração ou por doença do refluxo gastresofágico[42,43].

TABELA 1 Fatores de risco para infecção por cepas probióticas

ncipais fatores de risco	Fatores de risco menores
unocomprometidos maturidade	Cateter venoso central Mucosa intestinal prejudicada Administração de probióticos por jejunostomia Administração concomitante de antibióticos de largo espectro em que o probiótico é resistente Probióticos com propriedades de aderência da mucosa elevada ou patogenicidade conhecida Doença valvular cardíaca (somente probióticos *Lactobacillus*)

te: adaptada de Boyle et al., 2006[41].

SAFIOS ATUAIS

Mesmo que existam muitas associações entre a composição alterada da MI e esultados adversos em pacientes críticos, o tratamento com probióticos ainda provou ser um benefício clínico claro em pacientes criticamente enfermos. se contexto, Schuurman et al.[30] descreveram os desafios que precisam ser entados para que os probióticos atinjam todo o seu potencial clínico em ientes críticos (Tabela 2).

É válido ressaltar que cada indivíduo carrega uma assinatura microbiana sonalizada que evolui ao longo da vida. Portanto, as consequências heterogê- s da alteração da composição da MI destacam a necessidade de abordagens vidualizadas para reconstituir o microbioma, em vez de uma intervenção biótica padronizada de cepa única em pacientes críticos altamente diversi- dos.

NSIDERAÇÕES FINAIS

A composição da MI sofre mudanças rápidas e extremas durante a doença ca e pode contribuir para complicações graves e indesejáveis. A adição de bióticos na terapia nutricional representa uma nova abordagem para o tra- ento dessas complicações, uma vez que podem restaurar a MI e suprimir escimento de patógenos, principal fonte de infecções sépticas e disfunção ânica.

• **TABELA 2** Desafios atuais para probióticos em pacientes críticos

Eficácia	Embora a maioria das metanálises encontre um efeito positivo, os resultados negativos do recente estudo Prospect[26] lançam dúvidas sobre a eficácia dos probióticos na prevenção de pneumonia associada à ventilação mecânica
Segurança	A falta geral de relatórios de segurança, juntamente com relatórios recentes de bacteremia probiótica, aponta a necessidade de maior atenção para monitorar possíveis danos
Mecanismos	As associações causais entre a intervenção probiótica e melhores resultados em modelos experimentais permanecem em grande parte elusivas
Efeitos do microbioma	A diversidade e a composição do microbioma geralmente não estão entre as medidas de resultados (secundários) em ensaios clínicos, o que dificulta nossa compreensão dos efeitos (em longo prazo) dos probióticos na microbiota intestinal
Heterogeneidade	A microbiota intestinal e o efeito negativo dos antibióticos sobre ela mostram diferenças interindividuais que podem exigir uma terapia mais personalizada

Fonte: adaptada de Schuurman et al., 2022[30].

Estudos recomendam o uso dos probióticos de forma controlada em pacientes críticos, não "vulneráveis", com o objetivo de reduzir a incidência de complicações infecciosas, incluindo episódios de pneumonia associada a ventilação mecânica, diarreia induzida por antibióticos ou por infecção por *Clostridioides difficile*, redução do tempo de permanência na UTI e mortalidade.

Entretanto, existem ainda muitas incertezas para apoiar fortemente a implementação dessas modalidades nas diretrizes atuais para pacientes críticos em uso de terapia nutricional enteral. No geral, a heterogeneidade da população estudada, o número amostral, a variedade de cepas, a ampla gama de doses diárias e a duração da administração de probióticos enfraquecem a força dessa abordagem terapêutica.

É importante notar que os mecanismos moleculares específicos exercidos pelos probióticos não são totalmente elucidados, e seus efeitos benéficos são específicos para espécies particulares e possivelmente até subespécies ou cepas. Também deve ser considerado o acompanhamento de pacientes em uso de probióticos e ensaios clínicos nessa população, observando eventos adversos relacionados.

Espera-se que o avanço da tecnologia de sequenciamento do genoma bacteriano permita melhor entendimento do papel de cada microrganismo nas diferentes condições clínicas no futuro.

RESUMO

- A doença crítica é caracterizada por perda da microbiota intestinal comensal e crescimento excessivo de bactérias potencialmente patogênicas, levando à maior suscetibilidade a infecções e disfunções orgânicas.
- Os probióticos são microrganismos vivos não patogênicos, que podem proteger a barreira intestinal, atenuar o crescimento excessivo de patógenos, diminuir a translocação bacteriana e prevenir infecções em pacientes com terapia nutricional.
- No geral, em pacientes críticos em terapia nutricional enteral, não "vulneráveis", os probióticos foram associados com redução significativa nas infecções e no tempo de permanência na UTI.
- Atualmente, a heterogeneidade clínica e o potencial viés de publicação reduzem as fortes recomendações clínicas e indicam que mais ensaios clínicos de alta qualidade são necessários para provar conclusivamente esses benefícios.

REFERÊNCIAS

1. Maier L, Pruteanu M, Kuhn M, Zeller G, Telzerow A, Anderson EE, et al. Extensive impact of non--antibiotic drugs on human gut bacteria. Nature. 2018;555(7698):623-8.
2. Buelow E, Bello González TDJ, Fuentes S, de Steenhuijsen Piters WAA, Lahti L, Bayjanov JR, et al. Comparative gut microbiota and resistome profiling of intensive care patients receiving selective digestive tract decontamination and healthy subjects. Microbiome. 2017;5(1):88.
3. Nicholson SE, Burmeister DM, Johnson TR, Zou Y, Lai Z, Scroggins S, et al. A prospective study in severely injured patients reveals an altered gut microbiome is associated with transfusion volume. J Trauma Acute Care Surg. 2019;86(4):573-82.
4. Jacobs MC, Haak BW, Hugenholtz F, Wiersinga WJ. Gut microbiota and host defense in critical illness. Curr Opin Crit Care. 2017;23(4):257-63.
5. Lynch SV, Pedersen O. The human intestinal microbiome in health and disease. N Engl J Med. 2016;375(24):2369-79.
6. Wolff NS, Hugenholtz F, Wiersinga WJ. The emerging role of the microbiota in the ICU. Crit Care. 2018;22(1):78.
7. Heneghan AF, Pierre JF, Tandee K, Shanmuganayagam D, Wang X, Reed JD, et al. Parenteral nutrition decreases paneth cell function and intestinal bactericidal activity while increasing susceptibility to bacterial enteroinvasion. JPEN J Parenter Enteral Nutr. 2014;38(7):817-24.
8. Ruppé É, Lisboa T, Barbier F. The gut microbiota of critically ill patients: first steps in an unexplored world. Intensive Care Med. 2018;44(9):1561-4.
9. Agudelo-Ochoa GM, Valdés-Duque BE, Giraldo-Giraldo NA, Jaillier-Ramírez AM, Giraldo-Villa A, Acevedo-Castaño I, et al. Gut microbiota profiles in critically ill patients, potential biomarkers and risk variables for sepsis. Gut Microbes. 2020;12(1):1707610.
10. Ho KM, Kalgudi S, Corbett JM, Litton E. Gut microbiota in surgical and critically ill patients. Anaesth Intensive Care. 2020;48(3):179-95.
11. Freedberg DE, Zhou MJ, Cohen ME, Annavajhala MK, Khan S, Moscoso DI, et al. Pathogen colonization of the gastrointestinal microbiome at intensive care unit admission and risk for subsequent death or infection. Intensive Care Med. 2018;44(8):1203-11.
12. Baggs J, Jernigan JA, Halpin AL, Epstein L, Hatfield KM, McDonald LC. Risk of Subsequent Sepsis Within 90 Days After a Hospital Stay by Type of Antibiotic Exposure. Clin Infect Dis. 2018;66(7):1004-12.

13. Prescott HC, Dickson RP, Rogers MA, Langa KM, Iwashyna TJ. Hospitalization type and subsequent severe sepsis. Am J Respir Crit Care Med. 2015;192(5):581-8.
14. Dickson RP. The microbiome and critical illness. Lancet Respir Med. 2016;4(1):59-72.
15. Haak BW, Wiersinga WJ. The role of the gut microbiota in sepsis. Lancet Gastroenterol Hepatol. 2017;2(2):135-43.
16. Haak BW, Levi M, Wiersinga WJ. Microbiota-targeted therapies on the intensive care unit. Curr Opin Crit Care. 2017;23(2):167-74.
17. Joint FAO/WHO Working Group Report on Drafting Guidelines for the Evaluation of Probiotics in Food. Lond, Ontario, Canada, April 30 and May 1º, 2002.
18. Shi LH, Balakrishnan K, Thiagarajah K, Mohd Ismail NI, Yin OS. Beneficial properties of probiotics. Trop Life Sci Res. 2016;27(2):73-90.
19. van Ruissen MCE, Bos LD, Dickson RP, Dondorp AM, Schultsz C, Schultz MJ. Manipulation of the microbiome in critical illness-probiotics as a preventive measure against ventilator-associated pneumonia. Intensive Care Med Exp. 2019;7(Suppl 1):37.
20. Shimizu K, Ojima M, Ogura H. Gut Microbiota and Probiotics/Synbiotics for Modulation of Immunity in Critically Ill Patients. Nutrients. 2021;13(7):2439.
21. Manzanares W, Lemieux M, Langlois PL, Wischmeyer PE. Probiotic and synbiotic therapy in critical illness: a systematic review and meta-analysis. Crit Care. 2016;19:262.
22. Tsilika M, Thoma G, Aidoni Z, Tsaousi G, Fotiadis K, Stavrou G, et al. A four-probiotic preparation for ventilator-associated pneumonia in multi-trauma patients: results of a randomized clinical trial. Int J Antimicrob Agents. 2022;59(1):106471.
23. Petrof EO, Dhaliwal R, Manzanares W, Johnstone J, Cook D, Heyland DK. Probiotics in the critically ill: a systematic review of the randomized trial evidence. Crit Care Med. 2012;40(12):3290-302.
24. Liu KX, Zhu YG, Zhang J, Tao LL, Lee JW, Wang XD, et al. Probiotics' effects on the incidence of nosocomial pneumonia in critically ill patients: a systematic review and meta-analysis. Crit Care. 2012;16(3):R109.
25. Song H, Hu W, Zhou X, Tao J, Zhang S, Su X, Wu W. Clinical benefits from administering probiotics to mechanical ventilated patients in intensive care unit: a PRISMA-guided meta-analysis. Front Nutr. 2022;8:798827.
26. Johnstone J, Meade M, Lauzier F, Marshall J, Duan E, Dionne J, et al. Probiotics: Prevention of Severe Pneumonia and Endotracheal Colonization Trial (PROSPECT) investigators and the Canadian Critical Care Trials Group. Effect of probiotics on incident ventilator-associated pneumonia in critically ill patients: a randomized clinical trial. JAMA. 2021;326(11):1024-33.
27. Castro MG, Ribeiro PC, Souza IAO, Cunha HFR, Silva MHN, Rocha EEM, et al. Diretriz brasileira de terapia nutricional no paciente grave. BRASPEN J. 2018;33(Supl 1):2-36.
28. Hempel S, Newberry SJ, Maher AR, Wang Z, Miles JN, Shanman R, et al. Probiotics for the prevention and treatment of antibiotic-associated diarrhea: a systematic review and meta-analysis. JAMA. 2012;307(18):1959-69.
29. Frohmader TJ, Chaboyer WP, Robertson IK, Gowardman J. Decrease in frequency of liquid stool in enterally fed critically ill patients given the multispecies probiotic VSL#3: a pilot trial. Am J Crit Care. 2010;19(3):e1-11.
30. Schuurman AR, Kullberg RFJ, Wiersinga WJ. Probiotics in the Intensive Care Unit. Antibiotics (Basel). 2022;11(2):217.
31. Malik AA, Rajandram R, Tah PC, Hakumat-Rai VR, Chin KF. Microbial cell preparation in enteral feeding in critically ill patients: A randomized, double-blind, placebo-controlled clinical trial. J Crit Care. 2016;32:182-8.

32. Rayes N, Seehofer D, Theruvath T, Mogl M, Langrehr JM, Nüssler NC, et al. Effect of enteral nutrition and synbiotics on bacterial infection rates after pylorus-preserving pancreatoduodenectomy: a randomized, double-blind trial. Ann Surg. 2007;246(1):36-41.
33. Heyland DK, Lee Z-Y, Yap C, Ortiz LA, Clark J, Dhaliwal R. Enteral nutrition: probiotics. Critical Care Nutrition; 2021.
34. Litton E, Anstey M, Broadhurst D, Chapman A, Currie A, Ferrier J, et al. Early and sustained Lactobacillus plantarum probiotic therapy in critical illness: the randomised, placebo-controlled, restoration of gut microflora in critical illness trial (ROCIT). Intensive Care Med. 2021;47(3):307-15.
35. Preiser JC, van Zanten AR, Berger MM, Biolo G, Casaer MP, Doig GS, et al. Metabolic and nutritional support of critically ill patients: consensus and controversies. Crit Care. 2015;19(1):35.
36. Besselink MG, Timmerman HM, Buskens E, Nieuwenhuijs VB, Akkermans LM, Gooszen HG; Dutch Acute Pancreatitis Study Group. Probiotic prophylaxis in patients with predicted severe acute pancreatitis (PROPATRIA): design and rationale of a double-blind, placebo-controlled randomised multicenter trial [ISRCTN38327949]. BMC Surg. 2004;4:12.
37. Morrow LE, Gogineni V, Malesker MA. Synbiotics and probiotics in the critically ill after the PROPATRIA trial. Curr Opin Clin Nutr Metab Care. 2012;15(2):147-50.
38. Wang G, Wen J, Xu L, Zhou S, Gong M, Wen P, et al. Effect of enteral nutrition and ecoimmunonutrition on bacterial translocation and cytokine production in patients with severe acute pancreatitis. J Surg Res. 2013;183(2):592-7.
39. Zhang MM, Cheng JQ, Lu YR, Yi ZH, Yang P, Wu XT. Use of pre-, pro- and synbiotics in patients with acute pancreatitis: a meta-analysis. World J Gastroenterol. 2010;16(31):3970-8.
40. Kothari D, Patel S, Kim SK. Probiotic supplements might not be universally-effective and safe: A review. Biomed Pharmacother. 2019;111:537-47.
41. Boyle RJ, Robins-Browne RM, Tang ML. Probiotic use in clinical practice: what are the risks? Am J Clin Nutr. 2006;83(6):1256-64.
42. Skljarevski S, Barner A, Bruno-Murtha LA. Preventing avoidable central line-associated bloodstream infections: Implications for probiotic administration and surveillance. Am J Infect Control. 2016;44(11):1427-8.
43. Vitko HÁ, Troxell JJ. Probiotics in the critical care unit: fad, fact, or fiction? J Emerg Crit Care Med. 2018;2:95.

23
Nutrientes específicos: ômega 3

José Eduardo de Aguilar-Nascimento
Diana Borges Dock-Nascimento

DEFINIÇÃO E TIPOS DE ÁCIDOS GRAXOS ÔMEGA-3

Ácidos graxos ômega-3 (AGω-3), também citados como ω–3 ou n-3, são ácidos graxos poli-insaturados de cadeia longa, caracterizados quimicamente por uma dupla ligação entre o terceiro e o quarto carbono do lado ômega (grupo metila) da molécula. Difere dos ácidos graxos ômega-6 exatamente por localização dessa primeira dupla-ligação que no caso dos ω-6 (AGω-6) está no 6º carbono. São chamados poli-insaturados, pois apresentam mais de uma dupla ao longo da molécula. Os três tipos de AGω-3 podem ser vistos na Tabela 1. O ALA é um ácido graxo essencial e por isso sua ingestão é necessária entre humanos. Já o EPA e o DHA podem em pequeno percentual ser estruturados da molécula de ALA, o que os torna, dessa maneira, essenciais também[1].

• **TABELA 1** Tipos de ácidos graxos: ômega-3

Nome	Estrutura*	Abreviação	Fonte principal
Ácido alfalinolênico	18(3):n-3	ALA	Castanhas, óleo de soja, óleo de canola, óleo de peixe
Ácido eicosapentaenoico	20(5):n-3	EPA	Óleo de peixe
Ácido docasa-hexaenoico	22(6):n-3	DHA	Óleo de peixe

* O primeiro número representa o número de carbonos e o número entre parênteses, o número de duplas-ligações. N-3 significa que a primeira dupla-ligação está no 3º carbono do lado ômega da molécula.

É interessante saber que o balanço entre AGω-3 e AGω-6 na membrana celular é essencial para uma boa saúde, incluindo nisso uma melhor resposta à inflamação. Uma maior quantidade de AGω-6 na composição da membrana celular suscita uma resposta à inflamação mais intensa com produção de mediadores pró-inflamatórios mais potentes. Pelo contrário, uma boa relação entre AGω-6/AGω-3 na composição dessa membrana determina uma produção de mediadores inflamatórios menos potentes se houver algum estímulo inflamatório como trauma, cirurgias eletivas, infecções ou resposta inflamatória sistêmica de qualquer origem. Acredita-se que uma relação de 3:1 entre AGω-6/AGω-3 seja satisfatória para a prevenção e o tratamento de diversas condições e indicada pelas sociedades de nutrição para uma boa alimentação. Serão analisados a seguir alguns benefícios do uso do AGω-3[2].

ENVELHECIMENTO

A expectativa de vida entre a população ocidental vem aumentando e isso ocorre também no Brasil. Em 2019, o país contava com uma população de mais de 32 milhões de pessoas de 60 anos de idade ou mais[3]. Consequentemente, uma proporção maior de idosos, crescente hoje na demografia do país, acarreta algumas consequências como o aumento de custos para a saúde[4]. Estudos mostram que o aconselhamento nutricional para essa população quanto à maior ingestão de AGω-3 leva a benefícios pela maior longevidade e pela menor ocorrência de doenças[5]. Os dados atuais indicam que uma dieta equilibrada (ou por meios de cápsulas) com ALA, EPA e DHA para o idoso pode diminuir o risco de várias condições adversas à saúde no idoso, incluindo demência[6] e todas as condições ligadas à inflamação aguda ou crônica[7]. Em um artigo de consenso, indica-se a dose mínima de 1.000 mg ao dia para o idoso para prevenir ou retardar a doença de Alzheimer. Outro problema no idoso é a sarcopenia. A utilização de AGω-3 também leva a benefícios para a sarcopenia primária do idoso. Como a ação de citocinas pró-inflamatórias está associada à sarcopenia e à ingestão de AGω-3 modula a resposta inflamatória à hipótese de uso-benefício pode ser associada. De fato, ingestão de 1.500 mg diárias de DHA e 1.800 mg de EPA por 6 meses em idosos de ambos os sexos levou ao aumento da massa muscular da coxa e aumento da força de preensão palmar[8]. Esse estudo mostra que a dose de DHA combinado a EPA deve ser alto (3.000 mg ou mais) para combater a sarcopenia.

CAQUEXIA NO CÂNCER

A fisiopatologia da caquexia no paciente oncológico está associada a maior reação inflamatória e aumento de mediadores pró-inflamatórios, principalmente citocinas. São comuns a essa explosão inflamatória perda de apetite, catabolismo muscular e infiltração de tecido gorduroso no músculo esquelético[9]. Dessa forma, conforme dito anteriormente, quanto à ação anti-inflamatória dos AGω-3, o uso de DHA e de EPA pode mitigar o avanço da caquexia no paciente oncológico. Dessa forma, baseada em muitos estudos e revisões sistemáticas, a diretriz da ESPEN, embora com força de recomendação fraca, sugere que o uso de AGω-3 deve ser implementado em pacientes com câncer submetidos à quimioterapia e à radioterapia para evitar desnutrição e caquexia[10]. Essa diretriz sugere que a visão multimodal do tratamento e da prevenção da caquexia com exercícios físicos, uso de altas doses de proteínas associadas a AGω-3 deve trazer benefícios a pacientes oncológicos.

CUIDADO PERIOPERATÓRIO

O trauma suscita uma resposta inflamatória no paciente. Dependendo da composição da membrana celular de células inflamatórias, por exemplo, dos linfócitos, essa resposta pode ser maior ou menor. Pacientes com resposta inflamatória sistêmica de grande intensidade geralmente evoluem pior no pós-operatório e têm maiores riscos de complicações pós-operatórias, tempo de hospitalização e custos hospitalares. Dessa forma, a modulação adequada da resposta inflamatória ao trauma pode ser almejada com o uso pré-operatório de uma dieta imunomoduladora contendo AGω-3 e outros nutrientes funcionais[11]. A ideia é preparar o paciente para ter um bom *ratio* de AGω-6/AGω-3 em sua composição celular antes do procedimento cirúrgico. Com isso, objetiva-se ter uma resposta inflamatória adequada no período pós-trauma. Além disso, 20 a 40% dos pacientes cirúrgicos candidatos a cirurgias de grande porte estão desnutridos no pré-operatório[12,13] e, por isso, a indicação de terapia nutricional pré-operatória por 7 a 14 dias já existe desde o século passado[14,15].

Braga et al.[16], em estudo randomizado com pacientes com câncer colorretal, mostraram que pacientes desnutridos tinham melhor resultado no pós-operatório em termos de tempo de hospitalização e complicações infecciosas se recebessem uma dieta imunomoduladora contendo arginina, nucleotídeos e AGω-3. Outro estudo dos mesmos autores mostrou resultado semelhante em outros tipos de câncer do aparelho digestório[17]. Esse tipo de estudo usando terapia nutricional com dietas imunomoduladora foram reproduzidos por vários autores no início do século atual[18]. Uma metanálise desses estudos realizada por Waitzberg et al. mostrou resultados semelhantes alicerçando ainda mais a indicação do AGω-3 e arginina no perioperatório de pacientes cirúrgicos candidatos a operações de grande porte[19]. Novas metanálises realizadas ao longo dos anos tornaram essa evidência muito consistente[20-22]. Por essa razão, protocolos multimodais de cuidados perioperatórios como o ACERTO[23] ou o ERAS[24] têm feito essa recomendação. Essa recomendação do uso de AGω–3 e arginina também pode ser encontrada em diretrizes de sociedades como a BRASPEN[21], ASPEN e ESPEN. O melhor resultado é conseguido quando a dieta contendo imunonutrientes é utilizada no perioperatório (no pré-operatório e continuada no pós-operatório), porém a evidência mostra que os resultados clínicos são melhores tanto no uso pré-operatório ou no pós-operatório isoladamente *versus* uma dieta normal[25].

PACIENTE GRAVE

No paciente grave, admitido em UTI e em terapia nutricional parenteral (TNP), o uso de soluções lipídicas contendo AGω-3 tem mostrado benefício versus soluções com óleo de soja. Porém, a TNP só deve ser considerada para o paciente crítico quando a nutrição enteral for impossível ou não conseguir atingir os objetivos nutricionais traçados. A maioria das diretrizes sugere uma dose de 0,1 a 0,2 g/kg/dia de óleo de peixe na TNP para o paciente grave. Uma recente metanálise apoia o uso de na TNP[26], Pradelli et al. mostraram em 49 estudos randomizados que o uso de AGω-3 na TNP reduziu tempo de internação na UTI e na enfermaria e o risco de infecção e sepse em 40 e 56%, respectivamente. Assim, o uso de soluções lipídicas contendo AGω-3 na TNP deve ser preferido a qualquer outra solução lipídica[4].

CONSIDERAÇÕES FINAIS

Ao longo do capítulo foi abordado o mecanismo de benefício do AGω-3 em diversas condições clínicas e cirúrgicas pela atenuação da resposta inflamatória. Dependendo da indicação o AGω-3 pode ser administrado na dieta, em cápsulas e nas terapias de suplementação oral, enteral e parenteral. O uso vai desde a indicação preventiva (envelhecimento precoce e complicações pós-operatórias) à indicação de tratamento nutricional no paciente grave com o uso de soluções lipídicas contendo AGω-3.

REFERÊNCIAS

1. Baker EJ, Miles EA, Burdge GC, Yaqoob P, Calder PC. Metabolism and functional effects of plant--derived omega-3 fatty acids in humans. Prog Lipid Res. 2016;64:30-56.
2. Calder PC. Very long-chain n-3 fatty acids and human health: fact, fiction and the future. Proc Nutr Soc. 2018;77:52-72.
3. Instituto Brasileiro de Geografia e Estatística (IBGE). Características gerais dos domicílios e dos moradores: 2019. Pesqui Nac por Amostra Domicílios Contínua; 2019;1-8.
4. Naghavi M, Abajobir AA, Abbafati C, Abbas KM, Abd-Allah F, Abera SF, et al. Global, regional, and national age-sex specific mortality for 264 causes of death, 1980-2016: a systematic analysis for the Global Burden of Disease Study 2016. Lancet. 2017;390:1151-210.

5. Troesch B, Eggersdorfer M, Laviano A, Rolland Y, Smith AD, Warnke I, et al. Expert opinion on benefits of long-chain omega-3 fatty acids (DHA and EPA) in aging and clinical nutrition. Nutrients. 2020;12(9):2555.
6. Yurko-Mauro K, Alexander DD, Van Elswyk ME. Docosahexaenoic acid and adult memory: a systematic review and meta-Analysis. PLoS One. 2015;10:e0120391.
7. Chen L, Deng H, Cui H, Fang J, Zuo Z, Deng J, et al. Inflammatory responses and inflammation-associated diseases in organs. Oncotarget. 2017;9:7204-18.
8. Smith GI, Julliand S, Reeds DN, Sinacore DR, Klein S, Mittendorfer B. Fish oil-derived n-3 PUFA therapy increases muscle mass and function in healthy older adults. Am J Clin Nutr. 2015;102:115-22.
9. Arends J, Baracos V, Bertz H, Bozzetti F, Calder PC, Deutz NEP, et al. ESPEN expert group recommendations for action against cancer-related malnutrition. Clin Nutr. 2017;36:1187-96.
10. Arends J, Bachmann P, Baracos V, Barthelemy N, Bertz H, Bozzetti F, et al. ESPEN guidelines on nutrition in cancer patients. Clin Nutr. 2017;36:11-48.
11. Hubner M, Cerantola Y, Grass F, Bertrand PC, Schafer M, Demartines N. Preoperative immunonutrition in patients at nutritional risk: results of a double-blinded randomized clinical trial. Eur J Clin Nutr. 2012;66(7):850-5.
12. Jensen GL, Compher C, Sullivan DH, Mullin GE. Recognizing malnutrition in adults: definitions and characteristics, screening, assessment, and team approach. JPEN J Parenter Enteral Nutr. 2013;37(6):802-7.
13. Kudsk KA, Minard G, Croce MA, Brown RO, Lowrey TS, Pritchard FE, et al. A randomized trial of isonitrogenous enteral diets after severe trauma: an immune-enhancing diet reduces septic complications. Ann Surg. 1996;224(4):531-40.
14. Zhang B, Najarali Z, Ruo L, Alhusaini A, Solis N, Valencia M, et al. Effect of perioperative nutritional supplementation on postoperative complications-systematic review and meta-analysis. J Gastrointest Surg. 2019;23(8):1682-93.
15. Burden S, Todd C, Hill J, Lal S. Pre-operative nutrition support in patients undergoing gastrointestinal surgery. Cochrane Database Syst Rev. 2012;11:CD008879.
16. Braga M, Gianotti L, Vignali A, Carlo VD. Preoperative oral arginine and n-3 fatty acid supplementation improves the immunometabolic host response and outcome after colorectal resection for cancer. Surgery. 2002;132(5):805-14.
17. Gianotti L, Braga M, Nespoli L, Radaelli G, Beneduce A, Di Carlo V. A randomized controlled trial of preoperative oral supplementation with a specialized diet in patients with gastrointestinal cancer. Gastroenterology. 2002;122(7):1763-70.
18. Nakamura K, Kariyazono H, Komokata T, Hamada N, Sakata R, Yamada K. Influence of preoperative administration of omega-3 fatty acid-enriched supplement on inflammatory and immune responses in patients undergoing major surgery for cancer. Nutrition. 2005;21(6):639-49.
19. Waitzberg DL, Saito H, Plank LD, Jamieson GG, Jagannath P, Hwang TL, et al. Postsurgical infections are reduced with specialized nutrition support. World J Surg. 2006;30(8):1592-604.
20. Osland E, Hossain MB, Khan S, Memon MA. Effect of timing of pharmaconutrition (immunonutrition) administration on outcomes of elective surgery for gastrointestinal malignancies: a systematic review and meta-analysis. JPEN J Parenter Enteral Nutr. 2014;38(1):53-69.
21. Zheng Y, Li F, Qi B, Luo B, Sun H, Liu S, et al. Application of perioperative immunonutrition for gastrointestinal surgery: a meta-analysis of randomized controlled trials. Asia Pac J Clin Nutr. 2007;16(Suppl 1):253-7.
22. Osland E, Memon B, Memon MA. Pharmaconutrition administration on outcomes of elective oncological surgery for gastrointestinal malignancies: is timing everything? – a review of published meta-analyses until the end of 2016. Transl Gastroenterol Hepatol. 2018;3:52.

23. de-Aguilar-Nascimento JE, Salomão AB, Waitzberg DL, Dock-Nascimento DB, Correa MITD, Campos ACL, et al. ACERTO guidelines of perioperative nutritional interventions in elective general surgery. Rev Col Bras Cir. 2017;44(6):633-48.
24. Gustafsson UO, Scott MJ, Schwenk W, Demartines N, Roulin D, Francis N, McNaught CE, MacFie J, Liberman AS, Soop M, Hill A, Kennedy RH, Lobo DN, Fearon K, Ljungqvist O; Enhanced Recovery After Surgery Society. Guidelines for perioperative care in elective colonic surgery: Enhanced Recovery After Surgery (ERAS®) Society recommendations. Clin Nutr. 2012 Dec;31(6):783-800.
25. Drover JW, Dhaliwal R, Weitzel L, Wischmeyer PE, Ochoa JB, Heyland DK. Perioperative use of arginine-supplemented diets: a systematic review of the evidence. J Am Coll Surg. 2011;212(3): 385-99.
26. Pradelli L, Mayer K, Klek S, Omar Alsaleh AJ, Clark RAC, Rosenthal MD, et al. ω-3 Fatty-acid enriched parenteral nutrition in hospitalized patients: Systematic review with meta-analysis and trial sequential analysis. J Parenter Enter Nutr. 2020;44:44-57.

24
Micronutrientes: uma abordagem pragmática

Haroldo Falcão Ramos da Cunha

INTRODUÇÃO

Pelo termo "micronutrientes", designamos um conjunto de substâncias desprovidas de valor energético, presentes em pequenas quantidades no organismo. São elas as vitaminas (compostos orgânicos) e os oligoelementos ou elementos-traço (estes últimos contribuindo com < 0,01% da massa corporal total e concentrações geralmente menores que < 50 mcg/g de tecido ou fluido). Ambos devem ser considerados elementos indispensáveis no planejamento nutricional.

Estão presentes em sangue e tecidos e na faixa fisiológica participam como cofatores em diversos processos metabólicos. Por serem obtidos de alimentos, fatores geográficos podem determinar estados carenciais crônicos, como é o caso do cretinismo endêmico por privação de iodo[2] ou da cardiomiopatia de Keeshan[3]. Hábitos de vida (alcoolismo, dietas restritivas) e doenças (síndromes disabsortivas) compõem o conjunto de fatores que contribuem para as deficiências de micronutrientes. Mesmo com a provisão de quantidades fisiológicas, situações de doenças, sobretudo graves, interferem na disponibilidade desses nutrientes, resultando em níveis teciduais alterados.

O espectro de manifestação das deficiências de micronutrientes é amplo e depende da reserva fisiológica de cada paciente. Pacientes mais robustos e com mecanismos fisiológicos compensatórios intactos podem demorar para exibir os sinais clínicos de deficiências, postergando ainda mais o tratamento. Para que uma deficiência seja clinicamente percebida e exiba sinais clássicos, é necessário um longo período de depleção tecidual[4] (Figura 1). A maioria dos déficits de micronutrientes acontece de modo subclínico, silencioso, com manifestações clínicas que "se perdem" dentro de um contexto maior de doença sistêmica.

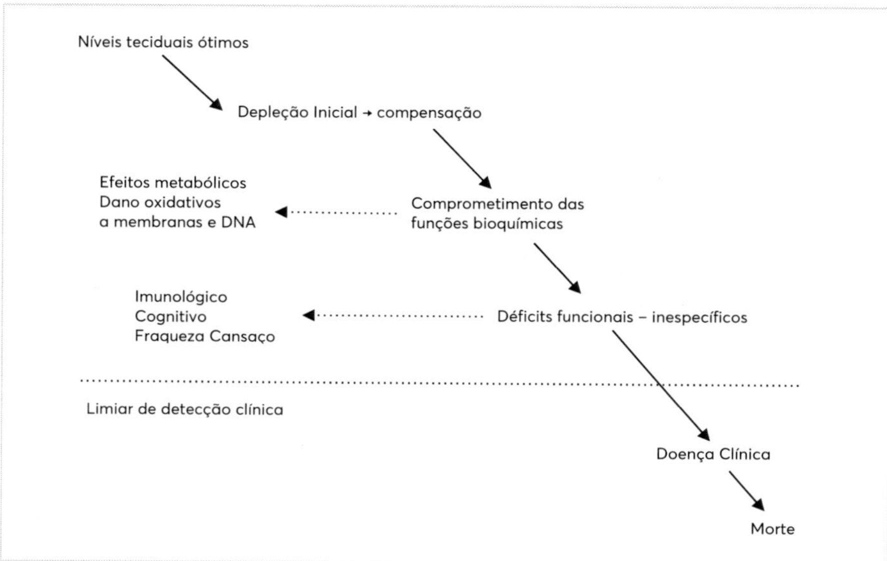

• **FIGURA 1** As manifestações clínicas clássicas de déficit de micronutrientes, percebidas clinicamente, ocorrem após depleção tecidual avançada e alterações de ordem molecular, bioquímica e funcional.
Fonte: adaptada de Shenkin, 2006[4].

A literatura é bastante heterogênea em termos de tipo de paciente, tamanho de amostra e variabilidade no estado nutricional prévio enquanto diretrizes e recomendações abordam o tema de modo genérico. Diante de tantas variáveis, a identificação dos fatores de risco e a abordagem preemptiva são as principais ferramentas para guiar o prescritor nesses cenários.

MODALIDADES DE REPOSIÇÃO E ESTUDOS CLÍNICOS

A função ótima dos micronutrientes pressupõe seus níveis séricos adequados. Uma vez que cada paciente traz consigo sua necessidade particular, torna-se necessário ajustar a intervenção à demanda individual. É sempre importante ter declarado o que se pretende com a reposição, e especialistas recomendam o uso rigoroso dos termos para distinguir o objetivo do emprego dos micronutrientes[5]:

- Suplementação: aponta o uso voltado para o atendimento de níveis supranormais do micronutriente. Por exemplo: pacientes com processos cicatriciais em curso podem se beneficiar de maior oferta de zinco em relação à oferta usual.

- Complementação: utilizado para indicar a oferta de micronutrientes em situações de aporte subótimo da alimentação ou da terapia nutricional ofertada. Exemplo: pacientes com terapia nutricional suplementar e maior risco de não atender à necessidade diária podem se beneficiar da complementação com módulos de micronutrientes específicos.
- Repleção: utilizado nas situações de deficiências, buscando trazer concentrações do micronutriente para a faixa de referência.

Evidências mostram que a reposição de micronutrientes pode se traduzir em benefícios clínicos perceptíveis quando é parte integrante dos cuidados metabólicos ao paciente (Tabela 1). As diretrizes das sociedades de especialistas são unânimes no que diz respeito à necessidade de suplementação de micronutrientes em pacientes em risco nutricional[6-8] e reiteram com elevado grau de concordância (≥ 96%) entre os autores, a necessidade de emprego de micronutrientes nessa população.

• **TABELA 1** Benefícios clínicos da reposição de nutrientes

Referência	Pacientes estudados	Intervenção	Resultados observados
Abilés, 2006[25]	Pacientes críticos clínicos (n = 40)	Observação	Risco nutricional para micronutrientes (66% da RDA) relacionada a redução do nível sérico de antioxidantes e desbalanço redox
Berger, 2006	Grandes queimados (n = 41)	Suplementação intravenosa de oligoelementos	Redução na incidência de pneumonia nosocomial
Berger, 2007	Grandes queimados (n = 21)	Complementação intravenosa de cobre, selênio e zinco	Maior nível tecidual de oligoelementos e redução do catabolismo proteico no tecido queimado
Berger, 2008[26]	Cirurgia cardíaca, trauma e hemorragia subaracnóidea (n = 200)	Reposição de vitaminas e oligoelementos	Recuperação acelerada de marcadores inflamatórios
Collier, 2008[27]	Politraumatizados (n = 4.294)	Suplementação de selênio e vitamina C em doses elevadas	Redução do risco relativo de morte, tempo de internação em UTI e tempo de internação hospitalar

(continua)

• **TABELA 1** Benefícios clínicos da reposição de nutrientes (*continuação*)

Referência	Pacientes estudados	Intervenção	Resultados observados
Giladi, 2011[28]	Politraumatizados (n = 2.294)	Suplementação de antioxidantes em doses elevadas	Redução da incidência de falência respiratória e redução das complicações de parede abdominal e na ocorrência de infecções de sítio cirúrgico
Lennie, 2018[29]	Insuficiência cardíaca (n = 246)	Estudo observacional	Número de deficiências identificadas no recordatório se correlacionou com número de eventos adversos
Visser, 2011[30]	Metanálise com 14 ensaios clínicos (n = 1.468)	Suplementação micronutrientes	Redução da mortalidade geral (RR 0,78, IC: 0,67-0,90) Redução da mortalidade em 28 dias (RR 0,75, IC: 0,63-0,88)

FUNÇÕES, DEFICIÊNCIAS E DIAGNÓSTICO

Os micronutrientes têm funções orgânicas críticas[4] e participam com diferentes papéis na bioquímica, como:

- Cofatores de funções enzimáticas: estão frequentemente envolvidos na modulação da atividade ou mesmo compondo parte estrutural da enzima. Por exemplo, o zinco é cofator para aproximadamente 100 enzimas diferentes, o selênio participa do complexo selenocisteína, componente da glutationa peroxidase.
- Coenzimas do metabolismo intermediário: vitaminas (Tabela 2) e seus metabólitos são necessários como coenzimas de diversos metabólitos. Por exemplo: riboflavina e niacina participam da cadeia de transporte de elétrons, e o ácido fólico é fornecedor de grupos metílicos para diversas reações bioquímicas.
- Controle de expressão genética: o zinco integra fatores de transcrição genética, ligando-se ao DNA e regulando a transcrição de receptores de hormônios esteroides e outros fatores.
- Antioxidantes: alguns micronutrientes apresentam propriedades antioxidantes, prevenindo dano ao DNA e às membranas, seja por meio da neutralização direta de radicais livres (p. ex., tocoferóis e carotenoides) seja como componente de sistemas enzimáticos antioxidantes (p. ex., superóxido dismutase

• **TABELA 2** Vitaminas

	Função	Modo de ação	Deficiência	Diagnóstico	Observações
Vitamina A	Acuidade visual Crescimento e desenvolvimento Antioxidante Função imune	Quelante de radicais livres Rodopsina na retina Transcrição de DNA	Xeroftalmia, cegueira noturna e aumento do risco de algumas neoplasias	Retinol plasmático e proteína ligadora do retinol	Queda do retinol na fase aguda por causa da queda da proteína ligadora
Vitamina D	Absorção de cálcio Diferenciação de macrófagos	Transcrição mediada por receptor	Osteomalácia (adultos) Raquitismo (crianças) Deficiência imunológica	Fosfatase alcalina, fósforo e cálcio sérico, vitaminas D 25 e 1,25 OH	–
Vitamina E	Antioxidante de membrana	Quelante de radicais livres	Anemia hemolítica Aterosclerose Neoplasias	Colesterol e tocoferol plasmático	Vitamina E é transportada no LDL
Vitamina K	Coagulação e calcificação óssea	Alfaglutamil, carboxilação e coagulação de proteínas e de osteocalcina	Sangramento Alterações de calcificação	Tempo de protrombina e filoquinona plasmática	Exame demorado
B1 (tiamina)	Metabolismo de carboidratos e gorduras	Reações de descarboxilação	Beribéri com alterações neurológicas e cardíacas Síndrome de Wernicke e Korsakov Disfunção imune	Transcetolase eritrocitária	Deficiência pode ocorrer e reverter rapidamente
B2 (riboflavina)	Metabolismo oxidativo	Coenzima sistema FAD	Lesões labiais, linguais e cutâneas Possivelmente depressão imune	Glutationa redutase eletrocitária	

(continua)

• **TABELA 2** Vitaminas (*continuação*)

	Função	Modo de ação	Deficiência	Diagnóstico	Observações
B6 (piridoxina)	Metabolismo de aminoácidos	Reações de transaminação	Anemia em crianças Lesões de lábios e da pele Sintomas pré-menstruais	Transaminase eritrocitária	
Niacina	Metabolismo oxidativo	Coenzima sistema NAD	Pelagra, fraqueza e diarreia	N-metil nicotinamida urinária	Raramente medida
B12	Metabolismo de DNA	Coenzimas de recirculação do folato Metabolismo da valina	Anemia megaloblástica Desmielização	Vitamina B12 sérica	
Folato	Metabolismo de purinas e piridinas	Transferência de carbono simples	Anemia megaloblástica	Folato sérico e folato eletrocitário	Ingestão recente não revela reserva corporal
Biotina	Lipogênese e gliconeogênese	Reações de carboxilase	Dermatite esfoliante e queda de cabelo	Biotina sérica e biotina urinária	Raramente medida
Vitamina C	Síntese de colágeno Antioxidante Absorção de ferro	Síntese de prolina, hidroxiprolina, reações de redução, transformação de férrico em ferro	Escorbuto déficit de cicatrização Depressão imune e dano oxidativo?	Vitamina C leucocitária e vitamina C plasmática	Níveis caem na lesão ou na infecção

zinco/cobre ou manganês dependente ou o sistema glutationa peroxidase, selênio-dependente).

Se por um lado a base bioquímica está bem estabelecida, a prática é cercada por imprecisões que se iniciam na própria determinação da faixa de normalidade, até a indisponibilidade da medida rotineira nos laboratórios de análises clínicas. Um exemplo é a noção de necessidades diárias, frequentemente expressas na forma de RDI, abreviação em inglês de *recommended daily intake*[9]. Descrita inicialmente para uma população modelo norte-americana, foi adotada como referência por outros países, o que levanta várias ressalvas considerando as diferenças interpopulacionais. Além disso, fatores como o sociogeográfico podem ser determinantes na disponibilidade de muitos micronutrientes como é o caso típico do zinco e do selênio[10,11]. O estado clínico do indivíduo, o baixo aporte nutricional e a inflamação sistêmica são frequentemente envolvidos na depleção crônica e na alteração da biodisponibilidade de vitaminas e oligoelementos (Tabela 3)[12,13]. O padrão-ouro para medida dos micronutrientes é a dosagem tecidual, por meio de biópsia, o que não é realizado rotineiramente na prática e a condução rotineira depende da realização de exames laboratoriais.

Diante de um elevado grau de incerteza, para mitigar erros de diagnóstico, recomenda-se que o julgamento clínico e a ponderação de fatores de risco (Tabela 4) sejam os direcionadores da tomada de decisão na beira do leito[14].

- A terapia nutricional deve ser completa desde o primeiro dia, isto é, deve incluir a reposição de micronutrientes.
- Algumas condições clínicas tornam necessário o início da reposição antes mesmo que o paciente tenha condições de nutrir, como é o caso da reposição de tiamina nos casos de potencial síndrome de realimentação[14,15] ou de suplementação de vitaminas do complexo B nos casos de convulsões de difícil controle[16].
- Certifique-se de que o suplemento utilizado tenha as concentrações necessárias para o atendimento de 1 RDI. Nem sempre as preparações de oligoelementos e multivitamínicos atendem os requisitos[17,18]. No caso de suplementos adequados, é aceitável basear-se na reposição inicial de 1 RDI diariamente[19]. Não deixe de conferir se as quantidades oferecidas estão alinhadas à sua estratégia terapêutica, que pode ser diferente das ofertas prefixadas no medicamento.
- Reposições até três vezes a RDI são consideradas seguras. Prefira a reposição de multivitamínicos em lugar de módulos isolados.
- A via de administração ideal é o tubo digestório. Entretanto, em casos mais graves, a função intestinal comprometida pode impedir a absorção adequada. Nesses casos, considere a via intravenosa para garantir a biodisponibilidade

• **TABELA 3** Elementos-traço

	Função	Modelo de ação	Efeitos da deficiência	Métodos de avaliação	Observação
Cobre	Síntese de colágeno e elastina Antioxidante	Cofator da lisil-oxidase Superóxido dismutase Zn/Cu Ceruloplasmina	Sangramento subperiósseo, arritmias cardíacas, anemia, neutropenia, pseudoescorbuto	Cobre plasmático ou ceruloplasmina	Aumento na fase aguda de doença
Selênio	Antioxidante, função tireoidiana, função imune	Glutationa peroxidase, tirosina deiodinase, expressão de receptores de linfócitos T	Cardiomiopatia, miopatia esquelética, alterações ungueais, macrocitose, risco aumentado de neoplasias	Selênio plasmático Glutationa peroxidase eritrocitária ou plaquetária, selênio urinário	A depleção pode ser assintomática
Zinco	Síntese proteica e controle da diferenciação celular	Cofator enzimático, estabilização da molécula de DNA	Retardo de crescimento, queda de cabelo, rash cutâneo, disfunção imune	Zinco plasmático – com albumina e proteína C-reativa	Níveis plasmáticos caem na fase aguda
Cromo	Metabolismo de carboidratos	Sensibilidade à insulina, metabolismo de lipoproteínas Expressão gênica	Intolerância à glicose Perda de peso Neuropatia periférica	Cromo plasmático	Coleta em frasco especial Contaminante na maioria das soluções de NPT
Flúor	Mineralização óssea e dentária	Formação de cristais de flurapatite	Cáries dentárias	Excreção urinária	Evidência escassa de relevância no cenário hospitalar. Provisão controversa na terapia nutricional

(continua)

TABELA 3 Elementos-traço

	Função	Modelo de ação	Efeitos da deficiência	Métodos de avaliação	Observação
Ferro	Transporte de oxigênio Transporte de elétrons	Componente da hemoglobina, mioglobina, citocromos	Anemia hipocrômica	Ferro sérico, capacidade de ligação ao ferro, ferritina, hemoglobina, esfregaço de sangue periférico	Cinética de ferro alterada na fase aguda. Atenção para não ultrapassar a capacidade de ligação ao ferro
Manganês	Antioxidante	Cofator enzimático Superóxido dismutase mitocondrial	Redução dos níveis de colesterol e triglicerídeos, excreção reduzida na colestase, anemia	Dosagem no sangue	Estados de deficiência não confirmados na espécie humana
Molibdênio	Metabolismo de purinas e de aminoácidos	Sulfito-oxidase e xantina-oxidase	Intolerância a aminoácidos sulfurosos, taquicardia	Sulfeto de hipoxantina urinário	Raramente medido

e descartar dúvidas sobre a capacidade absortiva do paciente em questão[20]. Converta para a via enteral ou oral somente quando tiver mais confiança e estime um menor risco de deficiência[19].

- Alguns pacientes podem ter déficits especiais, tornando necessárias doses aumentadas ou infusões à parte, como é o caso de grandes queimados, pacientes em diálise contínua e pacientes com grandes perdas intestinais ou de transudação[20,21].
- Discute-se se infusões rápidas podem ultrapassar o limiar de excreção renal, resultando em perdas urinárias. Alguns autores sugerem uma reposição mais lenta ao longo de 12 horas. Outros não encontraram interferência do tempo de infusão nas perdas renais[22]. Enquanto esse tópico não encontra solução é recomendável levar em conta o tempo de via ocupada com a infusão: infusões prolongadas podem reduzir a disponibilidade de vias de infusão para medicações mais críticas.
- Não infundir vitaminas simultaneamente e na mesma via que oligoelementos[17].
- Fórmulas prontas para uso de nutrição parenteral requerem a prescrição em paralelo de micronutrientes. Fórmulas individualizadas podem ser desenhadas com micronutrientes em sua composição. Considerar nesse segundo caso a estabilidade da fórmula e a confiança na planta de manipulação.

TABELA 4 Fatores de risco para déficit de micronutrientes

Oferta inadequada de micronutrientes na terapia nutricional enteral e parenteral	Desnutrição prévia, desnutrição hospitalar, depressão grave, caquexia, alcoolismo e outras condições resultantes de baixa ingestão[37,38]
Grandes queimados	Internação prolongada
Fístulas intestinais (perda de Zn em delgado e de cobre em via biliar)	Dependência estrita de terapia nutricional (p. ex., NPT domiciliar) e aporte subótimo[36]
Politraumatismo grave	Diálise contínua prolongada[31-33]
Hiperêmese gravídica	Anorexia nervosa
Cicatrização de feridas extensas, grandes queimados[34,35,39]	Área de superfície corporal (p. ex., pacientes de grande porte ante oferta "padrão" nas fórmulas nutricionais)
Síndromes disabsortivas (doença inflamatória intestinal, doença celíaca)	Cirurgias prévias: bariátrica, *by-pass* intestinal

CONSIDERAÇÕES SOBRE DESABASTECIMENTO

O desabastecimento de micronutrientes é uma ameaça aos pacientes desnutridos e, parte significativa das vezes, diz respeito a suplementos injetáveis[22]. É recomendável a monitorização contínua da cadeia de suprimentos e o desenho de planos de contingência institucionais para antecipação da resposta a esses cenários[23]. Esses planos de contingência podem implicar modificação no regime usual de prescrição, a fim de mitigar os riscos de desabastecimento completo:

- Redução da dose diária para 50%.
- Redução da frequência para três vezes por semana.
- Utilização de módulos isolados para tiamina, ácido ascórbico, piridoxina e ácido fólico.
- Suspensão da suplementação no primeiro mês de intervenção se não for paciente criticamente enfermo ou sem déficit preexistente.
- Utilização de alternativas de suplementação orais ou enteral sempre que possível.
- Revisão periódica das indicações e atualização da prescrição.
- Notificação e registro de eventos adversos relacionados ao desabastecimento.
- Não utilizar suplementos pediátricos para adultos, nem adultos para pediátricos.

PERSPECTIVAS

Até que dados confiáveis sobre as demandas metabólicas dos micronutrientes estejam disponíveis, o julgamento clínico continua sendo uma peça indispensável na tomada de decisão.

A conscientização da equipe assistencial de não especialistas deve ser trabalhada no sentido de desenvolver a percepção para a realidade dos estados carenciais em pacientes hospitalizados e ambulatoriais. Os profissionais envolvidos com terapia nutricional têm papel-chave não apenas na assistência, mas na educação e na divulgação do conceito.

A equidade das preparações de micronutrientes[5] é outro ponto crítico. A padronização de insumos adequados ao atendimento do *compliance* pelo menos das necessidades fisiológicas dos micronutrientes é um aspecto que não deve ser negligenciado pelas instituições de saúde. Além disso, políticas governamentais de proteção e subsídios à produção de insumos apropriados para pacientes dependentes devem ser tratados como casos especiais, dada a dependência da suplementação exógena de alguns tipos de pacientes, como aqueles sobre terapia nutricional parenteral domiciliar. Desabastecimentos e descontinuidades de fabricação são graves fragilidades à assistência desses pacientes, podendo acarretar complicações clínicas e morte[24].

RESUMO

- Serão apresentados a nomenclatura em torno das modalidades de utilização de micronutrientes, os tipos de micronutrientes e as deficiências mais comuns, os fatores de risco a serem considerados para uma abordagem preemptiva contra o déficit de micronutrientes e os princípios de conduta para a reposição de micronutrientes em cenários usuais e em cenários de desabastecimento.
- Não será discutido em detalhes a fisiologia de cada micronutrientes, bem como seus quadros específicos de deficiência, seus valores de referência e os suplementos disponíveis no mercado.

REFERÊNCIAS

1. Eden T, Rajput-Ray M, Ray S. Micronutrient and vitamin physiology and requirements in critically ill patients. In: Faber P, Siervo M (eds.). Nutrition in critical care. Cambridge: Cambridge University Press; 2014. p. 33-42.
2. Giordano C, Barone I, Marsico S, et al. Endemic goiter and iodine prophylaxis in Calabria, a region of Southern Italy: past and present. Nutrients. 2019;11(10):2428.
3. Shi Y, Yang W, Tang X, Yan Q, Cai X, Wu F. Keshan disease: a potentially fatal endemic cardiomyopathy in remote mountains of China. Front. Pediatr. 2021;9:576916.
4. Shenkin A. Micronutrients in health and disease. Postgrad Med J. 2006;82:559-67.
5. Blaauw R, Osland E, Sriram K, Ali A, Allard JP, Ball P, et al. Parenteral provision of micronutrients to adult patients: an expert consensus paper. JPEN. 2019;43:S5-S23.
6. Taylor BE, Mc Clave SA, Martindale RG, et al. Guidelines for the provision and assessment of nutrition support therapy in the adult critically ill patient: society of critical care medicine (SCCM) and American society for parenteral and enteral nutrition (A.S.P.E.N.). Crit Care Med. 2016;44:390-438.
7. Singer P, Blaser AR, Berger MM, Alhazzani W, Calder PC, Casaer MP, et al. ESPEN guideline on clinical nutrition in the intensive care unit. Clin Nutr. 2019;38:48-79.
8. Berger MM, Shenkin A, Schweinlin A, Amrein K, Augsburger M, Biesalski HK, et al. ESPEN micronutrient guideline. Clin Nutr. 2022;41:1357-424.
9. Padovani RM, Amaya-Farfán J, Colugnati FAB, Domene SMA. Dietary reference intakes: aplicabilidade das tabelas em estudos nutricionais. Rev Nutr Campinas. 2006;19(6):741-60.
10. Hercberg S et al. Dietary intakes of the population in Paris area. Rev Epidemiol Santé Publique. 1991;39:245.
11. Rayman MP, Rayman MP. The argument for increasing selenium intake. Proc Nutr Soc. 2002;61(2):203-15.
12. Louw JA, Werbeck A, Louw MEJ, Kotze TJ, Cooper R, Labadarios D. Blood vitamin concentrations during the acute-phase response. Critical Care Med. 1992;20:934-41.
13. McMillan DC, Maguire D, Talwar D. Relationship between nutritional status and the systemic inflammatory response: micronutrients. Proc Nutr Soc. 2019;78:56-67.
14. Berger MM, Shenkin A. Vitamins and trace elements: practical aspects of supplementation. Nutrition. 2006;22(9):952-5.

15. Whitfield KC, Bourassa MW, Adamolekun B, Bergeron G, Bettendorff L, Brown KH, et al. Thiamine deficiency disorders: diagnosis, prevalence, and a roadmap for global control programs. Ann N Y Acad Sci. 2018;1430(1):3-43.
16. Lee DG, Lee Y, Shin H, Kang K, Park JM, Kim BK, et al. Seizures related to vitamin B6 deficiency in adults. J Epilepsy Res. 2015;5(1):23-4.
17. Berger MM, Pantet O, Schneider A, Ben-Hamouda N. Micronutrient deficiencies in medical and surgical inpatients. J Clin Med. 2019;8:931.
18. Stehle P, Stoffel-Wagner B, Kuhn KS. Parenteral trace element provision: recent clinical research and practical conclusions. Eur J Clin Nutr. 2016;70(8):886-93.
19. Sriram K, Lonchyna VA. Micronutrient supplementation in adult nutrition therapy: practical considerations. JPEN. 2009;33(5):548-62.
20. Berger MM, Eggimann P, Heyland DK, Chioléo RL, Revelly JP, Day A, et al. Reduction of nosocomial pneumonia after major burns by trace element supplementation: aggregation of two randomised trials. Crit Care. 2006;10(6):R153.
21. Fah M, Van Althuis LE, Ohnuma T, Winthrop HM, Haines KL, Williams DGA, et al. Micronutrient deficiencies in critically ill patients receiving continuous renal replacement therapy. Clin Nut ESPEN. 2022;50:247-54.
22. Holcombe B, Mattox TW, Plogsted S. Drug shortages: effect on parenteral nutrition therapy. Nut Clin Pract. 2018;33(1):53-61.
23. Plogsted S, Adams SC, K Allen, Cober MP, Greaves J, Mogensen KM, et al. Parenteral nutrition trace element product shortage considerations. Nut Clin Pract. 2016;31:843-7.
24. Franck AJ. Zinc deficiency in a parenteral nutrition-dependent patient during a parenteral trace element product shortage. JPEN J Parenter Enteral Nutr. 2014;38(5):637-9.
25. Abilés J, de lá Cruz AP, Castaño J, Rodríguez-Elvira M, Aguayo E, Moreno-Torres R, et al. Oxidative stress is increased in critically ill patients according to antioxidant vitamins intake, independent of severity: a cohort study. Crit Care. 2006;10:R146.
26. Berger MM, Soguel L, Shenkin A, Revelly JP, Pinget C, Baines M, et al. Influence of early antioxidant supplements on clinical evolution and organ function in critically ill cardiac surgery, major trauma, and subarachnoid hemorrhage patients. Crit Care. 2008;12(4):R101.
27. Collier BR, Giladi A, Dossett LA, Dyer L, Fleming SB, Cotton BA. Impact of high-dose antioxidants on outcomes in acutely injured patients. JPEN J Parenter Enteral Nutr. 2008;32(4):384-8.
28. Giladi AM, Dossett LA, Fleming SB, Abumrad NN, Cotton BA. High-dose antioxidant administration is associated with a reduction in post-injury complications in critically ill trauma patients. Injury. 2011;42(1):78-82.
29. Lennie TA, Andreae C, Rayens MK, Song EK, Dunbar SB, Pressler SJ, et al. Micronutrient deficiency independently predicts time to event in patients with heart failure. J Am Heart Assoc. 2018;7(17):e007251.
30. Visser J, Labadarios D, Blaauw R. Micronutrient supplementation for critically ill adults: a systematic review and meta-analysis. Nutrition. 2011;27(7-8):745-58.
31. Oh W, Devonald M, Gardner D, Mahajan R, Harvey D, Sharman A, et al. Micronutrient loss in renal replacement therapy for acute kidney injury. Crit Care. 2015;19(Suppl 1):300.
32. Berger MM, Shenkin A, Revelly JP, Roberts E, Cayeux MC, Baines M, et al. Copper, selenium, zinc, and thiamine balances during continuous venovenous hemodiafiltration in critically ill patients. Am J Clin Nutr. 2004;80(2):410-6.
33. Ben-Hamouda N, Charrière M, Voirol P, Berger MM. Massive copper and selenium losses cause life-threatening deficiencies during prolonged continuous renal replacement. Nutrition. 2017;34:71-5.
34. Berger MM, Binnert C, Chiolero RL, Taylor W, Raffoul W, Cayeux MC, et al. Trace element supplementation after major burns increases burned skin trace element concentrations and modulates local protein metabolism but not whole-body substrate metabolism. Am J Clin Nutr. 2007;85(5):1301.

35. Berger MM, Cavadini C, Blondel A, Bartholdi I, Vandervale A, Krupp S, et al. Selenium losses in 10 burned patients. Clin Nutr. 1992;11(2):75-82.
36. Btaiche IF, Carver PL, Welch KB. Dosing and monitoring of trace elements in long-term home parenteral nutrition patients. JPEN J Parenter Enteral Nutr. 201;35(6):736-47.
37. Onishi H, Sato I, Uchida N, Takahashi T, Furuya D, Ebihara Y, et al. High proportion of thiamine deficiency in refered cancer patients with delirium: a restropsective descriptive study. Eur J Clin Nutr. 2021;75:1499-505.
38. Chong R, Wakade C, Seamon M, giri B, Morgan J, Purohit S. Niacin enhancement for Parkinson's disease: an effectiveness trial. Front Aging Neurosci. 2021;13:667032.
39. Garagarza C, Valente A, Caetano C, Ramos I, Sebastião J, Pinto M, et al. Zinc deficient intake in hemodialysis patients: a path to a high mortality risk. J Ren Nutr. 2022;32(1):87-93.

25

Artigos clássicos em terapia nutricional: uma trajetória da especialidade por meio de publicações relevantes

Haroldo Falcão Ramos da Cunha

INTRODUÇÃO

O surgimento da nutrição clínica pode ser sinalizado pelas contribuições de Atwater no início do século XX, com a determinação do valor energético dos alimentos ou desde as primeiras descobertas relacionadas à vitamina C no escorbuto. Esses conhecimentos trouxeram à luz a importância do fator alimentar na manutenção e no restabelecimento da saúde. Pouco mais de 100 anos nos distanciam desse momento. A primeira geração dos estudiosos de nutrição nas figuras de Atwater e Graham Lusk publicou seus primeiros trabalhos no começo do século XX.

Com o desenvolvimento tecnológico a ciência da nutrição ultrapassou fronteiras e foi capaz de permitir a alimentação de pacientes que antes não poderiam ser alimentados, por exemplo, os pacientes graves e os pacientes sem capacidade de deglutição ou com disfunção de tubo digestório. O surgimento da nutrição artificial abriu uma nova perspectiva terapêutica e permitiu ir além do suporte dos pacientes. Surge daí a especialidade na terapia nutricional.

A formação de uma especialidade não pode ser demarcada por um evento específico, mas pela confluência de diferentes fatores que resultaram o estabelecimento do nicho. Parte-se da premissa de que a história da especialidade pode ser balizada com base em seus artigos e publicações.

Pertencemos a uma feliz geração que, sem muito distanciamento, pode recuperar as fontes originais e consultá-las diretamente de seus autores. Embora frequentemente citados, os artigos seminais nem sempre são lidos na íntegra pelos profissionais atuais. Isso é especialmente importante para aqueles que estão no início de suas carreiras em terapia nutricional e ainda estão construindo seu conhecimento básico. Além disso, por serem fontes de *insights* profundos e até mesmo de inspiração, esses artigos têm o potencial de estimular novas ideias e discussões.

Essa premissa, porém, traz consigo perguntas legítimas: como selecionar os artigos mais representativos de uma especialidade? Uma vez que existem estudos e achados interessantíssimos dispersos no tempo, é provável que qualquer tentativa de os enumerar nos dê a conhecer muito mais sobre o curador do que propriamente da especialidade que pretende ser descrita. Essa seleção de artigos reúne muitas publicações anteriores ao ano 2000, o que talvez se explique por sua "robustez" suficiente para sobreviver à prova do tempo. Para os artigos mais novos, a seleção talvez seja mais difícil, dada nossa proximidade histórica.

É inevitável ainda que essa seleta tenha significativa carga de subjetividade, dando mais a conhecer de seu autor do que propriamente da história da terapia nutricional. De qualquer modo, entende-se que a iniciativa pode pelo menos ter o condão de estimular estudantes e profissionais a redescobrir os estudos e as publicações antigas que plasmaram a especialidade.

ARTIGOS CLÁSSICOS

Relatório de investigações preliminares sobre o metabolismo de nitrogênio e carbono no organismo humano com calorímetro de respiração de construção especial (Atwater, 1897)

O estudo de Atwater é um marco da ciência nutricional moderna, quando se obteve a medida do metabolismo humano pela utilização de um calorímetro respiratório construído especificamente para esse fim. Este é o primeiro de uma série de artigos, publicados pelo informativo do Departamento de Agricultura norte-americano, explicando pormenorizadamente os experimentos e, na sequência, como a energia dos alimentos é utilizada pelo corpo. O estudo é um marco porque, até sua publicação, a existência de leis conservativas de energia aplicadas a seres vivos não era universalmente aceita[1].

Experimentos de alimentação ilustrando a importância de fatores acessórios em dietas normais (Hopkins, 1912)

Embora na história da medicina já houvesse relatos de doenças carenciais, a série de experimentos conduzidos por Hopkins evidencia o papel de "algum elemento assessório" necessário para manutenção do metabolismo e da saúde. Em um cenário controlado de modelos animais, a exposição a uma dieta praticamente "montada" ou "reconstituída" à base de açúcares, gorduras e proteínas não foi suficiente para garantir o desenvolvimento normal dos animais. Apenas com o acréscimo de mínimas quantidades da dieta natural, que carregavam mais do que os macronutrientes, era possível restabelecer o crescimento de sua taxa normal. Trata-se da primeira vez que se prova, se documenta e se publica, com método científico, a existência de outros nutrientes além de proteínas, gorduras e açúcares. A identificação das moléculas de vitaminas ocorreu anos depois. Hopkins foi laureado posteriormente com o Nobel de Medicina[2].

A Biometric Study of Human Basal Metabolism (Harris e Benedict, 1918)

Neste artigo clássico está apresentada a formulação da famosa equação de J. Arthur Harris e Francis G. Benedict. Os pesquisadores estudaram os dados antropométricos 136 homens e 103 mulheres de várias faixas etárias, bem como 94 neonatos com boa saúde. Essas medidas foram correlacionadas com os gastos energéticos individuais, e uma regressão linear foi realizada. Entre as variáveis coletadas, o gasto energético correlacionou-se melhor com a estatura, o peso e a idade. Os coeficientes de correlação eram de R2 = 0,64 para a equação "masculina" e apenas 0,36 para a "feminina". Em 1984, foi realizada uma reavaliação da equação por Roza e Shizgal, utilizando grupos que até então não foram considerados na primeira análise. O trabalho resultou em um aprimoramento da equação original, com novos coeficientes em torno de R2 = 0,77 e 0,68 para homens e mulheres, respectivamente. A fórmula é até hoje utilizada como uma das referências no estudo do metabolismo humano[3,4].

Da atrofia dos órgãos humanos durante a inanição (Krieger, 1921)

Publicado em 1921 o trabalho de Marie Krieger consistiu em uma sequência de 125 autópsias em que foram examinados os órgãos internos em pacientes desnutridos em diferentes situações. Seus resultados mostram o impacto da desnutrição na atrofia dos órgãos internos, independentemente da causa. São relativamente ilesos o cérebro e a suprarrenal, enquanto os demais tendem a perder entre 20 e 40% do seu peso quando comparado a pacientes sem desnutrição. O artigo é interessante por evidenciar o impacto da desnutrição sobre a massa funcional dos órgãos. Onde há perda de massa funcional, deve-se pressupor perda de função. A desnutrição não chama atenção apenas por seu aspecto mais exterior e visível: ela cobra seu alto preço no consumo dos órgãos internos[5].

Uma nova deficiência causada pela rigorosa exclusão de gordura da dieta (Burr, 1929)

Em 1929, os Burr descreveram detalhadamente uma nova deficiência nutricional em modelo experimental de ratos. Quando as gorduras eram eliminadas da dieta por muitos meses em vigência de uma dieta isocalórica, os animais desenvolviam várias alterações, perceptíveis tanto a olho nu (descamação, inflamação e fissura da cauda, hiperemia e edema das patas traseiras, pele do dorso com escamas tipo "caspa", perda de pele e ulcerações em torno do focinho), como de forma histopatológica (rins, pele, ovários e testículos) e bioquímica. A inclusão de lipídios na forma de óleos, banha ou mesmo fígado era suficiente para reverter o curso fatal da deficiência. Várias tentativas de reposição com nutrientes, como vitaminas, gorduras de outros tipos (como óleo de coco), fosfolipídios e outras frações não saponificáveis, não lograram êxito, exceto óleos vegetais (milho, oliva, grãos e sementes) contendo ácido linoleico em quantidades tão pequenas quanto 2% das calorias diárias. Com base nesses achados desenvolveu-se o conceito de ácidos graxos essenciais[6].

Observações sobre o distúrbio do metabolismo produzido pela lesão dos membros (Cuthbertson, 1932)

David Paton Cuthbertson (1900-1989) capitaneou o Laboratório de Bioquímica da Real Enfermaria e o Departamento de Patologia da Universidade de Glasgow nas décadas de 1930 e 1940. Suas primeiras investigações se basearam na observação de pacientes com trauma ortopédico e as respostas metabólicas subsequentes. Cuthbertson acrescenta noções importantes que enriquecem o entendimento sobre a doença grave. O primeiro é a prevalência do aspecto hemodinâmico que dá o nome de cada uma das fases da resposta ao trauma: foi ele o fundador dos termos fase *ebb* e fase *flow* para representar dois momentos diferentes na doença grave. Em segundo lugar, ele atrelou às fases da doença o elemento metabólico-nutricional, identificado pela importante perda nitrogenada urinária, de tal magnitude a ponto de não poder ser explicada pela mera destruição de tecidos locais. Com isso, surge a ideia de consumo proteico sistêmico relacionado à injúria[7].

Percentual de Perda de Peso: Indicador básico de risco cirúrgico em pacientes com úlcera péptica crônica (Studley, 1936)

Estudo observacional em pacientes com úlcera péptica crônica em vias de tratamento cirúrgico. A perda de peso > 20% foi o principal fator de risco para morte no pós-operatório. O estudo é uma resposta ao impasse vivido em alguns cenários clínicos em que se hesita iniciar uma modalidade terapêutica em meio à incerteza de percepção do momento adequado. No caso em questão, à época advogava-se que a cirurgia para correção de úlcera péptica crônica fosse retardada ao máximo, após esgotamento de outros métodos. Em virtude da proposta frequentemente conservadora, a perda de peso era muito prevalente e Studley conseguiu mostrar como ela interferia negativamente no prognóstico dos pacientes cirúrgicos[8].

Informações fisiológicas obtidas a partir de estudos sobre ração de sobrevivência (Gamble, 1947)

Em março de 1947, Gamble descreveu as extensas observações que constituíram a base moderna da compreensão da homeostase de fluidos e eletrólitos durante o jejum e privação hídrica[9]. Elas foram conduzidas em voluntários saudáveis, sob diferentes condições de restrição hídrica, calórico e proteica e permitiram identificar os valores limiares de oferta de nutrientes para bloqueio das perdas em estados de jejum ou privação seletiva. Muitas conclusões interessantes adviram dessa série e observações, que foram expostas nas *Harvey Lectures*, como a carga mínima de glicose para interromper a cetose, de que modo a oferta de glicose pode reduzir a taxa de perda de proteína corporal e do sódio extracelular.

O uso de uma dieta aeroespacial elementar fortificada no manejo nutricional após ressecção maciça do intestino delgado (Stephens, 1968)

Nos anos 1950, com a Corrida Espacial e a Guerra Fria em curso, surge a necessidade de alimentar o homem no espaço, com fórmulas nutricionalmente completas, baixo grau de perecibilidade, facilidade de armazenamento e potencial de geração de resíduos e dejetos. O grupo liderado por Milton Winitz realizou um extenso trabalho de pesquisa e desenvolvimento de fórmulas. Os estudos foram conduzidos inicialmente em modelo animal e depois transposto para voluntários e publicados em uma sequência de dez artigos por Greenstein, seu assistente, em 1957. Alguns anos depois, a "dieta aeroespacial" começava a ser utilizada em pacientes cirúrgicos com condições intestinais complexas. O primeiro registro em literatura de uso em pacientes ocorreu em 1968, por Stephens e colaboradores em pacientes com intestino curto[10,11].

Estudos experimentais e clínicos com emulsão gordurosa para nutrição intravenosa (Hallberg, 1966)

Uma das etapas mais críticas para uso de fórmulas nutricionais parenterais foi o desenvolvimento de emulsões lipídicas (EL) estáveis e seguras. O maior nome relacionado à pesquisa das EL foi Arvid Wretlind. Suas observações na Suécia entre os anos de 1965 e 1979 forneceram a base para a utilização segura das emulsões, e hoje são componente indissociável de uma terapia nutricional completa. Sua presença permite a veiculação de grandes cargas calóricas com volume relativamente reduzido e sem aumentar a osmolaridade, além de ofertar nutrientes essenciais como o ácido linoleico e o alfa-linolênico. No artigo em questão, Wretlind e colaboradores compilam os estudos que marcaram o desenvolvimento das emulsões lipídicas, desde os estudos experimentais de farmacocinética e de segurança, além de séries de casos de pacientes[12].

Crescimento e desenvolvimento de uma criança recebendo todos os nutrientes exclusivamente pela veia (Dudrick, 1968)

Estudo clássico que tornou pública para a comunidade científica a utilização de fórmulas nutricionais intravenosas para o crescimento e o desenvolvimento de recém-nascidos. É talvez o marco de fundação da nutrição parenteral (NP). Trata-se de um relato de caso em que um neonato com atresia intestinal é sustentado por NP. Relatos da utilização de nutrição parenteral com glicose e aminoácidos e de emulsões lipídicas isoladas existiam na literatura, mas com resultados frustrantes em termos de ganho de peso e recuperação nutricional. O grupo de Dudrick já no ano anterior apresentou publicação mostrando bons resultados em modelo animal e em uma série da casos de pacientes. Nesse relato, porém, o dramático relato da utilização de NPT em um neonato leva ao reconhecimento da modalidade pela comunidade científica. Desde então, a terapia se estabeleceu como modo de suporte a pacientes com síndromes disabsortivas e quadros de intestino curso, mudando radicalmente o curso evolutivo dessas condições[13].

Cateterismo venoso de longa permanência seguro (Wilmore, 1969)

Este *paper* de 1969 consiste na publicação de uma série de 25 casos em que se constata a segurança do uso prolongado de cateteres venosos em veias profundas para nutrição parenteral. A comprovação da utilização segura de cateteres venosos por tempo prolongado foi um marco para a utilização de nutrição parenteral.

Ao todo, 30 cateteres foram acompanhados (alguns pacientes tiveram mais de uma punção) ao longo de um período médio de 24 dias e tempo máximo de 51 dias de utilização sem complicações infecciosas[14].

Fome humana (Cahill, 1970)

Embora não se trate de um artigo original, *Starvation man* é um marco da comunicação médica, na medida em que reúne anos de pesquisa de Cahill, talvez o maior nome no tópico em todos os tempos, sobre a resposta fisiológica e metabólica no jejum. Seu artigo básico publicado no *New England Journal of Medicine*, nos anos 1970, permanece como uma das principais referências no tema sobre metabolismo e jejum. Trata-se de leitura indispensável para alunos e profissionais, sobretudo aqueles que lidam com metabolismo e nutrição[15].

Balanços elementares durante a hiperalimentação intravenosa de indivíduos adultos com baixo peso (Rudman, 1975)

O estudo de Rudman e colaboradores evidencia que uma terapia nutricional completa depende, além de macro e micronutrientes, de uma provisão de eletrólitos. Os íons são críticos para a manutenção da estabilidade elétrica de membranas celulares e o equilíbrio osmótico, e sua ausência pode constituir passo limitante para o anabolismo de tecidos. O estudo mostra elegantemente que terapias nutricionais isentas em diversos tipos de eletrólitos não conseguem garantir balanço nitrogenado positivo[16].

O que é avaliação subjetiva global do estado nutricional? (Detsky, 1984)

Desde 1982, Detsky e colaboradores publicavam artigos utilizando uma nova técnica para discriminação de pacientes desnutridos com base em dados da anamnese e do exame físico. Até então, a avaliação de pacientes desnutridos era em grande parte baseada em dados laboratoriais e uma ferramenta puramente clínica, com alto grau de reprodutibilidade interobservador, significaria um ganho no poder de identificação de pacientes em risco nutricional. Dois anos depois da primeira publicação no grupo, Detsky e colaboradores apresentam formalmente nesse artigo a avaliação subjetiva global, inicialmente desenvolvida para pacientes cirúrgicos e posteriormente expandida para outros tipos clínicos. Os autores advogam a ferramenta não apenas para identificação de pacientes em risco, mas também para ensino de estudantes de medicina[17].

Mecanismo de prevenção do hipermetabolismo e catabolismo pós-queimadura pela alimentação enteral precoce (Mochizuki, 1984)

Este estudo experimental investigou o mecanismo pelo qual a alimentação enteral imediata após queimadura reduz o hipermetabolismo e o hipercatabolismo pós-queimadura. A nutrição enteral foi ofertada a três grupos:

A. 175 kcal/kg/dia, 2 h após a queimadura.
B. 175 kcal/kg/dia após 72 horas com um período de estabilização de 72 horas.
C. 200 kcal/kg/dia com o mesmo período de adaptação de B.

O grupo de alimentação precoce apresentou menor gasto metabólico após o início do trauma, além de maior peso de mucosa jejunal. Essa medida se correlacionou negativamente com o cortisol plasmático e glucagon, mostrando a relação entre mucosa intestinal e hipermetabolismo. Duas semanas após o trauma, o grupo A apresentou menor excreção de ácido vanilmandélico (VMA), cortisol plasmático e glucagon, também correlacionados ao gasto metabólico basal. O estudo mostrou o efeito protetor da terapia nutricional no hipermetabolismo relacionado à queimadura, possivelmente mediado pela preservação da mucosa intestinal e secreção de hormônios catabólicos[18].

Efeito da via de administração de nutrientes sobre o sistema imune secretor (Alverdy, 1985)

O estudo de Alverdy pode ser considerado um dos artigos clássicos em terapia nutricional por evidenciar os efeitos tróficos da nutrição enteral sobre a mucosa, sobretudo no que diz respeito à preservação de células produtoras de IgA secretória. Três grupos de animais foram estudados: a) grupo I com NPT, b) nutrição enteral via GTT e c) ração. Os níveis de IgA foram semelhantes no grupo com nutrição enteral e no grupo ração, enquanto o grupo com NPT apresentou valores cerca de 50% menores. Após alguns dias de uso de nutrição enteral, o grupo previamente nutrido com NPT recuperou parte da capacidade de secreção de IgA, mostrando o efeito trófico da alimentação sobre a mucosa intestinal[19].

TNE *versus* NPT após trauma abdominal importante – morbidade séptica reduzida (Moore, 1989)

Embora a NPT se estabelecesse como solução para nutrir pacientes graves, novas evidências apontavam os benefícios da utilização da via enteral. Em um estudo anterior, Moore et al. mostravam a factibilidade de utilização do tubo digestório após o trauma abdominal, com benefícios a uma estratégia conservadora. Nos anos seguintes, um novo estudo foi conduzido, comparando NE com a estratégia preponderante, a NPT. Ambos os grupos receberam regimes isocalóricos e hiperproteicos, iniciados com 12 horas no pós-operatório em ambos os grupos. O BN foi equivalente entre os grupos, mas os marcadores nutricionais se recuperaram melhor no grupo enteral. Infecções abdominais (pneumonia e abscesso) foram menos frequentes entre a NPT. Esse estudo seguiu-se de outros, como o de Kudsk et al., que ao longo dos anos seguintes permitiram uma mudança de bússola a favor da nutrição enteral como modalidade preferencial no paciente grave[20-22].

Necessidades ideais de proteína durante as primeiras 2 semanas após o início da doença crítica (Ishibashi, 1998)

Ao utilizar a técnica de ativação de nêutrons, Ishibashi e colaboradores identificaram a oferta proteica ótima em uma amostra de pacientes graves divididos em três grupos distintos pela quantidade de proteína ofertada por quilograma de massa magra. Os grupos receberam: 1,1, 1,5 e 1,9 g ptn • kg de massa magra^{-1} • d^{-1}. Uma oferta em torno de: 1,47 g ptn • kg de massa magra^{-1} • d^{-1} equivale a aproximadamente: 1 g ptn • kg de massa magra^{-1} • d^{-1} do peso medido no início do estudo. Os autores postulam que ofertas tão amplas como 2 g não trouxeram benefício adicional ao paciente e propõem uma abordagem mais conservadora nas estimativas iniciais. O estudo foi um dos primeiros a analisar quantitativamente a oferta proteica e a retenção nitrogenada[23].

Imunonutrição perioperatória em pacientes submetidos à cirurgia oncológica: resultados de um estudo randomizado, duplo-cego de fase 3 (Braga, 1999)

O estudo em questão representa a parte de uma linha de pesquisa iniciado no final dos anos 1980 na busca por nutrientes capazes de melhorar a função imune em cenários clínicos específicos com o cenário de pré-operatório. Após mais de uma década de estudo envolvendo a identificação dos micronutrientes e ensaios em modelo animal e estudos de fase 1 e fase 2, o tópico atinge sua maturidade com a publicação deste artigo, um estudo randomizado, duplo-cego, em fase 3, que mostra o benefício clínico da utilização de fórmulas imunomoduladoras desenhadas para o preparo cirúrgico. Trata-se de caso ímpar na terapia nutricional em que se consegue desde os estudos de bancada passando pelos modelos experimentais até chegar aos ensaios clínicos demonstrar a validade das estratégias de imunonutrição pré-operatória[24].

A sepse derivada do intestino ocorre quando o patógeno certo com os genes de virulência certos encontra o hospedeiro certo: evidências de expressão de virulência in vivo em Pseudomonas aeruginosa (Alverdy, 2000)

Na primeira década dos anos 2000, pouco se conhecia das interações entre as bactérias intraluminais e sua interação com o hospedeiro. Contribuições importantes surgiram do grupo de Alverdy, ao demonstrar a importância do ambiente intestinal na expressão de fatores de virulência bacteriana. Nesse estudo, os autores demonstraram que o estresse cirúrgico na forma de hepatectomia experimental alterava o microambiente intestinal. Essas modificações permitiam a expressão de fenótipos patológicos, com maior perfil de penetração na barreira mucosa e produção de citocinas. Com esses estudos concluiu-se que a sepse letal poderia ocorrer quando patógenos apresentam determinantes de virulência em resposta a sinais ambientais de estresse do hospedeiro[25].

Insulinoterapia intensiva em pacientes críticos (Van den Berghe, 2001)

A hiperglicemia associada à doença crítica é comum e pode ser compreendida como parte da resposta metabólica ao trauma foi por muito tempo aceita. Entretanto, estudos demonstraram que o controle glicêmico se associado a melhores desfechos clínicos no cenário de infarto do miocárdio e pós-operatório de cirurgia cardíaca, além de reduzir complicações como polineuropatia, aumenta o risco de infecções. Esse ensaio investigou se o controle glicêmico rigoroso com glicemias mantidas entre 80 e 110 era capaz de melhorar os resultados. Os autores deste estudo unicêntrico encontraram melhora dos desfechos clínicos no grupo intervenção. Embora passível de várias críticas, o estudo é uma referência clássica por trazer à discussão os níveis de glicose a serem aceitos nas UTI. Depois dessa publicação, a conduta diante de glicemias muito elevadas se modificou radicalmente. O artigo ainda desencadeou uma série de investigações complementares e ensaios randomizados que vieram a complementar o conhecimento em torno das relações entre hipoglicemia, hiperglicemia e mortalidade nas UTI, fatos até então não profundamente estudados. A leitura do artigo de Van den Berghe deve ser complementada por outras publicações, sobretudo o NICE SUGAR trial[26,27].

Os efeitos de uma pequena quantidade aditiva de uma dieta de baixo resíduo contra a barreira da mucosa intestinal induzida por nutrição parenteral total (Ohta, 2003)

Embora até o início dos anos 2000 já estivesse bem documentado, os benefícios tróficos do uso do tubo digestório não estavam respondendo à pergunta sobre o quanto deveria ser feito para auferir os benefícios tróficos da terapia nutricional enteral. Nesse estudo demonstram-se de maneira detalhada as alterações morfológicas, imunológicas e de permeabilidade causadas por diferentes volumes infundidos. Os autores observaram que a permeabilidade intestinal e o número de células IgA positivas foram significativamente reduzidos em ratos que receberam uma ingestão calórica menor do que 15% do total, enquanto a estrutura morfológica permanecia com ofertas enterais acima de 10% do total[28].

A baixa ingestão calórica está associada a infecções nosocomiais da corrente sanguínea em pacientes internados em unidade de terapia intensiva médica (Rubinson, 2004)

O primeiro estudo que levanta a questão sobre desfechos clínicos desfavoráveis associados a um estado de déficit calórico proteico negativo. Até então sabia-se que a demora na instituição de uma terapia nutricional se relacionava a piores desfechos. A contribuição aqui consiste em chamar a atenção para a relação que existe entre a quantidade de calorias ofertadas e a emergência de complicações clínicas. Com base no estudo de Rubinson, uma série de investigações no tema foi sugerida, evidenciando a associação[29].

Alterações no fluxo sanguíneo da artéria mesentérica superior após alimentação oral, enteral e parenteral em humanos (Gatt, 2009)

Até a publicação desse estudo, os efeitos da nutrição enteral e parenteral sobre a perfusão esplâncnica eram mal definidos. Esse estudo avaliou, por meio de USG com Doppler as alterações no fluxo da artéria mesentérica superior (AMS) em indivíduos normais. Todos os indivíduos alimentados por via intraluminal demonstraram aumentos significativos no fluxo sanguíneo pós-prandial da AMS, enquanto os pacientes alimentados por via parenteral apresentaram diminuição dos fluxos da AMS pós-prandial em relação ao jejum. A publicação mostra a regulação do fluxo esplâncnico mediada pelo tipo de alimentação oferecida e evidencia, na perspectiva hemodinâmica, como o trato gastrointestinal e suas funções estão ligados a outros sistemas do organismo[30].

Relação entre ingestão nutricional e desfechos clínicos em pacientes críticos: resultados de um estudo observacional multicêntrico internacional (Alberda, 2009)

Neste estudo multicêntrico observacional, Alberda et al. conseguiram evidenciar a insuficiente prática da terapia nutricional moderna em entregar as metas calóricas e proteicas preconizadas pelas sociedades de especialistas. O estudo mostra que por todo o mundo as metas de 25 quilocalorias por quilo e 1,2 g de proteína diários não são atendidas, contribuindo para piores desfechos clínicos. O estudo foi um marco ao revelar as insuficiências da prática da terapia nutricional e a necessidade de melhoria contínua dos processos assistenciais relacionados[31].

Nutrição parenteral precoce *versus* tardia em adultos criticamente doentes (Casaer, 2011)

O estudo EPaNIC é um dos maiores *trials* da medicina intensiva e avalia o benefício da nutrição parenteral precoce a pacientes críticos, em comparação com uma estratégia mais conservadora. Aqueles que receberam nutrição parenteral suplementar tardia tiveram maior probabilidade de receber alta vivos e mais cedo da UTI em comparação com o tratamento precoce. Não houve diferença nas taxas de mortalidade hospitalar ou aos 90 dias. Pelas peculiaridades da população de pacientes incluída, muitas críticas são pertinentes, o que não altera porém o trabalho como uma mudança de paradigma na estratégia de nutrição de pacientes graves. O EPaNIC por alguns anos soou como voz isolada no deserto contra a intervenção nutricional precoce, tendência que agora parece ser mais que plausível, considerando a nova leva de evidências publicada nos últimos anos. O EPaNIC deve ser lido com a sua contraparte pediátrica, o PEPaNIC, que aprofunda seus achados e traz pistas sobre a participação da carga nitrogenada como um nos elementos que influem negativamente no prognóstico associado à nutrição precoce. Ambos os estudos são guarnecidos por toda uma linha de pesquisas relacionada à autofagia na doença grave, e suas contribuições continuam a se desdobrar[32,33].

Otimização do fornecimento de energia com nutrição parenteral suplementar em pacientes críticos: um ensaio clínico randomizado controlado (Heidegger, 2013)

O estudo também conhecido como SPN (*supplemental parenteral nutrition*) representou de modo ímpar o conceito de nutrição suplementar, no qual mais importante do que a via de oferta de nutrição é o atendimento das metas. Dadas as limitações do estudo, trata-se de uma prova de conceito importante[34].

Nutrição enteral hiperproteica enriquecida com nutrientes imunomoduladores *versus* nutrição enteral padrão com alto teor proteico e infecções hospitalares em UTI: ensaio clínico randomizado (Van Zanten, 2014)

O estudo METAPLUS pôs fim, pelo menos temporariamente, às discussões sobre a validade do uso de fórmulas imunomoduladoras de modo rotineiro em pacientes clínicos de UTI, vale destacar que a discussão não é sobre pacientes cirúrgicos. O estudo randomizado e controlado mostra que a utilização de fórmulas enriquecidas com componentes imunomoduladores não apresenta desempenho superior a uma fórmula hipercalórica e hiperproteica que oferta as metas pretendidas. O METAPLUS deve ser lido com o REDOX trial, outro estudo importante sobre o tema, mas com muitas críticas metodológicas, sobretudo por utilizar doses muito elevadas de imunonutrientes em pacientes muito graves[35,36].

Momento da ingestão de proteína e desfechos clínicos de pacientes adultos gravemente enfermos em ventilação mecânica prolongada: o estudo retrospectivo PROTINVENT (Kekkoekk, 2019)

Entre os estudos retrospectivos publicados na última década, que sem exageros pode ser chamada década da proteína, o PROTINVENT se destaca por apontar em cenário clínico a necessidade de adequação da meta proteica à fase da doença. Até então, era reconhecido que o déficit proteico cumulativo estava associado a piores prognósticos. Porém, dentro da oferta total, não era claro se a distribuição da proteína deveria ser constante em todos os momentos ou reduzida na fase aguda, compensada posteriormente com a estabilidade clínica. O estudo avalia três grupos de pacientes com ofertas proteicas: a) < 0,8, b) > 0,8 e c) < 0,8 nos primeiros dias e > 0,8 posteriormente e encontra melhora de sobrevida no grupo b) e principalmente no grupo c). O estudo fortaleceu a hipótese da autofagia como mecanismo relevante de adaptação ao estresse na fase aguda da doença grave[37].

Pacientes com doenças críticas crônicas secundárias à síndrome de inflamação, imunossupressão e catabolismo não respondem à nutrição atual baseada em evidências (Rosenthal, 2020)

Neste estudo observacional retrospectivo, Moore e colaboradores evidenciam a refratariedade de pacientes críticos crônicos em responder favoravelmente à intervenção nutricional adequadamente instituída. Com isso, mostra-se que, para o enfrentamento da doença grave crônica, a oferta de nutrientes na dose adequada não é suficiente para a reversão do quadro. O grupo de Moore desenvolve importantes estudos na área, sobretudo no aspecto mecanístico de perpetuação à resposta promotora sistêmica chegando a isolar tipos celulares, precursores mieloides, especificamente relacionados à doença grave crônica[38].

REFERÊNCIAS

1. Atwater WO, Woods CD, Benedict FG. Report of preliminary investigations on the metabolism of nitrogen and carbon in the human organism with a respiration calorimeter of special construction. US Department of Agriculture Bulletin. 1897;(44):216.
2. Hopkins FG. Feeding experiments illustrating the importance of accessory factors in normal dietaries. J Physiol. 1912;44(5-6):425-60.
3. Harris JA, Benedict FG. A biometric study of human basal metabolism. Proc Natl Acad Sci USA. 1918;4(12):370-3.
4. Roza AM, Shizgal HM. The Harris Benedict equation reevaluated: resting energy requirements and the body cell mass. Am J Clin Nutr. 1984;40(1):168-82.
5. Krieger M. Über Die Atrophie Der Menschlichen Organe Bei Inanition. Angew Anat Konstitutionsl. 1921;7:87-134.
6. Burr GO, Burr MM. A new deficiency disease produced by the rigid exclusion of fat from the diet. J Biol Chem. 1929;82:345-67.
7. Cuthbertson DP. Observations on the disturbance of metabolism produced by injury of the limbs. QJM. 1932:1(2):233-46.
8. Studley HO. Percentage of weight loss basic indicator of surgical risk in patients with chronic peptic ulcer. JAMA. 1936;106(6):458.
9. Gamble JL. The Harvey Lectures, Series XLIII, 1946-1947: physiological information gained from studies on the life raft ration. Nutr Rev. 1989;47(7):199-201.
10. Greenstein JP, Birnbaum SM, Winitz M et al. Quantitative nutritional studies with water-soluble, chemically defined diets. I. Growth, reproduction and lactation in rats. Arch Biochem Biophysics. 1957;72(2):396-416.
11. Stephens RV, Thompson WR, Randall HT. The use of a fortified elemental aerospace diet in the management of nutrition following massive small bowel resection. Surg Forum. 1968; 19:381-2.
12. Hallberg D, Schuberth O, Wretlind A. Experimental and clinical studies with fat emulsion for intravenous nutrition. Nutr Dieta Eur Rev Nutr Diet. 1966;8(3-4):245-81.
13. Wilmore DW. Growth and development of an infant receiving all nutrients exclusively by vein. JAMA, 1968;203(10):860.
14. Wilmore DW, Dudrick SJ. Safe long-term venous catheterization. Arch Surg. 1969;98(2):256-8.
15. Cahill GF Jr. Starvation in man. N Engl J Med. 1970;282(12):668-75.
16. Rudman D, Millikan WJ, Richardson TJ, Bixler TJ 2nd, Stackhouse J, McGarrity WC. Elemental balances during intravenous hyperalimentation of underweight adult subjects. J Clin Invest. 1975;55(1):94-104.
17. Detsky AS, McLaughlin JR, Baker JP, Johnston N, Whittaker S, Mendelson RA, et al. What is subjective global assessment of nutritional status? JPEN. 1987;11(1):8-13.
18. Mochizuki H, Trocki O, Dominioni L, Brackett KA, Joffe SN, Alexander JW, et al. Mechanism of prevention of postburn hypermetabolism and catabolism by early enteral feeding. Ann Surg. 1984;200(3):297-310.

19. Alverdy J, Chi HS, Sheldon GF. The effect of parenteral nutrition on gastrointestinal immunity. The importance of enteral stimulation. Ann Surg. 1985;202(6):681-4.
20. Moore EE, Jones TN. Benefits of immediate jejunostomy feeding after major abdominal trauma – a prospective, randomized study. J Trauma. 1986;26(10):874-81.
21. Moore FA, Moore EE, Jones TN, McCroskey BL, Peterson VM. TEN versus TPN following major abdominal trauma – reduced septic morbidity. J Trauma. 1989;29(7):916-22.
22. Kudsk KA, Croce MA, Fabian TC, Minard G, Tolley EA, Poret HA, et al. Enteral versus parenteral feeding. Effects on septic morbidity after blunt and penetrating abdominal trauma. Ann Surg. 1992;215(5):503-11.
23. Ishibashi N, Plank LD, Sando K. Hill GL. Optimal protein requirements during the first 2 weeks after the onset of critical illness. Crit Care Med. 1998;26(9):1529-35.
24. Braga M, Gianotti L, Radaelli G, Vignali A, Mari G, Gentilini O, et al. Perioperative immunonutrition in patients undergoing cancer surgery: results of a randomized double-blind phase 3 trial. Arch Surg. 1999;134(4):428-33.
25. Alverdy J, Holbrook C, Rocha F, Seiden L, Wu RL, Musch M, et al. Gut-derived sepsis occurs when the right pathogen with the right virulence genes meets the right host: evidence for in vivo virulence expression in Pseudomonas aeruginosa. Ann Surg. 2000;232(4):480-9.
26. Van den Berghe G, Wouters P, Weekers F, Verwaest C, Bruyninckx F, Schetz M, et al. Intensive insulin therapy in critically ill patients. N Engl J Med. 2001;345:1359-67.
27. Finfer S, Chittock DR, Su SY, Blair D, Foster D, Dhingra V, et al. Intensive versus conventional glucose control in critically ill patients. N Engl J Med. 2009;360(13):1283-97.
28. Ohta K, Omura K, Hirano K, Kanehira E, Ishikawa N, Kato Y, et al. The effects of an additive small amount of a low residual diet against total parenteral nutrition-induced gut mucosal barrier. Am J Surg. 2003;185(1):79-85.
29. Rubinson L, Diette GB, Song X, Brower RG, Krishnan JA. Low caloric intake is associated with nosocomial bloodstream infections in patients in the medical intensive care unit. Crit Care Med. 2004;32(2):350-7.
30. Gatt M, MacFie J, Anderson AD, Howell G, Reddy BS, Suppiah A, et al. Changes in superior mesenteric artery blood flow after oral, enteral, and parenteral feeding in humans. Crit Care Med. 2009;37:171-6.
31. Alberda C, Gramlich L, Jones N, Jeejeebhoy K, Day AG, Dhaliwal R, et al. The relationship between nutritional intake and clinical outcomes in critically ill patients: results of an international multicenter observational study. Intensive Care Med. 2009;35(10):1728-37.
32. Casaer MP, Mesotten D, Hermans G, Wouters PJ, Schetz M, Meyfroidt G et al. Early versus late parenteral nutrition in critically ill adults. N Engl J Med. 2011;365(6):506-17.
33. Fivez T, Kerklaan D, Mesotten D, Verbruggen S, Wouters PJ, Vanhorebeek I, et al. Early versus late parenteral nutrition in critically ill children. N Engl J Med. 2016;374:1111-22.
34. Heidegger CP, Berger MM, Graf S, Zingg W, Damon P, Costanza MC, et al. Optimisation of energy provision with supplemental parenteral nutrition in critically ill patients: a randomised controlled clinical trial. Lancet. 2013;381:385-93.
35. van Zanten AR, Sztark F, Kaisers UX, Zielmann S, Felbinger TW, Sablotzki AR, et al. High-protein enteral nutrition enriched with immune-modulating nutrients vs standard high-protein enteral nutrition and nosocomial infections in the ICU: a randomized clinical trial. JAMA. 2014;312(5):514-24.
36. Heyland D, Muscedere J, Wischmeyer PE, Cook D, Jones G, Albert M, et al. A randomized trial of glutamine and antioxidants in critically ill patients. N Engl J Med. 2013;368(16):1489-97.
37. Koekkoek WACK, van Setten CHC, Olthof LE, Kars JCNH, van Zanten ARH. Timing of PROTein INtake and clinical outcomes of adult critically ill patients on prolonged mechanical VENTilation: the PROTINVENT retrospective study. Clin Nutr. 2019;38(2):883-90.

38. Rosenthal MD, Bala T, Wang Z, Loftus T, Moore F. Chronic critical illness patients fail to respond to current evidence-based intensive care nutrition secondarily to persistent inflammation, immunosuppression, and catabolic syndrome. JPEN. 2020;44(7):1237-49.

Índice remissivo

P

Q